Urologie im Rheinland

Thorsten Halling
Friedrich H. Moll
(Hrsg.)

Urologie im Rheinland

Mit 119 Abbildungen

Springer

Thorsten Halling
Institut für Geschichte, Theorie und Ethik der Medizin
Universität Ulm
Frauensteige 6, 89075 Ulm

Dr. med. Friedrich Moll
Curator der Deutschen Gesellschaft für Urologie, Düsseldorf
Institut für Geschichte, Theorie und Ethik der Medizin
Universität Ulm, c/o Urologische Klinik
Kliniken der Stadt Köln gGmbH
Neufelder Straße 32, 51067 Köln

ISBN-13 978-3-662-44697-3 ISBN 978-3-662-44698-0 (eBook)
DOI 10.1007/978-3-662-44698-0

Die Deutsche Nationalbibliothek verzeichnet diese Publikation in der Deutschen Nationalbibliografie; detaillierte bibliografische Daten sind im Internet über http://dnb.d-nb.de abrufbar.

Springer Medizin

Planung: Diana Kraplow
Lektorat: Dr. Marion Sonnenmoser, Stuttgart
Umschlaggestaltung: deblik Berlin
Satz: TypoStudio Tobias Schaedla, Heidelberg

Gedruckt auf säurefreiem und chlorfrei gebleichtem Papier

Springer Medizin ist Teil der Fachverlagsgruppe Springer Science+Business Media
www.springer.com

Geleitwort des Präsidenten

Für eine Fachgesellschaft wie die 1906 gegründete Deutsche Gesellschaft für Urologie war und ist die Auseinandersetzung mit der Fachgeschichte der Urologie und derjenigen ihrer Fachgesellschaft stets auch ein konstituierendes Element gewesen.

Ich freue mich daher besonders, dass meine Anregung, urologie-historische Aspekte des Rheinlandes und insbesondere unserer diesjährigen Kongressstadt Düsseldorf zu beleuchten, in der vorliegenden Publikation ihren Niederschlag findet.

Untersucht werden exemplarisch institutionelle und wissenschaftliche Entwicklungslinien, ökonomische und berufspolitische Zusammenhänge, die nationalsozialistische Verfolgung jüdischer Urologen sowie kulturhistorische Aspekte. Im Mittelpunkt stehen somit weniger am Fortschrittsparadigma orientierte »Erfolgsgeschichten«, sondern vielmehr die Bedeutung lokaler und raumbezogene Analysen für die Sozial- und Wissenschaftsgeschichte der Urologie.

Ich wünsche dem Buch einen guten Weg in die Hände aller an der Wissenschaftsgeschichte Interessierten.

Prof. Dr. med. Jan Fichtner
Präsident der Deutschen Gesellschaft für Urologie e.V.
Kongressjahr 2013/2014

Vorwort

Raum und Ort werden in der Wissenschaftsgeschichte wieder verstärkt als erkenntnisleitende Analysekategorien wahrgenommen. Mit der Studie zur Urologie in Dresden 2009 wurde bereits ein Versuch raumbezogener, lokalhistorischer Forschung zur Geschichte der Urologie unternommen.

Aus diesem Grund war es den Herausgebern ein freudiger Anlass, dass der Jahreskongress der Deutschen Gesellschaft für Urologie (DGU) 2014 zum wiederholten Male in Düsseldorf – sozusagen am Konstitutionsort der DGU nach Ende des Zweiten Weltkriegs – stattfindet und dass der Präsident der DGU 2013–2014, Herr Prof. Dr. med. Jan Fichtner, an sie herantrat, eine Publikation vorzubereiten, die den raumbezogenen und lokalgeschichtlichen Bezug der Urologie zum Rheinland aufzeigen sollte. In der Medizingeschichte besitzen raumbezogene Fragestellungen aktuell einen hohen Stellenwert, und die DGU hat sich seit jeher als ein Forum verstanden, deren Ziel es (auch) ist, medizinhistorisches Wissen über das Fachgebiet einer breiten Öffentlichkeit zu vermitteln.

Die Herausgeber möchten in dem nun vorgelegten Buch nicht nur den rheinischen, insbesondere Düsseldorfer und Kölner Quellen der Urologie nachspüren – wobei die Definition des Rheinlandes weiter gefasst ist und sich eher an geographischen und kunsthistorischen Grenzen orientiert –, sondern auch Ereignisse aufzeigen, in denen das Rheinland (eher als Kulturraum denn als fest definierte Region) die Fachentwicklung prägte. Die Autoren der hier versammelten medizin-, wissenschafts-, sozial-, literatur- und kunsthistorischen Beiträge analysieren beispielhafte institutionelle, biographische, kunst- und kulturhistorische Aspekte. Sie veranschaulichen aus unterschiedlichen Perspektiven, dass die Urologiegeschichte als Teil der Medizingeschichte einen integrativen Bestandteil der lokalen Kultur- und Sozialgeschichte darstellt.

Die gute Zusammenarbeit mit dem Springer-Verlag hat sich wieder sehr bewährt. Stellvertretend möchten wir Frau Kraplow danken, die die besonderen Voraussetzungen für die Verlegung unserer Publikation berücksichtigt hat. Wir danken auch der Lektorin Frau Dr. Sonnenmoser für ihre zahlreichen, wertvollen Hinweise.

Unter den gegenwärtig angespannten ökonomischen Bedingungen danken wir den Firmen Farco Pharma und Storz sowie dem Vorstand der DGU besonders herzlich, denn ohne deren großzügige Unterstützung materieller und ideeller Art wäre eine Drucklegung nicht möglich gewesen.

Möge diese Publikation den Dialog der an der Urologiegeschichte Interessierten im Allgemeinen fördern wie auch den wissenschaftlichen Austausch mit Wissenschaftshistorikern im Besonderen unterstützen.

Ulm/Köln, September 2014
Thorsten Halling
Friedrich Moll

Inhaltsverzeichnis

Autorenverzeichnis

Bastian, Patrick J., Prof. Dr. med.
Klinik für Urologie
Paracelsus-Klinik Golzheim
Friedrich-Lau-Straße 11, 40474 Düsseldorf

Fangerau, Heiner, Prof. Dr. med.
Institut für Geschichte, Theorie und Ethik der Medizin
Universität Ulm
Frauensteige 6, 89075 Ulm

Halling, Thorsten, M.A.
Institut für Geschichte, Theorie und Ethik der Medizin
Universität Ulm
Frauensteige 6, 89075 Ulm

Krischel, Matthis, Dr. phil.
Institut für Geschichte, Theorie und Ethik der Medizin
Uniklinikum RWTH Aachen
Wendlingweg 2, 52074 Aachen

Kruse, Joseph A., Prof. Dr. phil.
Direktor i. R. des Heinrich-Heine-Instituts, Düsseldorf
Vorsitzender der Heinrich-Heine-Gesellschaft e.V.
Heylstraße 29, 10825 Berlin

Kühl, Richard, Dr. rer. medic.
Institut für Ethik und Geschichte der Medizin
Eberhard-Karls-Universität Tübingen
Goethestr. 6, 72076 Tübingen

Maslow, Luise
Institut für Geschichte der Medizin
Heinrich-Heine-Universität Düsseldorf
Universitätsstr. 1, 40225 Düsseldorf

Moll, Friedrich H., Dr. med., M.A., FEBU
Curator der Deutschen Gesellschaft für Urologie,
Düsseldorf
Institut für Geschichte, Theorie und Ethik der Medizin
Universität Ulm, c/o Urologische Klinik
Kliniken der Stadt Köln gGmbH
Neufelder Straße 32, 51067 Köln

Rathert, Peter, Prof. Dr. med.
Archivar i. R. der Deutschen Gesellschaft für Urologie,
Düsseldorf
Rheinort 5, 40213 Düsseldorf

Schultheiss, Dirk, Prof. Dr. med.
Archivar der Deutschen Gesellschaft für Urologie,
Düsseldorf
Gemeinschaftspraxis für Dermatologie und Urologie
Balserische Stiftung
Friedrichstr. 21, 35392 Gießen

Urologische Belegabteilung
Evangelisches Krankenhaus Gießen
Paul-Zipp-Str. 171, 35398 Gießen

Urologie im Rheinland – Perspektiven raumorientierter Medizingeschichte

Thorsten Halling, Friedrich Moll, Heiner Fangerau

Folgt man den kurzen Skizzen des Düsseldorfer Medizinhistorikers Wilhelm Haberling (1871–1940) (Laux 2007) aus den 1920er Jahren, so kommt rheinischen Ärzten und Naturforschern ein nicht unerheblicher Anteil an der Entwicklung der medizinischen Wissenschaft zu (Haberling 1926). 1926, in einer Ausstellung mit dem klingenden Titel »Zweitausend Jahre Gesundheitspflege am Rhein« im Rahmen der großen Gesundheitsausstellung GeSoLei in Düsseldorf, wurde diesen rheinischen Heilkundigen ein »Ehrensaal« gewidmet (Haberling 1927). Auch einer von Haberlings Nachfolgers, Hans Schadewaldt (1923–2009), beschreibt die Medizin im Rheinland als erfolgreiche Fortschrittsgeschichte, deren Personal von Wundärzten bis hin zu Nobelpreisträgern reichte (Schadewaldt 1986). Ob diesen Befunden ein besonders regionales Bewusstsein oder ein frühes Empfinden für die globalen Dimensionen lokaler Ereignisse zugrunde liegt, bleibt Spekulation. Die Beschäftigung mit der regionalen Medizingeschichte selbst hat im Rheinland – wie diese beiden Beispiele zeigen – hingegen eine lange Tradition. Bereits 1911 hatte sich eine »Westdeutsche Gruppe« der Deutschen Gesellschaft für Geschichte der Medizin und der Naturwissenschaften formiert, die nach mehreren Umbenennungen schließlich 1928 als »Rheinische Gesellschaft« firmierte und als Vorbild für den heutigen »Rheinischen Kreis der Medizinhistoriker« diente (Gipperich u. Karenberg 2011). Die auf den informellen Treffen dieses Kreises gehaltenen Vorträge wurden allenfalls verstreut publiziert, bis 2009 mit dem Tagungsband »Medizingeschichte im Rheinland«, der einen Themenschwerpunkt zur Medizingeschichte in Aachen beinhaltete, eine Schriftenreihe eröffnet wurde (Groß u. Karenberg 2009). Inzwischen nach Epochen gegliedert, umfassen die Sammelbände Beiträge u. a. zu wissenschafts- und sozialhistorischen sowie biographischen Fragestellungen mit einem breiten Methodenspektrum (Groß et al. 2011). Der bewussten »Tendenz zur Erweiterung des wissenschaftlichen Horizonts« folgend, sind viele der hier versammelten Beiträge nur mittelbar mit dem Rheinland verbunden, etwa über von hier ausgehende Traditionen oder die institutionelle Affiliation der Autoren (Karenberg et al. 2013, S. 5). Die Schriftenreihe dokumentiert also eher die Medizingeschichtsschreibung *im* Rheinland, und es sind die medizinhistorischen Institute, die durch die Vergabe entsprechender Dissertationen oder durch größere Forschungsprojekte lokalhistorische Untersuchungen u. a. zu Ärztebiographien, Krankenhäusern, Gesundheitsverhältnissen im Allgemeinen sowie auch zu speziellen medizinischen Fachrichtungen initiiert haben.[1] Auf die Vielzahl vergleichbarer lokalhistorischer Studien für viele andere Regionen verweisen die Rezensionsteile der medizinhistorischen Zeitschriften.[2] Für die Urologie im Rheinland liegen u. a. Studien zur Entwicklung einzelner urologischer Abteilungen und Kliniken im Untersuchungsgebiet bzw. zu einzelnen dort wirkenden Urologen für Aachen (Kühl 2011; Wrobel 2013), Düren (Kaussen 1982), Düsseldorf (Al-Fartwsi 2007; Koenen 2009) und Köln (Moll et al. 1998) vor.[3]

Diese genannten Ansätze möchte der vorliegende Band zum einen durch eine synoptische Übersicht ergänzen, zum anderen aber auch die Erkenntnispotenziale eines methodisch-konzeptuellen Fokus auf einen lokalen bzw. regionalen Raum herausarbeiten. Dieser Schwerpunkt auf den lokalen Raum ergibt sich unserer Meinung nach beinahe zwingend aus zahlreichen medizinhistorisch relevanten Fragestellungen und Quellenbeständen. Im Folgenden sollen am Beispiel des Rheinlandes zunächst die Frage der Doppelfunktion von Landes- und Regionalgeschichte, erstens als Untersuchungsgegenstand und zweitens als Methode, sowie Ansätze der historischen Raumforschung erläutert werden. Anhand von möglichen Fragestellungen und Quellen, die sich zum Teil auch in den Beiträgen dieses Bandes wiederfinden, wird daran anschließend der Erkenntnisgewinn von räumlichen Analysekategorien für die Medizingeschichte im Allgemeinen und für die Geschichte der Urologie im Besonderen diskutiert. Eine abschließende, statistisch geprägte Skizze zur

1 Vgl. hier beispielhaft die Reflexionen des Düsseldorfer Instituts für Medizingeschichte (Koppitz et al. 2012)

2 Z. B. Sudhoffs Archiv: http://hsozkult.geschichte.hu-berlin.de/zeitschriften/id=229

3 Für die Urologie Dresden liegt ein alle diese Aspekte umfassender Sammelband bereits vor (Schultheiss u. Moll 2009).

Urologie im Rheinland bzw. in Nordrhein-Westfalen verdeutlicht die regionale Ausweitung der urologischen Krankenversorgung und Forschung nach 1945 bis in die 1980er Jahre, die durchaus exemplarisch für die generelle Fachetablierung und die Auflösung der klassischen Zentren in der Urologie in Deutschland zugunsten der früheren Peripherie steht.

Kurzum, nicht der rheinische Untersuchungsraum soll somit primärer Gegenstand der in diesem Band versammelten Studien sein, sondern es sollen die für die Geschichte der deutschen Urologie als einer medizinischen Fachdisziplin exemplarischen Entwicklungen unter den spezifischen Bedingungen eines geographisch definierten Raums herausgearbeitet werden. Ebenso wie historische Periodisierungen einen ständigen Streitpunkt in der historischen Forschung darstellen, muss auch die Definition des Rheinlandes aufgrund der wechselvollen politischen Geschichte der Region ein Versuch bleiben. Sie dient weniger der Ausgrenzung, sondern mehr dazu, die Erwartungen an hier behandelten Standorte urologischer Forschung und Praxis zu begrenzen.

Das Rheinland ist ein gewachsener Kulturraum, der in der heutigen Wahrnehmung stark von den kreisfreien Städten Aachen, Bonn, Düsseldorf, Köln, Krefeld, Leverkusen und Mönchengladbach geprägt wird. Als vor allem touristische Subregion muss in dieser Hinsicht auch der »Niederrhein« erwähnt werden, zu dem die Kreise Kleve, Wesel und Viersen sowie die Städte Krefeld und wiederum Duisburg, im weiteren Sinne auch Teile der Städte Isselburg und Oberhausen, der Rhein-Kreis Neuss, die Stadt Mönchengladbach und der Kreis Heinsberg gezählt werden.[4] Das Institut für niederrheinische Kulturgeschichte und Regionalentwicklung an der Universität Duisburg-Essen geht der historischen Identität dieser Region nach (Hantsche 1999).[5] In den Zweckverbünden Euregio Rhein-Waal mit Sitz in Kleve[6] und Euregio Maas-Rhein mit Sitz in Eupen[7] werden auch die niederländischen und belgischen Grenzregionen einbezogen. Auch hier kann auf historische Vorläufer (u. a. Bistum Lüttich, bis 1918 sowie 1940–1945 gehörte die Region um Eupen-Malmedy und St. Vith zum Deutschen Reich) zurückgegriffen werden. Diese Überschneidungen gelten auch für Duisburg und Oberhausen, die vor allem als Teil der Metropole Ruhr vermarktet und rezipiert werden, zu der ebenfalls Essen gehört.[8] Auch das sog. Bergische Städtedreieck, bestehend aus Remscheid, Solingen und Wuppertal pflegt ein eher eigenständiges Profil.[9] Dieser verwirrenden Vielfalt, die sehr unterschiedlichen Interessen und Traditionen geschuldet ist, kann durch Zuhilfenahme von aktuellen Verwaltungseinheiten mit einiger historischer Berechtigung begegnet werden.

Die genannten Städte und Kreise bilden als heutige (seit 1972) Regierungsbezirke Düsseldorf und Köln den »Nordrhein« des heutigen Nordrhein-Westfalens und gehören in den Organisationsbereich des Landschaftsverbandes Rheinland (LVR), einer Mittelbehörde (Kommunalverband), die auf die Zeit zurückgeht, in der die Region zu Preußen gehörte (Abb. 1.1).[10] Der LVR bildet ungefähr den nördlichen Teil der ehemaligen preußischen Rheinprovinz ab. Deren südlicher Teil mit den Regierungsbezirken Koblenz und Trier gehört heute zu Rheinland-Pfalz.[11] Das Gebiet

4 http://www.niederrhein-tourismus.de (Recherche vom 20.07.2014)

5 https://www.uni-due.de/inkur (Recherche vom 20.07.2014)

6 http://www.euregio.org (Recherche vom 20.07.2014)

7 http://www.euregio-mr.com/de (Recherche vom 20.07.2014)

8 http://www.ruhr-tourismus.de/die-metropole-ruhr.html (Recherche vom 20.07.2014)

9 http://www.regionalagentur-rsw.de/home (Recherche vom 20.07.2014)

10 Der Regierungsbezirk Aachen bestand zwischen 1816-1972.

11 Die Verordnung Nr. 46 der britischen Militärregierung vom 23.08.1946 »Betreffend die Auflösung der Provinzen des ehemaligen Landes Preußen in der Britischen Zone und ihre Neubildung als selbständige Länder« bestimmte die Vereinigung des nördlichen Teils der ehemaligen preußischen Rheinprovinz mit der preußischen Provinz Westfalen und dem Fürstentum Lippe zum Bundesland Nordrhein-Westfalen. Die französische Militärregierung legt mit Verordnung Nr. 57 vom 30.08.1946 die Schaffung des Bundeslandes Rheinland-Pfalz aus dem südlichen Teil der ehemaligen preußischen Rheinprovinz (Regierungsbezirk Koblenz und Trier) fest (vgl. Herres u. Holtz 2011).

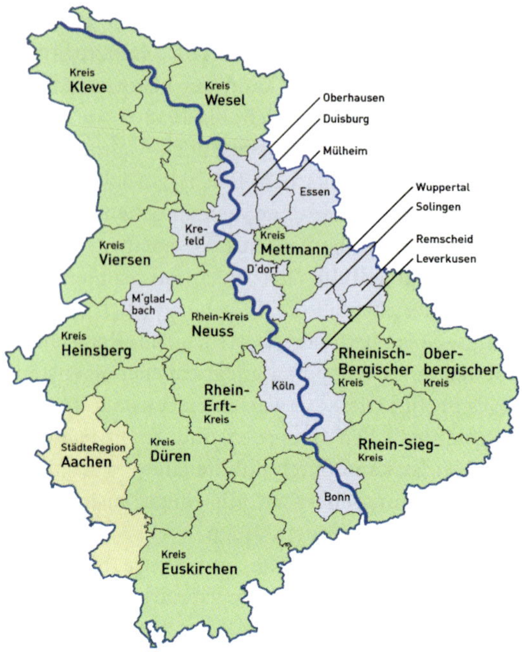

Abb. 1.1 Die Mitgliedskörperschaften des Landschaftsverbandes Rheinland (LVR): 13 kreisfreie Städte, 12 Kreise und die StädteRegion Aachen (Quelle: LVR, mit freundl. Genehmigung)

des LVR umfasst eine Fläche von 12.655 Quadratkilometern mit einer Gesamt-Einwohnerzahl von 9.568.491 (Stand 2012).[12] Zu den Aufgaben des LVR gehören »rheinlandweit Aufgaben in der Behinderten- und Jugendhilfe, in der Psychiatrie und der Kultur«.[13] Hier verbinden sich unter medizinhistorischen Gesichtspunkten relevante Untersuchungsgegenstände[14] mit einer regionalen Identitätspflege, wie sie besonders in den »Rheinischen Industriemuseen« zum Ausdruck kommt.[15] Auch der Ärztekammerbezirk »Nordrhein«, der die berufsständische Vertretung für 55.327 Ärztinnen und Ärzte (Stand: 2012) darstellt, folgt diesen historischen Grenzen.[16]

1.1 Von der Lokal-, Landes- und Regionalgeschichte zu einer »Raumgeschichte« der Medizin

Lokalgeschichte steht nicht selten unter dem Verdacht, eine laienhafte Heimatgeschichte zu sein. Tatsächlich aber sind nicht nur sehr viele Qualifikationsarbeiten in den Geschichtswissenschaften und auch in der Medizingeschichte Lokalstudien – mehr oder weniger mit dem Anspruch, allgemeine, übergreifenden Phänomene und Entwicklungen am lokalen Beispiel in ihren Wirkungszusammenhängen besser – oder überhaupt erst – erklären zu können (Davies 2000). Ebenso verhält es sich mit der Landes- und Regionalgeschichte. Ende des 19. Jahrhunderts entwickelte sich aus einer auf politisch-dynastische Entwicklungen konzentrierten Territorialgeschichte eine institutionalisierte Landesgeschichtsforschung im Sinne eines erweiterten kulturgeschichtlichen Ansatzes, deren Interdisziplinarität vor allem in den 1920er Jahren – maßgeblich ausgehend von dem Bonner »Institut für geschichtliche Landeskunde der Rheinlande« kennzeichnend wurde (Nikolay-Panter 2007).[17] Die Landesgeschichte erfüllt somit die Doppelfunktion von Untersuchungsgegenstand und Methode. Letzeres erfüllt sie in der beispielhaften Analyse von kleineren und mittleren geographischen Räumen. Zu einer übergreifenden historischen Erkenntnis führt dann der vergleichende Ansatz, also die Gegenüberstellung mit Forschungsergebnissen aus anderen Regionen (Werner 2007, S. 176), die auch für die Medizingeschichte gefordert wird (Löwy

[12] http://www.lvr.de/de/nav_main/derlvr/organisation/gebietundmitglieder/gebietundmitglieder_1.html (Recherche vom 20.07.2014)

[13] http://www.lvr.de/de/nav_main/derlvr/organisation/derlvrinkurzform.jsp (Recherche vom 20.07.2014)

[14] Seit 2011 fördert der LVR selbst ein medizinhistorisches Forschungsprojekt zur »Aufarbeitung und Dokumentation der Geschichte der Menschen mit Behinderungen und psychischen Erkrankungen in Institutionen des Landschaftsverbandes Rheinland seit 1945«. http://www.uniklinik-duesseldorf.de/index.php?id=21160 (Recherche vom 22.07.2014)

[15] www.industriemuseum.lvr.de (Recherche vom 22.07.2014)

[16] http://www.aekno.de/page.asp?pageID=35 (Recherche vom 22.07.2014)

[17] Gegründet 1920 von Hermann Aubin (1885-1969), heute Abteilung für Rheinische Landesgeschichte des Institutes für Geschichtswissenschaft der Universität Bonn

2007). Ein dritte Funktion von Orts- und Landesgeschichte, die der Sinnstiftung, drückt sich – ähnlich der Nationalforschung – beispielsweise in der Gründung von örtlichen Geschichts- und Altertumsvereinen aus, die nicht vorrangig von einem professionellen Interesse, sondern von Heimatverbundenheit getragen werden, und die sich für die Bewahrung materiellen und ideellen Kulturguts einsetzen (Labisch 2005, S. 12). Sie drückte sich im negativen Fall aber auch in der Bonner Kulturraumforschung aus, die sich während des Nationalsozialismus der »Blut und Boden«-Ideologie andiente, indem sie deutsche Expansionsbestrebungen durch den Nachweis vermeintlicher historischer Zughörigkeit von Teilen der westlichen Nachbarstaaten wie Belgien, der Niederlande und Frankreich zum »germanisch-deutschen« Siedlungsgebiet zu rechtfertigen versuchte (Rutz 2007). Ein jüngeres Beispiel ist der 1976 an der Universität Düsseldorf eingerichtete Lehrstuhl für neuere Landesgeschichte, der dazu beitragen sollte, ein Landesbewusstsein im sog. Bindestrich-Land zu entwickeln (Cornelißen 2004, S. 459–465).

Unsere eigene Definition des Rheinlandes verdeutlicht den konstruktiven Charakter von Regionen, gäbe es doch auch gute Gründe dafür, die gesamte ehemalige Rheinprovinz in den urologiehistorischen Blick zu nehmen: »Räume sind nicht, Räume werden gemacht« (Schultz 1997). Übertragen auf die medizinhistorische Forschung gilt diese interessengeleitete Vergangenheitskonstruktion für die Mehrzahl der Festschriften, die beispielweise im Rahmen von Jubiläen von Kliniken oder medizinischen Fachgesellschaften erstellt wurden. Hier standen und stehen Aspekte der Identitätsbildung und des History marketing (Moll 2006) häufig stärker im Vordergrund als eine kritisch-historische Analyse (Münch 2005). Die (fach-)öffentlich eingeforderte Auseinandersetzung mit der Zeit des Nationalsozialismus hat allerdings auch innerhalb dieser Gattung insgesamt zu einer Verwissenschaftlichungstendenz geführt (Esch et al. 1997; Forsbach 2006; Wenge 2006). Die historische Aufarbeitung der Verfolgung und Vertreibung der jüdischen Ärztinnen und Ärzte während des Nationalsozialismus stellt hier ein besonderes Beispiel dar. Im lokalen und regionalen Kontext, beispielsweise auf Grundlage von Gestapo- oder Wiedergutmachungsakten, lösen sich die untersuchten Einzelschicksale aus der Anonymität und geben ihnen ein Gesicht und ordnen sie in ihren damaligen Handlungs- und Erfahrungsraum ein (Damskis 2009; Halling u. Moll in diesem Band; Schwoch 2009).

In Opposition zur lange auf die Epoche des Mittelalters und der Frühen Neuzeit konzentrierten Landesgeschichte entwickelte sich in den 1970er Jahren die Regionalgeschichte mit dem zeitlichen Schwerpunkt auf der Moderne, wie etwa die Phase der Industrialisierung (Buchholz 1998). In der Medizingeschichte erlangte die vergleichende lokal- und regionalhistorische Perspektive in den 1980er Jahren im Zusammenhang mit der Frage nach den räumlichen Determinanten allgemeiner und spezieller Gesundheitsverhältnisse Bedeutung (Labisch u. Vögele 1997). Die Expansion urbaner Lebensräume im 19. Jahrhundert unter den Bedingungen moderner Industriearbeit, Wohn- und Ernährungsverhältnisse, zusammengefasst als politisches Problemfeld »Stadt und Gesundheit«, ließ sich nicht allein aus nationalen Statistiken heraus beschreiben. Lokale Quellen zur Gesundheit in der Industriestadt wurden beispielsweise für Düsseldorf systematisch erschlossen (Woelk 1996).

Vor allem die Krankenhaushistoriographie steht in einer langen Tradition von lokalen Einzelfalluntersuchungen. Das Wechselverhältnis zwischen räumlicher Organisation und medizinischer Praxis und somit auch zur Ausbildung medikaler Wissenskulturen wurde dabei, beispielsweise aufbauend auf etablierte soziologische Modelle zur sozialen Organisation von Raum, zunächst nur selten eingehend thematisiert (Prior 1988). Krankenhäuser und Arztpraxen, also Orte, an denen sich Arzt-Patienten-Beziehungen, Technisierung und Ökonomisierung der Medizin in besonderer Weise verdichten, können als »medikale Räume« verstanden werden, als Synthese aus physisch begrenztem Ort, Handlungsraum und Diskurs. Medikale Räume sind zugleich Bestandteil einer »medikalen Kultur«, wie Dagmar Hänel und Alois Unterkirchner unter dem Titel »Die Verräumlichung des Medikalen« prägnant ausführen: »Gerade im Bereich der Medikalkulturforschung erweist sich die sensible Wahrnehmung, Beschreibung und Interpretation von Räumen, ihren dinglichen Repräsentationen wie sozialen Praxen des Spacing als aussagestarker Indikator für kulturelle Konzepte von Körper, Gesundheit/Krankheit, Normalität und Devianz wie auch ihrer Nutzung in spezifischen Machtstrukturen« (Hänel u. Unterkircher 2010, S. 18). Relationale Raumkonzepte (Löw 2012) wie dieses sind in der deutschsprachigen medizinhistorischen Forschung bisher nur sehr zurückhaltend adaptiert worden, auch wenn für viele Arbeitsfelder raumbezogene Fragestellungen einerseits und theoretisch-methodische Impulse aus Soziologie, Geographie und Philosophie andererseits, auch und gerade in der Krankenhaushistoriographie nachzuweisen sind (Görgen u. Halling 2014).

Hier soll und kann kein umfassender Forschungsbericht gegeben werden, sondern nur auf einige Perspektiven räumlicher Bedingtheit von Medizin, lokale bzw. regionale Quellen sowie mögliche Analysekategorien, wie Raumformationen, Raumdynamiken, Raumpraktiken und Repräsentationen (Rau 2013, S. 134) eingegangen werden, die im Kontext des »Spatial Turn« und der *Space Studies* (Kajetzke u. Schroer 2012, S. 198) stehen und die teilweise auch im vorliegenden Band aufgegriffen wurden. Kurz zusammengefasst ist der Spatial Turn als postmoderner Gegenentwurf zu den historisch orientierten Sozialtheorien der Moderne zu verstehen (Döring u. Thielmann 2008, S. 8–9) und damit in eine ganze Reihe von »Turns« einzuordnen, die alle unter dem Sammelbegriff des »Cultural Turn« eine methodisch-theoretische Neuformulierung der Sozial- und Geisteswissenschaften anstreb(t)en. Diese Wenden haben quer zu den Disziplinen bisher unbearbeitete Forschungsfelder erschlossen und »den etablierten Theorien- und Methodenkanon durch gezielte Forschungsanstöße aufgebrochen« (Bachmann-Medick 2009, S. 7).

1.1.1 Raumformationen und Raumfiguren: Medizinische Versorgung und Vernetzung

Trotz zunehmender Spezialisierung und Zentrenbildung ist die medizinische Regelversorgung bis heute vor allem lokal oder regional organisiert; für die Zeit nach dem Zweiten Weltkrieg stehen vergleichende Untersuchungen für Deutschland noch aus. Als analytische Leitdifferenzen medikaler Räume können raumbezogene Dichotomien dienen: Handelt es sich um offene oder geschlossene, gebaute bzw. bebaute oder unbebaute, feste oder bewegliche Raumformationen, unterliegen sie einer zeitlichen Begrenzung oder sind sie verstetigt, liegen sie im Zentrum oder an der Peripherie (Rau 2013, S. 145–149)? In der medizinhistorischen Forschungspraxis erweisen sich solche Dichotomien – selbst wenn man sie auf die Verhältnisse in westlichen Industrienationen beschränkt – mitunter als ergänzungsbedürftig. Mit sog. Raumfiguren, wie Grenze oder Schwelle, wie Utopie oder Heterotopie (Orte der Anderen), wie Kopräsenz und Simultanität sowie Netzwerken können »Phänomene des Nebeneinanders und der Überlagerung« erfasst und beschrieben werden (Rau 2013, S. 150). So sind beispielweise psychiatrische Kliniken der *geschlossenen* Fürsorge zuzuordnen, ihre Grenzen jedoch durchlässig (Hess u. Schmiedebach 2012). Öffentliche Krankenhäuser sind hingegen keineswegs niedrigschwellige Institutionen, vor allem nicht für jene Personen ohne gesetzlichen oder privaten Krankenversicherungsschutz. Auch der Zugang zu fachärztlichen Praxen ist vielfach reguliert sowie zeitlich und räumlich eingeschränkt (Marckmann 2006). Findet die medizinische Versorgung unter normalen Umständen in statischen, dauerhaften, umbauten Räumen statt, so kommen zeitlich begrenzte und bewegliche Alternativräume wie z. B. Behandlungszelte, Container, Krankenwagen, Notfall-Helikopter, Krankenhausschiffe hinzu.

Im Sinne Henri Lefebrves werden (soziale) Räume gesellschaftlich produziert, der physische Raum tritt schrittweise und irreversibel zurück (Lefebvre 2010; Rau 2013, S. 48). Untersuchungen zum Verhältnis von Stadt und Gesundheit fokussierten beispielsweise auf die der Etablierung von Krankenhäusern zugrundeliegenden Diskurse und die Bedeutung für die lokale Politik (Dross 2004). Krankenhausbauten als bauliche Materialisierungen von Krankheits- und Gesundheitskonzepten wiederum können weit über ihren eigentlichen Daseinszweck hinaus wirken, beispielsweise als institutionelle Impulse für medizinische Spezialisierungen. Am Beispiel der Klinik Golzheim in Düsseldorf stellt Patrick J. Bastian (in diesem Band) die Bedeutung einer der ersten deutschen Privatkliniken mit urologischem Versorgungsschwerpunkt dar. An einem Standort mit hoher Bevölkerungsdichte, in einem vergleichsweise stabilen ökonomischen Umfeld, vor dem Hintergrund der frühen Einrichtung einer urologischen Abteilung an den damaligen Städtischen Krankenanstalten Düsseldorf, deren Leiter Mitbegründer der neuen Privatklinik werden sollte, und im Kontext der bedeutendsten Gesundheitsausstellung der Weimarer Zeit, der GeSoLei, konnte die dortige Urologie rasch an Reputation gewinnen, personelle Netzwerke knüpfen und Düsseldorf als einen namhaften, wenn auch im Vergleich zu Berlin und Wien peripheren Forschungsstandort in der Urologie etablieren. Diese komplexe räumliche Konstellation, die parallel auch für die Entwicklung der Urologie in anderen rheinischen Städten, insbesondere in Essen und Köln, gilt, entfaltete ihre eigentliche Wirkmacht allerdings erst nach Ende des Zweiten Weltkriegs. Im neu formierten Bundesland Nordrhein-Westfalen sorgten eine rapide Bevölkerungszunahme, wirtschaftliche Prosperität und landespolitischer Gestaltungswille auf dem Gebiet der Gesundheits- und Wissenschaftspolitik insbesondere im Rheinland für eine Gründungswelle von Universitäten und Hochschulen (Aachen, Duisburg, Düsseldorf, Essen, Wuppertal), die zum großen Teil auch die Einrichtung von Universitätskliniken beinhaltete (Woelk 2001). Diese entstanden beispielsweise in Aachen, Düsseldorf und Essen aus den bereits bestehenden großen Städtischen Krankenanstalten und sind damit ebenso wie in Köln – wo diese Aufwertung bereits mit der Gründung der Medizinischen Akademie 1904 und dann mit der Universitätsneugründung 1919 stattgefunden hatte – gute Beispiele für die Dynamik, der medikale Räume unterliegen (Frank u. Moll 2006; Halling u. Vögele 2007; Jansen 2009).

1.1.2 Raumdynamiken und Raumpraktiken: Medikale Handlungs- und Erfahrungsräume

Unter dem Einfluss der Menschen, die sich Räume aneignen und durch ihre Handlungen gestalten, können Räume ihre innere Ordnung und Funktion verändern oder sich auch auflösen (Rau 2013, S. 164). So beeinflusst auch der permanente Wandel in der medizinischen Krankenversorgung die Formation medikaler Räume, etwa die Modernisierung, die Erweiterung von Krankenhäusern oder auch die Reduktion von Bettenkapazitäten. In sozial- und wirtschaftshistorischer Perspektive wurde das Finanzierungssystem als Gestaltungsgrundlage für die »Umwelt Krankenhaus und die Lebenswelt der Patienten« betrachtet (Labisch u. Spree 2001, S. 31). Zugleich können räumliche Konstellationen, wie eine denkmalgeschützte Bausubstanz oder statische Mängel, solche Dynamiken aber auch behindern und verzögern (Geister 2004). Davon zu unterscheiden sind Raumpraktiken, die den Akteuren zuzuschreiben sind und die nicht zwangsläufig Regeln, Normen und bestimmten Diskursen folgen (Rau 2013, S. 183). In der Psychiatriegeschichtschreibung ist deviantes Verhalten ausführlich diskutiert worden (Wolters et al. 2013).

Andersherum kann der Raum selbst Regeln und Normen vorgeben. So kann das ärztliche Wartezimmer als Schwellenraum verstanden werden, in dem für den Patienten ein Wandlungsprozess vom selbstbestimmten Wesen zum angepassten Bestandteil des eigenen Regelgefüges des Wartezimmers stattfindet (Steinhardt 2014). Gleichermaßen ein (semi-)medikaler Handlungs- wie Erfahrungsraum ist das Schulhaus. Die Schulhygiene wandelte sich zu Beginn des 20. Jahrhunderts von einer »Schulhaus- zu einer Schülerhygiene«. Räumliche Faktoren (u. a. Beleuchtung und Belüftung) traten gegenüber der individuellen Konstitution der Schulkinder zurück (Umehara 2013, S. 31–41). Die Korrelation von Raumdynamik und der Veränderlichkeit von Krankheitskonzepten verdeutlicht auch der Beitrag von Matthis Krischel (in diesem Band) zur »Balneologie und Syphilistherapie in Aachen«. Er analysiert die Entwicklung Aachens zu einem ausgesprochenen »Syphilisbad« zu Beginn des 19. Jahrhunderts, auch wenn es sich um eine sekundäre Therapieform handelte. Die Wasserkuren wirkten nicht gegen die Syphilis selbst, sondern gegen die Quecksilbervergiftung, die sich bei der regulären Syphilistherapie leicht einstellen konnte. Mit der Einführung des Salvarsans® 1910 verlor das Quecksilber seine Funktion als Therapeutikum, und die Aachener Quellen mussten sich als Kurbad neu interpretieren.

Hinsichtlich der Aneignung von bereits genutzten Räumen zeigt Friedrich Moll in seinem Beitrag »Frühe uro-chirurgische Operationen und die Etablierung der Zystoskopie im Rheinland« (in diesem Band), dass sich die Urologie nicht initial als klinisches Fach an einer Hochschule konstituierte, sondern von bewährten Praktikern, die sich oftmals um technische Innovationen und diagnostische Fortschritte verdient gemacht hatten, in den Hochschulbereich hineingetragen wurde. Nach Moll »kann der urologische Eingriffsraum als ein wesentlicher Indikator der Fachdifferenzierung und der Stellung der Urologie innerhalb des operativen medizinischen Fächerkanons angesehen [...]« werden, »in dem bei Parallelnutzungen [...] auch die Abgrenzung zu anderen Disziplinen immer wieder neu ausgehandelt werden muss« (Moll 2014).

Letztlich kann auch die Verräumlichung sozialer Prozesse zur Historiographie von Raumdynamiken gezählt werden. Indem eine soziale Gruppe, ein von gemeinsamen Interessen geleitetes soziales Netzwerk, ein Verein oder eine Institution feste räumliche Strukturen für ihre Aktivitäten schafft, ist dies ein Versuch, dem ständigen Wandel entgegenzutreten und mit dem Raum strukturelle Kontinuität zu erlangen (Rau 2013, S. 170). Dieses Ziel wird beispielsweise bei der Einrichtung von Geschäftsstellen medizinischer Fachgesellschaften verfolgt. Die Standortwahl richtet sich dabei nach eher kurzfristigen politischen Gesichtspunkten, aber auch durchaus im Kontext langfristiger Raumkonstellationen und personeller Vernetzungen, wie am Beispiel der »Deutschen Gesellschaft für Urologie und der Neuanfang in Düsseldorf nach 1948« herausgearbeitet werden konnte (Halling et al. in diesem Band).

1.1.3 Raumwahrnehmungen und Repräsentationen

Ein ganz wesentlicher Faktor der Interdependenz von Raum, Körper, Krankheit und Gesundheit ist die Wahrnehmung und Interpretation medikaler Räume, die in der Medizinhistoriographie insbesondere von der Patientengeschichte untersucht wird (Stolberg 2003). Den Einfluss ländlichen Raums auf das Krankheitsverhalten männlicher Patienten im 19. Jahrhundert aus ärztlicher Perspektive analysiert eine neuere Studie anhand von Praxisjournalen eines Südtiroler Landarztes (Unterkircher 2012). Zu den bekanntesten Formen ärztlicher Aufzeichnungspraxis im Kontext lokaler Gesundheitsverhältnisse gehören die medizinischen Topographien (Kuhn u. Böcken 2009; Stolberg 2013; Zwingelberg 2013), die auch für viele Städte der Rheinprovinz verfasst wurden (Becker-Jakli 1999; Graumann 2007; Müller 2006).

Deutlich schwieriger ist es, eine systematische Analyse der Patientenwahrnehmung vorzunehmen, da hierzu nur wenige serielle Quellen vorliegen. Die Einrichtung von Vertrauensmännern und -frauen in den 1980er Jahren und die damit verbundene Dokumentation von Patienteneingaben verspricht neue Erkenntnisse, auch wenn hier von einem natürlichen Ungleichgewicht kritischer Beurteilungen auszugehen ist. In den 1990er Jahren gewannen Vorstellungen an Bedeutung, die dem architektonischen Raum eine zentrale Bedeutung für den Genesungsprozess der Patienten zuschreiben (»Healing Architecture«; Nickl-Weller u. Nickl 2013). Als wichtige Quelle für Patientengeschichte gelten Briefe (Dinges u. Barras 2007), wobei bei den nicht selten literarisch tätigen Autoren die Repräsentation durch eine bewusste Inszenierung gekennzeichnet ist. Ein berühmtes Beispiel ist Heinrich Heines »Matratzengruft«, die er in seinen Gedichten und Briefen ausführlich beschrieb. Diese und andere literarische Repräsentationsformen räumlicher Krankheitserfahrung wirkten stark auf die Rezeption und Interpretation von Heines Krankengeschichte, wie Joseph Kruse in seinem Beitrag »Rheinische Patienten – Pathographien zu Robert Schumann und Heinrich Heine« (in diesem Band) darlegt.

Eine lange Tradition haben Repräsentationen des ärztlichen Berufsstandes, medizinischer Praxis und medikaler Räume in der darstellenden Kunst (Schott 2011). Am Beispiel des »Bildnis Dr. Koch« von Otto Dix untersucht Friedrich Moll (»Das Gemälde des Dr. Koch von Otto Dix – Medizin und moderne Kunst«, in diesem

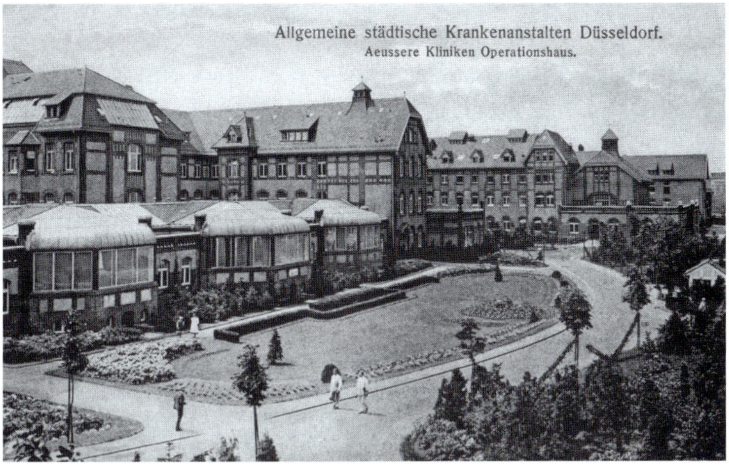

Abb. 1.2 Ansichtskarte der Städtischen Krankenanstalten Düsseldorf um 1910. Im zweiten Stock des abgebildeten Gebäudes wurde bereits 1907 mit Gründung der Klinik eine urologische Abteilung als Teil der chirurgischen Klinik eingerichtet. Heute sind hier die Urologische und Neurologische Klinik untergebracht (Quelle: Institut für Geschichte der Medizin der Heinrich-Heine-Universität Düsseldorf, Repro Reißmann, mit freundl. Genehmigung)

Band) die Wechselbeziehung von Medizin und moderner Kunst. Das im Stile der Neuen Sachlichkeit gemalte Porträt des in Düsseldorf tätigen Urologen und Kunstsammlers Hans Koch zeigt eine schonungslose Nahaufnahme des Arztes in seinem Behandlungszimmer, das den Betrachter am Wohlergehen potenzieller Patienten zweifeln lässt. Moll kommt zu dem Schluss: »Was für einen Mediziner eine alltägliche Arbeitsumgebung darstellt, kann von der Öffentlichkeit und den Künstlern bereits als Bedrohung wahrgenommen werden.« In ihrem Beitrag über die »Darstellungen zur Harnschau in der Graphiksammlung ‚Mensch und Tod' der Heinrich-Heine-Universität Düsseldorf« (in diesem Band) analysiert Luise Maslow die Arztdarstellungen in den Totentänzen ebenfalls als einen alternativen Diskursraum medizinischer Praxis. Diese sind vom medizinischen Diskurs beeinflusst, interpretieren ihn aber und sind wiederum selbst an der gesellschaftlichen Wahrnehmung von Medizin beteiligt. Künstlerische Darstellungen werden damit, so Maslow »als Zugang zu vergangenen wie zeitgenössischen gesellschaftlichen Raumverhältnissen nutzbar«. Ähnliches leisten auch Fotografien, wie etwa Inszenierungen von Männlichkeit im Kontext von Lazaretten des Ersten Weltkriegs verdeutlichen (Ruff 2014). Für die Repräsentation von Krankenhäusern spielten Ansichtskarten eine wichtige Rolle (Abb. 1.2), denn sie waren ein wichtiger Teil der Selbstdarstellung deutscher Städte im späten 19. und frühen 20. Jahrhundert (Günther 2009, S. 185–190).[18] Sie bilden keineswegs den Krankenhausalltag ab, sondern dokumentieren vor allem die kommunale Investition in die Gesundheit der städtischen Bürger.

In den 1920er und 1930er Jahren erschien eine ganze Serie von Bildbänden zur Krankenhausbauten in Städten und Regionen des Deutschen Reichs, deren sinnstiftende Funktion das Vorwort zum Band »Kranken-, Heil- und Pflegeanstalten im Rheinland« verdeutlicht: »Die Rheinprovinz nimmt, was die Bevölkerungszahl anlangt, die erste Stelle im Preußischen Staate ein. Daß die kulturelle Entwicklung in ihr auf höchster Stufe steht, ist selbstverständlich, von hier ging die Erschließung Germaniens aus, hier gelangte die Industrie durch die Bodenschätze zu höchster Blüte, hier am Rheinstrom stießen die Völker in Krieg und Frieden anhaltend aufeinander und befruchteten sich gegenseitig mit neuen Gedanken und neuen Fortschritten der Zivilisation« (Berger 1930, S. 1).

Insbesondere der Aspekt des medizinischen Fortschritts prägte lange die Darstellung von Krankenhäusern. Patienten und Freizeitverhalten wurden dafür arrangiert (Abb. 1.3; Abb. 1.4).

[18] Vgl. dazu auch das Bildmaterial im Beitrag von Moll »Frühe uro-chirurgische Operationen und die Etablierung der Zystoskopie im Rheinland« in diesem Band.

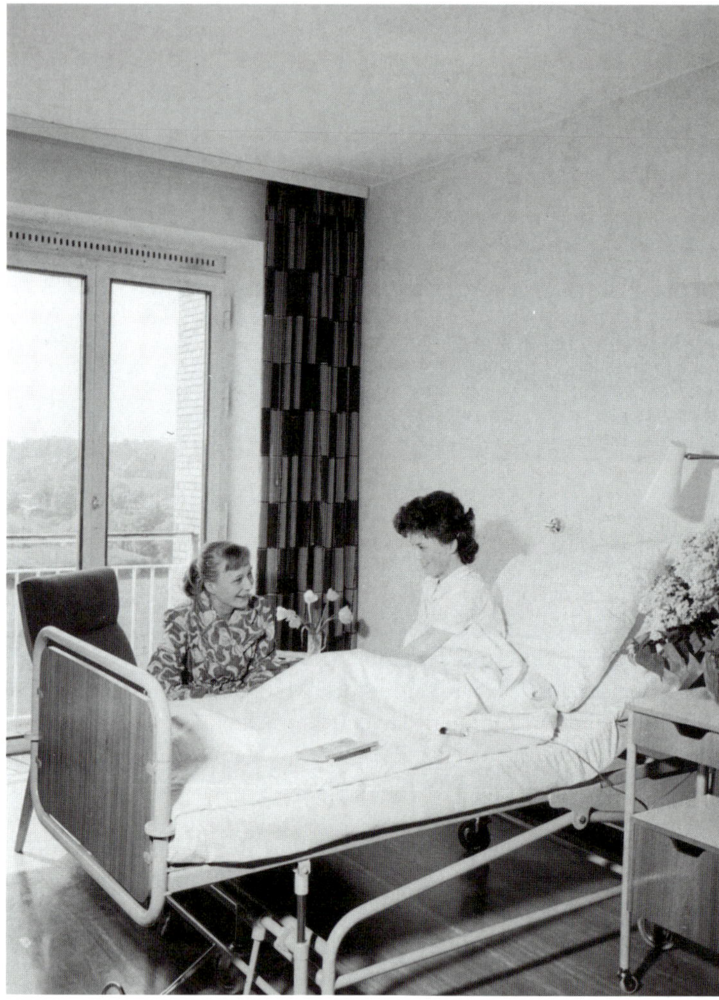

Abb. 1.3 Patientenzimmer der Chirurgischen Klinik der Städtischen Krankenanstalten Düsseldorf, um 1960 (Quelle: Institut für Geschichte der Medizin der Heinrich-Heine-Universität Düsseldorf, Repro Reißmann, mit freundl. Genehmigung)

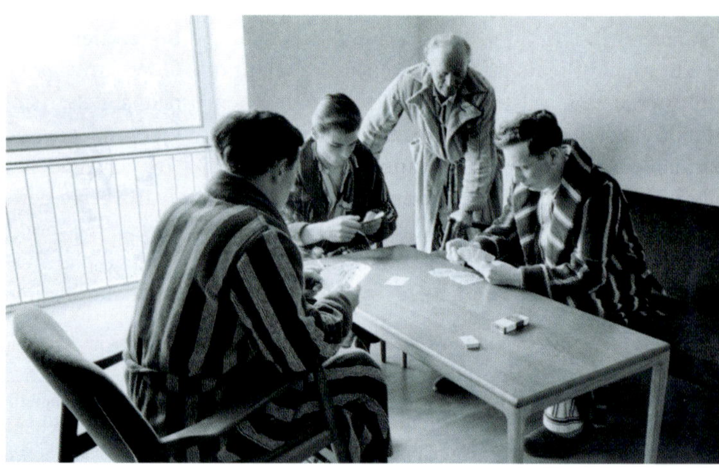

Abb. 1.4 Aufenthaltsraum für Patienten der Chirurgischen Klinik der Städtischen Krankenanstalten Düsseldorf, um 1960. Die Zigarettenschachtel würde heute auf diesem arrangierten Bild fehlen (Quelle: Institut für Geschichte der Medizin der Heinrich-Heine-Universität Düsseldorf, Repro Reißmann, mit freundl. Genehmigung)

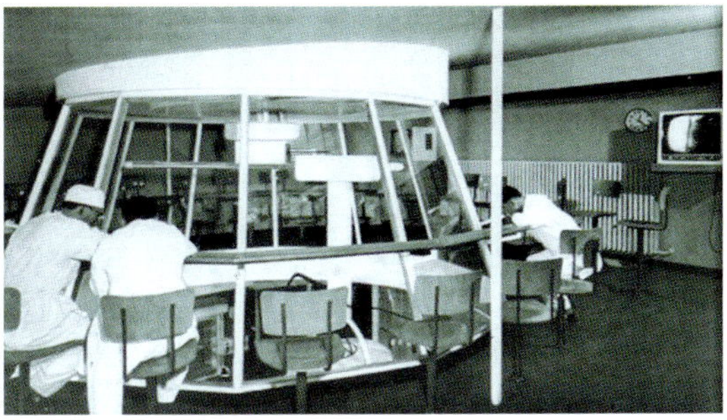

Abb. 1.5 Beobachtungsraum über dem OP der Chirurgischen Klinik der Städtischen Krankenanstalten Düsseldorf, um 1960 (Quelle: Institut für Geschichte der Medizin der Heinrich-Heine-Universität Düsseldorf, Repro Reißmann, mit freundl. Genehmigung)

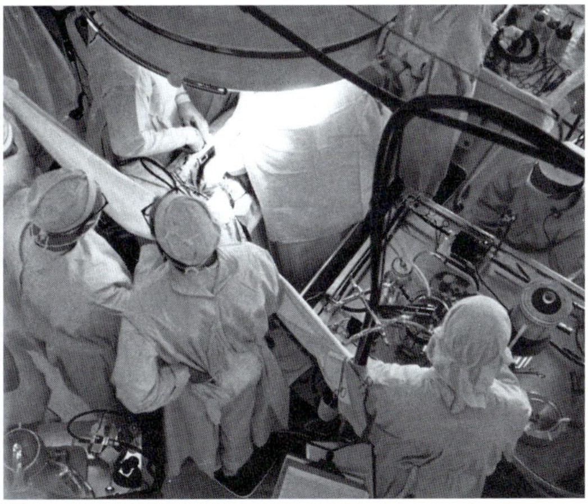

Abb. 1.6 OP der Chirurgischen Klinik der Städtischen Krankenanstalten Düsseldorf, um 1960 (Quelle: Institut für Geschichte der Medizin der Heinrich-Heine-Universität Düsseldorf, Repro Reißmann, mit freundl. Genehmigung)

Auch viele Operationsszenen ähnelten im Bildaufbau klassischen Bildkompositionen aus der bildenden Kunst. Erst bauliche Innovationen, die vor allem der besseren Studentenausbildung dienten, veränderten den Blick auf das Operationsgeschehen (Abb. 1.5; Abb. 1.6).

Eine intensivere Auseinandersetzung mit der Wirkmacht dieser Formen von Repräsentationen medikaler Räume ist daher lohnend, ähnlich der zahlreichen Studien zur Produktion von Wirklichkeit durch wissenschaftliche Bilder in der Medizin im Allgemeinen (Burri 2008) und auch in der Urologie im Speziellen (Fangerau u. Müller 2012).

1.2 Urologie im Rheinland nach 1945 – Von der Peripherie ins Zentrum

Wendet man die angesprochenen Gedanken zur Regionalgeschichte und zur Veränderung medikaler Räume auf Makro-, Meso- und Mikroebene an, so lassen sie sich etwa auch dazu nutzen, den Weg der Urologie im Rheinland als Weg von der Peripherie ins Zentrum zu umschreiben. In der deutschsprachigen Urologie verloren die hauptstädtischen Zentren Berlin und Wien nach Ende des Ersten, besonders aber nach Ende des Zweiten Weltkriegs unter anderem auch wegen ihrer geopolitischen Lage schlagartig an Dominanz. Andere Städte und Regionen rückten – auch bedingt durch die deutsche Teilung – von der Peripherie ins Zentrum der deutschen Urologie. Vor dem Hintergrund der skizzierten Raumkonstellation gehörte das Rheinland dazu.

Die Bedeutung der Region für die Wiederbegründung der Deutschen Gesellschaft für Urologie nach 1945 hatte vorrangig soziale Gründe und ergab sich aus dem Wirken der früheren Berliner Funktionäre Karl Heusch (1894–1986) in Aachen (Kühl, S. 109–113; Wrobel 2013) und Hans Boeminghaus (1893–1979) in Düsseldorf (Halling 2011, S. 227–229; Krischel u. Halling 2013). Richard Kühl analysiert in seinem Beitrag »Eine ‚festgeschlossene Front' – Karl Heusch und die deutschen Urologen« (in diesem Band) die Bedeutung der damals noch städtischen Aachener Kliniken als eine Art Rückzugsraum für renommierte, aber NS-belastete Ärzte. Ähnliches gilt auch für die Medizinische Akademie Düsseldorf (Koppitz et al. 2008), an der Boeminghaus 1950 außerordentlicher Professor wurde, nachdem er Chefarzt der Klinik Golzheim geworden war.[19]

[19] Schreiben des Kultusministers des Landes Nordrhein-Westfalen an den Rektor der Medizinischen Akademie Düsseldorf vom 31.07.1950, in: Universitätsarchiv Düsseldorf (UAD) 3/2, 132 Personalakte Boeminghaus, Hans

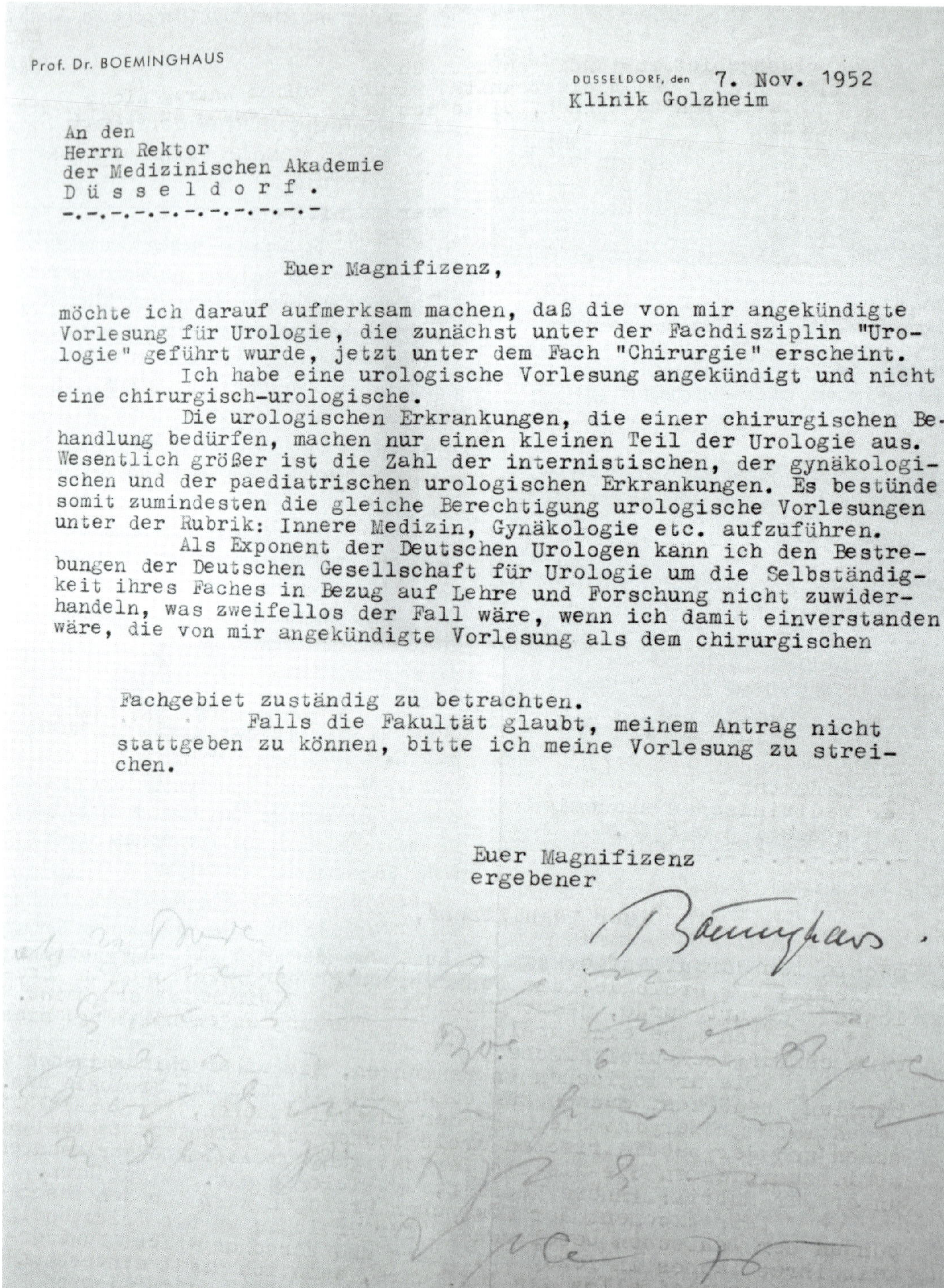

Prof. Dr. BOEMINGHAUS

DÜSSELDORF, den 7. Nov. 1952
Klinik Golzheim

An den
Herrn Rektor
der Medizinischen Akademie
D ü s s e l d o r f .
-.-.-.-.-.-.-.-.-.-.-

Euer Magnifizenz,

möchte ich darauf aufmerksam machen, daß die von mir angekündigte Vorlesung für Urologie, die zunächst unter der Fachdisziplin "Urologie" geführt wurde, jetzt unter dem Fach "Chirurgie" erscheint.

Ich habe eine urologische Vorlesung angekündigt und nicht eine chirurgisch-urologische.

Die urologischen Erkrankungen, die einer chirurgischen Behandlung bedürfen, machen nur einen kleinen Teil der Urologie aus. Wesentlich größer ist die Zahl der internistischen, der gynäkologischen und der paediatrischen urologischen Erkrankungen. Es bestünde somit zumindesten die gleiche Berechtigung urologische Vorlesungen unter der Rubrik: Innere Medizin, Gynäkologie etc. aufzuführen.

Als Exponent der Deutschen Urologen kann ich den Bestrebungen der Deutschen Gesellschaft für Urologie um die Selbständigkeit ihres Faches in Bezug auf Lehre und Forschung nicht zuwiderhandeln, was zweifellos der Fall wäre, wenn ich damit einverstanden wäre, die von mir angekündigte Vorlesung als dem chirurgischen

Fachgebiet zuständig zu betrachten.

Falls die Fakultät glaubt, meinem Antrag nicht stattgeben zu können, bitte ich meine Vorlesung zu streichen.

Euer Magnifizenz
ergebener

Boeminghaus.

Abb. 1.7 Schreiben von Boeminghaus an den Rektor der Medizinischen Akademie Düsseldorf vom 07.11.1952 (Quelle: UAD 3/2, 132, Repro Halling, mit freundl. Genehmigung)

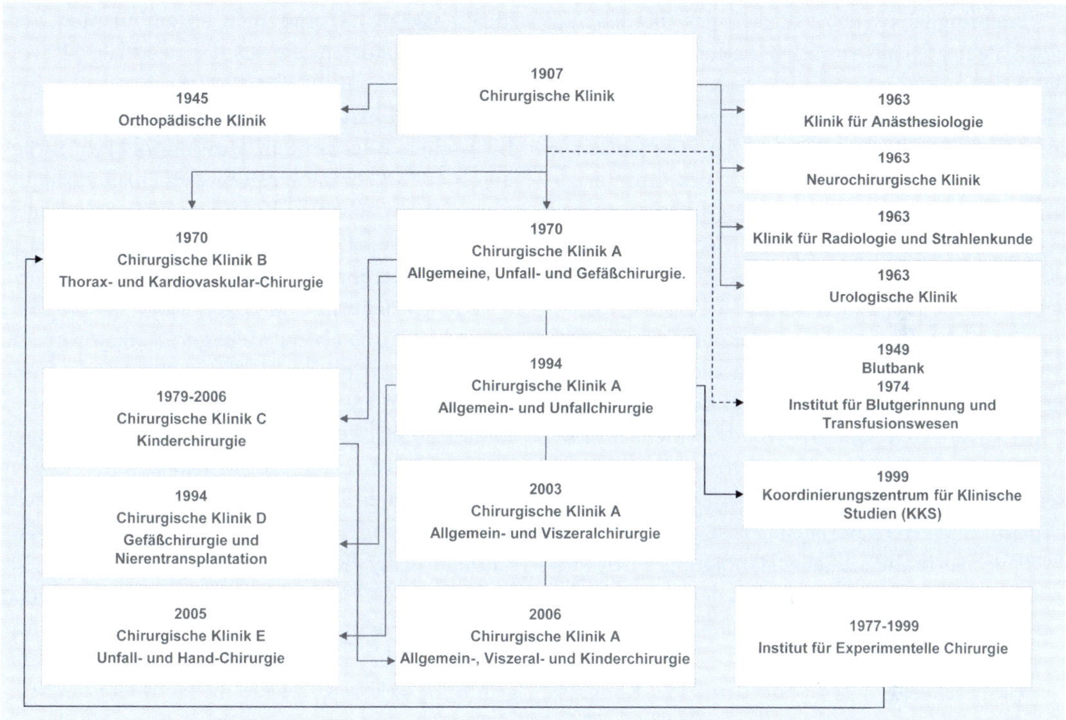

Abb. 1.8 Differenzierung der Chirurgie an der Medizinischen Akademie / Universität Düsseldorf (Quelle: Halling T, Vögele J (Hrsg) (2007) 100 Jahre Hochschulmedizin in Düsseldorf, 1907–2007. Dup, Düsseldorf, S. 374, mit freundl. Genehmigung)

Der ambitionierten Akademie kam der Antrag von Boeminghaus auf Umhabilitierung sehr gelegen, war er doch sowohl in der nationalen wie internationalen Urologie gut vernetzt und versprach als Berliner Professor Reputation. So begründet auch der Rektor der Medizinischen Akademie Düsseldorf einen entsprechenden Antrag an das Kultusministerium, dass »Boeminghaus unter den Urologen Europas einen bedeutenden Ruf« genieße und daher für die Akademie »ein grosser Gewinn« wäre.[20] Einige Monate später gratuliert der Rektor Boeminghaus entsprechend enthusiastisch zur Einladung zu einer Vortragsreise nach Spanien.[21] Für den damals 56-jährigen Boeminghaus bedeutete die zweite Umhabilitierung – 1937 war er von Marburg nach Berlin gewechselt (Krischel 2011) – einen deutlichen akademischen Abstieg, zumal er während der NS-Zeit als Kandidat für den zweiten deutschen Lehrstuhl für Urologie galt.[22] Boeminghaus konzentrierte sich auf seine Tätigkeit als Handbuchautor (Boemingshaus 1950, 1960) und aktiver Betreiber einer Fachselbstständigkeit der Urologie. Dementsprechend formulierte er einen scharfen Protestbrief, als seine Vorlesung unter der Rubrik »Chirurgie« angekündigt worden war (Abb. 1.7).

[20] Schreiben des Rektors der Medizinischen Akademie Düsseldorf an den Kultusminister des Landes Nordrhein-Westfalen vom 20.07.1950, in: UAD 3/2, 132

[21] Schreiben des Rektors der Medizinischen Akademie Düsseldorf an Prof. Boeminghaus vom 22.05.1951, in: UAD 3/2, 132

[22] Originalquelle in Krischel et al. 2011, S. 264

Boeminghaus scheint danach das Interesse an einer Lehrtätigkeit zunächst verloren zu haben, da in den Vorlesungsverzeichnissen keine Ankündigungen mehr zu finden sind. Erst 1963/1964, mit der Verselbstständigung der Urologischen Abteilung und der Einrichtung eines Ordinariats für den langjährigen Oberarzt Hermann Dettmar (1918–1995), bot Boeminghaus wieder regelmäßig ein urologisches Kolloquium mit Krankenvisite in seiner Klinik in Golzheim an.[23]

Die Institutionalisierung der Urologie an der Medizinischen Akademie erhielt die entscheidenden Impulse also keineswegs von dem prominenten Fachvertreter, sondern von dem nicht minder renommierten Direktor der Chirurgischen Klinik selbst (Killian 1980, S. 422–425). Der Allgemeinchirurg und Herzspezialist Ernst Derra (1901–1979) forcierte die Verselbstständigung einer ganzen Reihe von Spezialfächern wie der Urologie, der Neurochirurgie, der Radiologie und Anästhesiologie (◘ Abb. 1.8).

1961 erklärte Derra auf dem 19. Kongress der Deutschen Gesellschaft für Urologie in Köln: »Grundsätzlich bin ich der Meinung, [dass] die Neurochirurgie, die Gesichts-, die plastische Chirurgie und die Urologie so wohlfundierte Arbeitsgebiete sind, [dass] sie ihre Eigenständigkeit verdienen und beanspruchen dürfen […]« (Derra 1961, S. 6).

Dieser Argumentation folgten allerdings vor allem die begünstigten Fächer, während die Widerstände innerhalb der Chirurgie gegen die Verselbstständigung weiterhin enorm blieben. Derra geriet damit zum Kronzeugen in der zeitgenössischen Diskussion und zu einer Schlüsselfigur in der fachintern gepflegten Geschichtsschreibung zur Institutionalisierung der Urologie (Lutzeyer 1983, S. 333). Düsseldorf wurde zugleich – so die These – zu einem der Kraftzentren der Fachverselbstständigung der Urologie in Deutschland. Derras Stellungnahmen fanden ihren Niederschlag sogar in der Debatte in der DDR (Lange 1964, S. 47–48).

Die Urologie im Rheinland nach 1945 erlebte einen überproportionalen Ausbau an Bettenkapazitäten (◘ Tab. 1.3) und auch an ambulanten Versorgungsstrukturen, die aus der regionalen Bevölkerungsdichte und Wirtschaftskraft zu erklären sind. Der frühen Verselbstständigung an der Medizinischen Akademie in Düsseldorf (1963) folgten bis 1973 Lehrstuhlgründungen an allen rheinischen Universitäten, was Vernetzungen, aber auch ein produktives Konkurrenzpotenzial in Lehre und Forschung beinhaltete (◘ Tab. 1.1).

Die Einrichtung von Ordinariaten gilt wissenschaftshistorisch als ein wichtiger Indikator für die Fachverselbstständigung (Weisz 2006). Die frühe Gründung in Düsseldorf kann, ebenso wie jene in Homburg/Saar (Alken) und Haale/Saale (Stolze), nur mit spezifischen Raumkonstellationen erklärt werde, die über die Aspekte von allgemeiner Fachdifferenzierung und klinisch-operativer wie wissenschaftlicher Reputation der Fachvertreter hinausgehen. Diese Voraussetzungen gab es auch an vielen anderen Universitätsstandorten, ohne dass es zu diesem Zeitpunkt zu einer Lehrstuhlgründung gekommen wäre. In Homburg determinierte die damalige Zugehörigkeit zu Frankreich und die dort bereits weitgehend abgeschlossene akademische Etablierung urologischer Lehrstühle die Gliederung der dortigen medizinischen Fakultät (Müller 2005). In Halle beeinflusste die Verstaatlichung der von Stolze geleiteten Privatklinik Weidenplan die Einrichtung des Lehrstuhl, da für die Universität Halle zunächst nicht die Investition in eine eigene Universitätsklinik verbunden war (Zacher u. Stolze 2014). In Düsseldorf kamen wiederum die bereits genannte lange Tradition einer urologischen Abteilung und die Vernetzung Dettmars in der deutschen Nachkriegsurologie zusammen. Dettmar hatte seine urologische Ausbildung 1949–1950 bei Ferdinand May (1898–1978)[24] in München erhalten, hatte sich 1952 habilitiert und bereits 1958 ein Extraordinariat für Urologie an der Medizinische Akademie erhalten.[25] Beide hierfür eingeholte Gutachter (Alken, Homburg;

23 Vorlesungsverzeichnis der Medizinische Akademie Düsseldorf Wintersemester 1963/64, Düsseldorf S. 20

24 May, der seit 1958 ein Extraordinariat inne hatte, leitete bereits seit Ende der 1930er Jahre eine große städtische Urologische Klinik in München, deren Einrichtung als vorbildlich galt (May 1941).

25 Schreiben des Kultusministers des Landes Nordrhein-Westfalen an Herrn Prof. Dettmar vom 08.07.1958, in: UAD 1/12, 446 Personalakte Hermann Dettmar

Tab. 1.1 Lehrstühle für Urologie im Rheinland 1963–2014

Standort	Lehrstuhlinhaber			Amtszeit
Aachen	Lutzeyer	Hans Wolfgang	1923–2006	1966–1988
	Jakse	Gerhard	geb. 1945	1989–2008
	Heidenreich	Axel	geb. 1964	2008–2014
Bonn	Vahlensieck	Winfried	1929–2008	1971–1994
	Müller	Stefan C.	geb. 1952	Seit 1994
Düsseldorf	Dettmar	Hermann	1918–1995	1963–1983
	Ackermann	Rolf	geb. 1941	1983–2006
	Albers	Peter	geb. 1963	Seit 2008
Essen	Mellin	Paul	1920–1980	1967–1980
	Hartung	Rudolf	geb. 1941	1981–1986
	Rübben	Herbert	geb. 1949	Seit 1989
Köln	Engelking	Rüdiger	1927–1994	1973–1992
	Engelmann	Udo	geb. 1949	1992–2014
Witten-Herdecke	Thüroff	Joachim W.	geb. 1950	1993–1997
	Roth	Stephan	geb. 1957	Seit 1997

Krauss, Freiburg), die auf Antrag von Derra ausgewählt worden waren, sprachen sich für Dettmar aus (Boeminghaus u. Wagner 1995).[26] Hinzu kam der Neubau der Chirurgischen Klinik in den Jahren 1958–1960 (Halling u. Vögele 2006). Die für eine Verselbstständigung notwendigen klinischen Räume standen nun zur Verfügung, eine konfliktreiche Aneignung von bereits von der Allgemeinchirurgie oder anderen Fachrichtungen genutzten Räumen blieb aus. Dieser Umstand wirkte sich förderlich auf die die Akzeptanz der Klinikgründungen aus – auch wenn Begehrlichkeiten sicherlich vorhanden waren.

Die Auseinandersetzung um ganz konkrete Räume lässt sich für fast alle Standorte neuer Urologischer Universitätskliniken, die sich aus Städtischen Krankenhäuser heraus gebildet hatten (wie in Aachen[27] und Essen[28]), aber und vielleicht besonders auch für traditionelle Universitätsstandorte (wie Bonn) feststellen. Dort hatte der langjährige Oberarzt der Chirurgischen Universitäts-

[26] Schreiben von Prof. H. Krauss, Chirurgische Klinik der Universität Freiburg i. Br., an Prof. Ernst Derra vom 16.05.1958 in: UAD 1/12, 446 Personalakte Hermann Dettmar; Schreiben von Prof. Alken an den Rektor der Medizinischen Akademie Düsseldorf vom 12.05.1958, in: UAD 1/12, 446 Personalakte Hermann Dettmar

[27] Wolfgang Lutzeyer (1923-2006), seit 1962 apl. Professor an der Universität Würzburg, wurde 1963 als Chefarzt der Urologischen Klinik der Städtischen Krankenanstalten in Aachen berufen. Bei der Auswahl der Bewerber hatte sicherlich für die Entscheidungsträger eine Rolle gespielt, dass bereits seit 1961 ein Senatsbeschluss zur Errichtung einer Medizinischen Fakultät vorlag und der Bewerber eine ausgewiesene wissenschaftliche und nicht nur praktische Expertise besitzen musste (Moll et al. 2014).

[28] 1962 wurde Paul Mellin (1920-1980), Oberarzt an der Chirurgischen Klinik der Städtischen Krankenanstalten Essen, berufen, um hier eine urologische Abteilung aufzubauen. 1964 habilitierte sich Paul Mellin für das Fach Urologie und wurde 1967 zum ordentlichen Professor für Urologie und zum Direktor der Urologischen Universitätsklinik Klinik Essen ernannt (Schmand u. Ohnhaus 1997, S. 75-77).

klinik, Winfried Vahlensieck (1929– 2008), eine Professur für Urologie erhalten (Vahlensieck 1972, 2001). Mit dem Direktor der Chirurgischen Klinik, Prof. Alfred Gütgemann (1907–1985), schloss er unmittelbar danach einen internen Vertrag, der die gemeinsame Nutzung von Räumlichkeiten regelte und im Grunde den Status quo der nichtselbstständigen urologischen Abteilung festschrieb.[29] Die Vetragsschließung verdeutlicht das Verhältnis von Macht und Raum in der Klinik. Die erhaltene Korrespondenz mit der Verwaltung und mit Gütgemann dokumentiert in den folgenden Jahren permanente Aushandlungsprozesse u. a. um zusätzliche Betten und eigene OP-Räume.[30] Diese sind auch symptomatisch für die in der Folgezeit errichteten Lehrstühle in Köln, Münster und Bochum (Schmand u. Ohnhaus, S. 78–81), deren weitere Erforschung aufgrund bestehender Sperrfristen für entsprechende Aktenbestände in den Universitätsarchiven noch aussteht. Die Quellenlage zu den Hauptabteilungen im Rheinland, auch zu den größeren, ist noch weitaus problematischer, so dass hier nur einige wenige Hinweise hinsichtlich der räumlichen Bedingungen medizinischer Praxis und Wissenschaft gegeben werden können, auch auf Grundlage der im Jahr 2013 von den Verfassern dieses Beitrags durchgeführten Zeitzeugenbefragung. Ludwig Steffens (geb. 1930), ab 1963 Belegarzt, ab 1967 hauptamtlicher Chefarzt der urologischen Klinik am St. Antonius-Hospital Eschweiler, berichtet in seinen Erinnerungen von dieser Transformationsphase, die die urologischen Handlungsräume, wiederum in Abgrenzung und Konkurrenz zur Chirurgie, in seinen rechtlichen Rahmenbedingungen, in seiner personellen Ausstattung, vor allem aber in seinen Möglichkeiten medizinischer Versorgung veränderte. Steffens bezeichnet dabei beispielsweise eine »hautamtliche erste leitende Schwester« und »ein einigermaßen geordnetes Operationsprogramm« als »Weg zur Normalisierung«, dessen Merkmal ein anhaltender »Kampf um urologische Betten« blieb (Steffens 2010, S. 12). Zum Aspekt der Raumdynamik kann auch die Akademisierung größerer und mittlerer kommunaler und konfessioneller Krankenhäuser in den 1970er Jahren gerechnet werden. Mit Aufwertung zu akademische Lehrkrankenhäusern erfährt die primäre Zwecksetzung der Krankenversorgung eine ergänzende Raumnutzung. Waren es bis in die 1960er Jahre vor allem Titularprofessuren, mit denen die klinischen und teilweise auch wissenschaftlichen Leistungen von Chefärzten gewürdigt wurden, so wurden seit den 1970er Jahren zunehmend Privatdozenten mit vielfach höheren wissenschaftlichen Ambitionen als Chefärzte berufen. Der Ausbau der Universitäten und der entsprechenden Forschungskapazitäten zur Ausbildung von Privatdozenten veränderte die medikalen Räume auch außerhalb der Universitätskliniken. Im Rheinland ist die Aachener Schule um Wolfgang Lutzeyer hierfür beispielhaft. 1977 richteten seine habilitierten Oberärzte Lymboropoulos am Knappschaftskrankenhaus Bardenberg und Peter Rathert die an den Krankenanstalten Düren eigene urologische Kliniken ein. Ausschlaggeben für die Einrichtung einer Hauptfachabteilung für Urologie in Düren waren die schlechten räumlichen Bedingungen eines Altbaus, die eine Nachfolge des verstorbenen Belegarztes verhinderte (Kaussen 1982, S. 17–20).

Die vielen aufgrund mangelnder Quellen erzwungenen oder aufgrund der gewählten Fragestellung nach der räumlichen Bedingtheit der Urologie im Rheinland sich ergebenen Lücken sollen die abschließenden statistischen Angaben zumindest teilweise schließen. Die Angaben folgen weitgehend der systematischen Erfassung der institutionellen Entwicklung der Urologie in Nordrhein-Westfalen in der Dissertation von Michael Ohnhaus (Ohnhaus 1994) in ihrer späteren Druckfassung (Schmand u. Ohnhaus 1997), ergänzt durch einige wenige aktuelle Kennziffern. Da die statistische Erfassung des Gesundheitswesens in der Verantwortung der Bundesländer liegt, umfassen die Angaben immer das Rheinland und Westfalen, wobei sich im bevölkerungsreicheren Rheinland der entsprechend größere Teil der Urologischen Kliniken befindet. Die ◘ Abb. 1.9, ◘ Abb. 1.10, ◘ Abb. 1.11 und ◘ Abb. 1.12 zeigen die rasante Zunahme urologischer Standorte im Sinne einer permanenten Raumdynamik.

[29] Vereinbarungen über die Ausstattung des Lehrstuhls für Urologie zwischen o. Prof. Dr. A. Gütgemann und o. Prof. Dr. W. Vahlensieck vom 21.05.1971, in: Universitätsarchiv Bonn (UAB) 80-84

[30] Schreiben von Vahlensieck an Gütgemann vom 04.02.1974, in: UAB 80-84

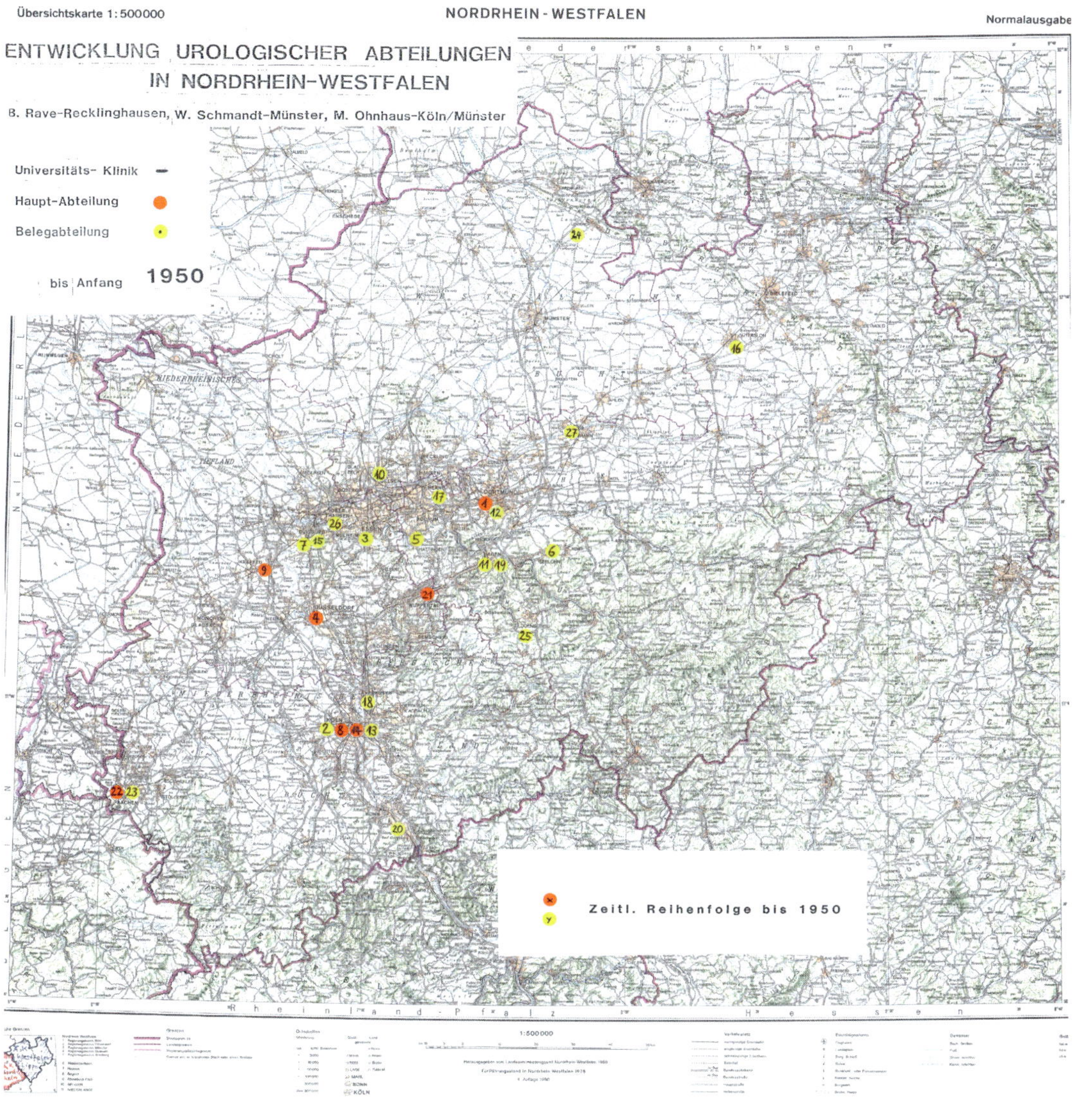

Abb. 1.9 Schmand und Ohnhaus: Etablierung urologischer Abteilungen in Nordrhein-Westfalen bis 1950 (Quelle: DGU-A, Bildarchiv, Repro Rathert, mit freundl. Genehmigung)

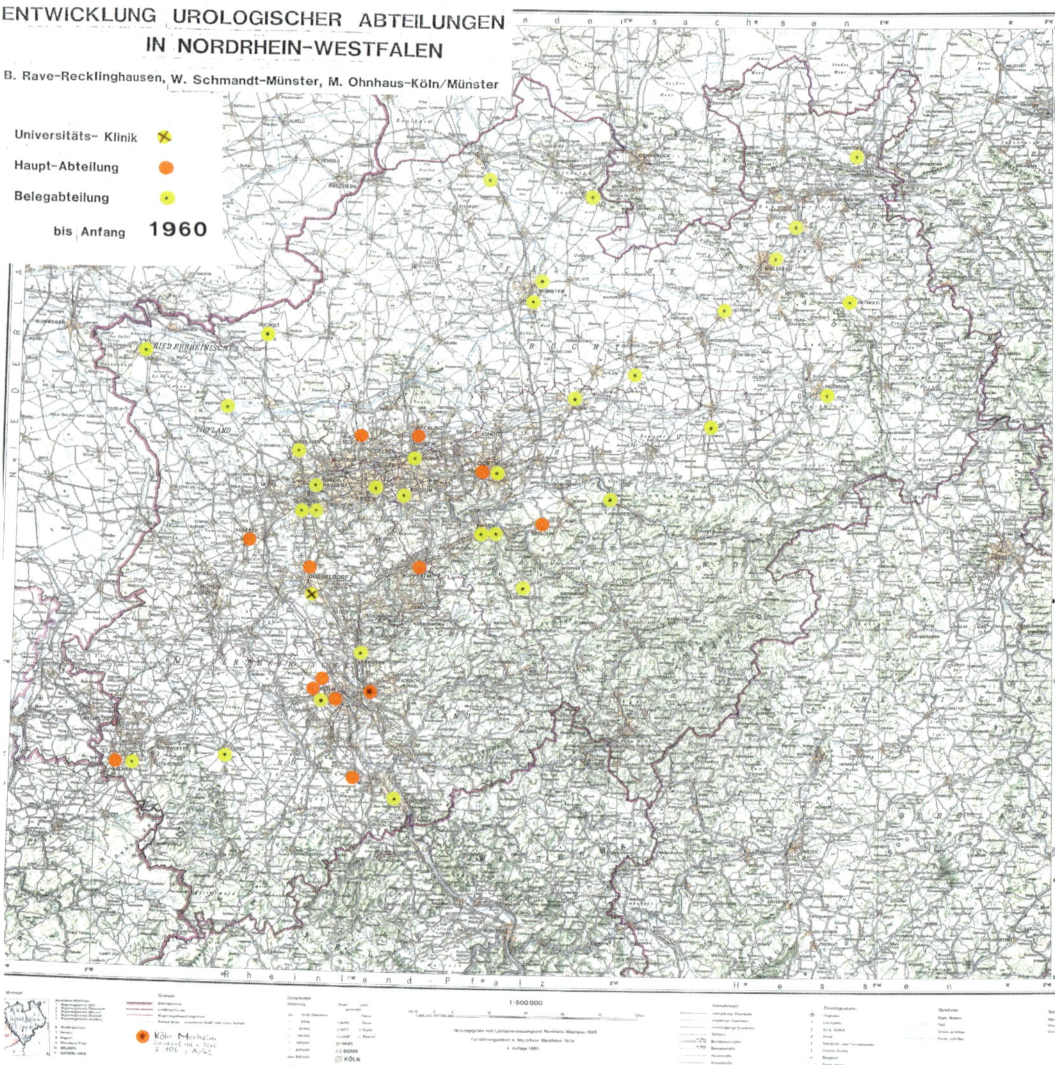

Abb. 1.10 Schmand und Ohnhaus: Etablierung urologischer Abteilungen in Nordrhein-Westfalen bis 1960 (Quelle: DGU-A, Bildarchiv, Repro Rathert, mit freundl. Genehmigung)

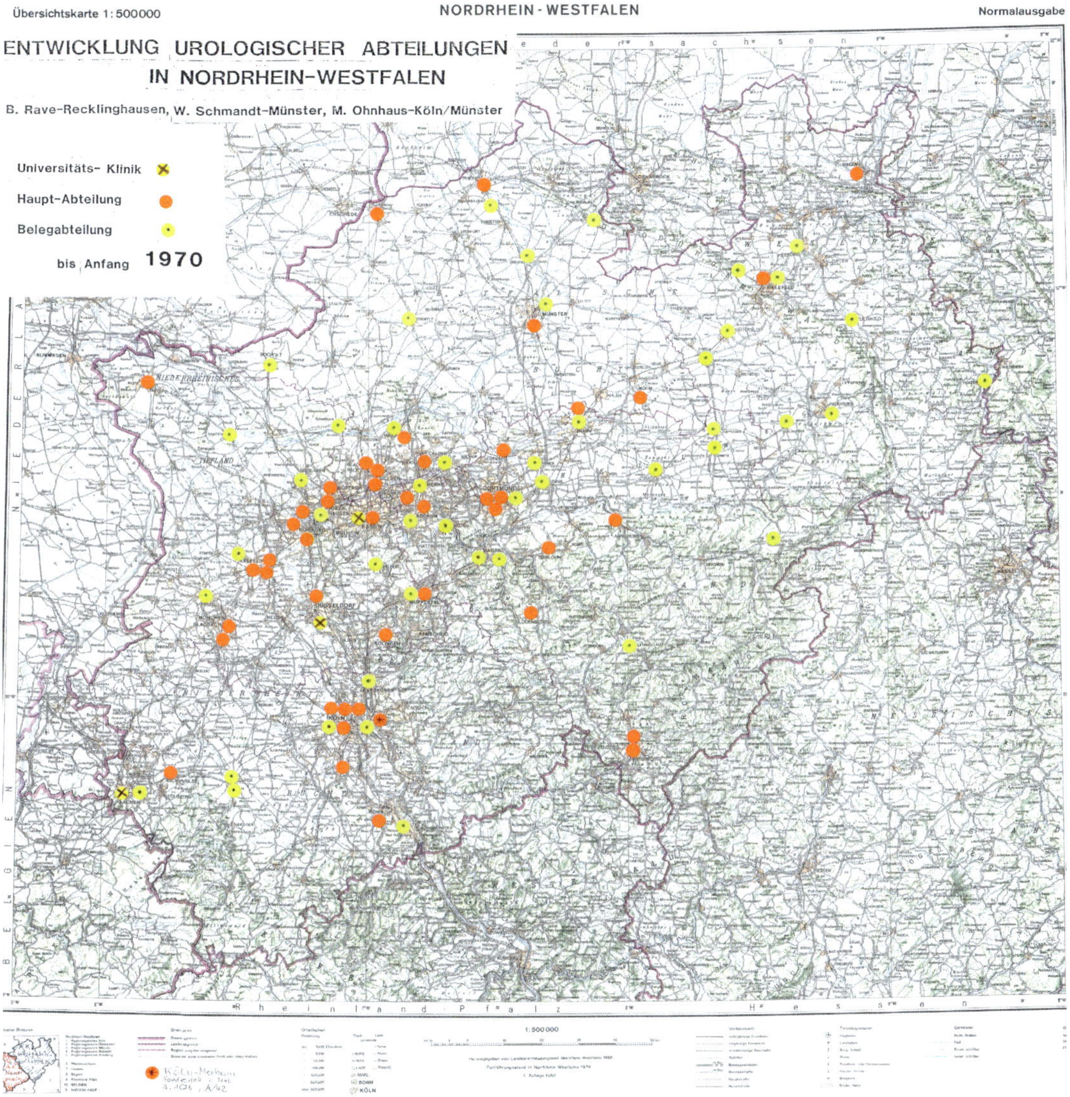

Abb. 1.11 Schmand und Ohnhaus: Etablierung urologischer Abteilungen in Nordrhein-Westfalen bis 1970 (Quelle: DGU-A, Bildarchiv, Repro Rathert, mit freundl. Genehmigung)

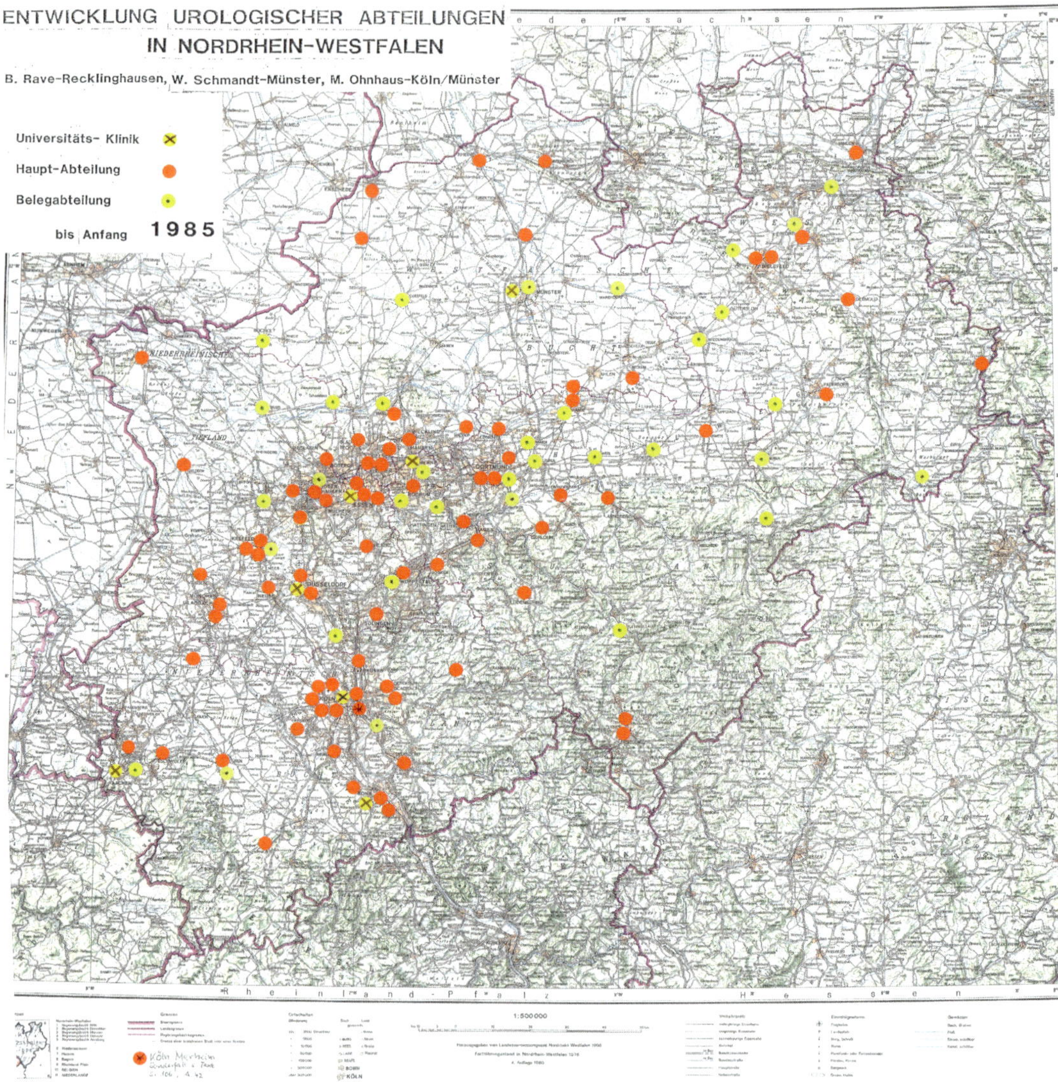

Abb. 1.12 Schmand und Ohnhaus: Etablierung urologischer Abteilungen in Nordrhein-Westfalen bis 1985 (Quelle: DGU-A, Bildarchiv, Repro Rathert, mit freundl. Genehmigung)

Tab. 1.2 zeigt die aktuelle Zahl der Urologischen Kliniken/Abteilungen in Nordrhein-Westfalen (2012), zudem auch die im Vergleich zu den anderen Fachrichtungen geringere Bettenzahl je Einrichtung, eine mittlere Anzahl von stationär behandelten Patienten, von Krankenhaushäufigkeit und Bettenauslastung sowie eine niedrige Verweildauer. Im historischen Verlauf ist für die Urologie in NRW eine überproportionale Zunahme von Krankenhausbetten zu erkennen (Tab. 1.3).

Tab. 1.2 Krankenhausabteilungen in Nordrhein-Westfalen nach ausgewählten Fachrichtungen 2012

Fachrichtung	Anzahl am 31.12.	Aufgestellte Betten im Jahresdurchschnitt	Stationär behandelte Kranke[1)]	Berechnungs-/Belegungstage in 1.000	Krankenhaushäufigkeit	Verweildauer (Tage)	Bettennutzung in Prozent
Krankenhäuser[2)] mit Fachrichtung für							
Innere Medizin	282	37.504	1.704.838	11.035	95,6	6,5	80,4
Chirurgie	266	25.855	962.621	6.564	54,0	6,8	69,4
Frauenheilkunde und Geburtshilfe	184	8.889	376.161	1.689	21,1	4,5	51,9
Hals-, Nasen- und Ohrenheilkunde	158	2.648	133.124	519	7,5	3,9	53,5
Urologie	95	3.844	190.124	989	10,7	5,2	70,3
Psychiatrie und Psychotherapie	93	13.624	203.037	4.720	11,4	23,2	94,7
Orthopädie	79	5.664	191.933	1.442	10,8	7,5	69,6
Neurologie	78	4.605	212.851	1.526	11,9	7,2	90,5
Kinderheilkunde	74	4.685	226.815	1.087	12,7	4,8	63,4
Psychotherapeutische Medizin	19	560	3.390	174	0,2	51,3	84,8

1) einschließlich Verlegung innerhalb des Krankenhauses
2) Krankenhäuser, die Betten für vorstehende Fachrichtungen anbieten
Quelle: Information und Technik Nordrhein-Westfalen (IT.NRW) (ehem. Statistisches Landesamt). http://www.it.nrw.de/statistik/f/daten/eckdaten/r512krankh.html (Recherche vom 25.07.2014)

Tab. 1.3 Krankenhausbetten in Nordrhein-Westfalen nach ausgewählten Fachrichtungen 1952–1984

Fachrichtung	1952	1956	1960	1965	1971	1976	1980	1984	Steigerungsfaktor
Innere Medizin	22.407	29.972	30.673	36.766	43.918	44.435	43.362	42.733	1,90
Chirurgie	22.394	30.645	31.891	35.957	39.152	38.692	36.574	38.302	1,71
Frauenheilkunde und Geburtshilfe	8.337	11.839	12.857	15.429	20.003	19.317	18.440	16.942	2,03
Hals-, Nasen- und Ohrenheilkunde	2.442	3.670	3.919	4.395	5.799	6.037	5.402	5.000	2,05
Urologie	631	1.430	1.646	2.770	3.889	4.995	5.465	5.393	8,55
Psychiatrie und Psychotherapie	28.229	32.351	31.613	33.252	k.A.	k.A.	k.A.	k.A.	-
Orthopädie	2.107	2.879	3.046	3.635	3.664	4.331	4.648	4.811	2,28
Neurologie (bis 1970 zu Psychiatrie gezählt)	-	-	-	-	2.019	2.379	2.799	2.913	-
Kinderheilkunde	7.614	7.263	7.498	8.329	9.688	9.259	8.120	7.093	0,93

Quelle: Schmand u. Ohnhaus 1997, S. 102 (Tab. 3), S. 105 (Tab. 4), eigene Berechnung

1.3 Fazit

Erkenntnispotenzial ist von einer methodisch-konzeptuellen Fokussierung auf einen lokalen bzw. regionalen Raum in der Medizingeschichte immer dann zu erwarten, wenn der Raum hierbei nicht primär als geographisch definiert verstanden wird, sondern als Bedingungsraum für soziale Interaktion. Bezogen auf die Urologie stellt sich demnach weniger die Frage, ob es eine spezifisch »rheinische Urologie« gibt, sondern vielmehr, welche geographischen, politischen, demographischen, ökonomischen und sozio-kulturellen Faktoren in dieser Region auf medikale Räume einwirkten und diese beeinflussten. Für eine »Raumgeschichte der Medizin« kann – wenn es Fragestellung, Untersuchungsgegenstand und Quellenmaterial anbieten – eine Kombination aus mehreren der genannten raumtheoretischen Zugänge gewählt werden. Ein methodischer Zugriff, der in letzter Konsequenz bisher in der medizinhistorischen Forschung selten anzutreffen ist, auch nicht in diesem Band für das Beispiel der Urologie im Rheinland. Mit raumbezogenen analytischen Denkfiguren, wie Netzwerken, Grenzen oder Schwellen, Utopien oder Heterotopien, Kopräsenz und Simultanität, können »Phänomene des Nebeneinanders und der Überlagerung« (Rau) erfasst und beschrieben werden. Hierzu gehört auch die Frage von Zentrum und Peripherie in der Urologie.

1.4 Literatur

Al-Fartwsi H (2007) Die Entwicklung der Klinik Golzheim (1926-2006). Diss. med. Univ. Aachen

Bachmann-Medick D (2009) Cultural Turns: Neuorientierungen in den Kulturwissenschaften (3. Aufl.). Rowohlt, Reinbek.

Becker-Jakli B (1999) Köln um 1825 - ein Arzt sieht seine Stadt. Die medizinische Topographie der Stadt Köln von Dr. Bernhard Elkendorf. Köln

Berger (1930) Vorwort. In: Kranken-, Heil- und Pflege-Anstalten im Rheinland. Fritz, Düsseldorf, S 1

Boeminghaus F, Wagner W (1995) Zum Tode von Prof. Dr. med. Hermann Dettmar. DGU Mitteilungen 11:121

Boeminghaus H (1950) Chirurgie der Urogenitalorgane. Indikation und Technik. Banaschewski, Bad Wörishofen

Boeminghaus H (1960) Urologie. Operative Therapie, Klinik-Indikation (3. Aufl.). Banaschewski, München

Buchholz W (1998) Vergleichende Landesgeschichte und Konzepte der Regionalgeschichte von Karl Lambrecht bis zur Wiedervereinigung im Jahre 1990. In: Buchholz W (Hrsg) Landesgeschichte in Deutschland. Bestandsaufnahme, Analyse, Perspektiven. Paderborn, S 11-60

Burri RV (2008) Doing images: Zur Praxis medizinischer Bilder. Bielefeld: Transcript

Cornelißen C, Der lange Weg zur historischen Identität. Geschichtspolitik in Nordrhein-Westfalen seit 1946. In: Schlemmer T, Woller H (Hrsg) Politik und Kultur im föderativen Staat 1949 bis 1973. München, S 411-484

Damsakis L L (2009) Zerrissene Biografien. Jüdische Ärzte zwischen nationalsozialistischer Verfolgung, Emigration und Wiedergutmachung. Alitera, München

Davies M J (2000) Mapping »region« in Canadian Medical History: The case of British Columbia«. Canadian Bulletin of Medical History 17:73-92

Derra E (1961) Eröffnungsansprache. In: Verhandlungsberichte der Deutschen Gesellschaft für Urologie. 19. Tagung, 04.-06.09. in Köln. Springer, Heidelberg, S 5-7

Dinges M, Barras V (Hrsg) (2007) Krankheit in Briefen im deutschen und französischen Sprachraum: 17.-21. Jahrhundert. Steiner, Stuttgart

Döring J, Thielmann T (2008) Einleitung: Was lesen wir im Raume? Der Spatial Turn und das geheime Wissen der Geographen. In: Döring J, Thielmann T (Hrsg) Spatial Turn: Das Raumparadigma in den Kultur- und Sozialwissenschaften. Transcript, Bielefeld, S 7–45

Esch M, Griese K, Sparing F, Woelk W (Hrsg) (1997) Die Medizinische Akademie Düsseldorf im Nationalsozialismus. Klartext, Essen

Fangerau H, Müller I (Hrsg) (2012) Faszinosum des Verborgenen. Der Harnstein und die (Re-)Präsentation des Unsichtbaren in der Urologie. Steiner, Stuttgart

Forsbach R (2006) Die Medizinische Fakultät der Universität Bonn im »Dritten Reich«. Oldenbourg, München

Frank M, Moll F (Hrsg) (2006) Kölner Krankenhaus-Geschichten... Am Anfang war Napoleon. Verlag des Kölnischen Stadtmuseums, Köln

Geister AA (2004) Zur Geschichte der Westdeutschen Kieferklinik: Ihre Entstehung und Einbettung in die Düsseldorfer Krankenanstalten und die Medizinische Akademie. Düsseldorf: Stadtarchiv

Gipperich T, Karenberg A (2011) Der Rheinische Kreis. Tagungen und Vorträge 1911-2011. Köln 2011

Görgen A, Halling T (2014) Verortungen des Krankenhauses. Steiner, Stuttgart

Graumann S (2007) Carl Anton Werres: Der Landkreis Cöln um 1825. Böhlau, Köln

Groß D, Karenberg A (Hrsg) (2009) Medizingeschichte im Rheinland. Beiträge des »Rheinischen Kreises der Medizinhistoriker«. Schriften des Rheinischen Kreises der Medizinhistoriker (Bd. 1). Kassel

Groß D, Karenberg A, Kaiser S, Antweiler W (Hrsg) (2011) Medizingeschichte in Schlaglichtern. Beiträge des »Rheinischen Kreises der Medizinhistoriker«. Schriften des Rheinischen Kreises der Medizinhistoriker (Bd. 2). Kassel

Haberling W (1926) Die Bedeutung der Rheinländer für die Entwicklung der medizinischen Wissenschaft. Klin Wochenschr 5:1740-1745

Haberling W (1927) Geschichte der Medizin und der Naturwissenschaften. Die Ausstellung: Zweitausend Jahre Gesundheitspflege am Rhein, verbunden mit dem Ehrensaal rheinischer Naturforscher und Ärzte. In: Schloßmann A (Hrsg) Ge-So-Lei, Große Ausstellung für Gesundheitspflege, soziale Fürsorge und Leibesübungen in Düsseldorf 1926. Düsseldorf, S 483-492

Halling T (2011) Urologie in Ost und West nach 1945. Kontinuitäten und Brüche. In: Krischel M, Moll FH, Bellmann J, Scholz A, Schultheiss D (Hrsg) Urologen im Nationalsozialismus. Zwischen Anpassung und Vertreibung. Berlin, S 227–247

Halling T, Vögele J (2006) Kommunikationsnetzwerke in der Hochschulmedizin. Ernst Derra und der Neubau der Chirurgischen Klinik in den 1950er Jahren. In: Jahrbuch der Heinrich-Heine-Universität Düsseldorf 2005/06. Düsseldorf, S 679-696

Halling T, Vögele J (Hrsg) (2007) 100 Jahre Hochschulmedizin in Düsseldorf, 1907-2007. Düsseldorf university press, Düsseldorf.

Hänel D, Unterkircher A (2010) Die Verräumlichung des Medikalen (Einführung). In: Eschenbruch N, Hänel D, Unterkircher A (Hrsg) Medikale Räume. Zur Interdependenz von Raum, Körper, Krankheit und Gesundheit. Transcipt, Bielefeld, S 7–20

Hantsche I (1999) Atlas zur Geschichte des Niederrheins, Kartographie von Harald Krähe. Schriftenreihe der Niederrhein-Akademie (Bd. 4). Bottrop/Essen

Herres J, Holtz B (2011) Rheinland und Westfalen als preußische Provinzen. In: Mölich G, Veltzke V, Walter B (Hrsg) Rheinland, Westfalen und Preußen. Eine Beziehungsgeschichte. Aschoff, Münster, S 113-208

Hess V, Schmiedebach HP (Hrsg) (2012) Am Rande des Wahnsinns: Schwellenräume einer urbanen Moderne. Böhlau, Wien

Jansen T (2009) 100 Jahre Hautklinik Essen. Von den Städtischen Krankenanstalten zum Universitätsklinikum: ein Beitrag zur Geschichte der Stadt Essen. Grosse, Berlin

Kajetzke L, Schroer M (2012). Space Studies. In: Moebius S (Hrsg) Kultur: Von den Cultural Studies bis zu den Visual Studies: Eine Einführung. Transcipt, Bielefeld, S 196–215

Karenberg A, Gross D, Schmidt M (Hrsg) (2013) Forschungen zur Medizingeschichte. Beiträge des »Rheinischen Kreises der Medizinhistoriker«. Schriften des Rheinischen Kreises der Medizinhistoriker (Bd. 3). Kassel university press, Kassel

Kaussen HJ (1982) Entwicklung einer Hauptfachabteilung Urologie im Kreise Düren. Diss. med. Univ. Aachen

Killian H (1980) Meister der Chirurgie und die Chirurgenschulen im gesamten deutschen Sprachraum (2. Aufl.). Thieme, Stuttgart

Koenen T (2009) Die Geschichte der Urologischen Universitätsklinik Düsseldorf. Diss. med. Univ. Düsseldorf

Koppitz U, Halling T, Fangerau H (2009) Nazifizierung und Entnazifizierung am Beispiel der Medizinischen Akademie Düsseldorf. In: Schleiermacher S, Schagen U (Hrsg) Wissenschaft macht Politik. Hochschule in den politischen Systembrüchen 1933 und 1945, S 149–169

Koppitz U, Labisch A, Vögele J (2012) Kooperation im Dienste der Stadtgeschichte: Das Stadtarchiv Düsseldorf und das Institut für Geschichte der Medizin der Heinrich-Heine-Universität. In: Mauer B (Hrsg) Das Heute hat Geschichte: Forschungen zur Geschichte Düsseldorfs, des Rheinlands und darüber hinaus. Festschrift für Clemens von Looz-Corswarem zum 65. Geburtstag. Klartext, Essen, S 451-462

Krischel M (2011) Karrieren führender Urologen im Nationalsozialismus. In: Krischel M, Moll FH, Bellmann J, Scholz A, Schultheiss D (Hrsg) Urologen im Nationalsozialismus. Zwischen Anpassung und Vertreibung. Hentrich & Hentrich, Berlin, S 105–122

Krischel M, Halling T (2013) Die Deutsche Gesellschaft für Urologie in der unmittelbaren Nachkriegszeit. Urologe 52:991–1003

Krischel M, Moll F, Bellmann J, Scholz A, Schultheiss D (2011) Urologen im Nationalsozialismus (Bd. 2). Hentrich & Hentrich, Berlin.

Kühl R (2011) Leitende Aachener Klinikärzte und ihre Rolle im »Dritten Reich«. V&R University Press, Kassel

Kuhn J, Böcken J (Hrsg) (2009) Verwaltete Gesundheit. Mabuse, Frankfurt

Labisch A (2006) Was ist und zu welchem Ende betreiben wir Ortsgeschichte? oder: Vom Nutzen der Ortsgeschichte für das Leben. Düsseldorfer Geschichtsverein (Hrsg) Düsseldorfer Jahrbuch. Beiträge zur Geschichte des Niederrheins. Droste, Düsseldorf, S 11-26

Labisch A, Spree R (2001) Krankenhausträger, Krankenhausfinanzierung, Krankenhauspatienten: Zur Einführung in den »Krankenhausreport 19. Jahrhundert«. In: Labisch A, Spree R (Hrsg) Krankenhaus-Report 19. Jahrhundert: Krankenhausträger, Krankenhausfinanzierung, Krankenhauspatienten Campus, Frankfurt, S 13–37

Labisch A, Vögele J (1997) Stadt und Gesundheit - Anmerkungen zur neueren sozial- und medizinhistorischen Diskussion in Deutschland. Archiv für Sozialgeschichte 37:396-424

Lange E (1964) Eröffnungsansprache auf der 5. Wissenschaftlichen Tagung der Arbeitsgemeinschaft der Urologen in der DDR, 20.-25.05.1964 in Wernigerode (Harz). Manuskriptdruck o.O., S 45-48

Laux S (2007) Der Düsseldorfer Geschichtsverein im Widerstand? Wilhelm Haberlings »Geschichte der Düsseldorfer Ärzte« (1932/1936) und der Hintergrund ihrer Publikation in der Zeit des Nationalsozialismus. Düsseldorfer Jahrbuch 77:227–261

Lefebvre H (2010) The production of space (29. Aufl.). Blackwell, Malden Mass.

Löwy I (2007) The Social History of Medicine: Beyond the Local. Social History of Medicine 20:465-481

Lutzeyer W (1983) Entwicklung der deutschen Urologie an den Universitäten. In: Schreiber HW, Carstensen G (Hrsg) Chirurgie im Wandel der Zeit. 1945-1983. Springer, Berlin, S 331–335

Marckmann G (2006) Verteilungsgerechtigkeit in der Gesundheitsversorgung. In: Schulz S, Steigleder K, Fangerau H, Paul N (Hrsg) Geschichte, Theorie und Ethik der Medizin. Suhrkamp, Frankfurt a.M., S 183-208

May F (1941) Zwei Jahre Urologisches Krankenhaus München. Z Urol 35:297–319

Moll F (2006) Das Krankenhausjubiläum als »history marketing« Instrument. Analysen, Perspektiven, Master Thesis. Universität Kaiserslautern

Moll F (2014) Der Urologische Operationssaal. Etablierung von fachspezifischen Funktionsräumen im Krankenhaus. In: Görgen A, Halling T (Hrsg) Verortungen des Krankenhauses. Steiner, Stuttgart, S 209-229

May F (1941) Zwei Jahre Urologisches Krankenhaus München. Z Urol 35:297–319

Moll F et al. (2014) Etablierung von Urologischen Universitätskliniken in NRW – Das Aachener Modell. Urol 53 (im Druck)

Moll F, Dülfer R, Bötel J, Marx FJ (1998) Bernhard Bardenheuer's (1839-1913) Contribution to the development of Modern Urology. J Med Biogr 6:11-14

Müller JG (2006) Medizinische Topographien zwischen Rhein und Erft. Böhlau, Köln

Müller W (2005) Prof. Dr. Carl-Erich Alken (12.10.1909-21.12.1986). Biographische Annäherungen an den Nestor der deutschen Urologie. In: Gib KM (Hrsg) Geschichte der Urologie im Saarland. Sulzbach, S 18-41

Münch P (Hrsg) (2005) Jubiläum, Jubiläum… Zur Geschichte öffentlicher oder privater Erinnerung. Klartext, Essen

Nickl-Weller C, Nickl H (2013) Healing Architecture. Braun, Salenstein

Nikolay-Panter M (2007) Geschichte und methodischer Ansatz des Bonner Instituts. Eine Skizze. In: Groten M, Rutz A (Hrsg) Rheinische Landesgeschichte an der Universität Bonn. Traditionen, Entwicklungen, Perspektiven. V&R unipress, Bonn; University press, Göttingen, S 11-37

Ohnhaus M (1994) Die formale Entwicklung der Urologie in Nordrhein-Westfalen. Diss. med. Univ. Münster

Prior L (1988) The architecture of the hospital: a study of spatial organization and medical knowledge. British Journal of Sociology 39(1):86-113

Rau Susanne (2013) Räume. Konzepte, Wahrnehmungen, Nutzungen. Campus, Frankfurt a. M.

Ruff M (2014) Das Düsseldorfer Lazarett für Kiefer-Verletzte als Kranken-, Wohn- und Arbeitsraum. Die Funktion des Ortes für die Erzeugung von Männlichkeit[en] während des Ersten Weltkrieges. In: Görgen A, Halling T (2014) Verortungen des Krankenhauses. Steiner, Stuttgart, S 157-174

Rutz A (2007) Historische Forschung am Bonner Institut für geschichtliche Landeskunde der Rheinlande 1920-2005 unter besonderer Berücksichtigung der Dissertationen. In: Groten M, Rutz A (Hrsg) Rheinische Landesgeschichte an der Universität Bonn. Traditionen, Entwicklungen, Perspektiven. V&R unipress, Bonn; University press, Göttingen, S 39-66

Schadewaldt H (1986) Medizingeschichte im Rheinland. Von Wundärzten und Nobelpreisträgern. Die Waage 25:90-96

Schmand W, Ohnhaus M (1997) Die Geschichte der Urologie in Nordrhein-Westfalen 1903-1984. Nordrhein-Westfälische Gesellschaft für Urologie (Hrsg). Burlage, Münster

Schmandt W, Ohnhaus M (1997) Geschichte der Urologie in Nordrhein-Westfalen 1903-1984. Münster

Schott H (2011) Heilkunst und schöne Künste: Ein Aufriss. In: Eisenhut H (Hrsg) Heilkunst und schöne Künste: Wechselwirkungen von Medizin, Literatur und bildender Kunst im 18. Jahrhundert. Wallstein, Göttingen, S 17–37

Schultheiss D, Moll FH (Hrsg) (2009) Die Geschichte der Urologie in Dresden. Springer, Heidelberg

Schultz H-D (1997) »Räume sind nicht, Räume werden gemacht«. Europa regional, 2-14

Schwoch R (Hrsg) (2009) »Berliner jüdische Kassenärzte und ihr Schicksal im Nationalsozialismus. Ein Gedenkbuch. Hentrich & Hentrich, Berlin

Steinhardt J (2014) Kulturwissenschaftliche Anmerkungen zum ärztlichen Wartezimmer. In: Görgen A, Halling T (Hrsg) Verortungen des Krankenhauses. Steiner, Stuttgart, S 133-157

Stolberg M (2003) Homo patiens: Krankheits- und Körpererfahrung in der frühen Neuzeit. Böhlau, Köln

Stolberg M (2013) Medizinische »Loci communes«: Formen und Funktionen einer ärztlichen Aufzeichnungspraxis im 16. und 17. Jahrhundert. NTM Zeitschrift für Geschichte der Wissenschaften, Technik und Medizin 21(1):37–60

Umehara H (2013) Gesunde Schule und gesunde Kinder. Schulhygiene in Düsseldorf 1880-1933. Klartext, Essen

Unterkircher A (2012) Männer als Patienten: Krankheitsverhalten von Männern im ländlichen Raum in der zweiten Hälfte des 19. Jahrhunderts am Beispiel der Praxisjournale des Südtiroler Landarztes Franz von Ottenthal. Diss. Univ. Innsbruck

Vahlensieck W (1972) Entwicklung der Urologie in Bonn. Bonner Univ Bl, S 55-59

Vahlensieck W (2001) Zur Entwicklung der Urologie an der der Rheinischen Friedrichs-Wilhelms Universität in Bonn. In: Urologische Univ.-Klinik Bonn 1971-2001. Festschrift anläßlich des 30-jährigen Bestehens. Balve, S 9-16

Voswinckel P (2002) Stichwort »Wilhelm Haberling«. Biographisches Lexikon der hervorragenden Ärzte der letzten fünfzig Jahre (Bd. 3). Nachträge und Ergänzungen. Olms, Hildesheim, S 569

Weisz G (2006) Divide and conquer. A comparative history of medical specialization. Oxford, New York

Wenge N (2006) Kölner Kliniken im Nationalsozialismus. In: Frank M, Moll F (Hrsg) Kölner Krankenhausgeschichten… Am Anfang war Napoleon. Verlag des Kölnischen Stadtmuseums, Köln, S 547-569

Werner M (2007) Die deutsche Landesgeschichtsforschung im 20. Jahrhundert. Aufbrüche, Umbrüche, Perspektiven. In: Groten M, Rutz A (Hrsg) Rheinische Landesgeschichte an der Universität Bonn. Traditionen, Entwicklungen, Perspektiven. V&R unipress, Bonn; University press, Göttingen, S 157-178

Woelk W (1996) Gesundheit in der Industriestadt. Medizin und Ärzte in Düsseldorf, 1802-1933: ein Findbuch zu den Quellen. Veröffentlichungen aus dem Stadtarchiv Düsseldorf (Bd. 5). Düsseldorf

Woelk W (2001) Gesundheit als politisches Problem?. Historische Aspekte der Gesundheitspolitik und Gesundheitsverwaltung in Nordrhein-Westfalen und der Bundesrepublik Deutschland bis Mitte der 1960er Jahre. Diss. phil. Univ. Düsseldorf

Wolters C, Beyer C, Lohff B (Hrsg) (2013) Abweichung und Normalität. Psychiatrie in Deutschland vom Kaiserreich bis zur Deutschen Einheit. Transcript, Bielefeld

Wrobel U (2013) Karl Maria Martin Heusch (1894-1986) - erste Habilitation für Urologie in Deutschland. Eine Ergo- und Bibliographie. Med. Diss. Univ. Aachen

Zacher W, Stolze KJ (2014) Die Klinik »Heilanstalt Weidenplan« in Halle (Saale), eine Pionierstätte der Deutschen Urologie. Urologe 53:1066–1072

Zwingelberg T (2013) Medizinische Topographien, städtebauliche Entwicklungen und die Gesundheit der Einwohner urbaner Räume im 18. und 19. Jahrhundert. Cuvillier, Göttingen

Die Deutsche Gesellschaft für Urologie und der Neuanfang in Düsseldorf nach 1948

Thorsten Halling, Friedrich Moll, Dirk Schultheiss, Peter Rathert

2

2.1 Einleitung

Als im Jahr 1948 in Düsseldorf die erste nationale Tagung deutscher Urologen nach Ende des Zweiten Weltkriegs abgehalten wurde, war das weitere Schicksal der 1906[31] in Stuttgart gegründeten Deutschen Gesellschaft für Urologie (DGfU) ungewiss. Die traditionellen Zentren der deutschsprachigen Urologie, Berlin und Wien, hatten bereits während der Zeit des Nationalsozialismus aus politischen Gründen für die Fachgesellschaft nicht mehr als Kongressort zur Verfügung gestanden. Die 1933 aus rassenideologischen Gründen einsetzende Verfolgung, Vertreibung und Ermordung vieler vor allem in Berlin konzentrierter, führender deutscher Urologen führte mit Gründung der Gesellschaft Reichsdeutscher Urologen (GRU) zu einer bewussten institutionellen Abgrenzung zur als »jüdisch-dominiert« diffamierten DGfU (Krischel 2011). Die Wahl Eisenachs als Tagungsort der GRU in den Jahren 1936 und 1937 verdeutlicht den Versuch, mit einer räumlichen Distanzierung und den Rückgriff auf Maximilian Nitze – seine Grabstätte in Eisenach wurde in diesem Zusammenhang zu einem zentralen Erinnerungsort der deutschen Urologie aufgewertet – eine ideologisch angepasste, fachkulturelle Identität zu etablieren (Halling 2011). Personell und institutionell wirkte sich diese Neuausrichtung nach 1945 wesentlich auf die geographische Verortung der 1950 schließlich wieder begründeten Deutschen Gesellschaft für Urologie aus (Krischel u. Halling 2013).

In diesem Beitrag werden daher – ausgehend von der grundsätzlichen Bedeutung bestimmter Orte für die Ausbildung medizinischer Fachgesellschaften – die räumlichen Bedingungen für den Prozess der Institutionalisierung, Vernetzung und Professionalisierung der deutschen Urologie und ihrer Fachgesellschaft analysiert. Im Mittelpunkt stehen insbesondere der Wandel der Kriterien bei der Standortwahl der Jahreskongresse, die Ausweitung der Arbeitsbereiche in der Fort- und Weiterbildung sowie der Übergang von der unmittelbaren Bindung institutioneller Aktivitäten an den Wirkungsort des jeweiligen Präsidenten der Gesellschaft hin zu einer dauerhaften Geschäftsstelle in Düsseldorf. Einen wichtigen Stellenwert für die fachkulturelle Identitätsbildung der deutschen Urologie hat – so die These – auch die Etablierung eines Museums, einer Sammlung, einer Bibliothek und eines Archivs zur Geschichte der Urologie in Ost und West am gleichen Ort.

2.2 Medizinische Fachgesellschaften zwischen Zentrum und Peripherie

1822 versammelten sich in Leipzig 13 Wissenschaftler zur Gründung der Gesellschaft Deutscher Naturforscher und Ärzte. Ziel war es, den Statuten zufolge »den Naturforschern und Ärzten Deutschlands Gelegenheit zu verschaffen, sich persönlich kennen zu lernen.«[32] Die jährlichen, später im zweijährigen Turnus abgehaltenen Versammlungen dienten also dem wissenschaftlichen Austausch, immer aber auch der sozialen Kommunikation (vgl. Steif 2003). »Als offene Wandergesellschaft mit freien Vorträgen unterschied sich die Gesellschaft Deutscher Naturforscher und Ärzte von den im Mittelalter entstandenen Universitäten ebenso wie von den im 17. und 18. Jahrhundert gegründeten Akademien.«[33] Gebunden an den Wirkungsort des jeweiligen Präsidenten fanden die Kongresse in nahezu sämtlichen deutschen Universitätsstädten statt. Schon sehr bald entwickelten sich einzelne Sektionen, die dann später separate Gesellschaften ausbildeten (Lampe 1975). So ging beispielsweise die 1886 gegründete Anato-

[31] In der Tradition der DGU wird das Jahr 1906 als Gründungsjahr angesehen, da sich hier zum ersten Mal eine größere Zahl von Urologen trafen, die die Gründung einer Fachgesellschaft nach dem Tode Nitzes tatkräftig vorantreiben wollten. In einer Mitteilung an das Preußische Ministerium der Kultus- Geistlichen- und Medizinalangelegenheiten (datiert vom Januar 1907) wird bereits ein Vorstand genannt. Wenn auch die erste schriftliche offizielle Quelle aus dem Jahre 1907 datiert ist, ist davon auszugehen dass de facto die Gesellschaft in der zweiten Jahreshälfte 1906 gegründet wurde, s. »Bericht über die konstituierende Versammlung der deutschen Gesellschaft für Urologie am 16. September 1906 in Stuttgart«; ggl. Schultze-Seemann 1986, S. 19-28; Verhandlungen der Deutschen Gesellschaft für Urologie; Kongress in Wien 02.-05.10.1907; Coblentz, Berlin, Thieme Leipzig, 3-6 sowie N. N. (1906); Wiener Med. W. Schr. 1924 als frühe Fremdquelle 1906

[32] Zit. nach Isis 1823 (1), S. 1.

[33] http://www.gdnae.de/media/pdf/Website_Geschichte.pdf (Recherche vom 01.06.2014)

mische Gesellschaft aus einer schon seit 1822 bestehenden Sektion der GDNÄ hervor.[34] Dieser Prozess ist auch bei jenen Disziplinen zu beobachten, denen gerade keine eigene Sektion zugestanden wurde, so auch im Falle der Urologie.[35] Es bedurfte zweier Versuche, 1896 in Frankfurt und 1906 in Stuttgart, die Deutsche Gesellschaft für Urologie zu gründen (Konert 2007; Konert u. Moll 2007; Schultze-Seemann 1986, S. 10–28). Beide Städte hatten für die zeitgenössische Urologie bis dahin keine Bedeutung. Über das Zentrum der deutschen Urologie lässt der Bericht zur Gründungsversammlung keinen Zweifel: »Von der Hauptstadt des Reiches, derjenigen Stadt, in welcher sich naturgemäß das wissenschaftliche Streben am ausgesprochensten konzentriert, wo sich alle Adern straffen, um einen Fortschritt zu erreichen, ist diesmal hauptsächlich der Gedanke unserer Gründung ausgegangen« (Bericht über die konstituierende Versammlung der deutschen Gesellschaft für Urologie am 16.09.1906 in Stuttgart 1908, S. 5). Auch wenn die 158 Gründungsmitglieder aus allen Teilen des Deutschen Reiches, Österreichs und der Schweiz kamen, darunter auch neun aus dem Rheinland[36], verdeutlicht die Zusammensetzung des Vorstandes die Dominanz von Berlin und Wien.[37] Neun von 18 kamen aus den – im doppelten Sinne – Hauptstädten, darunter die beiden Vorsitzenden, der Schriftführer und ihre Stellvertreter (Bericht über die konstituierende Versammlung der deutschen Gesellschaft für Urologie am 16.09.1906 in Stuttgart 1908, S. 6). Auch die Jahressversammlungen sollten bis Ende der 1920er Jahre im Wechsel in Wien und Berlin stattfinden. Eine erste kleine »rheinische Fraktion« im Vorstand der Deutschen Gesellschaft für Urologie gab es mit der gleichzeitigen Wahl von Scheele (Frankfurt, ab 1928 Essen), Janssen (Düsseldorf) und Thelen (Köln) zu Ausschussmitgliedern auf dem VI. Kongress in Berlin im Jahr 1924.[38] Mit ihrem satzungsgemäßen Ausscheiden zum VIII. Kongress 1928 wiederum in Berlin[39] war die Präsenz rheinischer Urologen allerdings zunächst beendet.

Der territorialen Zersplitterung Deutschlands folgend, konzentrierte sich die Wissenschaftsentwicklung anders als in England oder Frankreich (Weisz 1994) aber nicht grundsätzlich auf Berlin, vielmehr bildeten auch in der Medizin kleinere Universitätsstandorte fachbezogene Schwerpunkte aus. Die Gebundenheit an einen bestimmten Ort ist bei den nationalen medizinischen Fachgesellschaften unterschiedlich ausgeprägt. Die 1872 gegründete Deutsche Gesellschaft für Chirurgie, eine der ältesten medizinischen Fachgesellschaften, hatte ihren Sitz von Beginn an in Berlin. Ab 1913 verfügte sie mit dem – nach dem Gründungspräsidenten benannten – Langenbeck-Haus über eine bauliche Manifestation ihrer Institution (Peiper 2001).[40] Ihre Jahreskongresse hielt die Gesellschaft bis zum Zweiten Weltkrieg ausschließlich in Berlin, nach 1945 im München und nach 1990 im Wechsel zwischen diesen zentralen Universitätsstandorten ab. Im Gegensatz zur chirurgisch-urologischen Hauptstadtorientierung erschien den Gründern der Deutschen Gesellschaft für Innere Medizin 1882 »die Kurstadt Wiesbaden als geeigneter Standort in der Mitte Deutschlands.«[41] Bis 2013 wurden hier auch die Jahreskongresse veranstaltet (Classen 1994; Schulz

34 http://www.anatomische-gesellschaft.de/informationen-ag3/geschichte-ag3.html (Recherche vom 01.06.2014)

35 Eine Sektion Urologie wurde erst 1932 eingeführt (Schultze-Seemann, 1986, S. 87).

36 Albert Dreyer (Köln), Berthold Goldberg (Köln und Bad Wildungen), Arnold Heymann (Düsseldorf), Richard Löb (Köln), Otto Schallmeyer (Düsseldorf), Martin Schroeder (Aachen), Karl Stern (Düsseldorf), Gottfried Thelen (Köln), Heinrich Zenzes (Köln); vgl. zu Bardenheuer und Thelen den Beitrag von Moll (»Frühe uro-chirurgische Operationen und die Etablierung der Zystoskopie im Rheinland«), zu Heymann den Beitrag von Halling und Moll (»Jüdische Urologen in der Zeit des Nationalsozialismus – Verfolgung, Vertreibung, Ermordung«), beide in diesem Band, sowie zu Schallmeyer: Moll F, Krischel M, Fangerau H (2010) Wilhelm Schallmayer (1857–1919) – Ein Urologe als Wegbereiter der Rassenhygiene in Deutschland. Vortrag 21.06., 62. Kongress DGU, Düsseldorf 25.09.2010.

37 Im ersten Halbjahr schlossen sich auch Mitglieder aus dem Ausland an, u. a. aus den USA (H. H. Young, Baltimore, Willy Meyer, New York, Carl Beck, New York) und aus Russland (Sergej Fedoroff, St. Petersburg).

38 Verhandlungen der deutschen Gesellschaft für Urologie. VI. Kongress in Berlin 01.-04.10.1924, Thieme Leipzig 1925, S. 14.

39 Verhandlungen der deutschen Gesellschaft für Urologie. VIII. Kongress in Berlin 26.-29.09.1928, Thieme Leipzig 1929, S. 20.

40 http://www.langenbeck-virchow-haus.de/ (Recherche vom 01.06.2014)

41 http://www.dgim.de/%C3%9Cberuns/Historie/tabid/414/Default.aspx (Recherche vom 01.06.2014)

2007). Auch die 1925 gegründete Deutsche Gesellschaft für Kreislaufforschung (heute: Deutsche Gesellschaft für Kardiologie), eine deutlich jüngere und auch zunächst viel kleinere Fachgesellschaft, wählte mit Bad Nauheim einen Kurort als Sitz. Hier wirkten der erste Vorsitzende und auch die für die spätere Professionalisierung der Gesellschaft entscheidenden Geschäftsführer (Arnold 2002, S. 29). Ein Beweggrund war wohl aber auch, Rivalitätsgefühle zwischen Fachvertretern aus Universitätsstädten zu vermeiden (Schaper 2002, S. 64).

Diese wenigen Beispiele weisen darauf hin, dass die unterschiedlich ausgeprägte Orientierung an bestimmten Orten sich in der Medizin also neben wissenschaftspolitischen Erwägungen und personellen Verknüpfungen auch aus dem Bedingungszusammenhang zwischen Raum und medizinischer Versorgung ergibt. Zur Ausbildung von speziellen Kompetenzen ist die Fallzahl von großer Bedeutung, so dass in Großstädten oder spezialisierten Kurorten ein entsprechendes Patientengut tendenziell eher zur Verfügung steht. Wenn auch weniger für die Deutsche Gesellschaft für Urologie, so doch für die Urologie insgesamt besitzt beispielsweise das hessische Bad Wildungen eine solche Sonderstellung.[42] Die Ausbildung regionaler Fachgesellschaften ist wiederum von der Zahl der Fachärzte abhängig. Während schon 1898 in Düsseldorf die Vereinigung Niederrheinisch-Westfälischer Chirurgen (Brünner et al. 1998) und 1903 in Köln die Rheinisch-Westfälische Gesellschaft für Innere Medizin (Strohmeyer et al. 2004) gegründet wurden, bildeten sich Regionalgesellschaften in der Urologie – abgesehen von der Berliner Gesellschaft für Urologie (Dietrich 2006) – erst in den 1950er Jahren, so beispielsweise die Nordrhein-Westfälische Gesellschaft für Urologie 1957 (Schmandt u. Ohnhaus 1997, S. 86–90).

In der Zeit nach 1945 wirkten sich die neuen politischen Verhältnisse, die deutsche Teilung sowie die Dezentralisierung als Merkmal föderaler Wissenschaftspolitik auf die Verortung wissenschaftlicher Fachgesellschaften aus. Die institutionellen Kontinuitäten und Brüche gestalteten sich in den beispielhaft genannten nationalen Gesellschaften sehr unterschiedlich. Die Deutsche Gesellschaft für Chirurgie reagierte mit einem Münchner Ordinarius als erstem Nachkriegspräsidenten auf den Verlust des Stammsitzes im Ostteil Berlins und führte ihren ersten Nachkriegskongress 1948 in München durch, die Gesellschaft für Innere Medizin und auch die Gesellschaft für Kardiologie setzten ihre Tätigkeit hingegen relativ nahtlos fort.

2.3 Neuordnung der deutschen Urologie in der Nachkriegszeit

Weitaus komplizierter stellte sich die Situation für die Deutsche Gesellschaft für Urologie nach Ende des Zweiten Weltkrieges dar, da sie nach 1933 durch die neugegründete Gesellschaft Reichsdeutscher Urologen (GRU) substituiert worden war (Krischel et al. 2011a). Inwiefern die alte Deutsche Gesellschaft für Urologie (DGfU) reaktiviert werden konnte, musste somit zunächst geklärt werden. Auch geographisch hatten sich die Koordinaten der deutschen Urologie einschneidend verändert. Der einzige Lehrstuhl für Urologie an der Charité in Berlin war aufgrund der Verstrickung des Ordinarius Otto Ringleb (1875–1946) in den Nationalsozialismus aufgehoben worden. Außerdem war Berlin eine geteilte Stadt und sowohl die (Poli-)Klinik an der Charité als auch die traditionsreiche Urologische Klinik des St. Hedwig-Krankenhauses waren daher nur noch bedingt zugänglich. Viele bedeutende deutsche, vor allem Berliner Urologen waren in den 1930er Jahren aus rassenideologischen Gründen verfolgt worden und hatten die Stadt verlassen müssen oder waren deportiert worden. Führende, in Berlin tätige Funktionäre der GRU, wie Hans Boeminghaus (1893–1979) und Karl Heusch (1894-1986), die mit hohen SS-Rängen ausgezeichnet gewesen waren und Parteifunktionen innegehabt hatten und nun »belastet« waren, kehrten nach Kriegsende nur kurz zurück und übersiedelten dann in die britische Besatzungszone (Krischel u. Halling 2013). Hintergrund waren familiäre Bindungen in das Rheinland, eine tendenziell weniger konsequente Entnazifizierungspolitik und verhältnismäßig günstige berufliche Perspektiven. 1947 konnte Boeminghaus die Nachfolge von Peter Janssen (1874–1947) als leitender Arzt der Klinik Golzheim in Düsseldorf antreten. Diese in den

42 Auf die Wildunger Kollegen wurde mit der Kongressterminierung im September zum Ende der Kursaison in der Regel Rücksicht genommen.

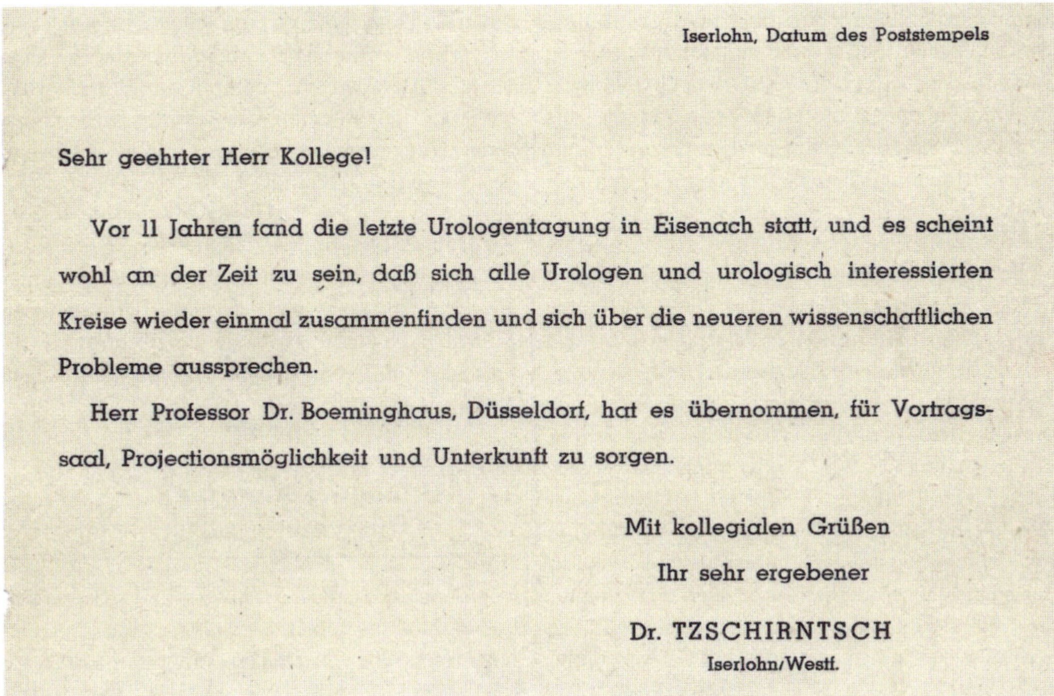

Iserlohn, Datum des Poststempels

Sehr geehrter Herr Kollege!

Vor 11 Jahren fand die letzte Urologentagung in Eisenach statt, und es scheint wohl an der Zeit zu sein, daß sich alle Urologen und urologisch interessierten Kreise wieder einmal zusammenfinden und sich über die neueren wissenschaftlichen Probleme aussprechen.

Herr Professor Dr. Boeminghaus, Düsseldorf, hat es übernommen, für Vortragssaal, Projectionsmöglichkeit und Unterkunft zu sorgen.

Mit kollegialen Grüßen

Ihr sehr ergebener

Dr. TZSCHIRNTSCH

Iserlohn/Westf.

Abb. 2.1 Einladung zum ersten Urologenkongress nach dem Ende des Weltkriegs 1948 in Düsseldorf. Interessant ist die Formulierung, die über die politischen Ereignisse und institutionellen Brüche innerhalb der Deutschen Gesellschaft für Urologie hinweg geht und eine Kontinuität der Tätigkeit der Fachgesellschaft demonstriert (Quelle: DGU-A, Nachlass Heusch o. Sign., Repro Halling mit freundl. Genehmigung)

1920er gegründete Privatklinik hatte sich vor allem auf dem Gebiet der Urologie einen überregionalen Ruf erworben. Dennoch bedeutete der Wechsel an den Rhein für Boeminghaus vor allem einen Wechsel in die akademische Peripherie. Er wurde nun als a.o. Professor für Chirurgie und Urologie Mitglied des Lehrkörpers der erst 1923 eingerichteten Medizinischen Akademie Düsseldorf, immerhin von der Berliner Universität kommend.[43] Er hielt dort nur unregelmäßig Vorlesungen.[44] Er verfügte allerdings nach wie vor über ein funktionierendes Netzwerk innerhalb der deutschen Urologie, insbesondere auch zu Mitstreitern aus der GRU in München, wie Ludwig Kielleuthner (1876–1972) und Ferdinand May (1898–1978), die dort verhältnismäßig unbehelligt weiterarbeiten konnten. Unmittelbare Unterstützung erhielt Boeminghaus aus dem regionalen Umfeld, vor allem von Kurt Tzschirntsch (1897–1957, Iserlohn), Theodor Schultheiß (1900–1990, Gladbeck, später Bad Wildungen) und dem bereits genannten Karl Heusch. Sie alle waren zugleich Mitglieder der ersten Vorstände der neuen Deutschen Gesellschaft für Urologie.

Noch von der Gesellschaft Reichsdeutscher Urologen war Boeminghaus 1937 zum Präsidenten für das Jahr 1938 bestimmt und mit der Durchführung eines Jahreskongress (Abb. 2.1) beauftragt worden.[45]

In seiner Begrüßungsrede zur ersten Urologentagung nach dem Ende des Zweiten Weltkrieges, deren Organisation er »auf vielfache Anregung« und »trotz der zeitbedingten Schwierigkeiten« über-

43 Universitätsarchiv Düsseldorf 3/2, 132 (Personalakte Hans Boeminghaus)

44 Vorlesungsverzeichnis der Medizinischen Akademie, WS 1950/51

45 Mitteilung (1938). Z Urol 32, Einlageblatt; zit. nach: Schultze-Seemann (1986, S. 108)

nommen hatte, äußerte Boeminghaus die Hoffnung, dass die Tagung »den Anstoß gibt, an die alte, gute Tradition der Deutschen Gesellschaft für Urologie anzuknüpfen und sie fortzuführen« und die »alten persönlichen Beziehungen wieder neu geknüpft werden« (Boeminghaus 1949). Dieser Wunsch verschleiert bewusst den, durch die Gründung der Gesellschaft Reichsdeutscher Urologen, von ihm selbst mit betriebenen Traditionsbruch und auch die Vertreibung nahezu des gesamten damaligen Vorstands. Eine systematische Auseinandersetzung mit der Verfolgung jüdischer Kollegen und mit begangenem Unrecht einiger, auch nach 1945 maßgeblicher deutscher Urologen fand erst vor wenigen Jahren statt (Krischel et al. 2011b). Boeminghaus verwies zudem stolz auf die »große Zahl der Teilnehmer aus allen Teilen Deutschlands – »größer als sie früher je eine Urologentagung sah« (Boeminghaus 1949, S. 8). Da eine Teilnehmerliste nicht überliefert ist, gibt nur die Aufstellung der Referenten Aufschluss über generationelle und geographische Schwerpunkte dieser in Düsseldorf versammelten Urologen. Vertreten sind sowohl langjährige Mitglieder der alten DGfU, die seit den 1920er Jahren einflussreich wirkten (u. a. Hans Boeminghaus, Ludwig Kielleuthner, Einar Ljunggreen [1896–1986]), und Karrieristen des NS-Zeit (u. a. Bischoff, Deuticke, May, Heusch), die alle in den 1950er Jahren das Präsidentenamt der Deutschen Gesellschaft für Urologie bekleiden sollten. Die Neubegründung der Gesellschaft unter gleichem Namen erfolgte dann ein Jahr später in München (Gründungssitzung der Deutschen Gesellschaft für Urologie am 30.09.1949, München, Anatomie 1950).

2.4 Urologenkongresse in Düsseldorf

Vor dem geschilderten Hintergrund erklärt sich die Wahl Düsseldorfs als Standort für den ersten urologischen Nachkriegskongress in einer zu

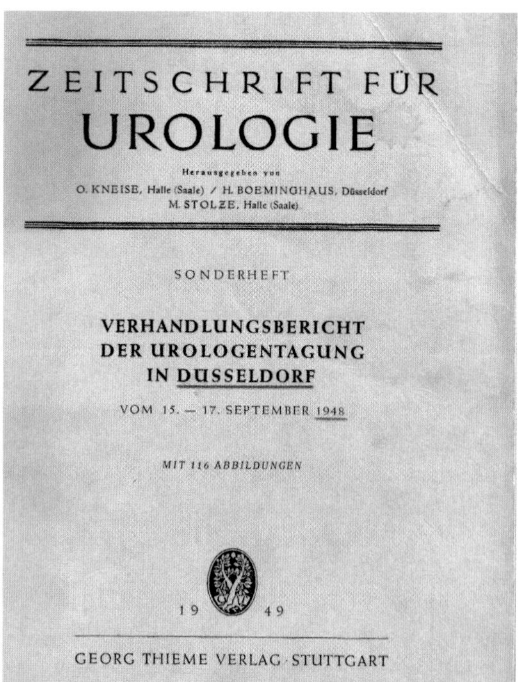

ZEITSCHRIFT FÜR
UROLOGIE

Herausgegeben von
O. KNEISE, Halle (Saale) / H. BOEMINGHAUS, Düsseldorf
M. STOLZE, Halle (Saale)

SONDERHEFT

VERHANDLUNGSBERICHT
DER UROLOGENTAGUNG
IN DÜSSELDORF

VOM 15. — 17. SEPTEMBER 1948

MIT 116 ABBILDUNGEN

19 49

GEORG THIEME VERLAG · STUTTGART

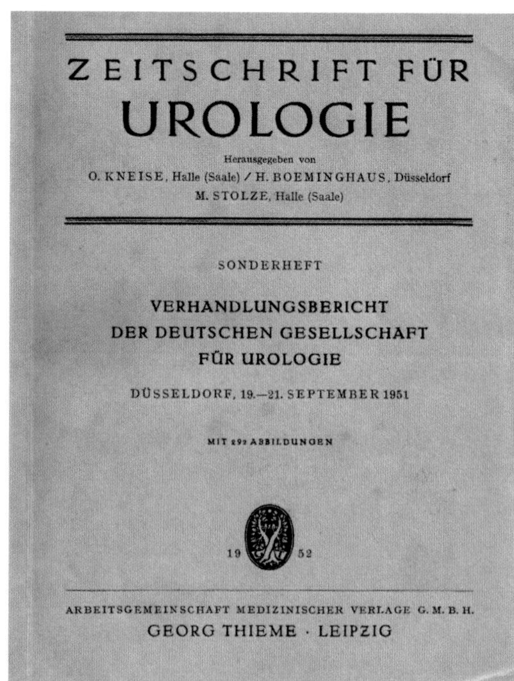

ZEITSCHRIFT FÜR
UROLOGIE

Herausgegeben von
O. KNEISE, Halle (Saale) / H. BOEMINGHAUS, Düsseldorf
M. STOLZE, Halle (Saale)

SONDERHEFT

VERHANDLUNGSBERICHT
DER DEUTSCHEN GESELLSCHAFT
FÜR UROLOGIE

DÜSSELDORF, 19.—21. SEPTEMBER 1951

MIT 292 ABBILDUNGEN

19 52

ARBEITSGEMEINSCHAFT MEDIZINISCHER VERLAGE G. M. B. H.
GEORG THIEME · LEIPZIG

Abb. 2.2a, b Verhandlungsberichte der Deutschen Gesellschaft für Urologie 1948 und 1951, veröffentlicht im Georg Thieme Verlag Stuttgart bzw. bei Georg Thieme Leipzig. Verlagsorte konnten zu dieser Zeit auch noch von West nach Ost wechseln (Repro Keyn, mit freundl. Genehmigung)

über 90 % zerstörten Stadt (Zimmermann 2006), die allerdings im medizinisch-wissenschaftlichen Bereich durchaus über eine Kongress- und Ausstellungstradition verfügte. Dazu gehörte die 70. (1898) und die 89. (1926) Versammlung der Gesellschaft Deutscher Naturforscher und Ärzte. Letztere fand wie eine Reihe weiterer Kongresse im Kontext der GeSoLei von 1926, der wichtigsten Gesundheitsausstellung der Weimarer Republik, statt (Körner et al. 2002–2004). Architektonisch steht diese Ausstellung im Kontext mit der in den Jahren 1925/26 erbauten Golzheimer Klinik, die sich in fußläufiger Entfernung zum damaligen

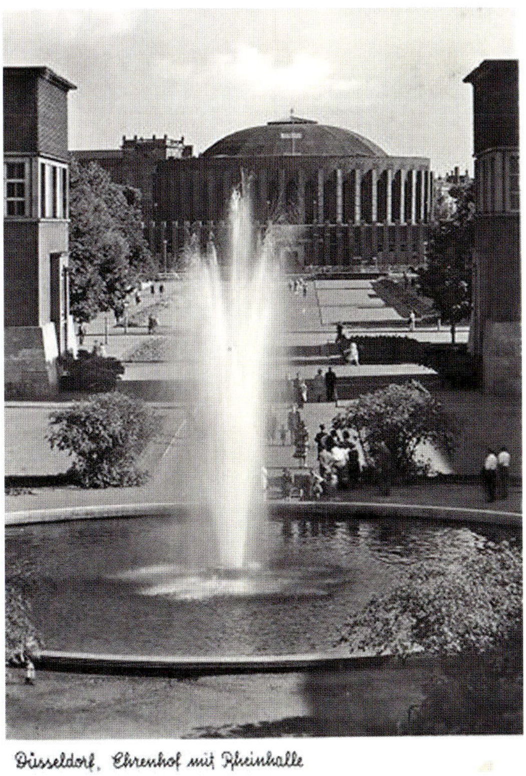

Abb. 2.3 Ehrenhof mit Planetarium der Gesolei (1926) des Architekten Wilhelm Kreis (1873–1955) in Düsseldorf. Symmetrie, archaisch-monumentale Formen und expressionistische Ziegelfassaden sind gemeinsame Charakteristika der Gebäude. Kreis gehörte zu den wichtigen Architekten während des Nationalsozialismus. Das Planetarium wird heute als städtischer Konzertsaal (Tonhalle), der Robert-Schumann-Saal als Kammermusiksaal genutzt (Postkarte aus dem Jahr 1951, Sammlung Moll, Repro Keyn mit freundl. Genehmigung)

Ausstellungsgelände befindet (Al-Fartwsi 2007, S. 23; vgl. auch Wiener 2001) (Abb. 2.2).

Der zweite Düsseldorfer Urologenkongress fand 1951 in dem erhaltenen Gebäudeensemble (Ehrenhof) statt. Damals genügte der vergleichsweise bescheidene Robert-Schumann-Saal als Sitzungsraum (Abb. 2.3).

Auf die offenbar weiterhin beschränkten Bettenkapazitäten deutet der Hinweis im Programmheft hin, mit dem die Teilnehmer gebeten werden, »unmittelbar nach ihrer Ankunft beim Verkehrsverein der Stadt Düsseldorf [...] vorzusprechen, wo die Ausgabe der Quartierscheine erfolgt«.[46] Bis heute war Düsseldorf insgesamt neunmal Tagungsort der Deutschen Gesellschaft für Urologie. Düsseldorf richtete damit gemeinsam mit Hamburg und Berlin die meisten Kongresse der Deutschen Gesellschaft für Urologie aus, wobei Berlin nach 1945 lediglich fünfmal Kongressort war. Weitere Kongresse im Rheinland fanden in Aachen, Köln und Essen statt. Auch wenn der Sitz der wiederbegründeten Deutschen Gesellschaft für Urologie bis 1995 in München verblieb, ist die Deutsche Gesellschaft für Urologie nach 1945 über einen langen Zeitraum eher als eine »Wandergesellschaft« nach Vorbild der Gesellschaft Deutscher Naturforscher und Ärzte zu charakterisieren (Tab. 2.1).

Die Auswahl des Kongressstandorts folgte in vielen Fällen einer Gesamtabwägung von wissenschaftlicher Expertise (daraus ergibt sich ein überproportionaler Anteil von Universitätsstandorten), von Engagement in den Gremien der Deutschen Gesellschaft für Urologie (häufig ging der Präsidentschaft eine langjährige Vorstandstätigkeit voraus), regionalem Proporz und übergreifenden politischen Erwägungen. Ein Beispiel hierfür ist der 1959 von Martin Stolze (Halle) in Ost- und Westberlin verantwortete (Moll et al. 2013a), letzte sowie der erste gesamtdeutsche Kongress der Deutschen Gesellschaft für Urologie 1991 im geeinten Berlin. Darüber hinaus blieb der akademische bzw. klinische Wirkungsort des jeweiligen Präsidenten bis in die 1990er ein zentrales Standortkriterium für Jahreskongresse der Deutschen Gesellschaft für Urologie,

46 Programmheft »Tagung der Deutschen Gesellschaft für Urologie«, Düsseldorf, 19.-21.09.1951, in: DGU-A, Nachlass Heusch o. Sign.

Tab. 2.1 Verteilung der Kongressorte der Deutschen Gesellschaft für Urologie nach 1948 (Reihenfolge nach Erstausrichtung)

Kongressort	Jahr	Gesamt
Wien	(1907), 1957 (Deuticke, Wien), 1963 (Übelhör, Wien), [2007 (Stackl, Wien)][1]	2
Berlin	(1909), 1959 (Stolze, Halle), 1968 (Brosig, Berlin), 1980 (Nagel, Berlin), 1991 (Senge, Bochum), 2007 (Hertle, Münster; Stackl, Wien)	6
München	(1929), 1949 (May, München), 1974 (Schmiedt, München), 1979 (Mauermayer, München), 1992 (Hartung, München)	4
Düsseldorf	1948 (Boeminghaus, Düsseldorf), 1951 (Boeminghaus, Düsseldorf), 1965 (Dettmar, Düsseldorf), 1975 (Zoedler, Düsseldorf), 1996 (Ackermann, Düsseldorf), 2001 (Rübben, Essen), 2005 (Frohneberg, Karlsruhe), 2010 (Weidner, Gießen), 2014 (Fichtner, Oberhausen)	9
Aachen	1953 (Heusch, Aachen), 1973 (Lutzeyer, Aachen)	2
Hamburg	1955 (Bischoff, Hamburg), 1982 (Klosterhalfen, Hamburg), 1990 (Kaufmann, Hamburg), 1995 (Jonas, Hannover), 1998 (Huland, Hamburg), 2000 (Schubert, Jena), 2003 (P. Alken, Mannheim), 2006 (Jocham, Lübeck), 2011 (Steffens, Eschweiler)	9
Köln	1961 (C.E. Alken, Homburg/Saar), 1981 (Albrecht, Wuppertal)	2
Baden-Baden	1970 (Staehler, Tübingen)	1
Hannover	1972 (Büscher, Hannover)	1
Innsbruck	1976 (Marberger, Innsbruck)	1
Stuttgart	1977 (Arnholdt, Stuttgart), 1987 (Eisenberger, Stuttgart), 1994 (Hautmann, Ulm), 2008 (Horsch, Offenburg)	4
Essen	1978 (Mellin, Essen)	1
Wiesbaden	1983 (Rodeck, Marburg), 1993 (Melchior, Kassel), 1997 (Ludwig, Frankfurt), 1999 (Stockamp, Ludwigshafen), 2002 (Altwein, München), 2004 (Thüroff, Mainz)	6
Bremen	1984 (Stoll, Bremen)	1
Mainz	1985 (Hohenfellner, Mainz)	1
Würzburg	1986 (Frohmüller, Würzburg)	1
Saarbrücken	1988 (Ziegler, Homburg/Saar)	1
Freiburg	1989 (Sommerkamp, Freiburg)	1
Dresden	2009 (Wirth, Dresden), 2013 (Stöckle, Homburg/Saar)	2
Leipzig	2012 (Müller, Bonn)	1

[1] Geplant, aus standesrechtlichen Gründen kurzfristig nach Berlin verlegt
Quelle: Rathert et al. (2013)

wenn auch zunehmend nur in Verbindung mit einer entsprechenden Messe- und Kongressinfrastruktur, einer ausreichenden Bettenkapazität und nicht zuletzt einer gewissen Attraktivität des Kongressort und seiner Umgebung. Immer wieder wurden permanente bzw. alternierende Kongressorte sowie eine langfristige Vorausplanung[47] diskutiert. 1992 warnte der damalige Generalsekretär davor, nur noch drei Kongressorte (Berlin, Hamburg, München) vorzusehen, da »die Gefahr eines Preisdiktats über die Hotelbetten« drohe.[48] Die rasante Anstieg der Mitgliederzahlen von etwa 600 in den 1960er Jahren über ca. 1.000 in den 1970er Jahren hin zu 1.855 (1991) – nun mit den Kollegen aus der ehemaligen

[47] Protokoll der Sitzung des Ausschusses der Deutschen Gesellschaft für Urologie e.V. am 28.09.1988, in: DGU-A, Archivar 1987–1994.

[48] Protokoll der Ausschusssitzung der Deutschen Gesellschaft für Urologie e.V. am 09.09.1992, DGU-A, Archivar 1987–1994, Bl. 4.

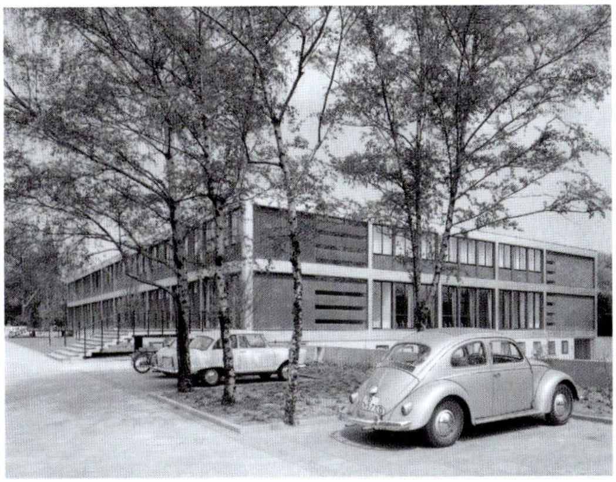

■ **Abb. 2.4** »Haus der Wissenschaften«, heute Karl-Arnold-Haus, Palmstraße, Düsseldorf-Unterbilk, 1958–1960 nach Plänen von Hans Schwippert und Friedrich Kohlmann erbaut, heute Nordrhein- Westfälische Akademie der Wissenschaft und Künste. Tagungsort des 21. Kongresses der Deutschen Gesellschaft für Urologie (1965, Prof. Dr. H. Dettmar) (Quelle: Nordrhein-Westfälische Akademie der Wissenschaft und Künste, Repro Halling, mit freundl. Genehmigung)

DDR –, 3.500 (2001), 3.826 (2003)[49] und derzeit rund 5.660 Mitgliedern, davon 1.052 Juniormitgliedern[50], aber auch die nachgefragte Ausstellungsfläche der angeschlossenen Industrieschau reduzieren die Standortmöglichkeiten des aktuell drittgrößten Urologenkongresses weltweit auf mindestens mittlere Messestädte wie jüngst Dresden (2009, 2012) oder Leipzig (2011) (Rathert et al. 2013).

In Düsseldorf »wanderte« der Kongress vom genannten »Ehrenhof« (1951) über das »Haus der Wissenschaften« (1965) (■ Abb. 2.4) bis zum Kongresszentrum (1975) mit dort 50 Ausstellern aus der Industrie (■ Abb. 2.5). 1995 waren es bereits 131 Aussteller (auf zwei Etagen im Congress Center).

Während bis in die 1990er Jahre auf eine graphische Gestaltung der Kongressplakate wenig Wert gelegt wurde, wird das Jahresplakat seit dem Düsseldorfer Kongress von 2001 bewusst

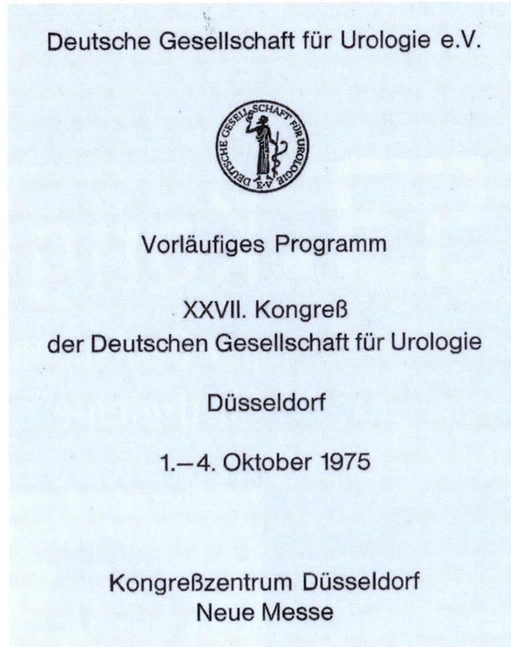
Deutsche Gesellschaft für Urologie e.V.

Vorläufiges Programm

XXVII. Kongreß
der Deutschen Gesellschaft für Urologie

Düsseldorf

1.–4. Oktober 1975

Kongreßzentrum Düsseldorf
Neue Messe

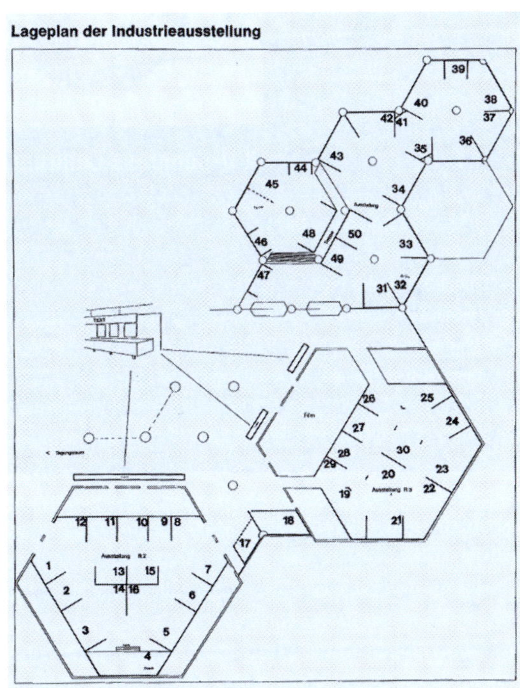

■ **Abb. 2.5a, b** Programmheft und Lageplan zur Industrieausstellung. 27. Kongress der Deutschen Gesellschaft für Urologie in Düsseldorf (1975, Präsident Dr. Dietmar Zoedler, Nachfolger von Hans Boeminghaus an der Klinik Golzheim) (Repro Keyn, mit freundl. Genehmigung)

49 Hertle L (2003) Bericht des Generalsekretärs, Mitteilungen der DGU. Urologe 42:1118–1119

50 Stand vom 30.06.2014, Auskunft von Olaf Kurpick, Mitgliederverwaltung DGU Düsseldorf, nach Kontrolle der heute computerbasierten Mitgliederverwaltung

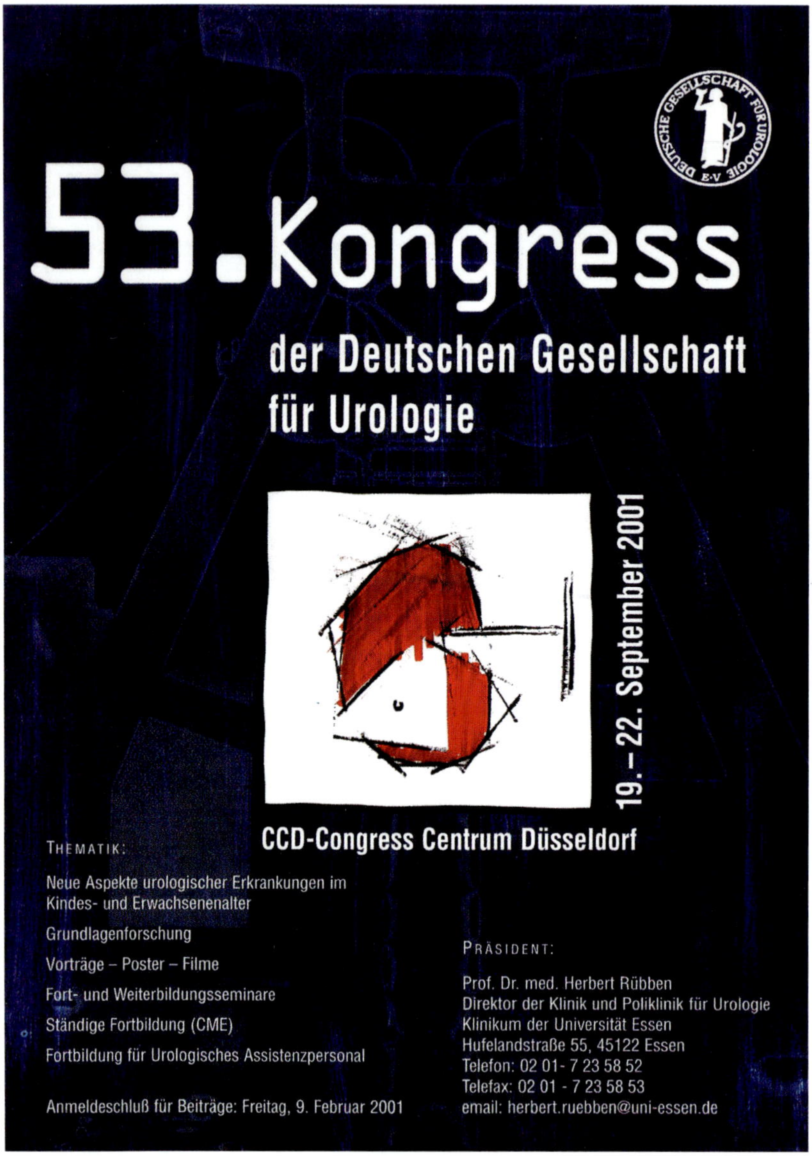

Abb. 2.6 Plakatmotiv (hier in der leicht veränderten Flyer-Version) zum 53. Kongress der Deutschen Gesellschaft für Urologie 2001 in Düsseldorf

künstlerisch gestaltet (Abb. 2.6). Im Sinne eines Corporate Designs wird das Motiv für verschiedene Printmedien wie Programmheft, Kurzführer, Vorprogramm, Pressemappe usw. verwendet (Abb. 2.7).

Die Auswahl von Künstler und Motiv obliegt – wenn auch in Absprache mit dem gesamten Vorstand – dem Präsidenten und ist als programmatischer Ausdruck individueller Kunstsinnigkeit zu verstehen. Auffällig ist, dass in der Programm- und Plakatgestaltung (fast) durchgängig auf Lokalbezüge verzichtet wurde (Abb. 2.8), ganz anders als bei Regionalkongressen oder auch bei den Kongressen der Gesellschaft für Urologie der DDR.

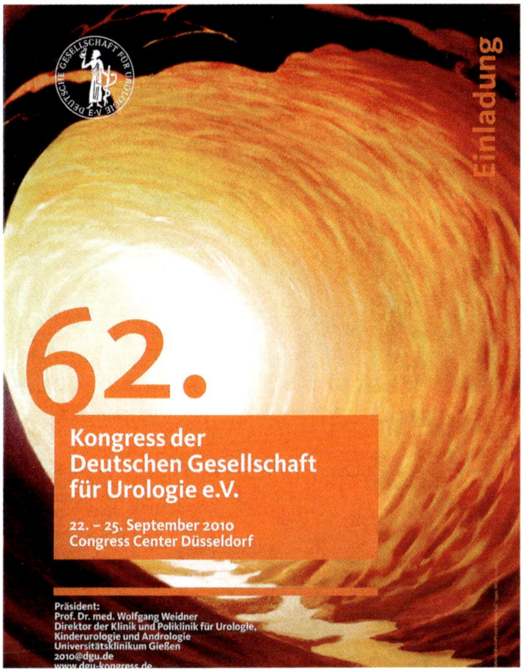

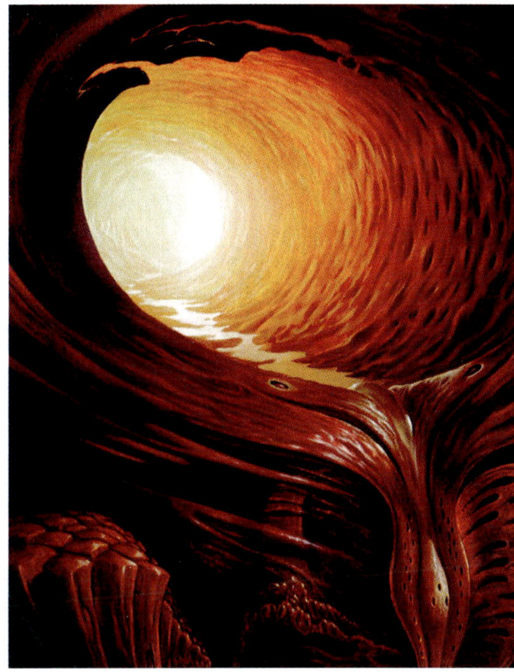

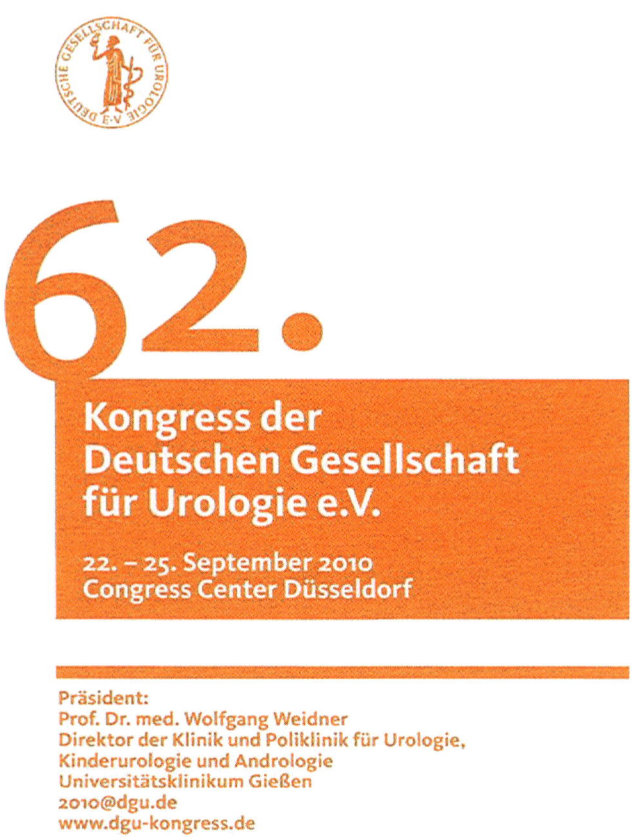

Abb. 2.7a, b, c Design-Serie zum 62. DGU-Kongress 2010 in Düsseldorf (Plakat, Programmheft, Postkarte mit Vor- und Rückseite) (Museum und Archiv, Deutsche Gesellschaft für Urologie, Repro Kurpick, mit freundl. Genehmigung)

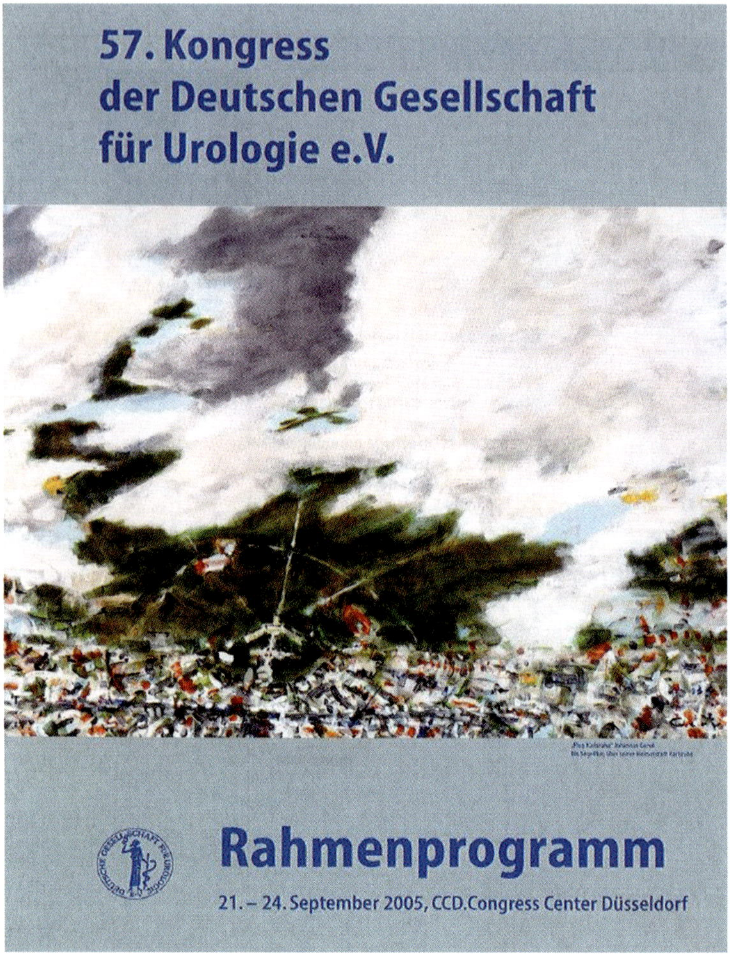

Abb. 2.8 »Flug Karlsruhe«. Das Bildmotiv zum 57. DGU-Kongress 2005 in Düsseldorf stellte den Bezug zum Wirkungsort des damaligen Präsidenten her

2.5 Aufgabenerweiterung und die Einrichtung einer Geschäftsstelle in Düsseldorf

Die Jahreskongresse medizinischer Fachgesellschaften sind bis heute die zentralen Foren des direkten Wissenschaftsaustausches und einer strukturierten Bestandsaufnahme aktueller Forschungsleistungen, ggf. mit Schwerpunktsetzung. Intellektuelle Beziehungen in den Wissenschaften (sog. Denkkollektive, wie sie v. a. Zitationen erfassen) werden hier mit sozialen Netzwerken verknüpft (Halling u. Fangerau 2009). Sie umfassen Sitzungen zu wissenschaftlichen Themen (Vortragssitzungen, Podiumsdiskussionen, Postersitzungen) und zur wissenschaftlichen Organisation (»Mitgliederversammlung«) mit Berichten, Diskussionen und Wahlen, Jahresversammlungen von Kommissionen (»Arbeitskreise«) und Arbeitsgruppen zum Tagungsthema, Firmenrepräsentanzen (»Industrieausstellung«) zur Präsentation von medizintechnischen Innovationen und zur Kontaktpflege mit Kunden, Fachexkursionen zu Kliniken und Kultur- und Naturdenkmälern der Umgebung sowie ein gesellschaftliches Programm. Im Vergleich zum ersten Kongress 1948 mit 41 Vorträgen nahmen die DGU-Kongresse eine rasante quantitative Entwicklung, verbunden mit einer immer detaillierteren Strukturierung, aber auch einer Erweiterung der Aufgabenstellungen. Bereits 1949 in

München gliederte sich das Vortragsprogramm in fünf thematische Sektionen sowie allgemeine Themen (Deutsche Gesellschaft für Urologie 1950, S. V–VIII). In Düsseldorf 1951 kam ein sog. »Filmabend« (d. h. audiovisuelle Demonstrationen) hinzu (Deutsche Gesellschaft für Urologie 1952, S. VI). Die Entwicklung zur aktuellen Komplexität des Jahreskongresses mit spezieller Nachwuchsförderung[51], einem System von Wissenschaftspreisen und Ehrungen[52], Pflegekongressen,[53] Satellitensymposien und einer großen Industrieausstellung erfolgte weitgehend unabhängig von dem hier fokussierten Raum (Rübben 2002).

Über den Wissenschaftsaustausch hinaus beschäftigte sich die DGU sehr bald mit fachpolitischen Fragestellungen, während die Berufspolitik im engeren Sinne das primäre Aufgabenfeld des 1954 gegründeten Berufsverbandes Deutscher Urologen (BDU) wurde.[54] In der Auseinandersetzung mit der Politik, aber auch mit ärztlichen Standesorganisationen organisierten sich die wissenschaftlich-medizinischen Fachgesellschaften 1962 in einer gleichnamigen Arbeitsgemeinschaft (AWMF) mit Geschäftsstelle in Düsseldorf. Die Deutsche Gesellschaft für Urologie ist eines von 18 Gründungsmitgliedern (Arbeitsgemeinschaft der Wissenschaftlichen Medizinischen Fachgesellschaften [AWMF] e.V. 2012).

Die Ausweitung der Vereinsziele ist auch an den entsprechenden Formulierungen in den jeweiligen Satzungen der Deutschen Gesellschaft für Urologie erkennbar. Zunächst diente sie lediglich dem Zweck, »ihre Mitglieder wissenschaftlich anzuregen« (Satzung der Deutschen Gesellschaft für Urologie 1950, S. IX). 1972 wurde dieses allgemeine Ziel präzisiert und ergänzt; so werde der Satzungszweck »erreicht durch Gedankenaustausch […] und Arbeiten auf allen Gebieten der Urologie«. Ferner sollen die »auf dem Gebiete der Urologie tätigen Ärzte […] in der Berufsausbildung gefördert werden« (Satzung der Deutschen Gesellschaft für Urologie 1973, S. 423; Satzung der Gesellschaft 1991). Letzteres ist aktuell noch einmal präzisiert worden: »Die Gesellschaft fördert und befasst sich mit der Fortentwicklung, inhaltlichen Ausgestaltung, Organisation und Durchführung der Lehre der Urologie im Rahmen des Studiums der Medizin, mit assistenzärztlicher Weiterbildung zum Facharzt sowie mit der kontinuierlichen fachärztlichen Fortbildung« (Satzung der Deutschen Gesellschaft für Urologie 2012).

Trotz stetig wachsender Aufgabenfelder veränderte sich die Organisationsstruktur der Deutschen Gesellschaft für Urologie bis in die 1980er Jahre kaum. Mit dem neu geschaffenen Amt des Generalsekretärs (Tab. 2.2) und der Einrichtung eines ständigen »Sekretariats« im Jahr 1986 wurde eine Professionalisierung der Fachgesellschaft eingeleitet und zugleich das Rheinland als Sitz eines ständigen Sekretariats bestimmt.[55]

Tab. 2.2 Generalsekretäre der Deutschen Gesellschaft für Urologie

Name	Ort	Amtszeit
Wolfgang Lutzeyer (1923–2006)	Aachen	1986–1988
Rolf Ackermann (*1941)	Düsseldorf	1988–1994
Herbert Rübben (*1949)	Essen	1994–1999
Lothar Hertle (*1949)	Münster	1999– 2004
Michael Stöckle (*1957)	Homburg/ Saar	2004–2009
Oliver Hakenberg (*1958)	Rostock	Seit 2009

51 Mitteilungen DGU (2012) Promotionspreis, Die Besten für die Urologie. Urologe 51:1609

52 Mitteilungen DGU (2007) Ehrungen und Preise der Deutschen Gesellschaft für Urologie e.V. Urologe 46:1575-1577

53 Mitteilungen DGU (2010) Kongress-Nachlese. Heimspiel in Düsseldorf. Urologe 49:1427 (Pflegekongress)

54 Eine erste Initiative zur Gründung eines Berufsverbandes ist auf dem Urologenkongress 1951 festzustellen. In Aachen 1953 folgte der Beschluss der Gründung, die Gründungversammlung war 1954; vgl. Urotelegramm, Redaktion W. Bühmann (2014); BDU begeht 60-jähriges Jubiläum seiner Gründung; Urologe 53:916-917

55 Protokoll der ordentlichen Mitgliederversammlung der Deutschen Gesellschaft für Urologie e.V. am 04.10.1985, Bl. 3, in: DGU-A, Schriftführer, Vorstandsprotokolle 1977–1991

Erstmals wurde 1984 auf einer Vorstandsitzung auf Anregung des damaligen Präsidenten, Rudolf Hohenfellner (Mainz), »die Frage nach der Notwendigkeit eines Generalsekretärs, der für die Erledigung der Tagesgeschäfte verantwortlich ist« diskutiert.[56] Ein halbes Jahr später wurden das Aufgabenfeld und das Anforderungsprofil an den Kandidaten formuliert. Schon hier findet sich für den Sitz des Sekretariats die Festlegung auf den »Raum Köln/Bonn/Düsseldorf«.[57] Die dahinterstehende Überlegung einer »räumliche[n] Nähe des Standortes mit der Bundesärztekammer und den Ministerien« wurde erst bei der Diskussion zur Neubesetzung des Amtes zwei Jahre später explizit erwähnt.[58] Ein erster Kostenüberschlag wurde mit 100.000 DM für Gehalt und Miete zu Protokoll gegeben.[59] Von den diskutierten »international bekannten Persönlichkeiten der Deutschen Urologie« sollte schließlich die Bereitschaft zur Übernahme des Amtes bei Prof. Lutzeyer (Aachen) und Prof. Albrecht (Wuppertal) sondiert werden.[60] Schließlich wurde Wolfgang Lutzeyer nominiert und gewählt. Aufgrund von Krankheit und Finanzvorbehalten konnten die Pläne zur Einrichtung eines Sekretariats zunächst nicht verwirklicht werden, auch wenn Prof. Ackermann (Düsseldorf) – später als Nachfolger Lutzeyers nominiert[61] – bereits eine Option im Universitätsklinikum Düsseldorf in unmittelbarer Nachbarschaft zum Sekretariat der AMWF prüfte.[62] Ackermann setzte sich in einer Kampfabstimmung gegen einen Kandidaten aus Hamburg durch.[63] Anfang 1989 erfolgte dann schließlich die Einrichtung eines Generalsekretariats in der Universitätsklinik Düsseldorf.[64] 1992 wurde dann die Erweiterung der Geschäftsstelle diskutiert, der Standort Düsseldorf aber bestätigt[65] und 1994 zunächst in der Homberger Straße eröffnet.[66]

Auf Grundlage dieser räumlichen Neuordnung gestalteten die jeweiligen Generalsekretäre auch die Struktur der Deutschen Gesellschaft für Urologie völlig neu. Dazu gehören beispielsweise die Geschäftsordnungen für die Vorstandsarbeit, die Neugliederung der Kommissionen und das Verhältnis zu den Regionalgesellschaften. Mit dem Erwerb und dem Bezug der jetzigen Geschäftsstelle in Düsseldorf 1999/2000[67] verstetigte sich die Präsenz der Deutschen Gesellschaft für Urologie trotz veränderter politischen Rahmenbedingungen in Düsseldorf erneut (■ Abb. 2.9).

Durch die Integration von Archiv und Museum der Deutschen Gesellschaft für Urologie, das bis dahin inklusive einer großen Bibliothek (■ Abb. 2.10) in der Klinik des damaligen Archivars und Mitautors dieses Beitrags in Düren untergebracht war, verbanden sich aktuelle Verwaltungsstrukturen mit der Repräsentation fachkultureller Identität.

---

56 Protokoll der Sitzung des Vorstandes der Deutschen Gesellschaft für Urologie e.V. am 18.12.1984, Bl. 3, in: DGU-A, Schriftführer, Vorstandsprotokolle 1977-1991

57 Protokoll der Sitzung des Vorstandes der Deutschen Gesellschaft für Urologie e.V. am 01.05.1985, Bl. 3, in: DGU-A, Schriftführer, Vorstandsprotokolle 1977-1991

58 Protokoll der 2. ordentlichen Jahressitzung des Vorstandes der Deutschen Gesellschaft für Urologie e.V. am 30.04.1988, Bl. 5, in: DGU-A, Schriftführer, Vorstandsprotokolle 1977-1991

59 Protokoll der Sitzung des Vorstandes der Deutschen Gesellschaft für Urologie e.V. am 01.05.1985, Bl. 3, in: DGU-A, Schriftführer, Vorstandsprotokolle 1977-1991

60 Protokoll der Sitzung des Vorstandes der Deutschen Gesellschaft für Urologie e.V. am 01.05.1985, Bl. 4, in: DGU-A, Schriftführer, Vorstandsprotokolle 1977-1991

61 Protokoll der 3. ordentlichen Jahressitzung des Vorstandes der Deutschen Gesellschaft für Urologie e.V. am 27.09.1988, Bl. 5, in: DGU-A, Schriftführer, Vorstandsprotokolle 1977-1991; Protokoll der Sitzung des Ausschusses der Deutschen Gesellschaft für Urologie e.V. am 28.09.1988, in: DGU-A , Archivar 1987-1994

62 Protokoll der 2. ordentlichen Jahressitzung des Vorstandes der Deutschen Gesellschaft für Urologie e.V. am 30.04.1988, Bl. 5, in: DGU-A, Schriftführer, Vorstandsprotokolle 1977-1991

63 142:63 Stimmen. Protokoll der ordentlichen Mitgliederversammlung der Deutschen Gesellschaft für Urologie e.V. am 29.09.1988, Bl. 4, in: DGU-A Schriftführer, Vorstandsprotokolle 1977-1991

64 Protokoll der ersten ordentlichen Jahressitzung des Vorstandes der Deutschen Gesellschaft für Urologie e.V. am 22.01.1989, Bl. 5, in: DGU-A, Schriftführer, Vorstandsprotokolle 1977-1991

65 Protokoll der 1. ordentlichen Vorstandssitzung der Deutschen Gesellschaft für Urologie e.V. am 14.09.1994, Bl. 4, in: DGU-A, Schriftführer, Vorstandsprotokolle 1985-1995

66 Homberger Str. 5, 40474 Düsseldorf. Protokoll der Ausschusssitzung der Deutschen Gesellschaft für Urologie e.V. am 14.09.1994, in: DGU-A, Archivar 1987-1994

67 DGU-A, Zeichnungen und Pläne. Uerdinger Str. 64 (Laufzeit 1973/97-2008) o. Sign.

Die DGU hat eine neue Adresse!

Die neue Anschrift der Gesellschaft lautet:

Deutsche Gesellschaft für Urologie e.V.
- Geschäftsstelle -
Uerdinger Straße 64
D-40474 Düsseldorf
Telefon: 02 11/49 41 67 und 40 41 83
Telefax: 02 11/49 44 98

Internet-Adresse: http\www.dgu.de

e-mail: info@dgu.de

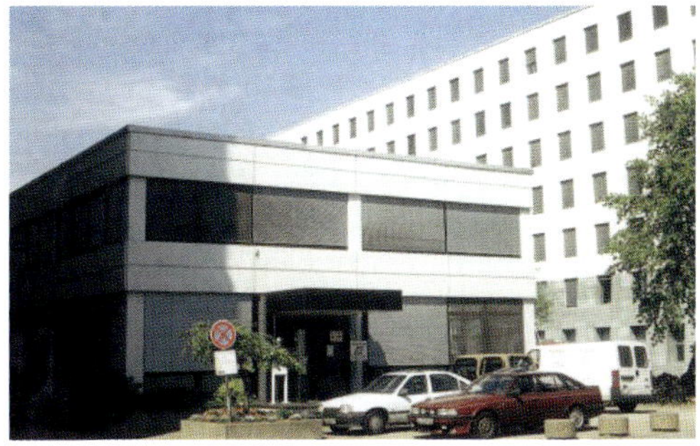

Mitarbeiterinnen:

- Angelika Preuschoff
- Karin Radziewski
- Brunhilde Müller

Die neue Geschäftsstelle hat das Archiv der Deutschen Gesellschaft für Urologie, das Museum, welches bislang in Düren beheimatet war, und die Geschäftsstelle des Berufsverbandes Deutscher Urologen aufgenommen. Die Geschäftsstelle bietet zahlreiche Räumlichkeiten an, die für die Arbeit von Arbeitsgemeinschaften, Arbeitskreisen und Kommissionen genutzt werden können. Anfragen hierzu richten Sie bitte an die Geschäftsstelle.

DGU im Internet

Sie finden uns unter:

http://www.dgu.de

Die WWW-Seiten beinhalten

- **Geschäftsstelle**
- **Vorstand**
- **Personalia**
- **Leitlinien**
- **Kongreßprogramm der Jahrestagung**
- **Veranstaltungskalender der DGU**
- **DGU-Mitteilungen (incl. Mitteilungen der Kommissionen und Arbeitskreise)**
- **Jahresbericht**

Abb. 2.9 Bekanntmachung der neuen Geschäftsstelle an der Uerdingerstraße 64 (Quelle: Urologe 1999; 38:504; Repro Moll, mit freundl. Genehmigung)

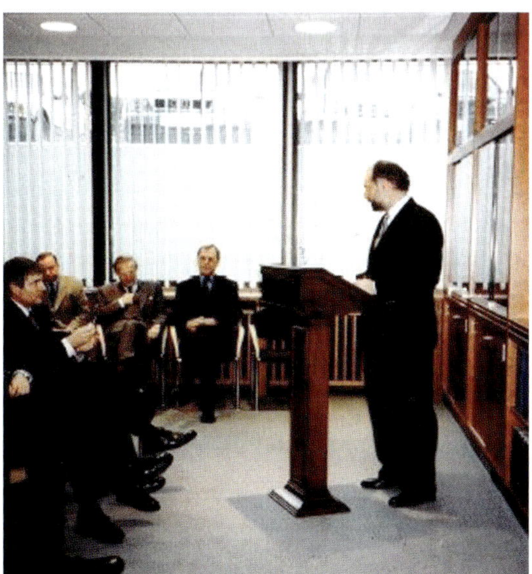

Abb. 2.10 Einweihung der neuen Geschäftsstelle in der Bibliothek am 29.01.2000, Herbert Rübben (DGU-Generalsekretär 1994–1999) (Quelle: DGU-A, Bildarchiv, Repro Halling, mit freundl. Genehmigung)

2.6 Archiv und Museum der Deutschen Gesellschaft für Urologie in Düsseldorf

Eine medizinische Fachdisziplin legitimiert sich auch durch eine eigene Geschichte (Arbeitskreis Geschichte der Urologie 2007). So begann A. v. Frisch (1849–1917) den ersten Kongress der Deutschen Gesellschaft für Urologie 1907 in Wien mit einem umfangreichen historischen Referat (Frisch 1907/1908), und auf vielen der folgenden Kongresse folgten historische Einleitungen zu aktuellen Kongressthemen. Archiv, Museum, Sammlungen sowie die Bibliothek als zentrale Erinnerungsorte unterstützen dabei den permanenten Aushandlungsprozess einer fachkulturellen Identitätsbildung. Bereits auf dem zweiten Kongress im Jahr 1909 stellte Alfred Hock aus Prag den Antrag, eine Bibliothek der Gesellschaft zu gründen, um die Geschichte der Gesellschaft zu sichern und um eine Zugangsmöglichkeit auch zur älteren urologischen Literatur zu erhalten (Schultze-Seemann

1986, S. 35). Eine Forderung, die auch jetzt im digitalen Zeitalter die Bedeutung der Bibliothek der Deutschen Gesellschaft für Urologie betont. Dieser Antrag wurde jedoch abgelehnt.

Ein erster Versuch, die Geschichte der Gesellschaft durch die Sammlung materieller Zeugnisse zu bewahren, erfolgte erst 1961: Johannes Keller (1899–1970) aus Dresden wurde zum Archivar der Gesellschaft ernannt (Moll et al. 2009). Keller war bereits seit der Neugründung der Gesellschaft im Jahr 1949 und bis 1961 zweiter Schriftführer der Deutschen Gesellschaft für Urologie gewesen. Seit 1945 hatte er eine medizinisch-urologische Fachbibliothek aufgebaut und diese als Archivar auf ca. 10.000 Bücher erweitert. Ergänzt wurde diese Bibliothek durch zahlreiche Endoskope aus den Anfangsjahren der Zystoskopie. Nach seinem Tode wurde die Bibliothek aufgelöst. Aufgrund seines testamentarischen Willens gelangten einige Unterlagen in das Stadtarchiv Dresden, die meisten Bücher und Dokumente gelten jedoch als verschollen. Über den Verbleib der Instrumente ist wenig bekannt bzw. gesichert. Nur einige Zystoskope konnten später durch Manfred Wirth im Keller der Medizinischen Akademie in Dresden gesichert werden und sind jetzt im Besprechungsraum der Klinik zu besichtigen. Mit Kellers Tod 1970 gingen damit sämtliche Bestände des Museums, der Bibliothek und der Archivalien der Deutschen Gesellschaft für Urologie, bedingt durch die politischen Verhältnisse, verloren (Moll et al. 2009, S. 132). Bereits Keller war auf urologie-geschichtlichem Gebiet tätig und trug zur Traditionspflege bei, insbesondere durch seine Bemühungen um das Nitze-Grab (Keller 1956).

Im Jahr 1970 wurde Fritz Schultze-Seemann (1916–1987) aus Berlin zum neuen Archivar der Deutschen Gesellschaft für Urologie gewählt. Er wurde mit dem Wiederaufbau eines Archivs der Gesellschaft (in West-Berlin) beauftragt. Es gelang Schultze-Seemann, eine nahezu vollständige Sammlung der deutschsprachigen Zeitschriften für Urologie zusammenzutragen und durch eine große Zahl von Monographien mit urologischen Themen aus dem deutschen, englischen, französischen und lateinischen Schrifttum zu ergänzen (Schultze-Seemann 1984). Vor allem aus den sog. Verhandlungsberichten der Deutschen Gesellschaft für Urologie als auch aus vereinzelten Archivalien resultierte seine »Geschichte der Deutschen Gesellschaft für Urologie von 1906 bis 1986« (Schultze-Seemann 1986), die erste und bis 2007 einzige Überblicksdarstellung zum Thema. Darüber hinaus wurde eine Sammlung urologischer Endoskope angelegt und durch weitere urologiehistorisch relevante Instrumente ergänzt (Schultze-Seemann 1984). Dieser Bestand war im Keller des Instituts für Geschichte der Medizin in der Freien Universität Berlin (Prof. Dr. Toellner und Prof. Dr. Winau) untergebracht (◘ Abb. 2.11).

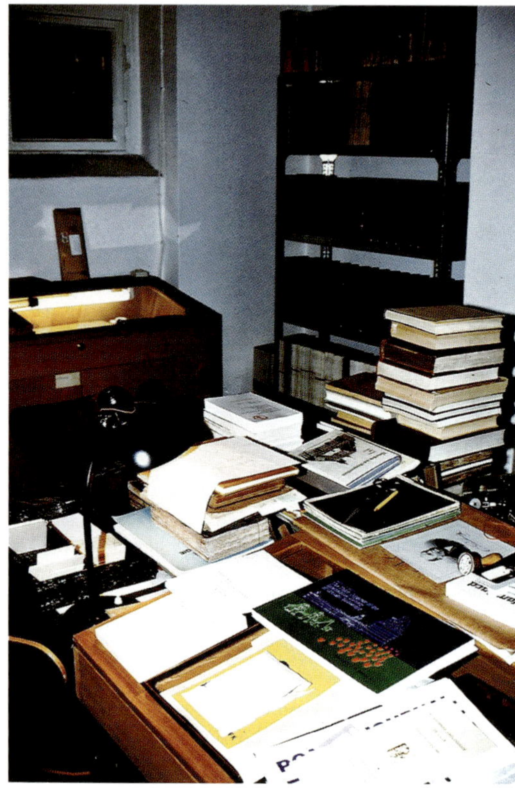

◘ **Abb. 2.11** Archiv der Deutschen Gesellschaft für Urologie im Souterrain des Medizinhistorischen Instituts in Berlin im Jahr 1987 (Quelle: Museum und Archiv der DGU, Bildarchiv, Repro Halling, mit freundl. Genehmigung)

Er verwaiste nach dem Tode von Schultze-Seemann, da keine weitere Person aus dem Kreis der Urologen in dieses Archiv eingebunden war. Aus diesen Erfahrungen heraus erfolgte die Anbindung von Museum, Sammlungen, Bibliothek

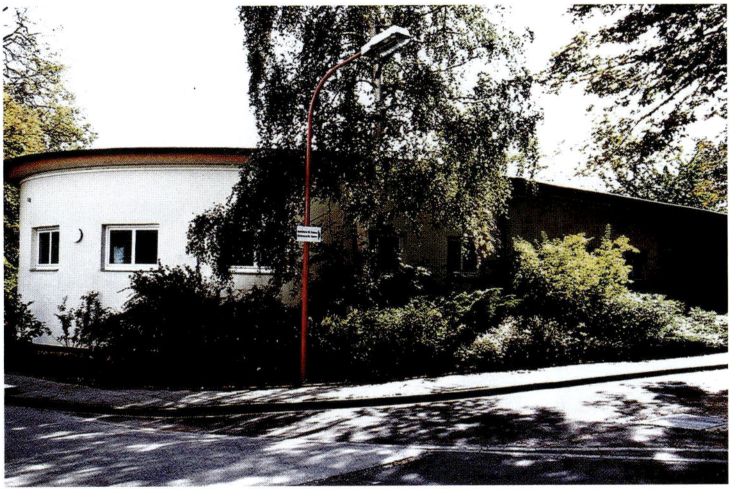

Abb. 2.12 Ehemaliges Gebäude der Ordensschwestern auf dem Gelände der Klinik Düren. Hier wurden 1994 Museum und Archiv der Deutschen Gesellschaft für Urologie untergebracht (Quelle: Museum und Archiv der DGU, Bildarchiv, Repro Halling, mit freundl. Genehmigung)

und Archiv an die Geschäftsstelle der Deutschen Gesellschaft für Urologie, die langfristig eine dauerhafte Sicherung der Bestände garantiert und zudem einen relativ personenunabhängigen Zugriff ermöglicht.

Zunächst war versucht worden, das Archiv in Berlin zu erhalten und zu betreuen, obwohl im Vorstandsbeschluss, Peter Rathert (Düren/Rhl.) der Mitgliederversammlung als neuen Archivar vorzuschlagen, bereits eine langfristige Verlagerung des Archivs nach Westdeutschland vorgesehen war.[68] Nach einem Wassereinbruch in den zur Verfügung gestellten Kellerraum und im Flur und da sich die Betreuung des Archivs durch die damals noch bestehende innerdeutsche Grenze als wenig praktikabel erwies, fasste die Deutsche Gesellschaft für Urologie auf Antrag des Archivars den Beschluss, das Archiv nach Düren »zum Wohnsitz des Archivars« zu verlagern[69] (Abb. 2.12).

Damit blieb es also bei der enormen Bedeutung des Amtsträgers für die fachkulturellen Zeugnisse der deutschen Urologie. Zudem war eine Rückverlagerung des Archivs nach Berlin im Zuge der Wende 1989 eine diskutierte Option, so dass der Archivar betonte: »Das Interesse am Archiv ist groß, was sich in vielen Anfragen dokumentiert, womit die Nähe Archiv-Archivar nicht nur sinnvoll, sondern erforderlich ist.«[70]

Darüber hinaus erfolgte eine Verknüpfung des Archivs mit Fortbildungsseminaren[71], ein Konzept, das nach dem Umzug der DGU-Geschäftsstelle in die Uerdinger Str. 64 im Jahr 2000 fortgeführt wurde. In diesen neuen Räumlichkeiten konnte nur wenige Jahre nach der Eröffnung in Düren 1994 ein wesentlicher Ausbau des Museums realisiert werden (Rathert 1994). Dank zahlreicher Spenden haben sich seit 1987 die Bestände des Museums, aber auch der Bibliothek – und neuerdings auch des Archivs – nahezu verdoppelt.

Durch die Integration der Museumsbestände in den Gesamtkomplex der Geschäftsstelle konnte die Geschichte damit unmittelbar in die Gegenwart der Gesellschaft eingebunden werden. Ein Konzept, das u. a. auch von der amerikanischen Fachgesellschaft realisiert wurde (Engel 2011). Von Bedeutung für die Entwicklung eines fachinternen

68 Protokoll der Sitzung des Ausschusses der Deutschen Gesellschaft für Urologie e .V. in Stuttgart am 14.10.1987, Bl. 2, in: DGU-A, Schriftführer, Protokolle 1977-1991

69 Protokoll der 3. ordentlichen Jahressitzung des Vorstandes der Deutschen Gesellschaft für Urologie e.V. am 27.09.1988, Bl. 2, in: DGU-A, Schriftführer, Vorstandsprotokolle 1977-1991

70 Protokoll der ordentlichen Sitzung des Vorstandes der Deutschen Gesellschaft für Urologie e.V. am 14.01.1991, Bl. 13-14, in: DGU-A, Schriftführer, Vorstandsprotokolle 1991-1995

71 Im Vortragssaal des Museums fanden die seit 1981 etablierten Seminare zur Urinzytologie und die Sitzungen des gleichnamigen Arbeitskreises statt, durch die diese Untersuchungsmethode für die Urologen gesichert werden konnte.

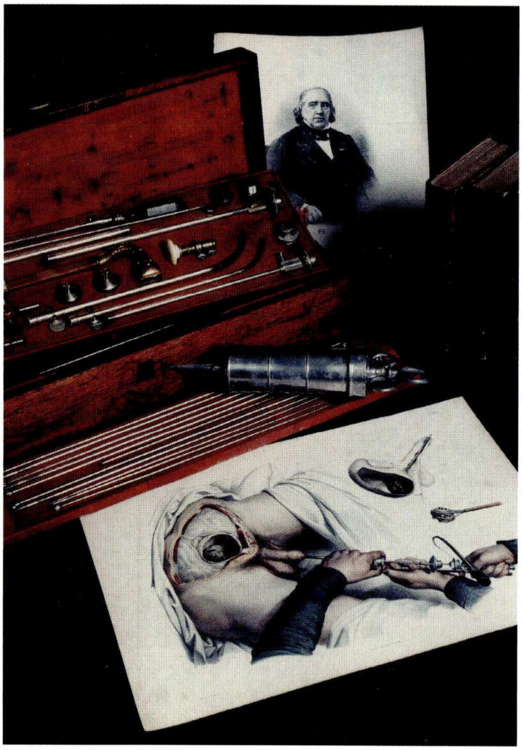

Abb. 2.13 Lithotriptor von Jean Civiale, Paris um 1830; Pionierinstrument zur endovesikalen Steinbehandlung, Museum und Archiv, Deutsche Gesellschaft für Urologie (Foto: A. Kühn, mit freundl. Genehmigung)

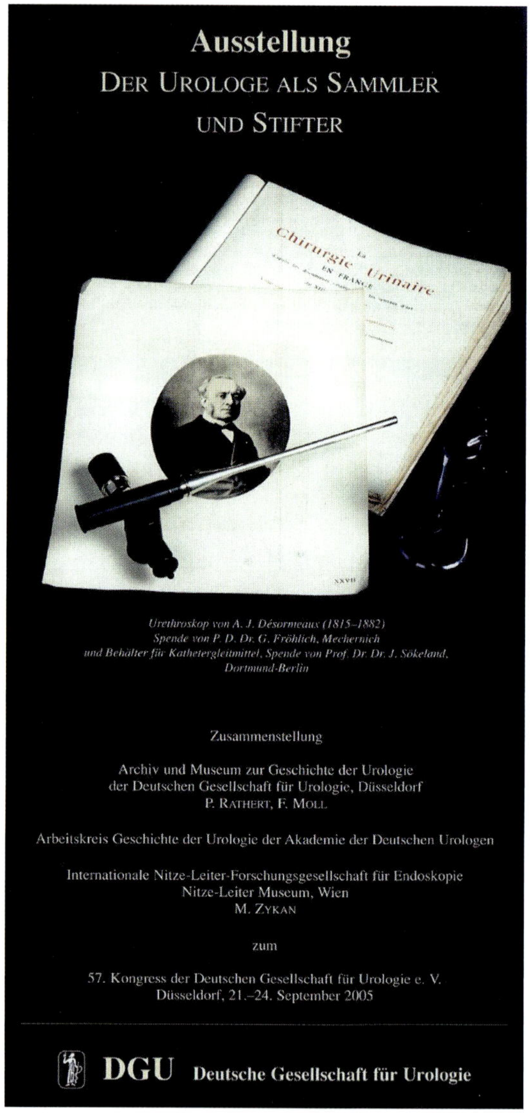

Abb. 2.14 Plakat für die historische Ausstellung zum Thema »Sammler und Stifter« (2005) (DGU-A, Bildarchiv, Repro Halling, mit freundl. Genehmigung)

Geschichtsbewusstseins waren die Gründung eines Arbeitskreises Geschichte (1991) im Rahmen der Akademie der Urologen und die Einführung »Historischer Ausstellungen« (2002) auf den Jahreskongressen der Deutschen Gesellschaft für Urologie (Abb. 2.13). Mit Letzteren ging das Museum nun einerseits regelmäßig »auf Reisen«,[72] andererseits erfuhr die ständige Ausstellung damit permanent neue Impulse (Abb. 2.14, Abb. 2.15).

Damit einher gingen auch verstärkte Versuche, die Bedeutung medizinhistorischer Sammlungen für die Wissenskommunikation wissenschaftlicher Fachgesellschaften auch methodologisch zu fassen (Moll et al. 2011, 2012, 2013b; Moll u. Rathert 2010). Museum und Archiv im Haus der Geschäftsstelle entwickelten sich auch zum Versammlungsort für internationale Begegnungen wie mit dem European Board zur Geschichte der Urologie der EAU (2010) (Abb. 2.16).

[72] Moll F, Zykan M, Engel R, Fangerau H »Urologie auf Reisen«; vernetzte Ausstellungsprojekte an verschiedenen Orten, 20. Kongress der Arbeitsgruppe Medizinische Museologie, Vortrag am 25.07.2010 in Ingolstadt

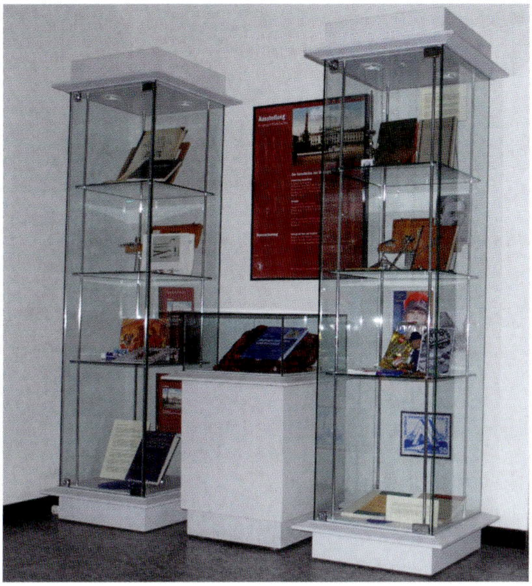

Abb. 2.15 In den Vitrinen im Foyer der Düsseldorfer Geschäftsstelle werden Auszüge der Jahresausstellung präsentiert, hier die Historische Ausstellung Urologie zum DGU-Kongress in Leipzig (2012)

2.7 Zusammenfassung

Zu den zentralen Standortfaktoren für medizinische Fachgesellschaften und ihre Jahreskongresse müssen nach 1945 persönliche, politische und infrastrukturelle Aspekte gezählt werden. Die Bedeutung des Rheinlands für die Deutsche Gesellschaft für Urologie gründet sich zunächst mehr oder weniger auf biographische Zufälle im Zuge der politischen Neuordnung Deutschlands nach Ende des Zweiten Weltkriegs. Mit Hans Boeminghaus und Karl Heusch lassen sich die zwei zentralen – abgesehen von dem bereits 1947 verstorbenen Otto Ringleb – Funktionäre der Gesellschaft Reichsdeutscher Urologen in Düsseldorf und Aachen nieder. Ihnen gelang es rasch, alte Netzwerke zu reaktivieren und die Wiedergründung der Deutschen Gesellschaft für Urologie zu begründen. Auch wenn der vereinsrechtliche Sitz der Gesellschaft bis 1995 in München lag und dort wie an vielen anderen Standorten wichtige therapeutisch-operative, medizintechnische Innovationen in der Urologie

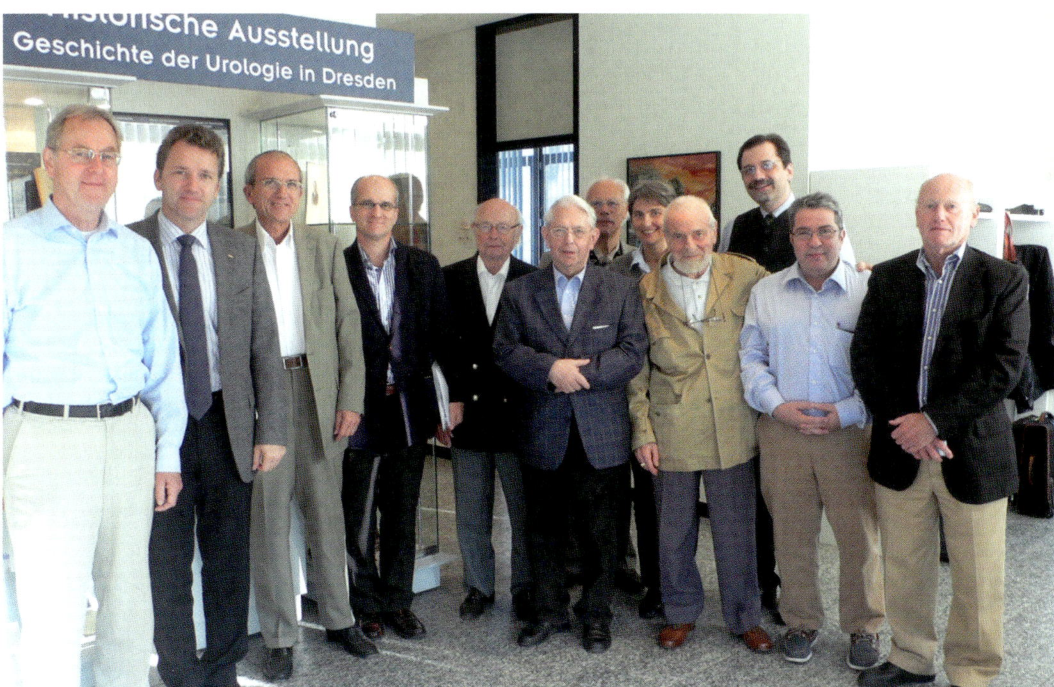

Abb. 2.16 Treffen des European Board zur Geschichte der Urologie der EAU im Museum und Archiv der DGU (2010)

erfolgten, sorgten eine hohe Bevölkerungsdichte sowie entsprechend große spezialisierte Fachkliniken dafür, dass das Rheinland sich von einem peripheren zu einem zentralen Wirkungsort der deutschen Urologie entwickeln konnte.

Präsidentschaft und die Ausrichtung des Jahreskongresses drücken wissenschaftliche Reputation und fachpolitischen Einfluss aus. In den letzten Jahren ist ein Wandel ausschlaggebender Standortfaktoren zugunsten besonders leistungsfähiger Messestandorte zu beobachten – ein Trend, der die Bedeutung rheinischer Städte wohl auch in Zukunft sichern wird.

Eine institutionelle Zäsur erfuhr die Deutsche Gesellschaft für Urologie mit der Einrichtung einer festen Geschäftsstelle im Jahr 1988. Auch hier waren es – ähnlich des ersten Kongresses – die regionalen Bezüge der ersten Generalsekretäre, die den Ausschlag für den Standort Düsseldorf gaben. Ob dies angesichts der im Januar 2013 eingerichteten Berliner Dependance (»Hauptstadtbüro«) mit größerer Nähe zu gesundheitspolitischen Entscheidungsprozessen, »wo zahlreiche gesundheitspolitische Gremien, Fachgesellschaften und die ärztliche Selbstverwaltung ihren Sitz haben und die gesetzlichen Rahmenbedingungen für das Gesundheitswesen diskutiert, gestaltet und entschieden werden«,[73] von Dauer ist, bleibt abzuwarten.

2.8 Literatur

Al-Fartwsi H (2007) Die Entwicklung der Klinik Golzheim (1926-2006). Shaker, Aachen

Arbeitsgemeinschaft der Wissenschaftlichen Medizinischen Fachgesellschaften (AWMF) e.V. (Hrsg) (2012) 50 Jahre Arbeitsgemeinschaft des Wissenschaftlichen-Medizinischen Fachgesellschaften e.V.; Aufgabe, Ziele und Aktivitäten. Wiesbaden

Arbeitskreis Geschichte der Urologie (Hrsg) (2007) Urologie in Deutschland. Bilanz und Perspektiven; 100 Jahre Deutsche Gesellschaft für Urologie. 100 Jahre Kongress der Deutschen Gesellschaft für Urologie. Springer, Heidelberg

Arnold G (2002) Geschichte der Gesellschaft, Struktur, Aufgabenbreiche und Ziele. In: Lüderitz B, Arnold G (Hrsg) 75 Jahre Deutsche Gesellschaft für Kardiologie - Herz- und Kreislaufforschung. Springer, Berlin, S 3–61

[73] http://www.dgu.de/1986.html (Recherche vom 30.06.2014)

Bericht über die konstituierende Versammlung der deutschen Gesellschaft für Urologie am 16.09.1906 in Stuttgart (1908). Verhandlungen der Deutschen Gesellschaft für Urologie. I. Kongress in Wien 02.-05.10.1907. Thieme, Leipzig, S 3–6

Boeminghaus H (1949) Begrüßung durch den Vorsitzenden Verhandlungsbericht der Urologentagung in Düsseldorf 15.-17.09.1948. Thieme, Stuttgart, S 8–9

Brünner H, Eigler FW, Kort J (1998) 100 Jahre Vereinigung Niederrheinisch-Westfälischer Chirurgen. K.M. Laufen, Oberhausen

Classen M (Hrsg) (1994) Internisten und Innere Medizin im 20. Jahrhundert; Festschrift aus Anlass des 100jährigen Bestehens der Gesellschaft für Innere Medizin. Urban & Schwarzenberg, München

Dietrich HG (2006) Die Berliner Urologische Gesellschaft von 1912–2006. Urologe 45:1103–1108. doi:10.1007/s00120-006-1172-x

Engel RM (2011) Das »William P. Didusch Center for Urologic History der American Urological Association«. Urologe 50:483–488. doi:10.1007/s00120-011-2511-0

Frisch A von (1907/1908) Historischer Rückblick über die Entwicklung der urologischen Diagnostik. Verhandlungsberichte der DGU. Z Urol 1:37–57

Gründungssitzung der Deutschen Gesellschaft für Urologie am 30.09.1949, München, Anatomie (1950). Verhandlungsbericht der Deutschen Gesellschaft für Urologie; München 29.09-01.10.1949. Thieme, Leipzig, S XIII–XVIII

Halling T, Fangerau H (2009) Netzwerke; Eine allgemeine Theorie oder die Anwendung einer Universalmetapher in den Wissenschaften? In: Fangerau H, Halling Thorsten (Hrsg) Netzwerke. Allgemeine Theorie oder Universalmetapher in den Wissenschaften? Ein transdisziplinärer Überblick. Transcript, Bielefeld, S 267–285

Halling T (2011) Urologie in Ost und West nach 1945. Kontinuitäten und Brüche. In: Krischel M, Moll FH, Bellmann J, Scholz A, Schultheiss D (Hrsg) Urologen im Nationalsozialismus. Zwischen Anpassung und Vertreibung. Hentrich & Hentrich, Berlin, S 227–247

Keller J (1956) Weihe des Grabes von Max Nitze zur Ehrenruhestätte am 22.02.1956. Z Urol 49:131

Konert J, Moll F (2007) Von Frankfurt nach Stuttgart und Wien - der lange Weg zur Gründung der »Deutschen Gesellschaft für Urologie«. In: Arbeitskreis Geschichte der Urologie (Hrsg) Urologie in Deutschland. Bilanz und Perspektiven. 100 Jahre Deutsche Gesellschaft für Urologie. 100 Jahre Kongress der Deutschen Gesellschaft für Urologie. Springer, Heidelberg, S 1–5

Konert J (2007) Voraussetzungen für die Etablierung einer medizinischen Fachdisziplin und die Bedeutung der wissenschaftlichen Fachgesellschaften in diesem Prozess. In: Arbeitskreis Geschichte der Urologie (Hrsg) Urologie in Deutschland. Bilanz und Perspektiven. 100 Jahre Deutsche Gesellschaft für Urologie. 100 Jahre Kongress der Deutschen Gesellschaft für Urologie. Springer, Heidelberg, S 27–32

Körner H, Stercken A, Genge G (2002-2004) Kunst, Sport, und Körper; 1926-2004: Ge So Lei. Hatje Cantz, Ostfildern-Ruit
Krischel M, Halling T (2013) Die Deutsche Gesellschaft für Urologie in der unmittelbaren Nachkriegszeit. Der Urologe 52:991–1003. doi:10.1007/s00120-013-3191-8
Krischel M, Moll F, Fangerau H (2011a) Die 1907 gegründete »Deutsche Gesellschaft für Urologie« und die »Gesellschaft Reichsdeutscher Urologen« im Nationalsozialismus. Urologe 50:1154–1160. doi:10.1007/s00120-011-2614-7
Krischel M (2011) Gleichschaltung und Selbstgleichschaltung der deutschen Urologie im Nationalsozialismus. In: Krischel M, Moll FH, Bellmann J, Scholz A, Schultheiss D (Hrsg) Urologen im Nationalsozialismus. Zwischen Anpassung und Vertreibung. Hentrich & Hentrich, Berlin, S 23–39
Krischel M, Moll F, Schultheiss D, Bellmann J (Hrsg) (2011b) Urologen im Nationalsozialismus. Hentrich & Hentrich, Berlin
Lampe H (1975) Die Entwicklung und Differenzierung von Fachabteilungen auf den Versammlungen von 1828 bis 1913; Bibliographie zur Erfassung der Sektionsvorträge mit einer Darstellung der Entstehung der Sektionen und ihrer Problematik. Gerstenberg, Hildesheim
Moll F, Halling T, Fangerau H (2013a) »Urologen tagen in Berlin«. Urologe 52:1314–1327. doi:10.1007/s00120-013-3278-2
Moll F, Rathert P, Fangerau H (2012) Die Sammlungen des Museums und Archivs der Deutschen Gesellschaft für Urologie. Urologe 51:1288–1293. doi:10.1007/s00120-012-2987-2
Moll F, Rathert P, Fangerau H (2013b) Qualitätskriterien für Sammlungen medizinischer wissenschaftlicher Fachgesellschaften. Urologe 52:1715–1720. doi:10.1007/s00120-013-3331-1
Moll F, Rathert P, Skopec M, Engel R, Fangerau H (2011) Neue Formen der Wissenskommunikation medizinischer Fachgesellschaften. Urologe 50:210–216. doi:10.1007/s00120-010-2498-y
Moll F, Rathert P (2010) Urologie im Museum: 10 Jahre in Düsseldorf; Lebendige Medizingeschichte im Museum und Archiv für Urologie der DGU. Urologe (A) 49:957–962
Moll F, Schultheiss D, Rathert P (2009) Johannes Keller (1899-1970). In: Schultheiss D, Moll FH (Hrsg) Die Geschichte der Urologie in Dresden. Springer, Heidelberg, S 125–133
Peiper H (2001) Das Langenbeck Virchow-Haus; Im Spiegel der Geschichte der Deutschen Gesellschaft für Chirurgie. Einhorn-Presse, Reinbek
Rathert P, Brandt AS, Moll FH (Hrsg) (2013) Urologie mit Herz und Verstand; Kongresse - Präsidenten - Eröffnungsreden; Deutsche Gesellschaft für Urologie; 1907-2012. Springer, Berlin
Rübben H (2002) Bericht des Präsidenten zum 53. Jahreskongress der Deutschen Gesellschaft für Urologie 19.-22.09.2001, Düsseldorf. Urologe 41:84–89
Satzungen der Deutschen Gesellschaft für Urologie (1950) In: Verhandlungsbericht der Deutschen Gesellschaft für Urologie, München 29.09.-01.10.1949. Thieme, Leipzig, S IX–XII
Satzung der Deutschen Gesellschaft für Urologie (1972) In: Verhandlungsbericht der Deutschen Gesellschaft für Urologie. 24. Tagung, Hannover 13.-16.09.1972. Berlin 1973, S 423–426
Satzung der Deutschen Gesellschaft für Urologie (2012) In: Deutsche Gesellschaft für Urologie e.V. (Hrsg) Mitgliederverzeichnis 2012. Demeter, Gräfelfing, S 6–9
Satzung der Gesellschaft (1991) In: Deutsche Gesellschaft für Urologie e.V. (Hrsg) Mitgliederverzeichnis 1991. Demeter, Gräfelfing, S 5–11
Schaper W (2002) Historische Aspekte zur Gesellschaft von den Anfängen bis zur Gegenwart. In: Lüderitz B, Arnold G (Hrsg) 75 Jahre Deutsche Gesellschaft für Kardiologie - Herz- und Kreislaufforschung. Springer, Berlin, S 63–71
Schmandt W, Ohnhaus M (1997) Geschichte der Urologie in Nordrhein-Westfalen 1903-1984. Nordrhein-Westfälischen Gesellschaft für Urologie, Münster
Schultze-Seemann F (1984) Das Archiv der Deutschen Gesellschaft für Urologie in Berlin; Die Sammlung der Urologie des Instituts für Geschichte der Medizin der Freien Universität Berlin. Springer, Berlin
Schultze-Seemann F (1986) Geschichte der Deutschen Gesellschaft für Urologie; 1906-1986. Springer, Berlin
Schulz A (2007) Für die Einheit der inneren Medizin; 125 Jahre Deutsche Gesellschaft für Innere Medizin e.V. Wiesbaden
Steif Y (2003) Wenn Wissenschaftler feiern; Die Versammlungen deutscher Naturforscher und Ärzte 1822 bis 1913. Wissenschaftliche Verlagsgesellschaft, Stuttgart
Strohmeyer G, Becker K, May B (2004) Geschichte der Inneren Medizin in Nordrhein-Westfalen; 100 Jahre Rheinisch-Westfälische Gesellschaft für Innere Medizin, 1903-2003. Schöningh, Paderborn
Verhandlungsbericht der Deutschen Gesellschaft für Urologie (1950) München 29.09.-01.10.1949. Thieme, Leipzig
Verhandlungsbericht der Deutschen Gesellschaft für Urologie (1952) Düsseldorf 19.-21.09.1951. Thieme, Leipzig
Weisz G (1994) Mapping medical specialization in Paris in the ninetheenth and twentieth centuries. Social History of Medicine 7:177–211
Wiener J (2001) Die Gesolei und die Düsseldorfer Architektur der 20er Jahre. Bachem, Köln
Zimmermann V (2006) In Schutt und Asche; Das Ende des Zweiten Weltkrieges in Düsseldorf. Grupello, Düsseldorf

Geschichte der Klinik Golzheim in Düsseldorf – Entwicklung einer urologischen Fachklinik

Patrick J. Bastian

3

3.1 Situation der Medizin in Düsseldorf

Im frühen 20. Jahrhundert erlebte Düsseldorf wie andere Städte an Rhein und Ruhr einen wirtschaftlichen Aufschwung im Rahmen der industriellen Revolution. Die Ablösung des Kölner Stapel durch die Mainzer Akte von 1831 (Hüttenberger 1984), die aufstrebende Dampfschifffahrt auf dem zunehmend regulierten Rhein, die Einrichtung des Freihafens 1831 sowie die Anlage der ersten westdeutschen Eisenbahnstrecken 1838 nach Erkrath (Weidenhaupt 1979) schufen die Voraussetzungen für die Entwicklung Düsseldorfs zur Industriestadt. So wuchs auch die Einwohnerzahl der Stadt durch die aufkommende Stahlindustrie (u. a. Mannesmann, Haniel und Lueg, Rheinmetall-Borsig), durch die Übersiedlung der Firma Henkel von Aachen nach Düsseldorf 1878 (Feldkirchen u. Hilgert 2001), aber auch durch die Gründung der Düsseldorfer Börse ab 1853[74]. Es folgten zahlreiche weitere Industriebetriebe wie beispielsweise die Gerresheimer Glashütte. Allerdings dominierte bis 1870 noch das Textilgewerbe (Dross 2007). 1913 waren in Düsseldorf mehr als 400.000 Einwohner gemeldet.[75] Diese Entwicklung spiegelte sich auch im Krankenhausbau mit der Etablierung von konfessionellen Einrichtungen wider (u. a. Ev. Krankenhaus 1849, Martinus-Krankenhaus 1859, Augusta-Krankenhaus 1904; Dross 2002). Mit Gründung der »Allgemeinen Städtischen Krankenanstalten Düsseldorf« 1907 wurde eine Kapazität von knapp 1.000 Betten geschaffen, um die unterschiedlichen Schwerpunkte abzudecken. Bei der Einrichtung handelte es sich um eine der modernsten Krankenhäuser der Zeit in Deutschland. Es verfügte über ein Institut für Pathologie, eine bakteriologische Abteilung, ein Institut für Biochemie und Physiologie sowie über ein Institut für experimentelle Therapie. Dieses Krankenhaus konnte ebenso wie dasjenige in Köln als »Akademie für praktische Medizin« überregionale wissenschaftliche Reputation erlangen (Halling u. Vögele 2007). Interessanterweise unterhielt die Anstalt auch eine nahezu eigenständige Fachabteilung für Urologie – andere Standorte in Düsseldorf wie z. B. das Evangelische Krankenhaus Düsseldorf richteten dies erst 1933 ein (Ackermann 1999, S. 114). Viele der später in Golzheim tätigen Mediziner waren zunächst in den Städtischen Krankenanstalten beschäftigt (Al-Fartwsi 2007, S. 18).

3.2 Gründung der Klinik in Düsseldorf-Golzheim

Nach Ende des Ersten Weltkriegs war das Krankenhaus- und Gesundheitswesen im Deutschen Reich vor besondere Aufgaben gestellt. Durch die französische Besetzung des Rheinlandes im Jahr 1921 infolge des Versailler Vertrages und der daraus resultierenden Beschlagnahmung von Bettenkapazitäten verschärfte sich die Lage in Düsseldorf. Während des sog. »Ruhrkampfs« 1923 eskalierten auch in Düsseldorf die Auseinandersetzungen (Hinz 2004, S. 256). Erst durch den schrittweisen Rückzug der Besatzungstruppen in den Folgejahren entspannte sich die Lage erheblich (Ackermann 1999, S. 105).

Die »Großausstellung für Gesundheitspflege, soziale Fürsorge und Leibesübung Düsseldorf (GeSoLei)«, deren Zielsetzung die Erziehung zum neuen leistungsstarken Menschen war, stärkte im Jahr 1926 als größte Veranstaltung dieser Art während der Weimarer Republik den Gesundheitsstandort Düsseldorf erheblich (Stöckel 1991).

Das Ausstellungsgelände grenzte unmittelbar an die neu eröffnete Klinik Golzheim. An dieser Krankenhausgründung war maßgeblich der Chirurg und Urologe Peter Janssen (1874–1947) beteiligt. Janssen (Abb. 3.1) leitete seit 1907 als Oberarzt der chirurgischen Klinik der Städtischen Krankenanstalten eine Abteilung für Urologie. An der damaligen »Akademie für praktische Medizin« habilitierte er sich 1910 und wurde 1912 zum außerordentlichen Professor für Chirurgie und Urologie ernannt.[76] Als solchen übernahm

[74] https://www.boerse-duesseldorf.de/dieboerse/ueber_uns/historie (Recherche vom 24.07.2014)

[75] http://de.wikipedia.org/wiki/Einwohnerentwicklung_von_D%C3%BCsseldorf#Von_1871_bis_1944 (Recherche vom 24.07.2014)

[76] Lebenslauf (1939), in: StAD 0-1-22-16.0014

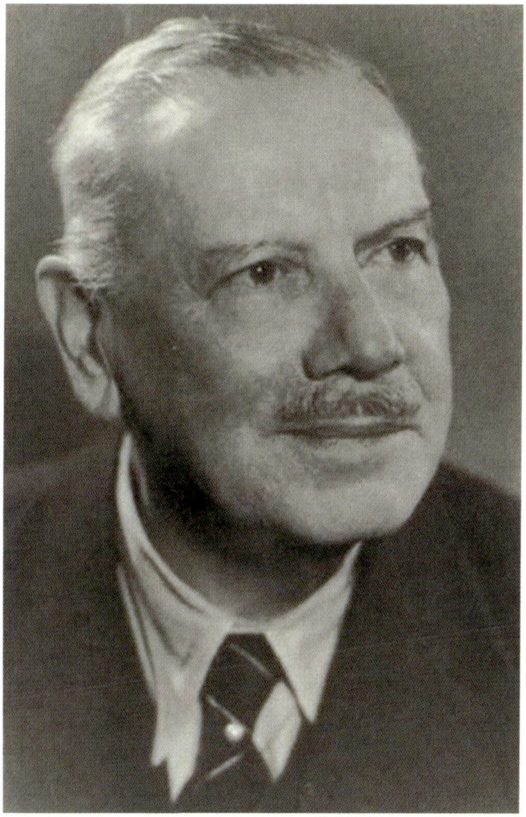

Abb. 3.1 Peter Janssen (1874–1947), Chirurg, Urologe und Mitbegründer der Klinik Golzheim, 1920er Jahre (Quelle: Privatbesitz Familie Janssen, Repro mit freundl. Genehmigung)

ihn 1923 auch die Medizinische Akademie Düsseldorf für Chirurgie und chirurgische Urologie.[77] Die Einrichtung einer solchen Abteilung war auf die Initiative seines Vorgesetzen, Geheimrat Witzel (1856–1925), zurückzuführen, der einer relativen Verselbstständigung der Urologie aufgeschlossen gegenüber stand. In einem Gutachten zur Verleihung der a. o. Professur an Janssen diskutierte der Direktor der Chirurgischen Klinik die Publikationen Janssens (zu diesem Zeitpunkt 17 Zeitschriftenbeiträge und zwei selbstständige Buchpublikationen) und betonte die darin seiner Meinung nach zum Ausdruck kommende Eigenständigkeit des Faches Urologie.[78] [79]

Janssen, gleichaltrig wie Gottfried Thelen (1871–1941) in Köln oder Carl Schramm (1876–1949) in Dortmund/Westfalen, hatte seine urologische Spezialausbildung nach dem Medizinstudium in Marburg, Berlin, Freiburg und Bonn als Assistent in Berlin, Leipzig und Bonn sowie, wie zu dieser Zeit üblich, bei Felix Guyon (1831–1920) in Paris erworben (Schmand u. Ohnhaus 1997, S. 45).[80] Janssen scheint im Gegensatz zu Thelen in Köln keine Schwierigkeiten im Status als Urologe besessen zu haben.[81] Nach Witzels Emeritierung 1924 wurde der 44-jährige Eduard Rehn (1880–1972) aus Jena als Nachfolger berufen, dessen integralistische Auffassung von Chirurgie sich zu einer unangenehmen Konstellation für Janssen entwickeln sollte, da dies die Eigenständigkeit der Abteilung infrage stellte (Kaess, S. 5).

Janssen sowie Kollegen anderer Fachrichtungen entschieden sich, eine eigene Privatklinik mit einem besonderen Schwerpunkt Urologie zu gründen (Al-Fartwsi 2007, S. 21). Dies war 1925 der Grundstein für die Entwicklung und den Bau der Klinik in Düsseldorf-Golzheim. Hierzu waren besondere finanzielle Mittel notwendig, was in dieser Zeit der Hyperinflation nach dem ersten Weltkrieg sehr schwer zu erreichen war. Begünstigt wurde das Unternehmen durch Janssens Ehe mit der Tochter und Erbin des verstorbenen »Geheimen Kommerzienrates«, Stadtverordneten, Bankiers und Kunstsammlers Moritz Leiffmann (1853–1921). Die Familie Leiffmann besaß umfänglichen Grundbesitz in diesem Düsseldorfer Stadtteil in der Nähe des

77 NN (1923) Tagesgeschichte – Hochschulnachrichten. Klin Wochenschr 2:1196

78 Bericht über die wissenschaftlichen Arbeiten des Mitgliedes der Düsseldorfer Akademie für praktische Medizin, Herrn Dozenten für Chirurgie und chirurgische Urologie Dr. P. Janssen, erstattet im Auftrage des akademischen Rates von Professor Dr. Witzel Geh. Med. Rat. In: Universitätsarchiv Düsseldorf 112:953

79 Janssen bearbeitete für das bei Julius Springer erscheinende Handbuch der Urologie (1926), hrsg. von Voelcker u. Lichtenberg, das Kapitel »Chirurgische Anatomie und allgemeine Operationslehre der Nieren« (Bd. 1, Allgemeine Urologie, Springer, Heidelberg, S. 1-55).

80 Lebenslauf (1939), in: StAD 0-1-22-16.0014

81 Vgl. hierzu den Beitrag von Moll »Frühe uro-chirurgische Operationen und die Etablierung der Zystoskopie im Rheinland« in diesem Band

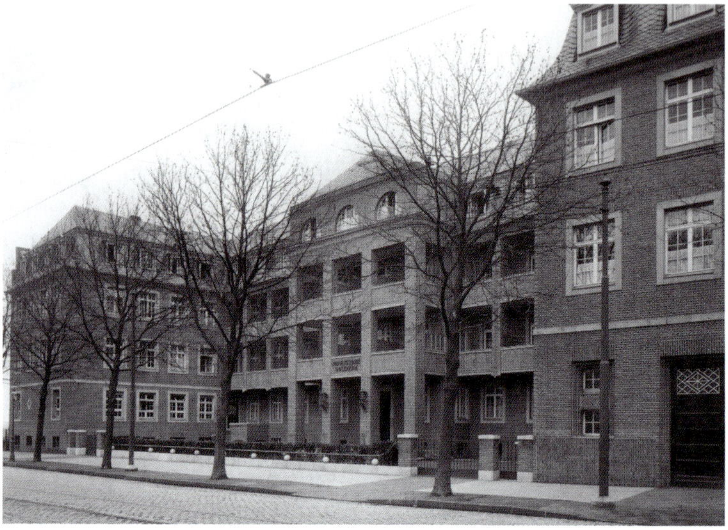

Abb. 3.2 Straßenfront der Klinik Golzheim um 1930 (Quelle: Stadtarchiv Düsseldorf, Bildarchiv 227-280-001, Repro mit freundl. Genehmigung)

GeSoLei-Ausstellungsgeländes, so auch das spätere Klinikgelände (Wiesemann 2000).

Anfang 1925 wurde zunächst die »Privatklinik Golzheim GmbH« mit einem Stammkapital von 121.000 Reichsmark[82] gegründet (Kaess, S. 6). Zweck der Einrichtung war es, eine qualifizierte Versorgung in Düsseldorf und in der Rheinprovinz auf dem Gebiet der Urologie anzubieten. Um eine ausreichende Auslastung der Klinik zu gewährleisten, wurden weitere Angebote im Bereich der Chirurgie, Gynäkologie, Geburtshilfe und Inneren Medizin etabliert (Al-Fartwsi 2007, S. 22). Das Fachgebiet der Urologie war 1924 auf dem 43. Deutschen Ärztetag in Bremen (Bremer Richtlinie) gerade erst zu einer medizinischen Disziplin mit Facharztstatus erhoben worden (Narr 2008, S. 208–210; Taupitz 1991, S. 292–293). Die vier Klinikgründer und Stammgesellschafter waren allesamt vorher an der Städtischen Krankenanstalt Düsseldorf/Akademie für praktische Medizin tätig gewesen: Professor Dr. Peter Janssen (Abb. 3.1), Dr. Mendel Wullach (Chirurg), Dr. Hans Kütt (Gynäkologe) und Dr. Franz Wilhelm Kaess (Chirurg). Bereits während der Gründungsphase war eine Erweiterung der Stammgesellschafter geplant, um das Stammkapital aufzustocken; hinzu kamen im Laufe des Jahres 1925 Erich Boden (1883–1956) (Jakobs u. Bayer 2003), ebenfalls von den Städtischen Krankenanstalten, und Hans Fleischauer vom Martinus-Krankenhaus Düsseldorf (Al-Fartwsi 2007, S. 22). Als Besonderheit wurde zudem ein Labor für Bakteriologe unter Leitung von Henry Smidt eingerichtet; ebenso wie Janssen war Smidt mit einer Tochter des Bankiers Leiffmann verheiratet. Im Juni 1926 folgte Franz Gronarz (Frauenheilkunde) in den Kreis der Gründungsmitglieder. Auch die Stadt Düsseldorf gewährte zur Gründung der Klinik einen Zuschuss in Form einer Hypothek (Kaess, S. 8). In der entsprechenden Vereinbarung wurde geregelt, dass 40 % aller Klinikbetten für die Behandlung gesetzlich versicherter Patienten zur Verfügung gestellt werden mussten. Dies stellte die Rentabilität der Klinik vor Probleme, da der wirtschaftliche Erfolg nur durch die Behandlung von selbstzahlenden Privatpatienten gesichert werden konnte (Al-Fartwsi 2007, S. 23).

Der Düsseldorfer Architekt Joseph Kleesattel (1883–1942) errichtete den Bau des Krankenhauses bis 1926 in einem Stil, der sich der Architektur des Ehrenhofs und des Rheinparks Golzheim anpasste (Abb. 3.2).

Die Eröffnung der Klinik erfolgte im Juni 1926. Es standen zwei Operationssäle, eine Röntgenabteilung und ein Labor zur Verfügung (Abb. 3.3).

[82] Eine Reichsmark entspricht heute ca. 4 Euro. Umrechnung mit http://de.wikipedia.org/wiki/Vorlage:Inflation m8 (Recherche vom 19.07.2014)

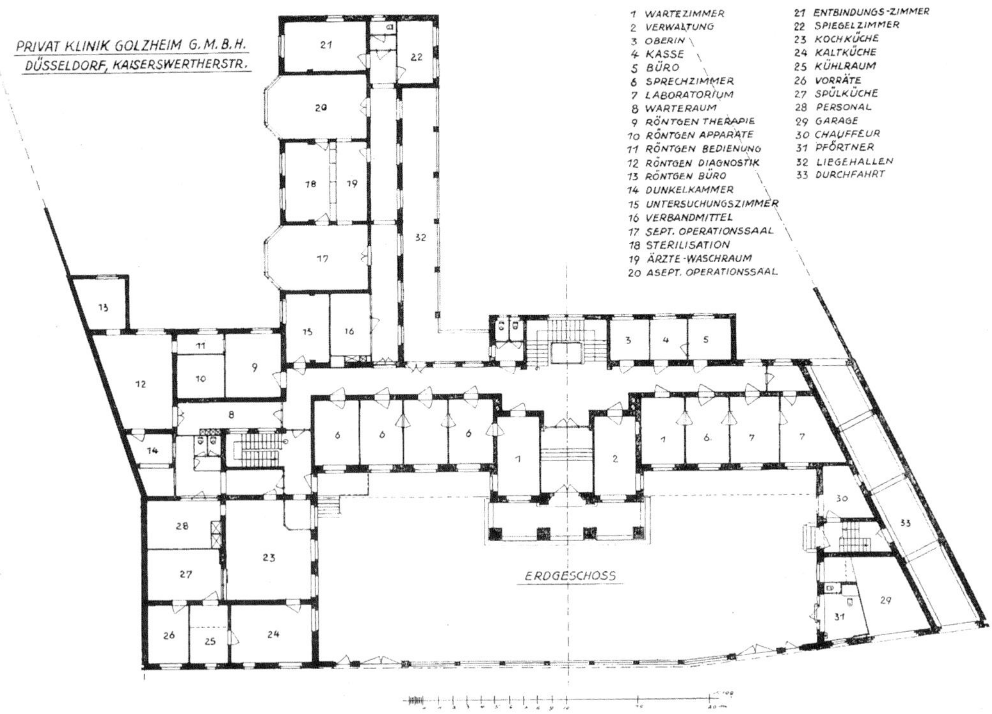
PRIVAT KLINIK GOLZHEIM G.M.B.H.
DÜSSELDORF, KAISERSWERTHERSTR.
1 WARTEZIMMER
2 VERWALTUNG
3 OBERIN
4 KASSE
5 BÜRO
6 SPRECHZIMMER
7 LABORATORIUM
8 WARTERAUM
9 RÖNTGEN THERAPIE
10 RÖNTGEN APPARATE
11 RÖNTGEN BEDIENUNG
12 RÖNTGEN DIAGNOSTIK
13 RÖNTGEN BÜRO
14 DUNKELKAMMER
15 UNTERSUCHUNGSZIMMER
16 VERBANDMITTEL
17 SEPT. OPERATIONSSAAL
18 STERILISATION
19 ÄRZTE-WASCHRAUM
20 ASEPT. OPERATIONSSAAL
21 ENTBINDUNGS-ZIMMER
22 SPIEGELZIMMER
23 KOCHKÜCHE
24 KALTKÜCHE
25 KÜHLRAUM
26 VORRÄTE
27 SPÜLKÜCHE
28 PERSONAL
29 GARAGE
30 CHAUFFEUR
31 PFÖRTNER
32 LIEGEHALLEN
33 DURCHFAHRT
ERDGESCHOSS

Abb. 3.3 Grundriss des Erdgeschosses der Klinik Golzheim 1925. Hier waren die Operationssäle (17, 20), die Röntgenabteilung (11–13) sowie das Laboratorium (7) untergebracht (Quelle: Schlossmann A (Hrsg) (1926) Die Düsseldorfer Kranken-, Heil- und Pflege-Anstalten. Düsseldorf, S. 169)

Zudem waren 44 Krankenzimmer mit 80 Betten eingerichtet worden. Die erste behördliche Begehung der neuen Klinik im Oktober 1926 attestierte ein »sehr gut eingerichtetes und sehr gut geleitetes neuzeitiges Krankenhaus«.[83] Die Einrichtungen der Klinik erfüllten alle Ansprüche eines modernen Krankenhauses zu jener Zeit. So waren in jedem Krankenzimmer bereits Telefon und Radio installiert, womit die Klinik 1926 den anderen Krankenhäusern überlegen war.[84] Entscheidend in Hinblick auf den urologischen Schwerpunkt war allerdings, dass mit der Klinik Golzheim 1926 eine der ersten urologischen Hauptabteilungen im Rheinland entstand (Schmandt u. Ohnhaus 1997, S. 64).

In der Zeit von 1926–1932 waren neben den genannten Gründungsmitgliedern zwei bis drei Assistenzärzte tätig. Durch eine geschickte Politik der Pflegedienstleitung gelang es, qualifizierte Pflegemitarbeiter nach Golzheim zu holen, um den reibungslosen Ablauf zu ermöglichen; bis 1933 wurden 17 Mitarbeiter beschäftigt (Al-Fartwsi 2007, S. 33). Besonders das Labor unter der Leitung von Smidt erarbeitete sich schnell einen überregionalen Ruf in der Probenauswertung und diente vielen Apotheken der Stadt als Probenweiterleitungsstelle. Ein weiterer Schwerpunkt bildete die Syphilisbestimmung im Serum. Nach dem frühen Tode Smidts im Jahr 1931 erlosch jedoch die Konzession für spezielle Untersuchungen, u. a. die Wassermann-Reaktion, was zu Einbußen in der Reputation führte (Al-Fartwsi 2007, S. 31, 38).

---

83 Begehungsprotokoll vom 29.10.1926 (Medizinalrat Dr. Fürth), Stadtarchiv Düsseldorf 0-1-4-2374.000, zit. nach Al-Fartwsi, S. 27

84 http://www.paracelsus-kliniken.de/duesseldorf/unser-krankenhaus/historie.html (Recherche vom 24.07.2014)

3.3 Die Entwicklung der Klinik Golzheim während der NS-Zeit und des Zweiten Weltkrieges

Die Machtergreifung der Nationalsozialisten und die sich hieraus entwickelnde Gesetze zur Wiederherstellung des Berufsbeamtentums 1933 sowie die Nürnberger Rassengesetze 1935 führten zur Verfolgung, Vertreibung und Ermordung von Ärzten in Düsseldorf (Brandes 1998; Woelk 1997). Dies stellte auch die Klinik Golzheim vor erhebliche personelle Probleme (Kaess, S. 13). Wullach wurde hierdurch in seiner Tätigkeit eingeschränkt und musste 1938 emigrieren. Janssen war sog. »Halbjude« und mit einer »Halbjüdin« verheiratet. Nach 1933 verlor er seine Lehrbefugnis, konnte aber seine Position in der Klinik aufrechterhalten. Mit welchen Mitteln ihm das gelang, etwa durch Delegierung der offiziellen Aufgaben an Dr. Kaess (Al-Fartwsi 2007, S. 38), ist unklar.[85] Janssen wurde zunächst als im Düsseldorfer Adressbuch als jüdischer Chirurg geführt, nach 1936 aber wieder den »arischen« Kollegen zugeordnet. Im Jahr 1938 publizierte er sogar noch ein weiteres Lehrbuch (Janssen 1938). Diese ambivalente Biographie ist nur teilweise mit dem allgemeinen Phänomen erklärbar, dass »nicht-arische« Ärzte im Gegensatz zur Situation an öffentlichen Krankenhäusern in einer konfessionellen oder privaten Klinik zumindest eine gewisse Zeitlang weiterhin tätig sein konnten, wenn sie »nach Außen« nicht mehr in Erscheinung traten. Auch auf die Tätigkeiten von Prof. Boden hatte der jüdische Elternanateil erheblichen Einfluss: So verlor er vorübergehend seine Befugnis als Hochschullehrer der Medizinischen Akademie in Düsseldorf, erhielt diese aber nach Intervention von Dr. Wilhlem Stuckart (1902–1953), Staatssekretär im Preußischen Wissenschaftsministerium (Jasch 2012), wieder zurück (Al-Fartwsi 2007, S. 120).

Im Jahr 1935 wurde die bisherige Spezialisierung auf Chirurgie, Frauenheilkunde und Orthopädie durch weitere Neuanstellungen gestärkt. Seit 1935 war die Klinik zur Ausbildung von Medizinalpraktikanten berechtigt – eine Besonderheit, da dies sonst nur den universitären und ausgewählten öffentlichen Krankenanstalten vorbehalten war. Der medizinische Schwerpunkt des Golzheimer Krankenhauses war dennoch die Urologie unter der Leitung von Peter Janssen. Hier wurde der fachlich-wissenschaftlichen Ausrichtung einer noch relativ jungen Fachdisziplin Raum zur Entfaltung gegeben (Al-Fartwsi 2007, S. 147). Neben Janssens Publikationen war auch das Wirken von Boden als Autor von Standardlehrbüchern wie »Elektrokardiographie für die ärztliche Praxis« der Reputation des Hauses förderlich (Al-Fartwsi 2007, S. 149).

Durch den Einzug der Mitarbeiter zum Militär nach Ausbruch des Zweiten Weltkrieges wurde die medizinische Handlungsfreiheit deutlich eingeschränkt und konnte nur durch zahlreiche Vertretungen gewährleistet werden (Kaess, S. 17). Im Rahmen der Bombenangriffe auf Düsseldorf und das Ruhrrevier in den Jahren 1943–1944 wurde die Klinik durch ihre isolierte Lage am Stadtrand nur gering beschädigt. Als viel einschneidender erwies sich im Frühjahr das radikale Einschreiten des Düsseldorfer Gauleiters Friedrich Karl Florian (1894–1975), indem er Boden zum »Volljuden« erklärte und ihm damit seine Approbation (Bestallung) entzog (Al-Fartwsi 2007, S. 158). Denn die 4. Verordnung zum Reichbürgergesetz ließ im September 1938 die Bestallung aller jüdischen Ärzte erlöschen (Schwoch 2008). Im Herbst erhielt Boden seine Approbation durch erneutes Einschreiten Stuckarts zurück und konnte seine Tätigkeit wieder aufnehmen.

3.4 Die Entwicklung der Klinik nach dem Zweiten Weltkrieg

Nach Ende des Zweiten Weltkriegs hatte auch die Golzheimer Klinik mit den Zerstörungen der Infrastruktur erhebliche Probleme. Zwei ursprüngliche Gesellschafter (Gronarz und Fleischhauer) schieden 1946 aus, und die Anteile wurden von drei neuen Anteilseigner übernommen (Bardenheuer, Diefenhardt und Schmidt-Sodingen; Al-Fartwsi 2007, S. 49). Kaess, der die Chirurgie während des Krieges in Golzheim aufrechterhielt,

[85] Vgl. zur Verfolgung jüdischer Ärzte und Ärztinnen den Beitrag von Halling und Moll »Jüdische Urologen im Rheinland in der Zeit des Nationalsozialismus – Verfolgung, Vertreibung, Ermordung« in diesem Band

wurde von den Alliierten als vertrauensvoll eingestuft (Al-Fartwsi 2007, S. 50). Der plötzliche Tod Janssens 1947 infolge eines Schlaganfalls veränderte die Golzheimer Klinik nachhaltig, denn die Klinik hatte nicht nur ihren Gründer, sondern auch denjenigen verloren, der neben der medizinischen auch die organisatorische Leitung der Klinik maßgeblich über zwei Jahrzehnte geprägt hatte. Die rheinische Urologie verlor zudem einen bedeutenden Wegbereiter in ihrer Entwicklung zur Selbstständigkeit.

Als Nachfolger wurde der gebürtige Duisburger Urologe Professor Hans Boeminghaus (1893–1979)[86] ausgewählt. Er kam aus Cuxhaven und trat seinen Dienst im Juli 1947 an. Nach seinem Studium an den Universitäten Freiburg, Bonn und Heidelberg und seiner Promotion 1919 erfolgte die medizinische Weiterbildung in Heidelberg und Halle/Saale. 1924 habilitierte sich Boeminghaus mit der Arbeit »Pharmakologische Untersuchungen über die periphere Innervation der Blase« für das Fach Chirurgie. Weitere Tätigkeiten führten Boeminghaus 1929 nach Marburg. 1937 erhielt er die Stelle des Leiters der chirurgischen Abteilung im Stadtkrankenhaus Frankfurt/Oder und 1939 die Leitung der Zweiten Chirurgischen Klinik am Krankenhaus Westend in Berlin (Knipper 1979). 1943 setze er sich bei Max de Crinis (1889–1945) (Jasper 1991), zu diesem Zeitpunkt Referent im Reichsministerium für Wissenschaft, Erziehung und Volksbildung, für die Schaffung urologischer Lehrstühle an deutschen Universitäten ein. Schon vor dem Zweiten Weltkrieg war er nach Verdrängung der jüdischen Kollegen zum Schriftleiter der »Zeitschrift für Urologie« avanciert und blieb dies bis 1970. Die Rolle von Boeminghaus in der deutschen Urologie während der Zeit des Nationalsozialismus, seine Mitgliedschaft in NSADP und SS sowie seine Beteiligung an Theorie und Praxis von (Zwangs-)Sterilisationen an Männern wurden im Rahmen eines von der Deutschen Gesellschaft für Urologie initiierten Forschungsprojekts untersucht (Krischel 2011). Er war einer der bedeutenden Urologen seiner Generation und hatte sich durch zahlreiche Publikationen und Lehrbücher (Boeminghaus 1950) einen außerordentlichen Ruf erworben. Auch war er Präsident des ersten Nachkriegskongresses der DGU in Düsseldorf (Krischel u. Halling 2013). Bis zu seinem Ausscheiden 1962 erlebte die Klinik einen erheblichen wirtschaftlichen und fachlichen Aufschwung. Boeminghaus wurde Mitglied des Lehrkörpers der Medizinischen Akademie Düsseldorf. Seine Spezialgebiete umfassten die Diagnostik und Therapie von Verletzungen und Malignomen des Harntraktes sowie die Harnableitung (Al-Fartwsi 2007, S. 52).

Janssen hatte sich während seiner Amtszeit mithilfe von Kaess auch um die Geschäftsführung gekümmert. Nach seinem Tode erledigte Schmidt-Sodingen die Geschäftsführung. Die Besetzung der ärztlichen Leitung erfolgte jetzt im Rotationsprinzip (dreijährlich). Bauliche Erweiterungen erfolgten 1955 mit der Vergrößerung der Grundstücksflächen und damit der Erstellung der bis heute typischen garten- und parkähnlichen Struktur des Klinikgeländes. Auch die baulichen Voraussetzungen des wissenschaftlichen Institutes, aber auch der Ausbau von 20 weiteren Krankenzimmern wurden dadurch ermöglicht. Im Jahre 1959 folgte zudem ein neues Schwesterheim (Al-Fartwsi 2007, S. 189–190).

Im Jahr 1963 trat Dietmar Zoedler im Alter von 41 Jahren die Nachfolge seines Chefs Boeminghaus an. Nach seinem Medizinstudium in Breslau und Göttingen hatte Zoedler seine medizinische Ausbildung in Berlin-Neukölln bei Hans Paetzel (Schüler von Feudenberg) sowie in Stuttgart erhalten. 1958 trat er als Oberarzt in die Golzheimer Klinik ein und bewährte sich offensichtlich in den Augen von Boeminghaus, so dass eine öffentliche Ausschreibung der Stelle zur Nachbesetzung gar nicht erfolgte (Al-Fartwsi 2007, S. 58). Zoedler erwarb sich ebenfalls eine hohe wissenschaftliche Reputation, war Mitglied vieler nationaler und internationaler Vereinigungen und war auch im Vorstand der Deutschen Gesellschaft für Urologie. 1975 war er Präsident des 27. Kongresses der Deutschen Gesellschaft für Urologie in Düsseldorf.[87] Die Entwicklung des sog. »Zoedler-Bandes«

86 http://www.catalogus-professorum-halensis.de/boeminghaushans.html

87 Vgl. den Beitrag von Halling et al. »Die Deutsche Gesellschaft für Urologie und der Neuanfang in Düsseldorf nach 1948« in diesem Band

(Schlingenplastik; Zoedler 1970) ebnete den Weg zur modernen plastischen Band-Operationen der Harninkontinenz (Sökeland 2002).

Im Jahr 1972 stieg die Bettenzahl auf 15 Betten mit über 50.000 Pflegetagen bei einer Auslastung von 93 %. Die Belegungsdauer konnte auf bis zu 18 Tage in dieser Zeit gesenkt werden. Die urologische Ausrichtung mit einem Chefarzt, zwei Oberärzten und acht Assistenzärzten erwies sich weiterhin als richtig, denn zwischen 1965 und 1975 stiegen die Operationszahlen von 1.382 auf 2.136 an. Die überregionale Bedeutung hat sich stetig vergrößert, und bis zu 50 % der Zuweisungen waren im Jahr 1976 auswärtige Patienten (Al-Fartwsi 2007, S. 211). Auch die Deutsche Krankenhausgesellschaft betonte das breite Spektrum an Leistungen der Klinik im Rahmen der 50-Jahr-Feier der Klinik. Nur die technisch und organisatorisch extrem aufwändige Nierentransplantation war der benachbarten Universitätsklinik überlassen (Al-Fartwsi 2007, S. 62). Die zu dieser Zeit im wissenschaftlichen Diskurs auftretenden Entwicklungen wurden rasch in die Klinikroutine implementiert (Al-Fartwsi 2007, S. 62). Auch die endoskopischen Techniken sowie die Neuerungen in der Chemotherapie wurden umgesetzt.

3.5 Modernisierung und Umbau der Klinik Golzheim Mitte der 1970er Jahre

Im Rahmen der weiteren Entwicklung tauchte wiederholt die Frage auf, ob sich die zukünftige Gestaltung der Klinik in den historischen Gebäuden verwirklichen ließ (Al-Fartwsi 2007, S. 65). Die Umwandlung der Klinik in eine gemeinnützige GmbH bot den Vorteil nach der Gesetzgebung der Zeit, dass die Investitionskosten, die ab den 1960er Jahre eine besondere Belastung der Krankenanstalten werden sollten, staatlicherseits übernommen werden konnten und der Gemeinnützigkeitsstatus besondere Steuervorteile ermöglichte (Clade 2004; Schmidt-Rettig 1995). Im Jahr 1970 wurde das Grundstück durch weitere Zukäufe vergrößert, um einen potenziellen Neubau der Klinik mit bis zu 350 Betten zu ermöglichen. Durch Verordnungen des nordrhein-westfälischen Ministers für Arbeit, Gesundheit und Soziales, Friedhelm Farthmann, konnte jedoch nicht vor 1976 mit einem Neubau gerechnet werden (Kaess, S. 37–39). Diese Querelen um einen Neu- bzw. Umbau der Klinik bewegte die Anteilseigner der Klinik Golzheim GmbH dazu, die Anstalt im Februar 1976 in den privaten Paracelsus-Kliniken-Verband zu integrieren (Al-Fartwsi 2007, S. 68). Auch im Anschluss gestaltete sich die Weiterentwicklung schwierig – es galt zu klären, ob ein Neubau bzw. eine komplette Modernisierung im bestehenden Altbau sinnvoll ist. Im Jahr 1979 erschien zunächst ein Neubau mit 229 Betten und Schwerpunkt Urologie sinnvoll. Die Modernisierung der Klinik verzögerte sich jedoch durch die ausbleibende Genehmigung der Stadt Düsseldorf bzw. des Landes Nordrhein-Westfalen (Al-Fartwsi 2007, S. 69). Durch die Verzögerungen wurden Mängel in der Patientenunterbringung in einer Umfrage evident – im Gegensatz dazu blieb die Stellung der ärztlichen Behandlung unangefochten in Spitzenpositionen in Düsseldorf und Umgebung. Die Verhandlungen verzögerten sich weiter bis in das Jahr 1984; dann sicherte das Landesgesundheitsministerium zu, einen Klinikneubau mit entsprechender Mittelfreigabe an bevorzugter Stelle im Krankenhausneubauprogramm zu platzieren. Diese Aussage wurde jedoch kurzfristig wieder revidiert. Die Auslastung in Golzheim lag mittlerweile bei 97 %; im Vergleich dazu betrug die Auslastung in der Urologischen Universitätsklinik Düsseldorf 43,3 %. Es wurde daraus ein Überhang an urologischen Krankenhausbetten gefolgert, obwohl neue urologische Abteilungen, z. B. in Kempen/Ndrh, im Martinus-Krankenhaus Langenfeld (Belegabteilung seit 1975) oder in Velbert (Krankenhausneugründung 1978), entstanden waren. Diese Querelen zogen sich bis zur Pensionierung Zoedlers hin. Auch die Einwohner Düsseldorfs und die lokale Presse konnten die Verzögerungen nicht nachvollziehen und leisteten massiven Widerstand (Al-Fartwsi 2007, S. 70).

Im Jahr 1985 trat mit Reiner Wienhöwer erneut ein Oberarzt der Klinik die Chefarztposition an. Die Fokussierung auf Urologie mit allen Facetten des Fachbereichs wurde in den Jahren weiter geprägt und ausgebaut. 1994 wurde ein Nierensteinlithotriptor (ESWL) installiert. Der Konflikt über einen Neubau bzw. einen Erweiterungsbau zog sich weiter hin; auch Denkmalschützer schalteten sich mittlerweile ein, um den Erhalt des architektonisch bedeutenden Altbaus zu unterstützen (Al-Fartwsi 2007, S. 73). Alternativ wurde durch die Gesundheitspolitiker der Landesregierung auch eine Schließung der Klinik diskutiert. Durch den erheblichen Widerstand von Bürgerinitiativen, Medizinern und lokalen Stadtverwaltern konnte diese jedoch abgewendet werden. Im Jahr 1986 wurde endlich eine tragfähige Lösung gefunden: Ein neuer Funktions- und Operationstrakt, eine Krankenwagenzufahrt und eine Intensivstation wurden als Erweiterungsbauten neben dem zu erhaltenden Klinikgebäude beschlossen. Zudem wurde eine komplette Sanierung des alten Gebäudes inklusive aller Krankenzimmer im laufenden Betrieb vorgenommen. Diese Modernisierungsmaßnahmen erstreckten sich bis 1990. Als Resultat entstand eine moderne Klinik mit 120 Betten, die sich ausschließlich auf die urologische Versorgung inklusive der Notfallversorgung fokussierte. Trotz der Umbaumaßnahmen mit Containerauslagerungen konnte die Auslastung bei reduzierter Belegungsdauer über 90 % gehalten werden. Die Finanzierung von 35 Mio. DM wurde sowohl vom Land Nordrhein-Westfalen als auch vom Paracelsus-Klinikenverband getragen. Der Paracelsus-Verband investierte zudem rund 30 Mio. DM zur Modernisierung der Klinik inklusive der medizinischen Gerätschaften. Der Kostendruck im Gesundheitssystem nimmt seit Jahren allerdings weiter zu, und entsprechend werden im Gesamtbereich der stationären Patientenversorgung Bettenkapazitäten gekürzt. In der Golzheimer Klinik wurde die Bettenzahl auf derzeit 104 Betten reduziert.

3.6 Aktuelle Position der Klinik Golzheim in der Urologie

Als eine von drei Hauptabteilungen für Urologie in Düsseldorf trägt die Golzheimer Klinik einen erheblichen Anteil an der urologischen Patientenversorgung in Düsseldorf und Umgebung bei. Die Klinik ist eine der größten urologischen Kliniken in Deutschland und in Europa (◘ Abb. 3.4).

Zudem wird im Rahmen von verschiedenen Kooperationen die urologische Versorgung in anderen Krankenhäusern in Düsseldorf gewährleistet. Die Kapazität liegt derzeit bei 104 Betten und vier intensiv-medizinischen Betten. Unter der aktuellen Führung von Professor Dr. Patrick J. Bastian werden mit dem aktuellen Stellenschlüssel (1-5-8) derzeit knapp 4.000 stationäre und 5.000 ambulante Patienten betreut. Neben den stationären und ambulanten Fallzahlen steigt die Fallschwere als Bewertungsindex kontinuierlich; im Zuge dessen wird die Verweildauer nach operativen Eingriffe reduziert. Im Rahmen der fachurologischen Ausbildung bietet die Klinik als eine der wenigen Ausbildungsstätten neben der Ausbildung zum

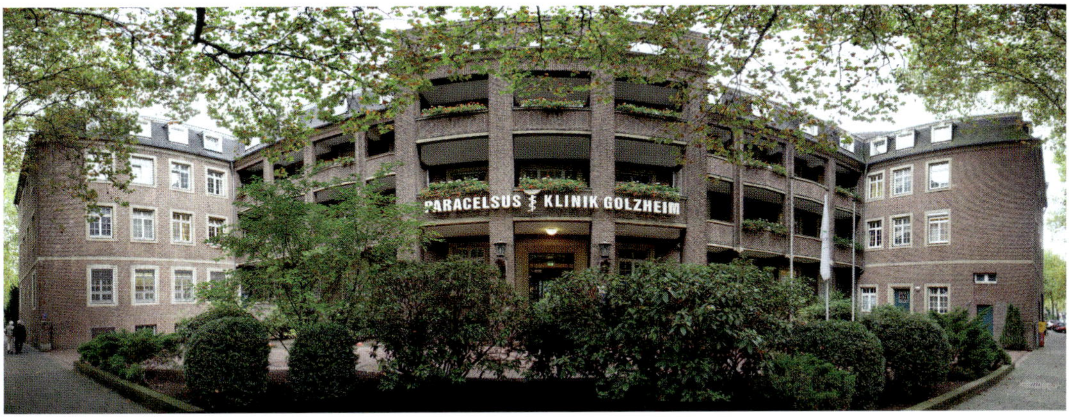

◘ Abb. 3.4 Hauptportal der Klinik Golzheim (Quelle: Paracelsus-Klinik Golzheim, mit freundl. Genehmigung)

Tab. 3.1 Chefärzte der Klinik für Urologie

Prof. Dr. Peter Janssen	1926–1947
Prof. Dr. Hans Boeminghaus	1947–1963
Prof. Dr. Dietmar Zoedler	1963–1985
Dr. Reiner Wienhöwer	1985–1998
Prof. h.c. (RUS) Dr. h.c. (RUS) Dr. Hans-Peter Caspers	1998–2012
Prof. Dr. Patrick J. Bastian	seit 2013

Facharzt für Urologie die Zusatzweiterbildungen Andrologie, medikamentöse Tumortherapie und fachgebundene Röntgendiagnostik an. Neben der gesamten Bandbreite der urologischen Diagnostik und Therapie wurden medizinische Schwerpunkte weiter intensiviert. Ein großer Anteil der Arbeit erfolgt in den Bereichen der operativen und medikamentösen Uro-Okologie. Ferner besteht das Rheinische Prostatazentrum zur Behandlung aller Erkrankungen der Prostata, ein interdisziplinäres Kontinenzzentrum zur Behandlung der Harninkontinenz bei Frau und Mann, die Andrologie und Infektiologie, das Rheinische Harnsteinzentrum sowie ein Schwerpunkt in der rekonstruktiven, urologischen Chirurgie (Tab. 3.1).

3.7 Literatur

Ackermann H (1999) Ich bin krank gewesen… Das evangelische Krankenhaus Düsseldorf 1849-1999. Grupellpo, Düsseldorf

Al-Fartwsi H (2007) Die Entwicklung der Klinik Golzheim (1926-2006). Diss. med. Univ. Aachen

Boeminghaus H (1950) Chirurgie der Urogenitalorgane (Bd. 3). Banascheski, München

Brandes S (1998) Der Exodus der jüdischen Ärzte aus Düsseldorf. Rhein Ärzteblatt 4:15-16

Clade H (2004) Länderfinanzierung vor dem Aus. Dtsch Aerztebl 101(5):A-227-228 / B-197 / C-189

Dross F (2004) Krankenhaus und lokale Politik 1770-1850. Das Beispiel Düsseldorf. Klartext, Essen

Dross F (2007) Kleine Düsseldorfer Stadtgeschichte. Pustet, Regensburg

Esch MG (1997) Die Umsetzung des »Gesetzes zur Verhütung erbkranken Nachwuchses«. In: Esch MG, Griese K, Sparing F, Woelk W (1997) Die Medizinische Akademie im Nationalsozialismus. Essen, S 203

Feldkirchen W, Hilgert S (2001) Menschen und Marken 125 Jahre Henkel (1876-2001). Henkel, Düsseldorf

Halling T, Vögele J (Hrsg) (2007) 100 Jahre Hochschulmedizin in Düsseldorf 1907-2007. Düsseldorf university press, Düsseldorf

Hinz U (2004) Düsseldorf im Ersten Weltkrieg. In: Engelbrecht J, Looz-Corswarem C von (2004) Krieg und Frieden in Düsseldorf. Grupello, Düsseldorf, S 233-256

Hüttenberger P (1984) Düsseldorf auf dem Wege zur Industrialisierung. In: Kurz G (Hrsg) Düsseldorf in der deutschen Geistesgeschichte. Schwann, Düsseldorf

Jakobs G, Bayer K (2003) Vertriebene jüdische Hochschullehrer – Rückkehr erwünscht? In: Woelk W, Sparing F, Bayer K, Esch MG (2003) Nach der Diktatur. Die Medizinische Akademie Düsseldorf vom Ende des Zweiten Weltkriegs bis in die 1960er Jahre. Klartext, Essen, S 115–137

Janssen P (1926) »Chirurgische Anatomie und allgemeine Operationslehre der Nieren«. In: Voelcker F, Lichtenberg A v (Hrsg) Handbuch der Urologie, Bd. 1: Allgemeine Urologie. Springer, Heidelberg, S 1-55

Janssen P (1938) Diagnostik und therapeutische Indikationsstellung bei den chirurgischen Erkrankungen der Harnorgane. Ein Lehrbuch für Studierende und Ärzte. Berlin

Jasch HC (2012) Staatssekretär Wilhelm Stuckart und die Judenpolitik: der Mythos von der sauberen Verwaltung. Oldenbourg, München

Jasper H (1991) Maximinian de Crinis (1889–1945). Eine Studie zur Psychiatrie im Nationalsozialismus. Matthiesen, Husum

Kaess FW (1971) Die Klinik Golzheim in Düsseldorf 1926-1971. Ein Beitrag zur Chronik Triltsch. Druck, Düsseldorf, S 5

Knipper W (1979) In Memoriam Prof. Dr. med. Hans Boeminghaus. Urologe B 19:300

Krischel M (2011) Karrieren führender Urologen im Nationalsozialismus. In: Krischel M, Moll F, Belmann J, Schulz A, Schultheiss D (Hrsg) Urologen im Nationalsozialismus Zwischen Anpassung und Vertreibung (Bd. 1). Hentrich & Hentrich, Berlin, S 105-122

Krischel M, Halling T (2013) Die Deutsche Gesellschaft für Urologie in der unmittelbaren Nachkriegszeit. Urologe 52:991–1003

Narr H (2008) Ärztliches Berufsrecht: Ausbildung, Weiterbildung, Berufsausübung (Bd. 1). Dt. Ärzteverlag, Köln, S 208-210
NN (1923) Tagesgeschichte – Hochschulnachrichten. Klin Wochenschr 2:1196
Schmandt W, Ohnhaus M (1997) Geschichte der Urologie in Nordrhein-Westfalen 1903-1984. Burlage, Münster
Schmidt-Rettig B (1995) Vom selbstkostendeckenden Pflegesatz zu fallpauschalierten Preisen. In: Eichhorn S, Schmidt-Rettig B (Hrsg) Krankenhausmanagement im Werte- und Strukturwandel: Handlungsempfehlungen für die Praxis. Stuttgart, Kohlhammer, S 135-144
Schwoch R (2008) Approbationsentzug für jüdische Ärzte »Bestallung erloschen«. Dtsch Aerztebl 105:A-2043-2044 / B-1754 / C-1714
Sökeland (2002) Prof. Dr. Dietmar Zoedler zum 80. Geburtstag. Urologe B 41:491-497
Stöckel S (1991) Die große Ausstellung über GEsundheitspflege, SOziale Fürsorge und LEIbesübungen – GESOLEI – 1926 in Düsseldorf. In: Ideologie der Objekte, Objekte der Ideologie. Wenderoth, Kassel
Taupitz J (1991) Die Standesordnungen der freien Berufe: geschichtliche Entwicklung, Funktion, Stellung im Rechtssystem. de Gruyter, Berlin, S 292-293
Weidenhaupt H (1979) Kleine Geschichte der Stadt Düsseldorf. Triltsch, Düsseldorf
Wiesemann F (2000) Steiler Aufstieg ins Großbürgertum. Die Villa Leiffmann in Düsseldorf. In: Kalymnos. Beiträge zur deutsch-jüdischen Geschichte aus dem Salomon-Ludwig-Steinheim-Institut (3. Jg., Extrablatt, S 23-24). http://www.steinheim-institut.de/edocs/kalonymos/kalonymos_2000_x.pdf#page=23 (Recherche vom 01.07.2014)
Woelk W (1997) Jüdische Ärzte in der Stadt und an der Medizinischen Akademie Düsseldorf (1933-1938). In: Esch MG, Griese K, Sparing F, Woelk W (Hrsg) Die Medizinische Akademie Düsseldorf im Nationalsozialismus. Essen, S 55-85
Zoedler D (1970) Die Behandlung der weiblichen Harninkontinenz mit dem Kunststoffnetzband. Akt Urol 1:28–34

Balneologie und Syphilistherapie in Aachen

Matthis Krischel

In unregelmäßigen Abständen sind verschiedene Bibliographien zu den Aachener und Burtscheider Quellen erschienen (Fromm 1890; Müller 1903; Wehsarg 1982). In jüngerer Zeit erschien auch eine populäre Übersichtsarbeit über Aachen und seine Bäder (Vigener 2002). Dort, wie auch in dieser Arbeit, soll die medizinische Anwendung der Quellen in den Blick genommen werden, ihre Bedeutung im Handwerk und in der sich entwickelnden Industrie bleibt außen vor. Die historische Literatur zur Syphilis ist ungleich größer, so dass hier eine deutliche Einschränkung getroffen werden musste. Aus europäischer Perspektive sind hier die Werke von Ernst Bäumler (1989) und Claude Quétel (1990) maßgeblich.

Obwohl die Balneotherapie der Syphilis bis zum Beginn des 20. Jahrhunderts eine wichtige Rolle spielte und allein im Umkreis der Aachener Thermen einige Schriften zu dem Thema erschienen sind (s. u.), wird diese in der historischen Sekundärliteratur häufig vernachlässigt. Einzig ein Beitrag des Aachener Arztes und Medizinhistorikers Egon Schmitz-Cliever (1957) und eine von ihm begutachtete medizinische Dissertation (Taherpour-Fard 1973) widmen sich ausdrücklich dem Thema. In diesem Beitrag sollen ein Überblick über das Thema gegeben und offene Forschungsfragen aufgezeigt werden.

Nach kurzen Überblicken über die Geschichte des Badewesens in Aachen und Burtscheid (heute ein Stadtteil Aachens) sowie der Syphilistherapie soll die Entwicklung der Balneotherapie der Syphilis in Aachen im langen 19. Jahrhundert nachgezeichnet werden, wobei dieses lange Jahrhundert mit der Markteinführung des Salvarsans® 1910 endet. Obwohl bis zur Einführung des Penicillins in den 1940er Jahren quecksilberhaltige Arzneimittel weiter eine Rolle in der Syphilistherapie spielten, änderte sich bereits ab diesem Zeitpunkt die Behandlung so entscheidend, dass die Balneotherapie an Bedeutung verlor. Ein Grund dafür ist, dass mit ihr in vielen Fällen eher ein durch die »Schmierkur« induzierter Merkurialismus als die Syphilis selbst bekämpfte wurde.

An dieser Stelle ist noch eine Anmerkung zum Begriff der »Syphilis« angebracht. Vor der Entdeckung des Bakteriums Treponema pallidum durch Fritz Schaudinn (1871–1906) und Erich Hoffmann (1868–1906) 1905 in Berlin und vor der Etablierung des bakteriologischen Paradigmas um diese Zeit herum (Sarasin u. a. 2006) wurde die Syphilis anders bestimmt als heute. Häufig wurde sie auch nicht scharf von anderen Geschlechtskrankheiten abgegrenzt (Polianski 2013, S. 1585–1586). Arbeit in diese Richtung leisten u. a. drei Ärzte bzw. Chirurgen: John Hunter (1728–1793), nach dem der syphilitische Primäraffekt »Hunterscher Schanker« genannt wurde, infizierte sich bei einem Selbstversuch mit Syphilis und Gonorrhoe, in welchem er einen Unterschied der beiden Krankheiten nachweisen wollte (Wright 1981). Diese Unterscheidung gelang Benjamin Bell (1749–1806), indem er zeigte, dass sich aus einem syphilitischen Primäraffekt keine Gonorrhoe in der Harnröhre entwickelte (Proksch 1895), und Philippe Ricord (1800–1889), der den Nachweis erbrachte, dass es sich bei der Gonorrhoe um eine eigenständige, von der Syphilis unterscheidbare Erkrankung handelt. Er wurde damit zum Begründer der Dualismuslehre und stellte die Einteilung in drei Stadien auf (Renner 2008). Trotzdem wird im Folgenden für die Zeit seit dem Ende des 15. Jahrhunderts von Syphilis die Rede sein, jedoch immer als zeitgenössischem, historisch wandelbarem, und selbst an einem Ort und zu einer Zeit nicht immer ganz fest bestimmtem Begriff.

4.1 Badekuren

Die heißen, schwefel- und salzhaltigen Quellen von Aachen und dem seit 1897 zu Aachen gehörenden Burtscheid sind seit der Antike bekannt und wurden zu Badekuren eingesetzt (Schaub 2012). Traditionell wurde das Baden in ihnen als Therapie v. a. gegen Gelenk- und Hauterkrankungen angewandt. Auf die Bedeutung der Quellen weist ein Reliefstein mit dem Bild des keltisch-römischen Heilgottes Grannus-Apollo hin, der mit einer Lyra dargestellt wird (Abb. 4.1). Der aus dem 2. Jahrhundert unserer Zeitrechnung stammende Stein wurde 1957 in Burtscheid ausgegraben und befindet sich heute im Rheinischen Landesmuseum in Bonn. Der lateinische Name der Stadt Aachen, Aquae Granni, leitet sich aus den Quellen und ihrem Bezug auf Grannus ab (Murken 2000, S. 12–14).

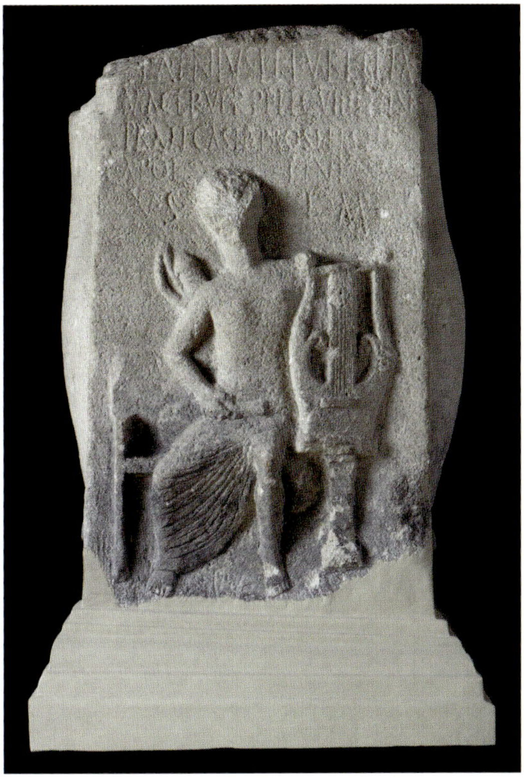

■ **Abb. 4.1** Reliefstein mit dem Bild des keltisch-römischen Heilgottes Grannus-Apollo, 2. Jh. (Foto: Jürgen Vogel. LVR – Landesmuseum Bonn, mit freundl. Genehmigung)

Von Karl dem Großen (747/748-815) ist bekannt, dass er in seiner Pfalz in Aachen ein großes Badebecken anlegen ließ und zum Baden auch Gäste einlud. Der zeitgenössische Historiker Einhard (ca. 770–840) berichtete über Karl:

» Karl liebte die Dämpfe heißer Naturquellen und schwamm sehr viel und so gut, dass es niemand mit ihm aufnehmen konnte. Darum baute er einen Palast in Aachen und verbrachte seine letzten Lebensjahre ununterbrochen bis zu seinem Tode dort. Er lud nicht nur seine Söhne, sondern auch Adelige und Freunde, manchmal sogar sein Gefolge und seine Leibwache zum Baden ein. Oft badeten mehr als hundert Leute mit ihm. « (Einhard 1995)

In dem Zitat werden mit Karl dem Großen und den heißen Quellen zwei für Aachen und die Region konstituierende Elemente aufgegriffen. Deshalb ist es in unzähligen Varianten immer wieder in der lokalhistorischen und touristischen Literatur anzutreffen. In der letzten Zeit ist auch die Selbstinszenierung Karls als Schwimmer in den Fokus der (Kunst-)Geschichte gerückt. So sollte die Metapher der Beherrschung des nassen Elements ihn als besonders qualifizierten Führer ausweisen (Bredekamp 2014).

Die frühesten erhaltenen Anwendungsregeln über die Thermalbrunnen von Aachen stammen aus dem Jahr 1324 und nennen bereits mehrere Brunnen. Etwa zur gleichen Zeit wurden in Burtscheid die ersten Badehäuser errichtet. 1450 folgte der Bau eines Bade- und Gästehauses der Benediktinerabtei dort, welche schon seit dem Jahr 997 bestand. Zu dieser Zeit waren in Aachen bereits das Königsbad (ab 1520: Kaiserbad; ■ Abb. 4.2), das Kleinbad und das Quirinusbad etabliert und namentlich bekannt.

Bereits seit dem 13. Jahrhundert war eine zweite Quellengruppe in der Aachener Innenstadt bekannt gewesen. Im Jahr 1486 wurde im unteren Quellbezirk mit dem Corneliusbad das erste Badehaus errichtet, dem im Laufe der Jahre zahlreiche weitere folgten (Vigener 2002, S. 62).

In der frühen Neuzeit erlebte das Baden Konjunkturen und Flauten. So ist etwa von Albrecht Dürer (1471–1528) bekannt, dass er, als er 1520 zur Kaiserkrönung Karls V. in Aachen war, bei dieser Gelegenheit die Burtscheider Bäder besuchte. Auch wenn sein bekannter Holzschnitt »Das Männerbad« keine Aachener Szene dargestellt, vermittelt die Graphik doch einen guten Eindruck von einem typischen Bad der Zeit (■ Abb. 4.3). Hier wird deutlich, dass das Baden nicht nur medizinischen, sondern auch geselligen Zwecken diente.

Gelegentlich wird in der medizinhistorischen Literatur die kurz vor 1500 Europa überziehende Syphilisepedemie (s. u.) mit einem Ende der mittelalterlichen Badekultur in Zusammengang gebracht. Gegen diese Interpretation spricht sich der Medizinhistorker Robert Jütte aus und zeigt, dass zwar Badehäuser als Orte wahrgenommen wurden, an denen durch Umgang – nicht nur geschlechtlichen – mit den Erkrankten die Syphilis weitergegeben werden konnte, die Antwort darauf jedoch nicht pauschal in Schließungen, sondern

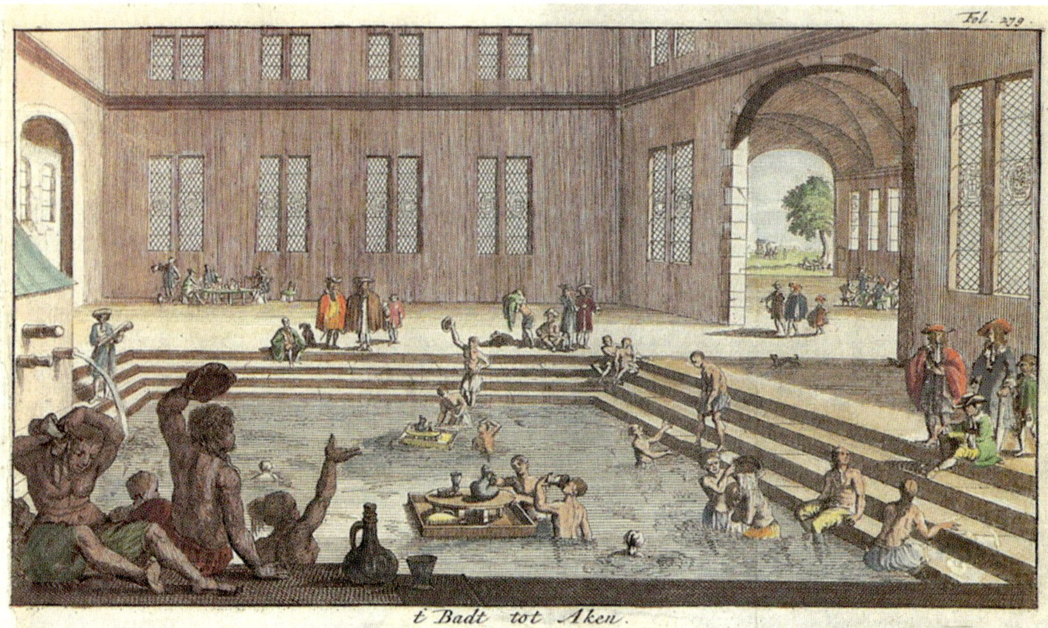

Abb. 4.2 Jan Luyken: Innenansicht des Kaiserbades in Aachen, 1682

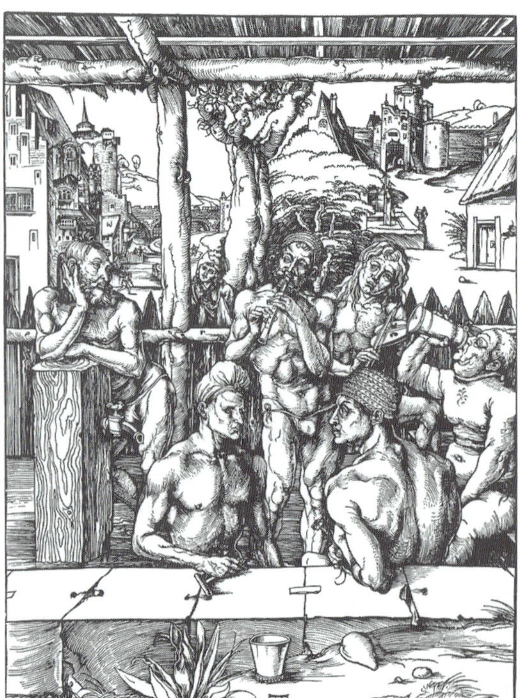

Abb. 4.3 Albrecht Dürer: Das Männerbad, ca. 1496

in Regulation lag, etwa indem man an der »Franzosenkrankheit« leidenden Personen den Zutritt verwehrte (Jütte 2013, S. 42–43).

Mit dem Aufstieg Aachens als Badestadt und zum »Modebad« seit dem 17. Jahrhundert, der bis ins 19. Jahrhundert andauern sollte, ist entscheidend der Name des aus Lüttich stammendes Arztes François Blondel (1613–1703) verbunden (Abb. 4.4). Blondel war zunächst in Malmedy, Spa und Trier tätig, ehe er 1652 nach Aachen kam. Als große Teile der Stadt, einschließlich der Bäder, 1656 bei einem Brand zerstört wurden, beteiligte sich Blondel maßgeblich am Wiederaufbau des Badewesens. Darüber hinaus führte er in Aachen die Trinkkur ein, gemäß der das Quellwasser direkt an den Brunnen und dann im Gehen getrunken werden sollte, und verbreitete den Ruhm der Aachener Quellen in Schriften, die gleichzeitig medizinischen Anspruch und eine werbliche Ausrichtung hatten. Zu seinen bekanntesten Veröffentlichungen zählt etwa ein Band mit dem barocken Titel »Ausführliche Erklärung und augenscheinliche Wunderwirkung deren heylsamen Badt- und Trinkgewässern zu Aach, in welchen derselben

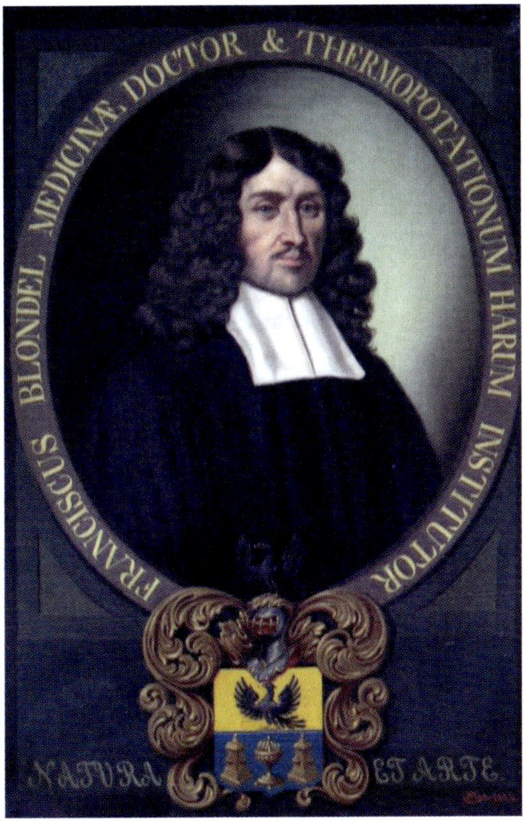
FRANCISCUS BLONDEL MEDICINÆ DOCTOR & THERMOPOTATIONUM HARUM INSTITUTOR
NATURA ET ARTE

Abb. 4.4 Gemälde von François Blondel, Burg Frankenberg, Aachen, Künstler unbekannt

wunderbarliche Natur und Aigenschaften, auch vielfaeltige und bewehrte durch Baden und Trincken erhaltene Curen, beneben nothwendiger und nützlicher Underrichtung, wie sich die Gesunden so woll Krancken in deren Brauchung zu verhalten haben, gruendlich beschrieben werden«, erschienen zuerst 1671 in lateinischer Sprache (Blondel 1671; dt. Fassung: Blondel 1688). Noch im vorgerückten Alter von 73 Jahren wurde Blondel auf die Posten des Ersten Stadtarztes sowie des Brunnen- und Badeinspektors berufen. Nach seinen Planungen entstanden 1682 das Rosenbad und 1715 das Corneliusbad, das 1723 zusammen mit dem Karlsbad zum Herrenbad ausgebaut wurde (Vigener 2002, S. 62; Weberbauer 1977).

Um diese Zeit lässt sich eine genauere Indikationsstellung und Verordnung von Therapien beobachten. Badegänge wurden, angepasst an Konstitution und Leiden des Patienten, verordnet. Es kamen Dampfbäder, Fallduschen und Einzelbäder zum Einsatz, deren Temperatur ab dem 18. Jahrhundert durch Badethermometer reguliert wurde. Die äußere Anwendung des Wassers war bei Erkrankungen der Haut und des Bewegungsapparats, besonders der Gelenke, angezeigt, die innere bei Störungen des Verdauungssystems, der Nieren und Harnwege. Später wurden auch ausdrücklich Harn- und Nierensteinleiden genannt. Zeitgenös-

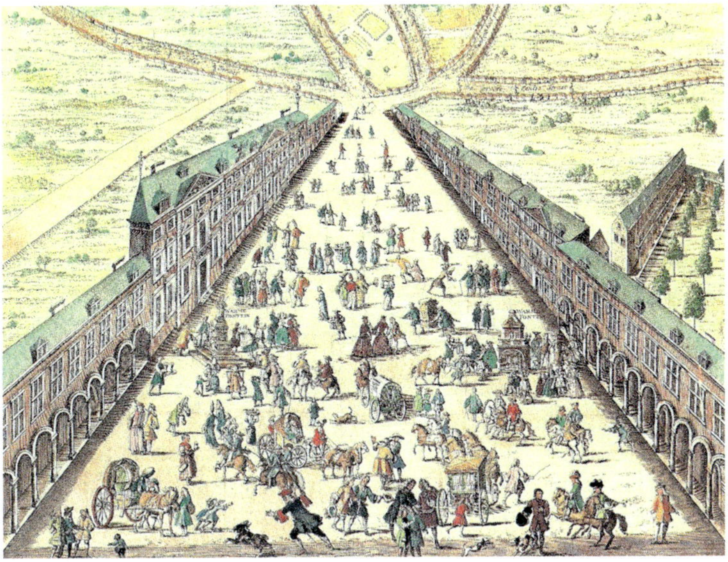

Abb. 4.5 Kurleben auf der Komphausbadstraße, 1727

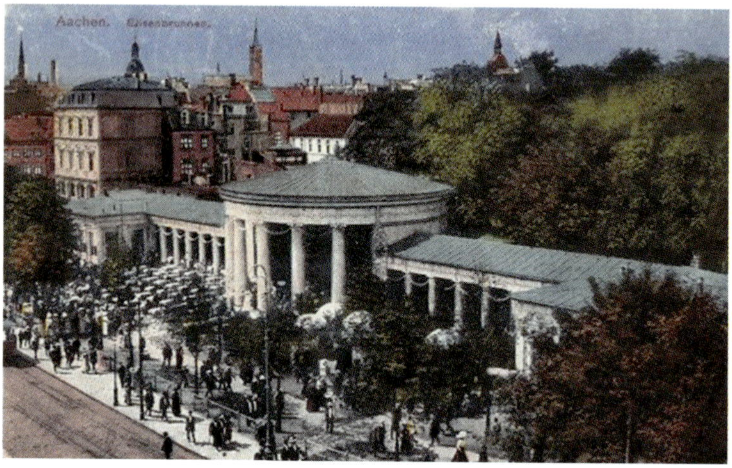

Abb. 4.6 Historische Ansichtskarte des Elisenbrunnens, ca. 1900 (Sammlung Moll, Repro Keyn, mit freundl. Genehmigung)

sische Ärzte wiesen darauf hin, dass das schwefelhaltige Wasser u. a. diuretisch wirkte (Murken 2000, S. 21–28).

Zu den prominenten Kurgästen in Aachen gehörte zu dieser Zeit auch Giacomo Girolamo Casanova (1725–1798), der 1762 Gast im Corneliusbad war (Siemons 2000). Zu dieser Zeit war Aachen ein in ganz Europa bekanntes »Modebad«, das eine wohlhabende Klientel anzog (Abb. 4.5).

Zu Beginn des 19. Jahrhunderts hatte das Kurbad Aachen seinen Höhepunkt erreicht. Zwischen 1794 und 1815 gehörte Aachen zum von Napoleon neu geschaffenen, französischen Département de la Roer, das bis an den Rhein reichte. Unter französischer Herrschaft gingen die Thermen ins Staatseigentum über, und Burtscheid, das bis dahin im Besitz der Benediktinerabtei gewesen war, wurde säkularisiert. 1804 war Napoleons Ehefrau Josephine als Kurgast in Aachen, in den folgenden Jahren ebenso sein Bruder Louis, König von Holland. Nach Napoleons Niederlage in der Schlacht von Waterloo machte wiederum der siegreiche preußische General Gebhard Leberecht von Blücher (1742–1819) drei Wochen in Aachen Halt, um sich u. a. durch Badekuren von einer Verletzung auszukurieren. Nachdem er als Badearzt für Josephine Dienst getan hatte, wurde der in Bonn, Paris und Edinburgh ausgebildete Arzt Gerhard Reumont (1765-1828) im Jahr darauf von Napoleon zum Badeinspektor in Aachen ernannt (Huttmann 1985, S. 364–365). Reumont verfasste einige Schriften zu

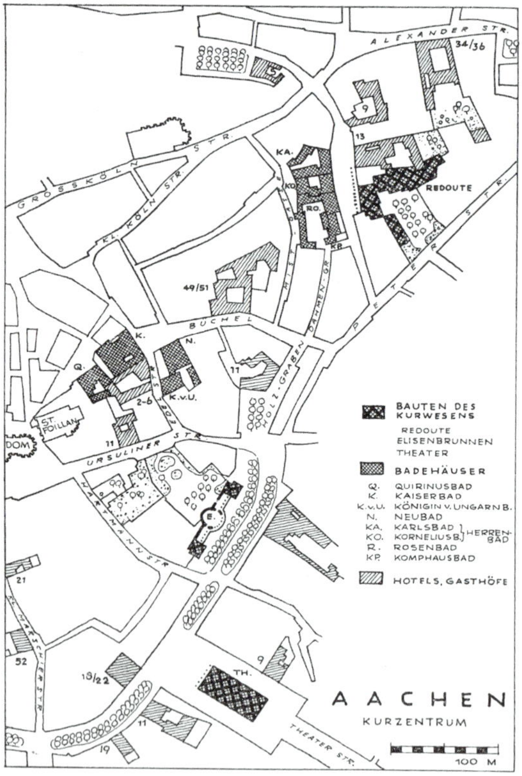

Abb. 4.7 Hofmann 1953: Bäder in Aachen (a)

den Aachener Bädern, sein Sohn Alexander sollte zu einem bedeutenden Badearzt in der zweiten Hälfte des 19. Jahrhunderts werden (s. u.).

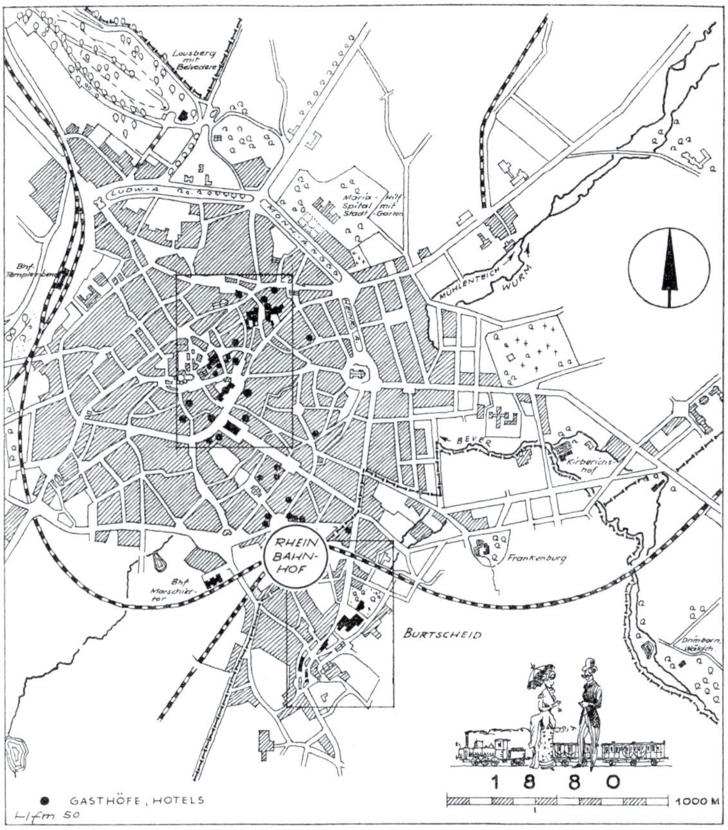

Abb. 4.8 Hofmann 1953: Bäder in Aachen (b)

Bis zur Mitte des 19. Jahrhunderts florierte die Aachener Bäderkultur weiter. So wurde 1825 der klassizistische Elisenbrunnen (Abb. 4.6) nach den Plänen Karl Friedrich Schinkels (1781–1841) vollendet und bis 1865 verschiedene Bäder modernisiert und neu erbaut. Dass mit Schinkel der stilbildende Baumeister Preußens zu dieser Zeit ein repräsentatives Gebäude in Aachen entwarf, ist kein Zufall: Die Rheinlande gehörten seit 1815 zu Preußen, und der Elisenbrunnen kann, ähnlich wie vergleichbare Bauwerke in der Region, als architektonische Erinnerung daran verstanden werden (Trempler 2012). Die Karten (Abb. 4.7, Abb. 4.8, Abb. 4.9) zeigen die Standorte von Bädern und anderen, mit dem Kurbetrieb verbundenen Bauten in Aachen und Burtscheid im Jahr 1880. Dieser Stand entspricht weitestgehend dem der Mitte des 19. Jahrhunderts. Aus ihnen wird auch die Position der Quellen deutlich, da die Badehäuser darüber erbaut wurden.

Im Laufe des 19. Jahrhunderts wandelte sich Aachens Ruf von dem eines vornehmen Kurbads zu dem eines Kurorts, in dem insbesondere an der Syphilis leidende Patienten behandelt wurden. Bereits 1820 hatte der preußische Arzt Christoph Wilhelm Hufeland (1762–1836) in der zweiten Auflage seiner »Praktische[n] Uebersicht der vorzüglichsten Heilquellen Teutschlands« auf die besondere Wirksamkeit des Aachener Quellwassers zur Bekämpfung von Syphilis und den Nebenwirkungen der Quecksilbertherapie hingewiesen. Er schreibt:

» Es ist unstreitig das erste unter allen warmen Schwefelquellen Teutschlands, und seine Wirkung ist daher groß und längst entschieden bei Gicht und Rheumatismen, Hautkrankheiten, Drüsenkrankheiten, Verstopfungen der Eingeweide des Unterleibs, Schleimflüssen, Hämorrhoidenbeschwerden, metastatischen Lähmungen. […] Aber

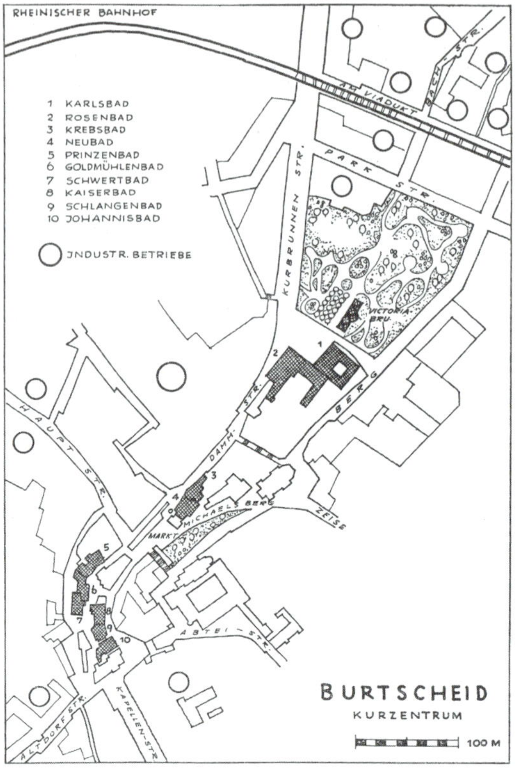

Abb. 4.9 Hofmann 1953: Bäder in Aachen (c)

eine Wirkung muß hier besonders herausgehoben werden, durch welche es sich ganz vorzüglich auszeichnet, die Kraft, die oft so hartnäckigen Ueberreste der venerischen Krankheit zu heilen. Es ist bekannt, wie groß die Anzahl jener Unglücklichen ist, wo durch Vernachlässigung, oder durch unvollkommene oder zu überhäufte und nicht gehörig abgewartete Merkurialkur, diese Krankheit ausgeartet und eingewurzelt ist, und wie hartnäckig jene Ueberreste sind. […] Das Quecksilber heilt sie nicht mehr, ja verschlimmert sie vielmehr, auch die gewöhnlichen Surrogate desselben verlassen uns oft. Ja es ist schwer zu entscheiden, ob es Ueberrest der venerischen Krankheit oder Merkurialkrankheit ist. Hier ist der Quell zu Aachen von ganz vorzüglicher Wirksamkeit, […] indem er eben so gut die Ueberreste und Folgen des syphilitischen Gifts, als die Ueberreste des Quecksilbergifts zu zerstören und zu verflüchtigen vermag. – Auch bei den oft so schwer zu heilenden Folgen der Arsenvergiftung, besonders den davon zurückbleibenden Lähmungen, ist es ein herrliches Heilmittel. – Es kann übrigens sowohl zum Trinken als zum Baden benutzt werden. « (Hufeland 1820, S. 170–171)

Auf die balneologische Syphilistherapie im Aachen des 19. Jahrhunderts soll nach einem kurzen Exkurs zur allgemeinen Therapie dieser Krankheit eingegangen werden.

4.2 Syphilistherapie

Die Herkunft der Syphilis als Altwelt- oder Neuweltkrankheit wird diskutiert (Tampa et al. 2014). Gemäß der Altwelt- oder präkolumbianischen Hypothese existierte die Krankheit bereits vor dem Ende des 15. Jahrhunderts in Europa, während es sich gemäß der Neuwelt- oder kolumbianischen Hypothese um eine Krankheit handelt, die erst durch Christopher Kolumbus' Rückkehr aus der »neuen Welt« 1493 nach Europa gelangte. Aus archäologischer und paläo-pathologischer Sicht scheint aktuell einiges für die Neuwelthypothese zu besprechen: So stellte Bruce Rothschild (2005) eine Studie vor, gemäß der sich bei europäischen Knochenfunden vor 1493 keine eindeutig syphilitischen Veränderungen feststellen lassen, während es aus Nordamerika bis zu 2000 Jahre alte Funde gibt. Auch aus der Perspektive des Historikers spricht einiges für die postkolumbianische Hypothese, denn die ersten Berichte über das Auftreten einer neuen Krankheit in Europa stammen aus der Zeit nach der Rückkehr Kolumbus' im Frühjahr 1493 (Bäumler 1989). Als die Verbreitung der Krankheit begünstigend gilt in der Literatur der Kriegszug des französischen König Karls VIII. gegen Neapel im Winter 1494/1495. Teil seines Heeres von 25.000 Mann waren auch 8.000 Schweizer Söldner. Es wurde im Tross von einer erheblichen Zahl von Prostituierten begleitet. Mit dem Rückzug Karls zerstreute sich sein Heer, die Söldner gingen in andere Dienste, und noch vor dem Ende des 15. Jahrhunderts breitete sich die Syphilis in Europa aus.

Bereits im 15. Jahrhundert wurden Quecksilbersalben gegen die Syphilis angewandt. Viele der frühen Syphilisfälle zeigten sich mit den ganzen

Körper bedeckenden Ausschlägen und Geschwüren, gegen welche Quecksilber als erprobtes Mittel galt (Quétel 1990, S. 30–32). Als einer der ersten nennt der aus Verona stammende Arzt Alexander Benedictus (gest. 1525) Quecksilber als probates Heilmittel. Benedictus diente im Venezianischen Heer, also den Gegnern Karls, und beschrieb 1496 das Auftreten einer neuen Geschlechtskrankheit, die er »Variola magna« nannte. Bald darauf wurde der Name »Morbus gallicus« bzw. »Franzosenkrankheit« oder »die bösen Franzos'« verbreitet, weil die medizinische Fachwelt sich schnell einig war, dass die neue Krankheit mit Karls Truppen nach Italien gekommen war (Behrend 1840, S. 345–347). Im Übrigen lässt sich an der Namensgebung der Krankheit zum einen ihr Ausbreitungsweg nachzeichnen, zum anderen gut aufzeigen, dass Krankheiten häufig den »Anderen« zugeschrieben wurden, von denen man selbst sich abgrenzen wollte. So hieß die neue Krankheit in Deutschland »französische Krankheit«, in Polen »deutsche« und in Rußland schließlich »polnische« (Jütte 2013, S. 41). Der Begriff »Syphilis« wurde schließlich 1530 durch den italienischen Arzt Girolamo Fracastoro (1476–1553) in seinem Lehrgedicht »Syphilis, sive morbus gallicus« geprägt. Darin beschreibt Fracastoro den Frevel des Schweinehirten Syphilos gegen den Sonnengott Helios, welcher den Hirten zur Strafe mit der Krankheit schlug. Neben der mythischen Herkunftsgeschichte und einem Namen, der keine Landsmannschaft mehr diskriminierte, enthält das Lehrgedicht auch Theorien zum naturalistischen Entstehen der Krankheit und damit Kritik an der moralisierenden Interpretation, welche die neue Seuche als göttliche Vergeltung verstand, sowie eine Theorie zu ihrer Verbreitung über ein »Contagion«, welches von Mensch zu Mensch, aber auch über die Luft oder berührte Gegenstände weitergegeben werden könne (Anselment 1991).

Bei Ulrich von Hutten (1488–1523), dem Humanisten und Papstkritiker, finden sich Beschreibungen der Syphilis und Quecksilbertherapie aus erster Hand und aus der ersten Hälfte des 16. Jahrhunderts. Daraus wird deutlich, dass die Behandlung in vielen Fällen ähnlich drastisch wie die Erkrankung sein konnte. Von Hutten schreibt:

» Aus drei- und viererlei oder mehr von diesen Medikamenten verfertigen sie (die Chirurgen) eine Salbe und schmieren damit Arm- und Beingelenke ein; einige auch das Rückgrat und den Nacken, auch die Schläfen, ja sogar den Nabel, andere hinwiederum den ganzen Körper, und zwar bei dem einen einmal täglich, bei denen zweimal und bei einigen wieder nur den dritten oder vierten Tag. Die Kranken wurden in eine Hitzestube eingeschlossen, die ununterbrochen und sehr stark geheizt wurde, die einen zwanzig, die anderen dreißig Tage hindurch, einige auch noch länger…

Kaum lag der Kranke in der Schmiere, so begann er sich in einer seltsamen Weise matt zu fühlen. Von solcher Kraft war die Salbe, daß sie aus dem entferntesten Teil des Körpers das Krankhafte in den Mund zusammentrieb und von da aufwärts zum Hirn. Daher floß durch Rachen und Mund die Krankheit ab mit einem so großen und gewaltigen Schaden, daß die Zähne herausfielen, welche nicht ganz fest im Munde saßen. Allen schwärten Rachen, Zunge und Gaumen, das Zahnfleisch schwoll an, die Zähne wackelten, der Speichel floß ohne Unterlaß aus dem Mund, gleich von Anfang an furchtbar stinkend und so ansteckend, daß er alles sofort verunreinigte und besudelte. Daher wurden auch die damit benetzten Lippen geschwürig und die Innenseite der Wangen wund. Es stank die ganze Wohnung, und diese Art der Kur war so hart, daß die meisten lieber sterben als auf solche Weise kuriert sein wollten…

Vielen wurde das Gehirn so angegriffen, daß sie Schwindel bekamen, andere wurden tobsüchtig. Es zitterten dann nicht nur die Hände, sondern auch die Füße und der ganze Körper, die Sprache wurde stammelnd, bei einigen nicht mehr heilbar. Viele habe ich mitten in der Kur sterben gesehen. «
(Zitiert nach Bäumler 1989, S. 53–54)

Kein Wunder also, dass einige Ärzte die »Schmierkur« für schädlicher als die mit ihr behandelte Krankheit selbst hielten. Als alternative Therapie etablierte sich im 16. Jahrhundert die »Holzkur«, d. h. die Behandlung mit einem aus Guajak-Holz, auch Pockholz genannt, gekochten Tee. Von diesem aus der neuen Welt stammenden Holz war bekannt, dass die dortigen Ureinwohner es zur Behandlung von Haut- und Geschlechtskrankheiten verwendeten. Während der Holzkur wurde die Nahrungszufuhr langsam reduziert, und der Patient sollte, ebenso wie bei der Schmierkur, schwitzen und dazu den Guajak-Tee trinken (Quétel 1990, S. 29–39). Mit dem Handel des Holzes war gutes Geld zu verdienen. So ordnete die spanische Krone zeitweise an, dass jedes aus der »Neuen Welt« heimkehrende Schiff eine gewisse Menge Guajak mitzubringen hatte, und im 16. Jahrhundert machte die Familie Fugger mit dem Import Profit (Bäumler 1989, S. 54–60). Die relative Bedeutung der Holzkur wird in der historischen Literatur unterschiedlich bewertet. Sie war sicherlich als Alternative zur mit starken Nebenwirkungen ausgestatteten Schmierkur bei den Patienten beliebt, scheint dieser aber langfristig unterlegen zu sein.

4.3 Balneotherapie der Syphilis in Aachen

Im letzten Viertel des 19. Jahrhunderts konnte man in Meyers Konversations-Lexikon über die Stadt Aachen, und dort im Unterabschnitt über die Mineralquellen, Folgendes lesen:

> » Die Wirkung der Aachener Schwefelthermen erstreckt sich hauptsächlich auf die drüsigen Organe sowie auf die Schleimhäute der Atmungs-, Verdauungs- und Geschlechtsorgane. Das Wasser wirkt, indem es leicht erregt, auflösend und wird daher mit Erfolg angewandt gegen Gicht, Rheumatismen, chronische Katarrhe, Unterleibsbeschwerden, Leberleiden, Blasen- und Merkurialkrankheiten, Neuralgien, Krankheiten des lymphatischen Systems, weibliche Krankheiten etc. « (Autorenkollektiv 1888)

Hieraus wird deutlich, dass die Geschlechtskrankheiten sowie die aus der Behandlung der Syphilis entstehende Quecksilbervergiftung zu diesem Zeitpunkt eng mit der Kur in Aachen verbunden waren. Bereits Mitte des Jahrhunderts bemerkte der Aachener Badearzt Alexander Reumont (1817–1887):

> » Der Ruf einer Heilquelle kann in unseren Tagen nur dadurch gesichert bleiben, dass die Indicationen für ihre Heilwirkung so scharf als möglich gefasst werden. Der Verfasser wünscht, durch sein Schriftchen dieser Forderung in Bezug auf die Wirkung unserer weltberühmten Thermen in syphilitischen Krankheitsformen [zu genügen]. « (Reumont 1859, S. 4)

Aus diesen Beispielen wird deutlich, dass seit Hufelands Einschätzung einige Jahrzehnte zuvor (s. o.) sich die Indikationsstellung zum Gebrauch der Aachener Quellen noch mehr in Richtung der Syphilistherapie verschoben hatte. Gleichzeitig bemerkt aber etwa Djamschid Taherpour-Fard (1973, S. 59): »Reumont und viele Ärzte der damaligen Zeit [d. h. des 19. Jh.] betonten immer wieder, daß die Schwefelquellen keine spezifische Wirkung bei der Behandlung der Syphilis haben. Eine solche Behauptung war in keiner Schrift zu finden.« Wie diese Aussagen zusammengehen, soll im Folgenden beispielhaft an einer Schrift Reumonts gezeigt werden (Abb. 4.10).

Alexander Reumont hatte in Bonn und Berlin Medizin studiert und war ab 1853 in Aachen als Badearzt tätig, eine Tätigkeit, der zuvor bereits sein Vater Gerhard Reumont nachgegangen war (s. o.). Zu seinen Veröffentlichungen zählen Schriften zur »constitutionellen Syphilis«, d. h. Syphilis im Spätstadium (vgl. Schonlau 2005, S. 28) und der Balneologie (Wernich 1962).

Zunächst lässt sich festhalten, dass die Balneotherapie sowohl als Teil der Syphilistherapie als auch zur Behandlung der Merkurialkrankheit, d. h. Quecksilbervergiftung, eingesetzt wurde, welche mit der Standardtherapie häufig einherging. Insbesondere war die Badekur für vier Gruppen von Patienten indiziert: Erstens Patienten, deren Syphilis in der Vergangenheit bereits mehr oder weniger erfolgreich behandelt worden war, d. h. die entweder keine Symptome mehr aufwiesen oder solche Symptome, bei denen zu klären war, ob diese von der Syphilis her stammten; bei ihnen konnte sich durch die kreislaufanregende Wirkung der Bäder ein neuer Ausbruch von Symptomen zeigen, die durch eine erneute Schmierkur und in schweren Fällen zusätzlich durch Gabe von Jodkalium behandelt wurden. Zweitens Patienten, die an einer chronischen Quecksilbervergiftung litten; es war bekannt, dass eine gleichzeitige Bade- und

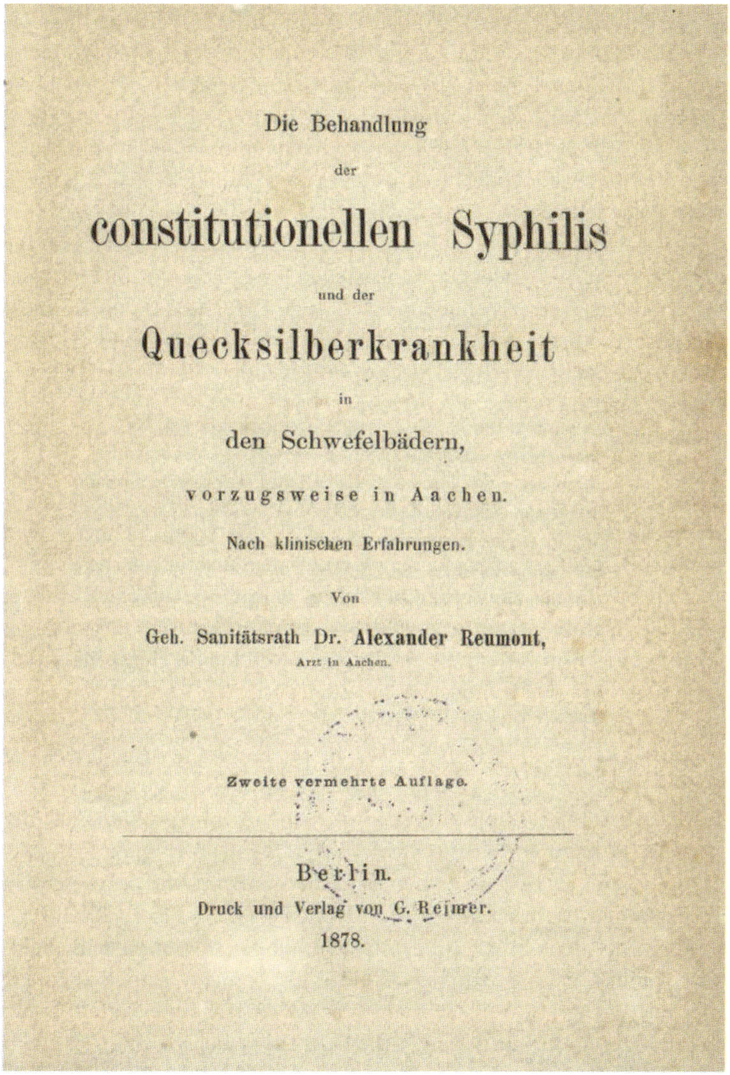

Die Behandlung

der

constitutionellen Syphilis

und der

Quecksilberkrankheit

in

den Schwefelbädern,

vorzugsweise in Aachen.

Nach klinischen Erfahrungen.

Von

Geh. Sanitätsrath Dr. Alexander Reumont,

Arzt in Aachen.

Zweite vermehrte Auflage.

Berlin.

Druck und Verlag von G. Reimer.

1878.

Abb. 4.10 Alexander Reumont (1878) Die Behandlung der constitutionellen Syphilis und der Quecksilberkrankheit in den Schwefelbädern, vorzugsweise in Aachen (2. Aufl., Reimer, Berlin; Repro Krischel, mit freundl. Genehmigung)

Trinkkur, ggf. kombiniert mit Dampfbädern, zu einem schnelleren Ausscheiden des Quecksilbers aus dem Körper führte; es wurde eine Zeit von etwa vier Wochen unter der Kur angenommen, gegenüber bis zu sieben Monaten ohne diese. Nach dem Ausscheiden des Quecksilbers konnten auch Symptome der Syphilis zurückkehren. Drittens Patienten, deren Haut unter der Quecksilbersalbe in der Art gelitten hatte, dass die Ärzte glaubten, sie könne die Arznei nicht mehr aufnehmen; in diesen Fällen wurden besonders Duschen und Dampfbäder empfohlen, um die Haut auf die Aufnahme vorzubereiten. Die vierte Patientengruppe war die der sich in regulärer Behandlung Befindenden. Das Einreiben mit Quecksilbersalbe oder -seife geschah in vielen Fällen täglich für 20 Tage oder länger, und an jedem Tag war ein Vollbad vorgesehen, um vor der täglichen Therapie den Körper zu reinigen. Ein bis zwei Stunden nach dem Bad erfolgte das erneute Einreiben. Neben diesen vier Indikationen wurden die Bäder auch empfohlen bei Leiden des Bewegungsapparats, die mit constitutioneller Syphilis gemeinsam vorkamen (Taherpour-Fard 1973, S. 56–74).

Reumont selbst bemerkt: »Erst die constitutionelle Syphilis wird vorzugsweise Behandlungsobjekt der Schwefelbäder; es werden in denselben syphilitisch Kranke mit um so größeren Vortheil behandelt, wenn sie an hartnäckigen, ausgebreiteten und missbehandelten Formen der Seuche leiden« (Reumont 1878, S. 12). In der Folge lehnt er eine spezifische Wirkung der Schwefelwässer auf die Syphilis ab und beschreibt deren positive Wirkung in ihrer »allgemeinen Wirkung als hautreizende Bäder [sowie] Abänderung der Circulation, der Athmung, der Sekretion, und damit zusammenhängender Resorption« sowie aufgrund der darin enthaltenen Schwefelverbindungen als »blutreinigende[s] Mittel« (Reumont 1878, S. 13).

Schließlich bietet Reumont, der als Badearzt in Aachen immer ein Interesse an der Anreise von Patienten haben musste, ein weiteres, pragmatisches Argument: Schwefelbäder an sich mochten keine spezifische Wirksamkeit gegen die Syphilis haben, jedoch ihre traditionelle Verbindung mit dieser Krankheit habe dazu geführt, dass darauf spezialisierte Ärzte sich in Städten mit solchen Quellen niedergelassen hätten, die nun wiederum eine große Anzahl von Patienten anzogen, weshalb diese Ärzte besonders erfahren und die Städte deshalb besonders attraktiv für Patienten seien (Reumont 1878, S. 15–16).

Der Balneologe gibt die o. g. Indikationen für eine Badekur an und weist besonders auf den Umstand hin, dass viele Leiden von Syphilitikern, darunter die »mannigfaltigen Symptome auf der Mundschleimhaut, theils trübe Schwellungen und Errosionen, theils kleine Geschwüre, Schmerzen in den Gliedern und Gelenken, große Müdigkeit und Erschlaffung und andere Störungen des Gleichgewichts der Kräfte [...] häufig merkurieller Natur« und durch eine »Schwefelwasserkur« schnell zu beheben seien. Dies, gemeinsam mit den o. g. Indikationen, fasst er so zusammen: »Die Schwefelwässer wirken hier als in zweifacher Beziehung: einmal zur Tilgung der Hydragyrose [Quecksilbervergiftung], dann als Unterstützungsmittel bei der Behandlung der Syphilis« (Reumont 1878, S. 21–22).

Als Badearzt ist es für Reumont besonders wichtig, auch auf die Gegenindikationen zur Badekur hinzuweisen, die er in der »Grundwirkung dieser Wässer auf das Blut – Veränderung der Blutmischung im Sinne der Rückbildung« sieht. Auch »[w]enn unter dem Gebrauch derselben die Ernährung zu leiden beginnt und sich kein günstiger Einfluss auf die Symptome der Syphilis zeigt [oder] wenn andere constitutionelle Erkrankungen wie Tuberkulose [oder] Anämie in Folge verschiedener Organleiden« diagnostiziert waren, sei die Badekur einzustellen bzw. von vornherein auszuschließen (Reumont 1878, S. 24). Im Übrigen empfielt er grundsätzlich die Trink- und Badekuren gleichzeitig anzuwenden (Reumont 1878, S. 41).

Dass Reumont den »Schwefelwässer[n] im constitutionellen Merkurialismus« ein eigenes Kapitel widmet, weißt auf ihren Stellenwert hier hin. Er unterscheidet zunächst den »gewerblichen« vom »arzneilichen Merkurialismus«, wobei der erste in Gewerben auftrat, in dem Quecksilber verarbeitet wurde, etwa in Spiegelmanufakturen. Er galt allgemein als gefährlicher, weil kleine Dosen über längere Zeiträume aufgenommen wurden. Auch war bereits bekannt, dass Quecksilberdämpfe deutlich gefährlicher waren als das reine Metall. Bei der Quecksilbervergiftung als Nebenwirkung der Therapie dürfte es sich in der übergroßen Zahl der Fälle um die der Syphilis gehandelt haben.

Was den Wirkmechanismus der Schwefelwässer gegen den Merkurialismus, aber auch bei Bleivergiftungen angeht, gibt sich Reumont als therapeutischer Nihilist. Er bemerkt »eine schnellere Ausscheidung [der Metalle] durch Nieren, Leber und Haut«, die sich etwa auch in einer Vermehrung der Harnmenge zeigt (Reumont 1878, S. 52). Von den verschiedenen akademischen Meinungen zu den ablaufenden Prozessen will er sich jedoch auf keine festlegen. Er schreibt stattdessen: »Viel wichtiger für den Arzt sind die klinischen Erfahrungen über die Heilsamkeit der Schwefelwässer bei chronischen Metallintoxikationen« und empfiehlt »Bäder, die Trinkkur und die Inhalation [...] ausserdem [...] Douchen und Dampfbäder«, mit anderen Worten alle denkbaren Darreichungsformen des Wassers (Reumont 1878, S. 56–57).

Reumonts Badeschriften waren in der zweiten Hälfte des 19. Jahrhunderts, d. h. in der Zeit, in der Aachen ausdrücklich als »Syphilisbad« bekannt war, am aktuellen Stand der medizinischen Forschung und Praxis orientiert und allgemein anerkannt. Sie sind Teil der balneologischen Tradition und Literatur (vgl. die o. g. Bibliographien). Durch den Wandel der Syphilistherapie durch die Einführung des Salversans und später des Penizillins bilden sie jedoch neben dem am stärksten auf die Behandlung der Syphilis und des Merkurialismus fokussierten Abschnitt dieser Tradition auch einen Teil ihres letzten Kapitels.

4.4 Zusammenfassung und Ausblick

Der Zusammenhang zwischen Balneologie und Syphilistherapie in Aachen geht bis auf die Zeit kurz nach dem Auftreten der Krankheit zurück, jedoch erst im Verlauf des 19. Jahrhunderts entwickelte sich Aachen zu einem ausgesprochenen »Syphilisbad«. In der zweiten Hälfte des 19. Jahrhunderts entwickelte sich die Stadt zu einem Zentrum der Therapie dieser Krankheit, nicht zuletzt, weil bis zur Einführung des Salvarsans 1910 das Quecksilber das gebräuchliche Therapeutikum blieb. Wenngleich keine spezifische Wirksamkeit des Trinkens oder Badens im schwefel- und kochsalzhaltigen Quellwasser gegen die Syphilis selbst behauptet wurde, waren die Wasserkuren doch als wirksam gegen die Quecksilbervergiftung anerkannt, die sich bei der regulären Syphilistherapie leicht einstellen konnte. Dieser Ruf trug sicherlich zum Niedergang Aachens als modisches Kurbad bei. Daneben ließ aber etwa auch die Schließung der seit dem 17. Jahrhundert bestehenden Spielbank 1854 Gäste ausbleiben (Siemons 2004), und die Stadt erfuhr zu dieser Zeit ein starkes Wachstum und einen Industrialisierungsschub, so dass an die Stelle des Kurbetriebs andere Gewerbe traten.

In diesem Beitrag wurde beispielhaft an einer Arbeit Alexander Reumonts der Diskurs zu Balneologie und Syphilistherapie im Aachen der zweiten Hälfte des 19. Jahrhunderts dargestellt. Allein aus dieser Zeit existieren jedoch neben weiteren Arbeiten Reumonts, welche sich speziell mit der Balneotherapie der Syphilis beschäftigen (1858, 1859, 1862, 1864, 1881, 1885), auch u. a. solche von Wetzlar (1860), Kussmaul (1861), Schumacher (1882), Schuster (1882) und Beissel (1888). Diese wurden bisher nur zum Teil oder nur kursorisch ausgewertet (Taherpour-Fard 1973). Auch eine Übersicht der Literatur über einen längeren Zeitraum ist bisher nur überblicksartig erfolgt (Schmitz-Cliever 1957), ein Vergleich mit den badeärztlichen und syphilologischen Schriften anderer Kurorte steht bisher aus.

Ebenfalls in der Zukunft weitere Beachtung wert ist Reumonts Krankheitskonzept, denn es gründet sich zwar rhetorisch teils noch auf die Humoralpathologie, etwa wenn er von »syphilitischer Dyskrasie« (Reumont 1878, S. 1) oder von der Syphilis als »dyskrasische[m] Krankheitsprozess« spricht, andererseits kennt er histologische und mikroskopische Beweise und hält große Stücke auf Virchow als Pathologen (Reumont 1878, S. 6). Die Untersuchung des Schrifttums dieses akademisch gebildeten Arztes, der seinen Auftrag jedoch ganz in der Krankenversorgung sah, hat das Potenzial, weitere Erkenntnisse zur ärztlichen Praxis des 19. Jahrhunderts zu liefern.

4.5 Literatur

Anselment RA (1991) Fracastoro's 'Syphilis': Nahum Tate and the realms of Apollo. Bulletin of the John Rylands Library 73(1):105-118

Autorenkollektiv (1888) Meyers Konversations-Lexikon (4. Aufl.). Verlag des Bibliographischen Instituts, Leipzig, S 3-6

Bäumler E (1989) Amors vergifteter Pfeil. Kulturgeschichte einer verschwiegenen Krankheit. Wötzel, Frankfurt a. M.

Behrend F (1840) Syphilidologie oder die neuesten Erfahrungen, Beobachtungen und Fortschritte des Inlandes und Auslandes über die Erkenntnis und Behandlung der venerischen Krankheiten (Bd. 2). Kollmann, Leipzig

Beissel I (1888) Balneologische Studien mit Bezug auf Aachener und Burtscheider Thermalquellen. Aachen [o.V.]

Blondel F (1671) Thermarum Aquisgranensium et Porcetanarum Descriptio: Congruorum quoque ac salubrium usuum Balneationis et Potationis Elucidatio. Aachen [o.V.]

Blondel F (1688) Auszführliche Erklärung und augenscheinliche Wunderwirkung deren heylsamen Badt- und Trinkgewässern zu Aach. Aachen [o.V.]

Bredekamp H (2014) Der schwimmende Souverän. Karl der Große und die Bildpolitik des Körpers. Wagenbach, Berlin

Einhard (1995) Vita Karoli Magni. Das Leben Karls des Großen. Lateinisch/Deutsch. Reclam, Stuttgart

Fromm E (1890) Die Literatur über die Thermen von Aachen seit der Mitte des XVI. Jahrhunderts. Aachen [o.V.]

Hofmann W (1953) Die städtebauliche Entwicklung der Badebezirke in Aachen und Burtscheid 1656-1950. In:

Huyskens A (Hrsg) Das alte Aachen, seine Zerstörung und sein Wiederaufbau. Verlag des Aachener Geschichtsvereins, Aachen, S 180-246

Hufeland CW (1820) Praktische Übersicht der vorzüglichsten Heilquellen Teutschlands (2. Aufl.). Berlin [o.V.]

Huttmann, A (1985) Aachener Badeleben in der ersten Hälfte des 19. Jahrhunderts. Historia Hospitalum 15:361-394

Jütte R (2013) Krankheit und Gesundheit in der Frühen Neuzeit. Urban Akademie, Stuttgart

Kussmaul A (1861) Untersuchungen über den constitutionellen Mercurialismus und sein Verhältniss zur constitutionellen Syphilis. Staehl'sche Buch- und Kunsthandlung, Würzburg

Müller M (1903) Die Literatur über die Thermen von Aachen und Aachen-Burtscheid seit der Mitte des 16. Jahrhunderts. Aachen [o.V.]

Murken A (2000) Die Historische Entwicklung der Balneologie in Aachen unter besonderer Berücksichtigung ihrer Therapie. Von der Römerzeit bis zum zweiten Weltkrieg. In: Beer A, Tamme G, Lukanov J (Hrsg) Kompendium Klassische Naturheilverfahren. Allgemeine und spezielle Balneologie. BAW, Hattingen-Blankenstein, S 12-39

Polianski I (2013) Melancholia syphilidophobica. Zur Kulturgeschichte der Venerologie. Urologe 52:1582-1589

Proksch JK (1895). Die Geschichte der venerischen Krankheiten: Neuzeit. Hanstein, Bonn

Quétel C (1990) History of syphilis. Johns Hopkins University Press, Baltimore

Renner C (2008) About Philippe Ricord. Histoire des sciences médicales 42(4):365-370

Reumont A (1858) Die Aachener Schwefelthermen in complizirter Syphilis. Mauke, Jena

Reumont A (1859) Die Aachener Schwefelthermen in Syphilitischen Krankheitsformen. Enke, Erlangen

Reumont A (1862) Neue Beobachtungen über die Wirkung der Aachener Schwefelthermen in syphilitischen Krankheitsformen. Reimer, Berlin

Reumont A (1864) Beiträge zur Pathologie und Therapie der constitutionellen Syphilis: nach Erfahrungen bei den Aachener Thermalcuren. Enke, Erlangen

Reumont A (1878) Die Behandlung der constitutionellen Syphilis und der Quecksilberkrankheit in den Schwefelbädern, vorzugsweise in Aachen (2. Aufl.). Reimer, Berlin

Reumont A (1881) Syphilis und Tabes dorsalis. Nach eigenen Erfahrungen. Meyer, Aachen

Reumont A (1885) Die Behandlung der Syphilis in den Bädern von Aachen und Burtscheid. Palm, Aachen

Rothschild B (2005) History of Syphilis. Clin Infect Dis 40(10):1454-1463

Sarasin P, Berger S, Hänseler M, Spörri M (Hrsg) (2006) Bakteriologie und Moderne. Studien zur Biopolitik des Unsichtbaren 1870–1920. Suhrkamp, Frankfurt a.M.

Schaub A (2012) Aachen als römische Bäderstadt. In: SPA Sanitas Per Aquam. Tagungsband des Internationalen Frontinus-Symposiums zur Technik- und Kulturgeschichte der antiken Thermen. Peeters, Leuven, S 11-20

Schmitz-Cliever E (1957) Die Balneotherapie der Syphilis im Aachener Thermenschrifttum (1546-1903). Sudhoffs Archiv 41(2):97-104

Schonlau A (2005) Syphilis in der Literatur. Über Ästhetik, Moral, Genie und Medizin (1880-2000). Königshausen & Neumann, Würzburg

Schumacher K (1882) Die chronischen Hautkrankheiten in den Schwefelthermen von Aachen. Aachen [o.V.]

Schuster L (1882) Über den Einfluß des Schwefelthermalwassers auf die Ausscheidung des Qecksilbers bei und nach Quecksilberkuren. Berlin [o.V.]

Siemons H (2000) Casanova in Aachen. Im Weltbad der heissen Quellen machte der venezianische Abenteurer sein Meisterstück. Helios, Aachen

Siemons H (2004) Glücksspiel in Aachen. Spielbank-Casino damals und heute - und warum die alte Kaiserstadt darauf nicht verzichten konnte. Helios, Aachen

Taherpour-Fard D (1973) Die Syphilistherapie der Aachener Balneologen im XIX. Jahrhundert. Med. Diss. Univ. Aachen

Tampa M, Sarbu I, Matei C, Benea V, Georgescu SR (2014) Brief History of Syphilis. J Med Life 7(1):4-10

Trempler J (2012) Karl Friedrich Schinkel. Baumeister Preußens. Beck, München

Vigener M (2002) Kleine Geschichte Aachens und seiner Bäder. Mayersche Buchhandlung, Aachen

Weberbauer I (1977) Der Aachener Badearzt Franciscus Blondel (1613-1703) und sein Werk. Med. Diss. Univ. Aachen

Wehsarg FK (1982) Die Literatur über die Thermen von Aachen seit Mitte des 16. Jahrhunderts bis 1981. Kur- und Verkehrsamt in Zusammenarbeit mit der Stadtbibliothek Aachen, Aachen

Wernich A (1962) Alexander Reumont. In: Hirsch A (Hrsg) Lexikon der hervorragenden Ärzte aller Zeiten und Völker (3. Aufl., Bd. 4). Urban & Schwarzenberg, Wien, S 775

Wetzlar L (1860) Practical observations on the cure of syphilitic affections by the Aix-la-Chapelle hot sulphureous waters. Benrath & Vogelsang, Aix-la-Chapelle

Wight DJ (1981) John Hunter and venereal diseases. Ann R Coll Surg Engl 63(3):198–202

Frühe uro-chirurgische Operationen und die Etablierung der Zystoskopie im Rheinland

Friedrich Moll

5.1 Zur Einführung

Im 19. und frühen 20. Jahrhundert dominierten Wien und Berlin die Ausbildung der deutschsprachigen Urologie. Viele der in der Historiographie der Urologie zuvorderst genannten »Gründungsväter« – abgesehen vom Heidelberger Chirurgen Gustav Simon – wirkten an diesen beiden Orten. Vor allem die Fachdifferenzierung in Abgrenzung zur Chirurgie, aber auch zur Dermatologie, nahm von hier ihren Ausgang – so suggeriert es zumindest die Fokussierung auf herausragende Fachvertreter (vgl. u. a. Moll 2007). Eine Fachetablierung in der Medizin definiert sich aber gerade nicht ausschließlich durch solitäre wissenschaftliche oder klinische Differenzierung, sondern durch eine möglichst flächendeckende spezifizierte medizinische Versorgung und Ausbildung. In der neuesten Medizingeschichte gewinnt der (lokale) Raum zunehmende Bedeutung als Analysekategorie (Eschenbruch et al. 2010; Görgen u. Halling 2014). Für die Sozial- und Wissenschaftsgeschichte der Urologie im Rheinland[88] liegen bisher nur kurze Mitteilungen von Kongressen[89], biographische Arbeiten (Moll et al. 1998) sowie institutionsgeschichtliche Untersuchungen (Frank u. Moll 2006) vor.

Anhand der Entwicklung uro-chirurgischer Operationen und der Etablierung der Zystoskopie im Rheinland, insbesondere in Köln, soll in diesem Beitrag die These von Zentren und Peripherie in der Urologie für das 19. Jahrhundert überprüft werden.

Köln hatte bis zum Einsturz des Historischen Archivs im Jahr 2009 deutschlandweit eine der umfangreichsten und kontinuierlichsten Überlieferungen zur eigenen Stadtgeschichte. Diese ließ sich zu Untersuchungen unter lokalen oder Raumaspekten gut nutzen, da hier auf lokaler Ebene Entwicklungen unter Fragestellung des Ortes oder einer Institution bei relativ gutem Quellenbestand überprüft werden konnten.

Lokalhistorische Studien haben hier, auch aufgrund der jahrhundertelangen Bedeutung Kölns im geistlichen, politischen und wirtschaftlichen Leben weit über das Rheinland hinaus, sehr häufig Modellcharakter, wie beispielsweise Studien zu Gesundheitsangeboten in der frühen Neuzeit (Jütte 1984, 1987, 1991). Auch für das 19. und 20. Jahrhundert bietet sich die Stadt Köln (ohne Kalk und Porz) als Untersuchungsgegenstand an, denn sie war um 1900 die siebtgrößte Stadt des Deutschen Reiches und die drittgrößte Stadt Preußens, an. Zur neueren städtischen Kölner Krankenhausgeschichte sind übergreifende Analysen allerdings kaum vorhanden (Gebauer 1979; Illner 1987; Kastner 1968), so dass zumindest teilweise noch immer auf Arbeiten aus dem späten 19. und frühen 20. Jahrhundert zurückgegriffen werden muss (Krautwig 1908, 1915; Lent 1888; Schwarz 1922). In den letzten Jahren konnten umfassende Untersuchungen über die Universitätsklinik »Lindenburg« (Uniklinikum Köln 2008), die »Kliniken der Stadt Köln« (Frank u. Moll 2006), das Marien-Hospital, »Kunibertskloster« (Tiggemann-Klein u. Tiggemann 2004) sowie über die lokalen Pflegeorden der Cellitinnen (Habeth-Allhorn 2003; Wolters 1988) weitere Lücken zur Institutionengeschichte schließen. Hinweise zur institutionellen und wissenschaftlichen Etablierung der Urologie in Köln und im Rheinland bzw. im heutigen Bundesland Nordrhein-Westfalen insgesamt seit dem späten 19. Jahrhundert bietet die Dissertation von Ohnhaus (1994; Schmandt u. Ohnhaus 1997).

Am Fallbeispiel Kölns mit seinem städtischen Bürgerhospital soll aufgezeigt werden, wie sich Fachetablierung und -emanzipation abspielten. Insbesondere die Biographie des »Oberarztes« der Chirurgischen Abteilung des stadtkölnischen Bürgerhospitals, Bernhard Bardenheuer (1839–1913), kann aufgrund dessen 40-jähriger kontinuierlicher Berufstätigkeit am Ende des 19. und frühen 20. Jahrhunderts während einer Epoche der rasanten Entwicklung innerhalb der Medizin zu einer exemplarischen Untersuchung herangezogen werden. Zu diesem Aspekt passt auch die Etablierung der Zystoskopie und Endourologie durch Gottfried Thelen (1871–1941), dem es nur mit Mühen gelang, das Spezialgebiet an der Kölner »Akademie

88 Rheinland wird hier als nördlicher Teil der früheren preußischen Rheinprovinz verstanden, der heute annähernd in den Grenzen des Landschaftsverbands Rheinland abgebildet wird.

89 Moll F, Frank M, Deres T, Marx F (2001) Zur Etablierung der Urologie als wissenschaftliches Lehrfach an der Kölner Medizinischen Fakultät: Gottfried Thelen als Dozent für Cystoskopie an der Akademie für praktische Medizin, P 1.21, 48. Tagung NRW Gesellschaft für Urologie (NRWGU), Köln, 18.04.2001

für Praktische Medizin« zu etablieren und zu vertreten (Stollberg u. Tamm 2001).

5.2 Bernhard Bardenheuer

Bernhard Bardenheuer wurde am 12.07.1839 in Lamersdorf bei Düren, heute Gemeinde Inden, als Sohn eines Landwirts und Bierbrauers geboren (Norpoth 1953; ◘ Abb. 5.1).[90] Die Familie Bardenheuer lässt sich ab ca. 1585 als Ackerer, Bierbrauer und Gutsbesitzer in den Dörfern der Jülicher Börde und als sog. Halfmannen (Halbwinner)[91] auf dem Rittergut Hausen[92] beim Kirchspiel Lohn nachweisen (Koerner 1898–1943). Der Urgroßvater war Gerichtsschöffe im Amte Fronhoven des Herzogtums Jülich, der Großvater Bürgermeister dort selbst, der Vater Bürgermeister in Lamersdorf. Vater Hubert Matthias Josef (1801–1842) bewirtschaftete das 300 Morgen[93] große Gut Lamersdorf und betrieb eine Brauerei, die das Bier bis in die Neusser Region lieferte. Bardenheuer legte am Humanistischen Gymnasium Düren sein Abitur ab, davor war er am Progymnasium in Jülich. Seit 1834 war dieser Abschluss notwendige Voraussetzung in Preußen, um zum Medizinstudium zugelassen zu werden. Für die Würzburger Matrikel gab Bardenheuer später den Beruf seines Vaters mit »Ackerer« an. Wie viele solcher Halfenfamilien im Rheinland, die auch untereinander vielfach familiär verbunden sind, brachte es auch die Familie Bardenheuer zu einigem Reichtum und Ansehen. Die Familie Bardenheuer ist somit eindeutig der bäuerlichen Ober- und Führungsschicht zuzuordnen, die auch Akademiker hervorbrachte (Kemp 1956).[94] Das Medizinstudium war im Vergleich zu anderen Studiengängen, nicht nur aufgrund der langen Studienzeit, sondern auch wegen der hohen Kosten für die Staatsprüfung, relativ teuer. Deshalb

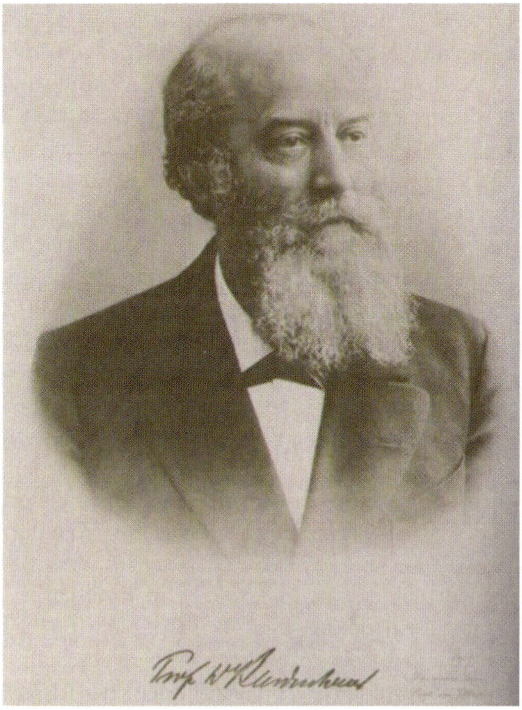

◘ **Abb. 5.1** Bernhard Bardenheuer (1839–1913), Kölnisches Stadtmuseum, graphische Sammlung (Repro aus Frank u. Moll 2006, S. 218)

[90] Moll F, Deres T, Hercher D, Marx FJ (2001) Neuaufgefundene Personalakte Bernhard Bardenheuers (1839–1913) – Können Verwaltungsarchive zur uro-historischen Forschung beitragen? Vortrag NRW GU, 47. Tagung, Wuppertal 04.05.2001

[91] Als Pacht zahlten sie also die Hälfte der Einkünfte (vgl. Ennen u. Janssen 1979).

[92] Hausen war ein Ortsteil von Eschweiler, wurde 1969 zur Erweiterung des Tagebaues umgesiedelt und 1976 bei Vergrößerung des Tagebaues »Zukunft« abgebaggert; vgl. http://www.devastiert.de/tagebau/zukunft.php (Recherche vom 15.05.2014). Ein Teil der Vorburg wurde in Aachen-Brand originalgetreu wieder aufgebaut.

[93] Ein »Preußischer Morgen« ist eine Fläche, die mit einem Ochsen vor dem Pflug an einem Vormittag gepflügt werden kann. Das sind etwa 2.553 Quadratmeter Flächeninhalt oder 180 Quadratruten (13,4 × 13,4 Ruten), ¼ Hektar, 25 Ar, eine Fläche von 50 × 50 m, 0,2553224 ha (Jordan 1887).

[94] Vor dem familiären Hintergrund war Bernhard Bardenheuers Medizinstudium, das er 1859 begann, durchaus nichts Ungewöhnliches: In dieser sozialen Gruppe gab es immer wieder Einstiege in akademische Berufe, etwa in der Familie Bardenheuer ein Theologe und Juristen, aber auch bereits Mediziner. Der Bruder von Bernhards Großvater, der 1747 geborene Christian Bardenheuer, war Stadtphysikus in Aachen und Arzt am dortigen Elisabeth-Hospital am Radermarkt. Er war mit einer Arzttochter verheiratet. Sein Sohn Wilhelm (1776–1845) wirkte als Badearzt in Aachen. Er hatte sein Studium in Loewen, Münster und Göttingen absolviert und an der Universität Duisburg promoviert. Auch er war mit einer Medizinertochter verheiratet.

kamen hier zunehmend die Söhne aus dem Besitzbürgertum zum Zuge (Huerkamp 1985, S. 69–70).

Nach dem Medizinstudium in Würzburg[95] und Berlin sowie nach Staatsexamen (Huerkamp 1985, S. 97, 102, 105, 107)[96] und Promotion über das Thema »De partu prämaturo« begann Bardenheuer ab 1865 seine Tätigkeit an der chirurgischen Klinik der Rheinischen Friedrich-Wilhelms-Universität zu Bonn, der preußischen Rheinuniversität, um bei dem Chirurgen Wilhelm Busch (1826–1881), einem Schüler von Bernhard von Langenbeck (1810–1887), seine operative Ausbildung zu vervollkommnen (Hildebrand 1903, S. 406). 1868 wechselte er an die Alma mater Heidelberg zu dem Ophthalmologen Otto Becker (1828–1890), um sein operatives Spektrum, wie damals üblich, zu erweitern. Gleichzeitig wurde er hier Volontärassistent bei Gustav Simon (1824–1876), dem Begründer der operativen Urologie in Deutschland, der nach seinem Rostocker Ordinariat seit 1867 der chirurgischen Lehrkanzel in Heidelberg vorstand.

Simon wurde Bardenheuers eigentlicher wissenschaftlicher Lehrer.[97] Gemeinsam operierten sie chirurgische und gynäkologische Erkrankungen. Am 02.08.1869 assistierte Bardenheuer neben Heinrich Braun (1837–1911) die erste nach wissenschaftlichen Kriterien indizierte und geplante Nephrektomie bei der 49-jährigen Patientin Margartha Kleb aus Sternberg, Oberfranken (Moll et al. 1998; Moll u. Rathert 1999; Simon 1870). Zwischen Herbst 1869 und Frühjahr 1870 weilte er zu Studienaufenthalten in den Weltzentren der operativen Medizin der damaligen Zeit: Paris (Weiz 1994), London[98] und Wien (Lesky 1965, 1967). Nach Köln zurückgekehrt, war er 1870 während des deutsch-französischen Krieges nach kurzem Fronteinsatz (X. Armeekorps) im Kölner Garnisonslazarett in der Karthause tätig, wo er mehrfach erfolgreich Gelenkresektionen ausführte (Hoeftmann u. Hoffa 1912). Hierdurch fand er Kontakt zu dem Chirurgen Otto Fischer (1810–1885), dessen temperamentvolle öffentliche Auftritte als Stadtverordneter bekannt waren. Nicht zuletzt durch dessen Votum und Grundüberzeugung, dass der Chefarztposten neben einer klinisch-praktisch versierten auch wissenschaftlich ausgewiesenen Persönlichkeiten bedarf, wurde Bardenheuer nach kurzer Tätigkeit in eigener Praxis als Augenarzt[99] dessen

---

95 Für das Wintersemester 1860/61 und das Sommersemester 1861 findet sich Bardenheuer in der Würzburger Universitätsmatrikel. Für 1859 liegt dort kein Eintrag vor. Es ist also unklar, ob er sein Studium erst 1860 begann, der Eintrag fehlt, oder ob er an einer anderen Universität eingeschrieben war.

96 Als Bardenheuer 1865 sein Staatsexamen ablegte, war noch die Preußische Prüfungsordnung von 1825 in Kraft mit den Veränderungen aus dem Jahre 1852. Die für Bardenheuer gültige Prüfungsordnung schrieb an Examensvoraussetzungen noch sehr wenig fest, erst recht keine neueren wissenschaftlichen Entwicklungen. Sie war somit in ihren formalen Anforderungen noch ganz der Tradition der vornaturwissenschftlichen Ära verhaftet. Eine erste Anpassung der Prüfungsordnung an die gravierenden Veränderungen in den medizinischen Wissenschaften fand in Preußen in der Prüfungsordnung von 1867 statt, die 1869 auf den norddeutschen Bund ausgeweitet und 1871 für das Deutsche Reich übernommen wurde.

97 Auch lässt sich die These nicht halten, dass Bardenheuer Langenbeck-Schüler gewesen sei, denn er hat nur eine Vorlesung bei ihm gehört (vgl. Luther B (1989) Bernhard Bardenheuer und die Schule von Langenbeck. Z Ärztl Fortbildung 83:791-792; Luther B, Wirth I (1887) Der Chirurg Bernhard von Langenbeck und seine Schüler. Charité Ann, Neue Folge 7:293-301).

98 In London war er bei Bartholomäus Spencer-Wells (1835–1897), der die Ovariotomie in die allgemeine Operationspraxis einführte.

99 1872/73 erwarb Bardenheuer zusammen mit Bruder Joseph eine Immobilie in der Severinstraße 116, die offensichtlich aus zwei Gebäudeteilen bestand. Laut Adressbuch war jeder Bruder Eigentümer einer eigenen Einheit. Die Voreigentümerin, die Witwe Schemmer, wohnt weiterhin in Bernhards Gebäudeteil. In diesem Haus betreibt Bernhard seine augenärztliche Praxis. Bernhard wird schon im Adressbuch 1873 unter dieser Adresse als Augenarzt erwähnt, sein Bruder erst ein Jahr später, mit dem Zusatz »Rentner« (das bedeutete zu dieser Zeit von den eigenen Kapitalien lebend). 1880 wird auch dann Joseph Bardenheuer als Inhaber der »Bayerischen Bierbrauerei« (Zum Heidelberger Faß) in Köln Deutz in der Freiheitstraße 16 erwähnt. 1882 betreibt dann sein Bruder Heinrich die Malzfabrik und Restauration (Zum Heidelberger Fass) unter dieser Adresse, während Joseph Bardenheuer mit seiner »Bairischen Bierbrauerei« (Zum Heidelberger Fass) in Kalk in der Hauptstraße 8 anzutreffen ist. Bei der Brauerei handelte es sich um einen großen Betrieb, der später in eine Aktiengesellschaft umgewandelt wurde. Joseph war dann Vorstandsmitglied dieser Kalker Brauerei. Von 1910 bis 1914 wohnte er in Köln, war Kommerzienrat sowie Mitglied des Stadtrats (Matthar u. Spiegel 1989). Er starb am 25.08.1914 in Köln-Kalk und war Kommerzienrat. sowie Mitglied des Stadtrats (vgl. Matthar u. Spiegel 1989), ebenfalls mdl. Auskunft von F. Matthar 2003.

Nachfolger als »Oberwundarzt« durch Beschluss der Stadtverordnetenversammlung vom 19.10.1874. Bald schon erwarb sich Bardenheuer den Ruf eines geschickten Operateurs in der rheinischen Metropole weit über die Grenzen der Rheinlande hinaus (Martin 1913). Dies belegen seine Vortragsreisen bis in die Niederlande oder nach Berlin.

5.3 Das Bürgerhospital am Neumarkt

In Köln wurde zwischen 1843 und 1847 nach längerer Planungsphase auf dem Boden der säkularisierten Klöster St. Cäcilien und St. Michael ein für die Zeit richtungsweisender spätklassizistischer Neubau des 1805 von Napoleon Bonaparte (1769–1821) inaugurierten Bürgerhospitals im Korridorbauprinzip mit ca. 800 Betten (ca. 570 chir. Betten) errichtet (◘ Abb. 5.2). Die Verwaltung wurde durch die seit der französischen Zeit bestehende Armenverwaltung mit ihren Gliederungen Hospitzkommission und Wohltätigkeitsbüro ausgeübt, einer mit Einführung der Präfekturverfassung dem Staat unterstehenden Behörde, auf die die Stadt über die Beteiligung des Bürgermeisters Einfluss hatte (Zimmermann 1898). Diese Organisationsform hatte für die städtische Klinik bis zum 01.01.1893 Gültigkeit (Gründung der Deputation zur Verwaltung der Krankenanstalten). Es ist symptomatisch für die öffentliche Krankenpflege in der ersten Hälfte des 19. Jahrhunderts, dass die Verwaltung der Krankenhäuser durch die Armenverwaltung, einer mit der Stadt nur mittelbar verbundenen, von privaten Stiftungen getragenen wohltätigen Einrichtung, ausgeübt wurde.

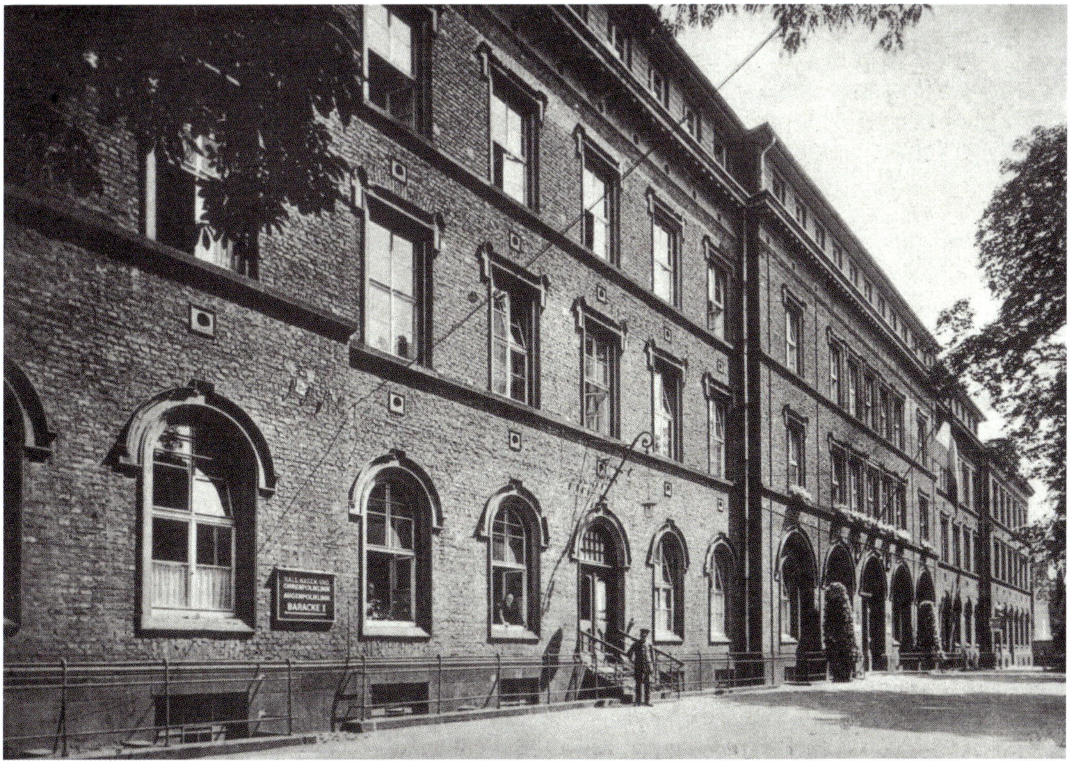

◘ **Abb. 5.2** Bürgerhospital zu Köln. Vorderansicht, Blick auf die Westseite mit dem Wegweiser zu den Polikliniken in den Baracken. (Quelle: Typoskript »Aus der Geschichte des Bürgerhospitals zu Köln. Zum Ausbau der Anstalt und zur Einrichtung ihrer Naturheilabteilung«, 1935, ZB Med, Institut für Geschichte der Medizin, Köln; Bildausschnitt in Frank u. Moll 2006, S. 621; Repro Keyn, mit freundl. Genehmigung)

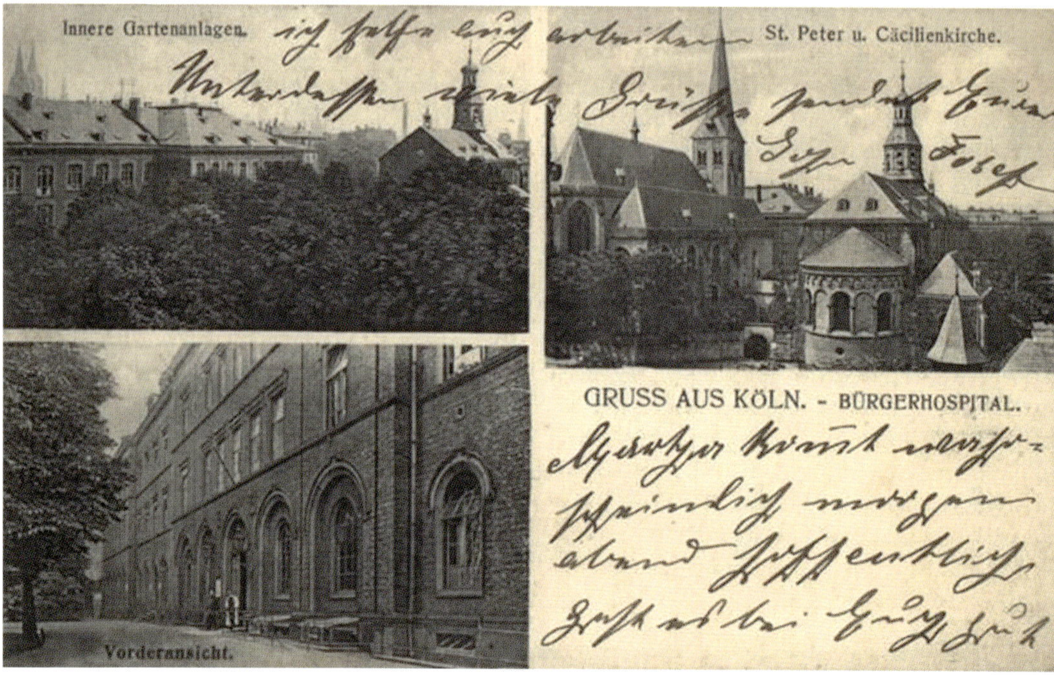

Abb. 5.3 Postkarte des Bürgerhospitals. Krankenhauspostkarten waren eine wichtige Kommunikationsgrundlage für Patienten und Krankenhausbewohner und dienten der Selbstrepräsentation deutscher Städte im 19. Jahrhundert (Günther 2009, S. 185–190). Anhand der Darstellung kann man die räumliche Enge in der Innenstadt kaum erahnen (Sammlung Moll)

Das Bürgerhospital war in der Nähe des Neumarktes zwischen Cäcilienstraße und Sternengasse gelegen. Auf dem gleichen Gelände war auch noch die städtische Armenverwaltung untergebracht. Heute befindet sich hier die romanische Kirche St. Cäcilien (ehemals Krankenhauskirche), der Neubau des Rautenstrauch-Joest-Museums sowie die Volkshochschule (Abb. 5.3). Bis 1855 waren zudem im Bürgerhospital in mittelalterlicher Tradition auch noch arme Sieche (wir würden diese heute »sozialhilfeberechtigte Senioren« nennen) zu Wohn- und Arbeitszwecken untergebracht sowie »psychiatrische Patienten«, die »Irren« in sog. »Logen«, die später im sog. Steinschen Garten und ab 1871 auf der »Lindenburg« untergebracht wurden (Laudahn 1888). Somit war erst jetzt eine Differenzierung des Krankenhaussystems zur Aufnahme heilbarer Akuterkrankter abgeschlossen (Murken 1979, S. 126–130; Murken 1980).

Bis zum Dienstantritt Bardenheuers 1874 wirkte im Bürgerhospital der Oberwundarzt Otto Fischer (1810–1885) (Frank 2006). Seine Ambitionen in der klinischen Lehre und in der ärztlichen Ausbildung der geistlichen Krankenpflegerinnen trugen nicht unwesentlich zu einem Medikalisierungsschub bei. Darüber hinaus erschienen von seinen Schülern und aus anderen Abteilungen des Bürgerhospitals wichtige Publikationen, die bereits die beginnende naturwissenschaftliche Ära der Medizin erahnen lassen (exemplarisch: Heimann 1850; Helmentag 1853;). Es bestanden im Bürgerhospital eine Äußere sowie eine Innere Abteilung, die durch eine Station für Syphiliserkrankte[100] und später durch eine Station für Haut- und Geschlechtskranke sowie durch sog. Baracken für Infektionskrankheiten ergänzt wurden (Leichtenstern 1888). Als Bardenheuer seine Stelle am Bürgerhospital antrat, trug diese noch die Bezeichnung »Oberwundarzt« und verwies somit auf die alte Bezeichnung der Chirurgen vor

100 HAStK Best. 690 A 218 Aufnahme syphilitischer Personen

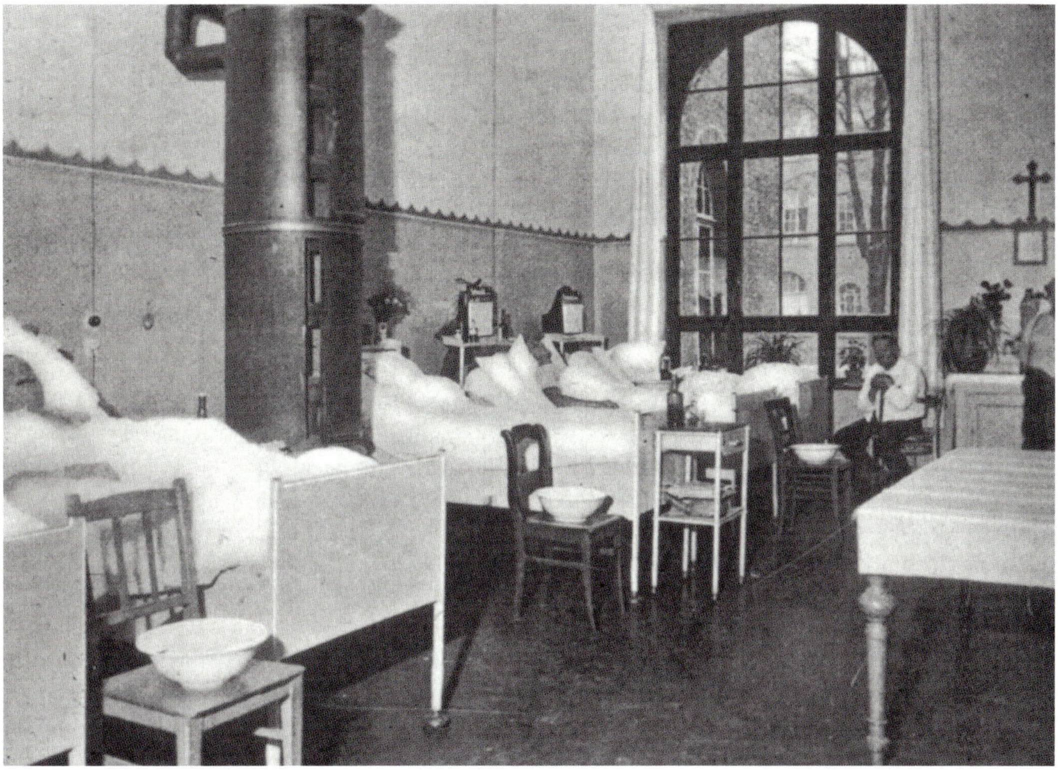

Abb. 5.4 Patientenzimmer im Bürgerhospital um 1900. Die persönliche Sphäre des Patienten wurde auf Bett, Stuhl sowie Waschschüssel reduziert. Die Ordnungsprinzipien entsprachen militärischen Einrichtungen. Aufnahmen wie diese, die offenbar tatsächlich bettlägrige und nicht freudig strahlende Patienten (vorne ganz links bzw. hinten ganz rechts) zeigen, sind ausgesprochen selten. Der Patient kam in den Inszenierungen kommunaler Krankenhausversorgung insgesamt eher selten vor. (Quelle: Typoskript »Aus der Geschichte des Bürgerhospitals zu Köln. Zum Ausbau der Anstalt und zur Einrichtung ihrer Naturheilabteilung«, 1935, ZB Med, Institut für Geschichte der Medizin, Köln; in Frank u. Moll 2006a, S. 213, Repro Keyn; mit freundl. Genehmigung)

der Schaffung des ärztlichen Einheitsstandes im Jahre 1852.

Bereits ab 1897 wurde zusätzlich eine radiologische Abteilung, ein sog. »Lichtinstitut«, eingerichtet (Frank u. Moll 2006a). Eine weitere Ausdifferenzierung unter der Ägide Bardenheuers fand mit der Einrichtung der orthopädischen Abteilung unter Karl Cramer (1867–1937; Glimpel 1975) sowie einer HNO-Abteilung statt (Moll 2006a). Ein weiterer Entwicklungsschritt für die städtische Einrichtung war der Bau des Augusta-Hospitals im Jahr 1888 auf dem Gelände des Fort V der Stadtbefestigungsanlage, das ursprünglich als Infektionskrankenhaus erbaut worden war und sich immer mehr zu einer Inneren Klinik wandelte. Es entsprach dem Anliegen Bernahrd Bardenheuers, das Bürgerhospital (Abb. 5.4) ganz chirurgisch zu organisieren und die inneren Krankheiten im Augusta-Hospital zu konzentrieren. Dem stand die Ansicht mancher Zeitgenossen entgegen, in beiden Krankenhäusern eine chirurgische und internistische Abteilung vorzuhalten (Frank u. Moll 2006b). Dem Augusta-Hospital war das städtische bakteriologische Institut angegliedert (Guttstadt 1904).[101]

Mit der Gründung der Akademie für ärztliche Fortbildung, der Vorläuferin der Medizinischen

101 https://ia600804.us.archive.org/19/items/krankenhauslexik00gutt/krankenhauslexik00gutt.pdf (Recherche vom 15.05.2014)

Fakultät der 1919 wieder gegründeten Kölner Universität, finden wir ab 1904 unter Einbeziehung der Krankenanstalt Lindenburg zusätzlich eine wissenschafts- und ausbildungsorientierte Differenzierungsform (Jetter 1980). Zum einen wurden alle stadtkölnischen Krankenhauseinrichtungen unter einer wissenschaftlichen Oberorganisation zusammengefasst, zum anderen wurde jedoch die organisatorische Selbstständigkeit der Lindenburg als modernste Einrichtung gestärkt. Diese unterschiedlichen und auch teils gegenläufigen Strömungen machen es schwer, ein kontinuierliches, einheitliches Bild der städtischen Krankenversorgung zu entwerfen. Daher ist in diesem Zusammenhang die übergeordnete biographische Analyse besonders hilfreich, da gerade während der Amtszeit des leitenden Chirurgen hier wichtige medizinische und organisatorische Entwicklungen stattfanden.

5.4 Operative Medizin

Die Dienstzeit Bernhard Bardenheuers zwischen 1874 und 1913 umfasste die Modernisierungsphase der klassischen Chirurgie zu einer naturwissenschaftlich orientierten, modernen, medizinischen Disziplin. Mithilfe seiner durchsetzungsstarken Persönlichkeit gelang es ihm, bedeutsame Innovationsschritte in Köln frühzeitig umzusetzen und damit einen wichtigen Beitrag zur Krankenhausentwicklung zu leisten. Er gehörte sicher zu den frühen Pionieren der Laparotomie im deutschen Sprachraum (Martin 1913).

Mit dem Beginn seiner Tätigkeit übernahm er bereits eine gut funktionierende »Bettendesinfektion«, die auf seinen Vorgänger Fischer zurückging. Nach dem Pasteurschen Modell der Erhitzung sollten »Kontagien« abgetötet werden. Die Wundinfektion und die sich häufig anschließende Sepsis, der Hospitalbrand, waren noch bis in die 1870er Jahre die Hauptprobleme der chirurgischen Klinik in einem allgemeinen Krankenhaus. Lange galt der Grundsatz Richard von Volkmanns (1830–1889), dass »jede Operation gefährlich sei und wenn möglich vermieden werden solle«. Nachdem von Volkmann, Halle, schon am 01.12.1872 in seiner Klinik die Listersche Antisepsis mit gutem Erfolg eingeführt hatte, übernahm Bardenheuer nach einem Besuch dieser Klinik das neue Verfahren in seinem Krankenhaus gegen viele Widerstände ab 1875. Nur mit Mühe konnte die städtische Armenverwaltung die enormen Kosten aufbringen (Bardenheuer 1877). Man kann vermuten, dass Bardenheuer die Erfahrungen aus dem deutsch-französischen Krieg vertraut waren, dass die Mortalität bei Kriegsverletzungen geringer als bei gleichartigen Zivilverletzungen war, da in den Lazaretten bessere hygienische Bedingungen herrschten. Liest man die Passagen seiner Eingabe an die Stadtverordnetenversammlung, stehen die Kritikpunkte in keiner Weise denen Neubers oder von Volkmanns nach.

1888 führte Bardenheuer, während der Kölner Assistenzarztzeit Kurt Schimmelbuschs (1860–1895) (Schimmelbusch 1892), als erster deutscher Chirurg die Sterilisation von Verbandmaterial ein und leitete die Renovierung und den Umbau des sanierungsbedürftigen Bürgerhospitals 1899 ein, um es an die geänderten Hygieneanforderungen anzupassen. Presseberichte der Zeit schildern ihn in der politischen Auseinandersetzung zu diesem Themenkomplex als »halsstarrig«, da er vehement gleichzeitig für ein Unfallkrankenhaus im Innenstadtbereich eintrat (Bericht 1902, S. 2–3; Frank u. Moll 2006, S. 513).

Hier spiegelt sich die allgemeine chirurgische Haltung der Zeit wider, dass bauliche Veränderungen die Infektionsrate langsam senken konnten und die Verbesserung der materiellen Bedingungen chirurgischer Arbeit zu einer vorrangigen Aufgabe eines Chefarztes gehöre. In diesem Zusammenhang soll nicht unerwähnt bleiben, dass Bardenheuer seine Privatklientel vorzugsweise im »Severinskloster«, dem 1872 gegründeten Krankenhaus der Cellitinnen in der Kölner Südstadt, behandelte.[102] Auch das Bestreben, das vorgegebene Raumangebot im Bürgerhospital alleine zu

[102] Das städtische Bürgerhospital sowie das Krankenhaus der Cellitinnen nach der Regel des Hl. Augustinus (OSA), in der Severinstraße (»Severinsklösterchen«) wurden durch den gleichen Krankenpflegeorden versorgt. Die Generaloberin der Cellitinnen residierte bis 1917 im städtischen Bürgerhospital und nicht im ordenseigenen Krankenhaus in der Severinstraße; dies war eine einmalige Situation für eine Ordensgemeinschaft in Deutschland.

DER EXTRAPERITONEALE

EXPLORATIVSCHNITT.

DIE DIFFERENTIELLE DIAGNOSTIK

DER

CHIRURGISCHEN ERKRANKUNGEN UND NEUBILDUNGEN

DES ABDOMENS.

VON

PROF. DR. BERNHARD BARDENHEUER,

OBERARZT DER CHIRURGISCHEN STATION DES KÖLNER BÜRGERHOSPITALS.

STUTTGART.

VERLAG VON FERDINAND ENKE.

Totale Blasenexstirpation.

Ich habe mir bei Blasenkrebs stets die Frage vorgelegt, ob es nicht möglich wäre, die ganze Blase zu exstirpiren, in den Fällen, wo die ganze Blase oder die Ureterenöffnungen von der Geschwulst befallen sind.

Wenngleich ein solcher operirter Fall einen ungünstigen Verlauf nahm, so hat er doch gezeigt, dass die totale Blasenexstirpation leicht auszuführen ist. Vielleicht gelingt es auch noch in derselben Sitzung oder in einer voraufgegangenen Sitzung, die Ureteren ins Rectum zu implantiren.

Besprechen wir zuerst den Fall.

22) Theodor Baum, 57 Jahre alt, Schreiner aus Köln, wurde am 11. Januar aufgenommen und untersucht, und am 13. Januar 1887 operirt.

Seit 5 Jahren klagt Patient über Blutabgang und Schmerzen beim Uriniren. Die Schmerzen sollen besonders während des Urinirens und kurze Zeit nach demselben bestanden haben. Während Anfangs nur die letzten Portionen beim Uriniren gefärbt gewesen seien, soll später nur blutig gefärbter Urin, vermischt mit blutigen Fetzen, gelassen worden sein.

Seit ungefähr 3 Jahren soll der Urinstrahl schwächer geworden sein und vorübergehend sei es zu Incontinentia urinae gekommen. Der Urin sei von stinkendem Geruch gewesen.

Anfangs Juli 1886 wurde derselbe auf der chirurgischen Abtheilung behandelt, aber als unoperirbar nach 8 Tagen wieder abgeschickt. Vom 5. August bis 5. Oktober 1886 lag derselbe auf der int. Station wegen desselben Leidens.

In der letzten Zeit sollen die Schmerzen bedeutend zugenommen haben.

Der Kranke litt sehr und war stark abgemagert.

Am 9. Januar 1887 untersuchte ich den Patienten nochmals bimanuell vom Mastdarm und der vorderen Abdominalwand aus und constatirte hierbei,

Abb. 5.5 Erstveröffentlichung der totalen Zystektomie (1887). Montage aus Frontispiz und Einleitung (Repo Keyn, mit freundl. Genehmigung)

nutzen und der Inneren Klinik das Augusta-Hospital zu überlassen, kann in diese Richtung interpretiert werden.

Auf dem Gebiet der Traumatologie und Unfallchirurgie ist Bardenheuers Name mit der Inauguration der Extensionsbehandlung, damals »Stecke« genannt, auf das Engste verbunden. Sie fand rasch in vielen Kliniken Eingang, insbesondere nach Etablierung einer Unfallversicherung (Bardenheuer 1889, 1907; Bliesener 1900). Dies ist sicher ein Erbe der Langenbeckschen Schule, zu der er mittelbar gezählt werden darf.

5.5 Urologie

Die Nierenchirurgie bereicherte Bardenheuer um den »Thürflügelschnitt«. Als Explorativschnitt geplant, konnten ohne Eröffnung der Peritonealhöhle die einzelnen Organe in ihrer topographischen Beziehung zueinander untersucht werden; so auch die gesunde Gegenseite bei Nephrektomien. Dies war vor Einführung einer seitenbezogenen Nierenfunktionsdiagnostik mit Harnleiterkatheterismus und Funktionsproben durch Leopold Casper (1859–1959) und Paul Friedrich Richter (1868–1935) um 1900 die einzige Möglichkeit, ein gesundes kontralaterales Organ zu untersuchen (Casper 1901; Casper u. Richter 1901). Während um 1880 in der urologischen Literatur noch immer Einzelfallberichte zur Nierenchirurgie überwogen, beschrieb Bardenheuer bereits 1881 sieben Nephrektomien (Bardenheuer 1881; Czerny 1883; Israel 1887; Moll 1995), ebenfalls mit erfolgreichem Ausgang (Schmidt 1887, 1890). Die Nephrektomie mit sicherer Indikation zur Heilung renaler Erkrankungen war bis 1890 noch nicht fest etabliert. Die Letalität lag bei 44,6 % (Gross 1885). Bardenheuer hatte 1890 eine Mortalität von 21,5 % bei 37 operierten Fällen und extraperitonealem Vorgehen (Perthes 1895). Die Ureterolithotomie, 1881(Bardenheuer 1892) sowie die quere untere Polresektion bei Nierentuberkulose, 1895, waren weitere wichtige uro-chirurgische Entwicklungen Bardenheuers im Kölner Bürgerhospital. Weitere wissenschaftliche Arbeiten galten der Hoden- und

Nebenhodentuberkulose und deren speziellen Operationsindikation (Bardenheuer 1886), außerdem beschrieb er als erster die Epididymo-Vasostomie (Moll et al. 1998).

Die Pioniertat auf fachurologischem Gebiet des versierten Operateurs Bardenheuer war die Ausführung der ersten totalen Zystektomie am 13.01.1887 bei dem 57 Jahre alten Schreinergehilfen Theodor Baum. (1830-1887) aus der Kölner Südstadt. Bei einem weit fortgeschrittenen Blasenkrebs verzichtete Bardenheuer infolge technischer Schwierigkeiten auf eine Harnleitereinpflanzung. Die ersten zehn postoperativen Tage waren komplikationslos, am 14. Tag verstarb der Patient an einer Urämie auf Station »Josef«, der chirurgischen Männerstation des Bürgerhospitals.[103] Trotz letalem Ausgang hatte der Operateur die Machbarkeit des Eingriffs bewiesen (Moll 2006b; ◘ Abb. 5.5). Erst über ein Jahr später, 1889, konnte Karl Pawlik (1849–1914), Prag, über eine weitere totale Zystektomie bei einer Patientin mit einem »papillomatösen Blasentumor« berichten. Hier erfolgte die Harnableitung in die Scheide (Moll 2000).

Weitere wissenschaftliche Bemühungen auf urologischem Gebiet sind die Behandlung der Blasenextrophie, die Bardenheuer mehrmalig im Bürgerhospital erfolgreich operieren konnte, sowie die Therapie der Harninkontinenz (Moll et al. 2011) und der Blasenfisteln (Bardenheuer 1891, S. 102–105) gewidmet. In allen großen Übersichtspublikationen an der Wende zum 20. Jahrhunderts bis in die 1950er Jahre zur Urologie (Bibus 1957; Garre,1907, S. 87–127) findet sich ein reiches Zahlenmaterial aus der Bardenheurerschen Klinik zu urologischen Operationen[104] (Krabbel 1879).

[103] Die Sterbeurkunde wird aufgrund der schriftlichen Meldung durch den »Secretariats-Assistenten« Klau ausgestellt, der dem Standesamt im Auftrag der Armendeputation die Mitteilung machte (Sterbeurkunde Standesamt Köln, 1887/430).

[104] Die Auffindung der primären Publikationen wird durch den Umstand erschwert, dass das meiste Material von seinen Schülern, die oft nur relativ kurze Zeit der Klinik angehörten, publiziert wurde und damit für eine Literaturrecherche mit modernen Techniken nicht zur Verfügung steht, da die Erstautoren nicht immer mit dem Kölner Bürgerhospital in Verbindung gebracht werden (exemplarisch: Cramer 1986, 1897; Frank 1882; Thelen 1882).

5.6 Wissenschaft

Die Anstellung Bardenheuers ging wesentlich auf das Votum Otto Fischers zurück, der forderte, dass eine wissenschaftliche Qualifikation auf der Höhe der Zeit eine entscheidende Voraussetzung für die Stellenbesetzung neben der rein fachlich-handwerklichen sei. Auch sah er die beständige Teilnahme am aktuellen Forschungsdiskurs für unabdingbar an, um die Position als leitender Arzt an einem städtischen Krankenhaus ausfüllen zu können. Damit sah er diesen einem Hochschulprofessor gleichgestellt. Das städtische Krankenhaus durfte für ihn nicht zweite Wahl sein.

1881 erhielt Bardenheuer den preußischen »Rothen Adler-Orden IV. Klasse«, am 16.07.1884 wurde ihm der Professorentitel (Krabbel 1913, S. 2121–2123)[105] verliehen, eine Auszeichnung, die nach der einhelligen Meinung der Zeitgenossen bis dahin einem nicht dem Lehrköper einer Universität angehörenden Wissenschaftler nur selten zuteil geworden war. Dies ging maßgeblich auf den Einfluss des Rheinländers Friedrich Theodor Althoff (1839–1908) zurück, der seit 1882 im preußischen Kultusministerium als Geheimer Regierungsrat wesentlichen Anteil an der Wissenschaftsförderung der Zeit hatte (z. B. Berufungen von Emil von Behring, Paul Ehrlich und Max Planck) (vom Brocke 1980; Domaschke 2001; Eckart 1991). 1895 erhielt Bardenheuer den Titel eines Geheimen Sanitätsrates und 1905 den eines Geheimen Medizinalrates (Norpoth 1953, S. 585; Pagel 1901, S. 90–92).

Seit 1901 dem Zentralkomitee für das ärztliche Fortbildungswesen in Preußen (Kaiser-Friedrich-Stiftung) angehörend, setzte sich Bardenheuer vehement für die Gründung der ersten »Akademie für praktische Medizin« ein, der Vorläuferin der medizinischen Fakultät. Diese war zunächst als Fortbildungsstätte für die Ärzte im praktischen Jahr gedacht, analog der New York Post Graduate Medical School. 1904 erhielt Köln in Konkurrenz zu Düsseldorf (Halling u. Vögele 2007) zunächst den Zuschlag, und Bardenheuer wurde zum geschäftsführenden Professor ernannt (bis 1907);

[105] Personalakte Bardenheuer bzw. Akte des Oberbürgermeisters 1913 (Masch. Schr.) HAStK, pag 46-48

(Akademie für praktische Medizin1915; Bardenheuer 1907; Frank 2008).

Auf wissenschaftlichem Gebiet verband Bardenheuer ähnlich wie Simon eine umfangreiche operative Tätigkeit an einem öffentlichen, allgemeinen Krankenhaus mit einem umfangreichen wissenschaftlichen Arbeiten. Über mehrere Jahre hinweg gab er die »Mitteilungen aus dem Kölner Bürgerhospital« heraus, in denen er eine Fülle von operativen Kasuistiken vorstellte. Entsprechend den wissenschaftlichen Traditionen der Zeit publizierte er auch Jahresberichte (Bardenheuer 1876) in Anlehnung an Billroth, was ein wichtiges Indiz für die naturwissenschaftliche Orientierung seiner Arbeit ist. In seiner Monographie zur »Drainage der Peritonealhöhle« (Bardenheuer 1880) und zum »Extraperitonealen Explorativschnitt« (Bardenheuer 1887) widmete er sich besonders der Abdominal- und der Uro-Chirurgie. Er war Mitherausgeber der »Deutschen Zeitschrift für Chirurgie« und den »Mittelungen aus den Grenzgebieten der Inneren Medizin und Chirurgie«. Ähnlich seinem hochverehrten Lehrer Gustav Simon war er niemals Präsident der »Deutschen Gesellschaft für Chirurgie« und wurde erst 1895 Mitglied dieser Fachgesellschaft.

Für das städtische Bürgerhospital repräsentierte Bardenheuer die operative Therapie schlechthin und den damit verbundenen Fortschritt der Heilkunst im letzen Drittel des 19. Jahrhunderts und im ersten Dezennium des 20. Jahrhunderts. Dies führte zu einer gesteigerten Belegung des städtischen Bürgerhospitals und zu einer Umwandlung in ein modernes Akutkrankenhaus, welches effektiv und produktiv mit den vorhandenen finanziellen Ressourcen umging. Sicherlich trug seine Tätigkeit zur Imageverbesserung der sich von der Armen- und Irrenanstalt wandelnden Einrichtung zur hochspezialisierten Heilanstalt bei. Die Auswertung vorhandener Belegungsstatistiken zeigt dies eindrücklich. Es ist hierbei jedoch immer zu berücksichtigen zu welchem Zwecke diese angefertigt wurden (Festschrift, behördliche Meldung, Begründung für ein Bauvorhaben)

Von seinen beiden Nachfolgern in Köln, Otto Tilmann (1872–1934) (Köhler 1994) – tätig an der Lindenburg – und Paul Frangenheim (1876–1930), (Bronner 1930; Payr 1930) – tätig am Bürgerhospital und Augustahospital –, widmete sich nur letzterer der Uro-Chirurgie, u. a. mit Fragen zum Kryptorchismus (Leistenhoden) (Frangenheim 1920), zur Harninkontinenz (Frangenheim 1914, 1915) und zur Nephropexietechnik (Frangenheim 1923).

5.7 Gottfried Thelen

Während sich im Reichsmedizinalkalender für Köln zwar schon früh weitere Urologen bzw. Dermato-Urologen wie z. B. Richard Loeb (1874–1953) am St. Anna Krankenhaus sowie Albert Dreyer und Heinrich Zenzes[106] nachweisen lassen, etablierten sich jedoch nur Berthold Goldberg (1866–1925) (Frank u. Bergdolt 2009; Goldberg 1911)[107] und Gottfried Thelen (1871–1941)[108] auf wissenschaftlichen Gebiet.

Gottfried Thelen wurde am 02.03.1871 als Sohn eines Malzfabrikanten in Köln geboren[109] (◘ Abb. 5.6). Somit ist er der bürgerlichen Oberschicht zuzurechnen, die zumindest der 2. Steuerklasse in Preußen angehörte. In den 1870er Jahren begann in Köln der Übergang zur industriellen Produktion im Braugewerbe und die Herstellung von obergärigem Bier (»Kölsch«) nach Einführung der Linde-Kältemaschine (Matthar u. Schroers 2003). Nach der Gymnasialzeit in Recklinghausen begann Thelen zum Wintersemester 1893/94 sein Medizinstudium in Freiburg im Breisgau. Nach einem Semester in München wechselte er nach Würzburg, um dort – nach einem Zwischensemes-

106 Zenzes, Thelen und Goldberg gehören zu den konstituierenden Mitgliedern der DGU im Jahre 1906 (Quelle: Schultze-Seemann F. Geschichte der Deutschen Gesellschaft für Urologie 1906-1986. Springer, Berlin, S. 19)

107 Frank M, Moll F (2005) Im Sommer in Wildungen, im Winter in Köln - Der Urologe Dr. med. Berthold Goldberg. Vortrag am 03.11.2005 am Institut für Geschichte der Medizin, Köln

108 Moll F, Frank M, Marx FJ (2005) Zur Entwicklung und Etablierung der Urologie in Köln: Gottfried Thelen (1871-1941), Dozent für Cystoskopie an der Akademie für Praktische Medizin. Vortrag auf dem 57. Kongress der DGU, Düsseldorf

109 Geburtsurkunde 872, Standesamt Köln (1871)

ter in Kiel 1896 – sein Studium abzuschließen.[110] Die Physikprüfung bei Wilhelm Conrad Röntgen (1845–1923) im vierten Semester seines Studiums, ein halbes Jahr vor der epochemachenden Entdeckung der X-Strahlen, scheint Thelen nicht im ersten Anlauf bestanden zu haben, wie ein Vermerk im Studienbuch zeigt. Allgemein galt Röntgen als begabter Hochschullehrer, aber schlechter Rhetoriker (Moll 1998). Nach bestandenem Staatsexamen vervollständigte Thelen seine Ausbildung durch einen zweijährigen Auslandsaufenthalt an den renommiertesten urologischen Spezialeinrichtungen an der Wende zum 20. Jahrhundert. In Wien belegte er Kurse bei Anton Ritter von Frisch (1869–1912), dem ersten Präsidenten der 1906 gegründeten DGfU, sowie bei Otto Zuckerkandl (1861–1921). Während von Frisch als Leiter der Allgemeinen Wiener Poliklinik über die Bakteriologie auf Anregung Theodor Billroths (1829–1896) zur Urologie gekommen war und sich besonders bei Prostataerkrankungen einen Namen gemacht hatte, bereicherte Otto Zuckerkandl, Leiter des Rothschild-Spitales, die Urologie auf vielen Gebieten. Insbesondere seine Operationslehre im Rahmen der Lehmannschen Handatlanten hat neben dem von Frisch herausgegebenen Handbuch der Urologie (1903–1907) seinen besonderen wissenschaftlichen Ruhm begründet. Zuckerkandls prärektaler Bogenschnitt war zudem weiterhin ein bemerkenswerter technischer Fortschritt in der Prostatachirurgie. In Paris hospitierte Thelen von April 1900 bis März 1901 am Hospital Necker bei Felix Guyon (1831–1920), dem Nestor der französischen Urologie und ersten Lehrstuhlinhaber in Frankreich. Unbestritten galt die Seine-Metropole seit Beginn des 19. Jahrhunderts als Weltzentrum der modernen wissenschaftlichen Urologie. Im Hospital Necker wurde 1890 für Guyon der erste urologische Lehrstuhl eingerichtet, und in Paris

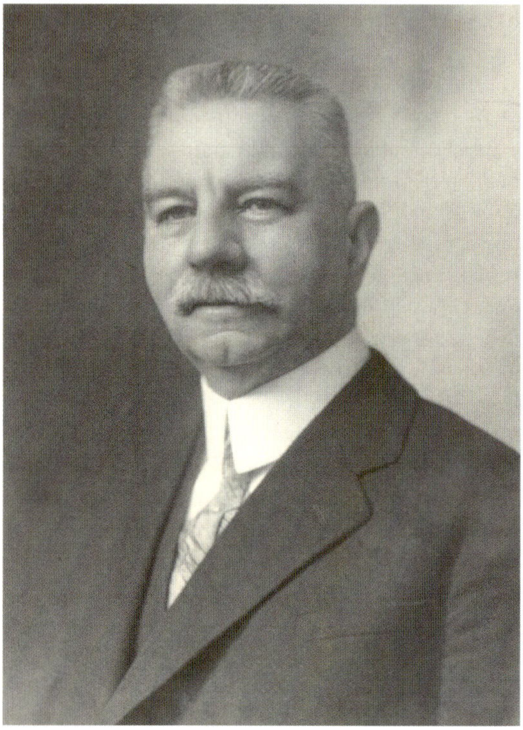

Abb. 5.6 Gottfried Thelen (1871–1941) (Quelle: Institut für Geschichte der Medizin Köln, Universitätsarchiv Köln; Repro Keyn, mit freundl. Genehmigung)

fand unter seinem Vorsitz schon 1896 der erste Kongress der französischen urologischen Gesellschaft statt. Darüber hinaus besaß Paris seit jeher eine besondere Anziehungskraft für Rheinländer – es sei hier u. a. an Jacques Offenbach erinnert. Ferner ist zu berücksichtigen, dass Köln von der Seine-Metropole nur ca. 400 km entfernt ist, nach Berlin jedoch über 550 km zurückgelegt werden müssen. Zuletzt (März bis Oktober 1901) besuchte Thelen den eigenwilligen Maximilian Nitze (1848–1906) in Berlin, der seit 1880 in eigener Praxis und Poliklinik niedergelassen war, um sich in die von Nitze diesem inaugurierte »Kystoskopie« (transurethrale Blasenchirurgie) und in den Ureterenkatheterismus und somit in wesentliche fachkonstituierende Diagnose- und Therapietechniken der Urologie einweihen zu lassen.

Durch diese Gewichtung der Ausbildung lässt sich Thelen sicher der endoskopisch- transurethralen Richtung zurechnen. Dies befähigte ihn

[110] Da durch die Bombenangriffe in Würzburg am 16.03.1945 sämtliche Archivbestände vernichtet wurden, konnte leider ein schriftliches Promotionsexemplar bisher nicht aufgefunden werden. Es ist nach Mitteilung von Herrn Professor Baumgart, historische Kommission der Universität Würzburg, davon auszugehen, dass Thelen 1898 seine Promotionsprüfung ablegte, da ein entsprechender Vermerk in der Studienakte vorliegt.

besonders zu einer niedergelassenen ambulanten, von einem Krankenhaus unabhängigen Tätigkeit als »Arzt für Nieren-, Blasen- und Geschlechtskrankheiten« in Köln. Die Facharztbezeichnung »Urologie« wurde erst auf dem Bremer Ärztetag 1924 eingeführt (Taupitz 1991, S. 284, Fußnote 514). Die Verbindung mit der Venerologie, insbesondere über die Spülbehandlung der Gonorrhoe und der konsekutiven Harnröhrenstrikturen, war zu dieser Zeit für das Fach typisch. Zu den wichtigsten Protagonisten innerhalb der Urologie gehörten u. a. das Gründungsmitglied der DGfU, Felix Martin Oberländer (1851–1915), in Dresden und der Amerikaner Ferdinand Valentine (1851–1910), Gründungsmitglied und erster Sekretär der »American Urological Association«. In späteren Eintragungen im Kölner Adressbuch findet sich jedoch der Zusatz »Venerologie« nicht mehr.

Ab 1903 war Thelen als Belegarzt am Vinzenz-Krankenhaus in Köln-Nippes tätig, das nach baulicher Neugestaltung eine operative Abteilung eingerichtet hatte. Seit 1916 wurde die Urologie dort Hauptabteilung, also die zweite in Rheinland und Westfalen, nachdem Carl Schramm (1876–1949) bereits 1907 in Dortmund (Westfalen) die erste als Belegabteilung begründet hatte.

5.7.1 Thelen und die Kölner Akademie für praktische Medizin

Mit Änderung der Approbationsordnung 1901 in Preußen wurde das sog. Praktische Jahr eingeführt. Nach Vorstellung des vortragenden Rates im Kultusministerium, des Rheinländers Theodor Althoff (1839–1908), der seit 1882 wesentlichen Anteil an der Wissenschaftsförderung der Zeit hatte und sämtliche Professorenstellen an den Universitäten besetzte, sollte die Medizinerausbildung besonders verbessert werden. Analog der New York Postgraduate Medical School schienen öffentliche, kommunale Krankenhäuser mit ihrem mannigfaltigen Patientengut besonders für diese Aufgabe geeignet zu sein; gleichzeitig wurde eine Entlastung der preußischen Staatskasse angestrebt. In diesem Zusammenhang wurden in der Rheinprovinz, in Düsseldorf und Köln »Akademien für praktische Medizin« gegründet (Heimbüchel u. Pabst 1988; Jetter 1980). Gleichzeitig sollten zu den freien ärztlichen Vereinigungen (in Köln z. B. der Allgemeine Ärztliche Verein, 1871 gegr.), die kursorisch Fortbildungsveranstaltungen organisierten, fest etablierte Einrichtungen hinzukommen. Auf nationaler Ebene nahm diese Aufgabe das 1900 gegründete »Zentralkomitee für das ärztliche Fortbildungswesen« in Berlin wahr, dessen erster Generalsekretär der Berliner Urologe Robert Kutner (1867–1913) war (Holzinger 1967).

Neben der Ausbildung der »Praktikanten« gehörte die Ausbildung in den sog. Ärztlichen Spezialfächern zu den besonderen Aufgaben der Akademie, was aber zu Irritationen in der niedergelassenen Ärzteschaft führte. Daher wurde in den Statuten festgelegt, dass hierzu eine »mehrjährige Beschäftigung als Assistent an der entsprechenden Krankenabteilung« notwendig war und es praktischen Ärzten erlaubt wurde, sich in einzelnen Abteilungen zur Erlernung neuer Methoden oder zur sonstigen Vervollkommnung längere oder kürzere Zeit zu beschäftigen. Eine weitere Intention dieser Einrichtung lag in der »Förderung der praktischen Medizin nach der wissenschaftlichen Seite«. Seit Gründung der Kölner »Akademie für praktische Medizin« in Köln am 01.10.1904 hielt Thelen als »Arzt mit Lehrauftrag« unentgeltlich Kurse zum Thema Zystoskopie und Ureterenkatheterismus.[111] Eine weitere Intention der Einrichtung lag in der »Förderung der praktischen Medizin nach der wissenschaftlichen Seite hin«. Gottfried Thelen hielt seine Kurse an der Akademie »als mit Lehrauftrag betraut« unentgeltlich. Er war weder ein ordentliches, noch außerordentliches Mitglied des Lehrkörpers, da er an keiner kommunalen oder provinzialen Anstalt angestellt war, und musste daher zu jedem Vortragszyklus gesondert (!) eingeladen werden.[112] Nach Differenzen mit dem Ärztlichen Verein in Köln mussten 1906 die sog. Lehrbeauftragten aus dem Unterricht

[111] Mit der Gründung der Akademie am 10.10.1904 fanden die Fortbildungskurse in der Poliklinik am Rudolfplatz montags zwischen 18 und 19 Uhr statt. Ein weiterer Kurs wurde von dem Badearzt und Urologen Berthold Goldberg (1866–1925) gehalten, der schon in den 1890er Jahren mit dem Leiter der städtischen Hygieneinstitutes Eugen Czaplewski (1865–1928) Untersuchungen zur Katheterhygiene durchführte.

[112] Universitätsarchiv Köln, Best. 67/1151 pag 5 v und r

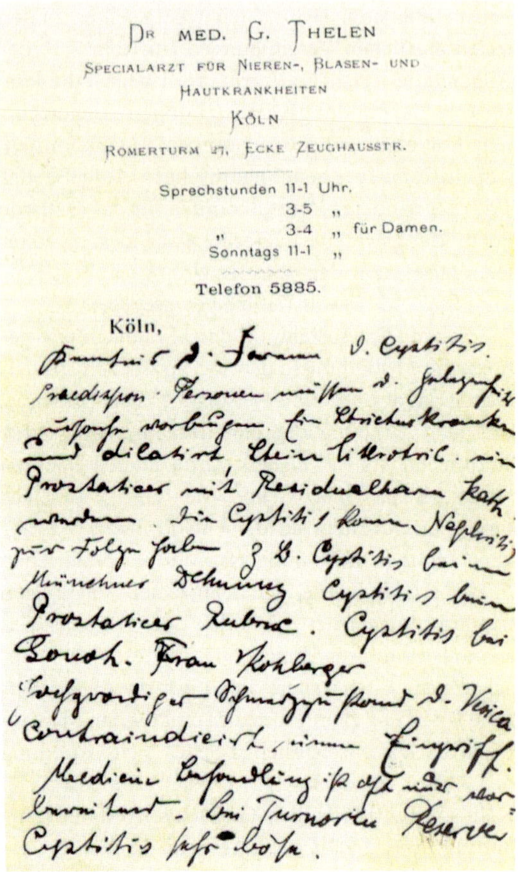

Dr med. G. Thelen
Specialarzt für Nieren-, Blasen- und Hautkrankheiten
Köln
Römerturm 27, Ecke Zeughausstr.

Sprechstunden 11-1 Uhr.
3-5 „
„ 3-4 „ für Damen.
Sonntags 11-1 „

Telefon 5885.

Köln,

Abb. 5.7 Vorlesungsvorbereitung Thelens auf einem Rezeptformular der Praxis (Bucheinlage in Mendelsohns Übersetzung der Klinik der Krankheiten der Harnblase und Prostata, Hirschwald, 1893, Johann-Winter-Museum, Andernach. Wir danken Herrn Thilo Heyl für den Hinweis und die Überlassung herzlich. Repro Keyn, mit freundl. Genehmigung)

ausscheiden. Daher stellte Thelen das Gesuch, zum Dozenten ernannt zu werden.[113]

Der Blick auf die folgenden Verhandlungen um seinen Status an der Akademie enthüllt die Ambivalenz in der Wahrnehmung unseres Fachgebietes und die Konstruktionsprobleme zum Zeitpunkt der Gründung der DGfU 1906/07 in Köln. Thelen erhielt als Einziger einen im akademischen Rahmen rechtlosen »Zwischenstatus«. Dies zeigt, dass die Akademie nur an der Technik der Zystoskopie interessiert war und ein eigenständiges Fach – auch wenn es durch Vorlesungen akademisch vertreten war (Abb. 5.7) – nicht etablieren wollte. Bernhard Bardenheuer (1839–1913), erster Vorsitzender der Akademie, hatte eine eigene urologische Fachspezialisierung für unnötig gehalten, obwohl er eine Spezialisierung in Gynäkologie, Orthopädie und Radiologie für wünschenswert erachtete und tatkräftig selber vorantrieb. De facto trug er wie viele seiner Zeitgenossen zur inhaltlichen Weiterentwicklung der Urologie tatkräftig bei (»Thürflügelschnitt«, erste Zystektomie, Epididymo-Vasostomie), betrachtete dies aber als konstituierendes Element der operativen Medizin. Denn die Harnwegschirurgie (Steinschnitt, Hydrozelen-OP, Zirkumzision und Nierenfreilegung) machte einen großen Teil der beherrschbaren Chirurgie an der Wende vom 19. zum 20. Jahrhundert aus.[114] [115]

In seinem Gesuch vom 30.06.1909 an den Akademischen Rat der Akademie als »Unterzeichneter, der seit dem Beginn der Akademie für praktische Medizin Vorträge auf dem *Gebiet der Urologie* gehalten hat« bittet Thelen um »eine Anzahl von Betten für dieses Fach einrichten zu wollen«, da er ja an »den städtischen Krankenanstalten schon seit Jahren zu cystoskopischen Untersuchungen hinzugezogen worden ist«. Es wurde vom akademischen Rat wiederum abschlägig beschieden.[116] Da das

[113] Moll F, Frank M, Deres T, Marx F (2001) Zur Etablierung der Urologie als wissenschaftliches Lehrfach an der Kölner Medizinischen Fakultät: Gottfried Thelen als Dozent für Cystoskopie an der Akademie für praktische Medizin, P 1.21; 48. Tagung NRW Gesellschaft für Urologie (NRWGU), Köln, 18.04.2001

[114] Noch in der Festschrift zum 10-jährigen Bestehen der Akademie (1915) präsentierte sich die chirurgische Abteilung selber mit zwei Publikationen aus dem Bereich der Urologie neben Gottfried Thelen, der zu Blasentumoren publizierte. Der Nachfolger Bardenheuers am Bürgerhospital, der Chirurg Paul Frangenheim (1876–1934), berichtet über die operative Behandlung der »Inkontinenz der Harnblase« (die später bekannte Goebell-Stoeckel-Frangenheim-OP/Schlingenplastik). Der Assistenzarzt an Frangenheims Klinik, Hans Wolff, stellte einen Fallbericht über eine intermittierende intravesicale Ureterzyste vor.

[115] Die Gegenüberlieferung zur Personalakte Thelen der Universität zu Köln (Universitätsarchiv Köln, Best. 67/1151) findet sich in den Akten des Stadtarchives Köln (teils Bestand 620 bzw. 695 Krankenanstalten, teils Bestand 420 Akademie), die zurzeit nicht zugänglich sind (die Recherche erfolgte 1995–1999).

[116] Universitätsarchiv Köln, Best. 67/1151, pag 18

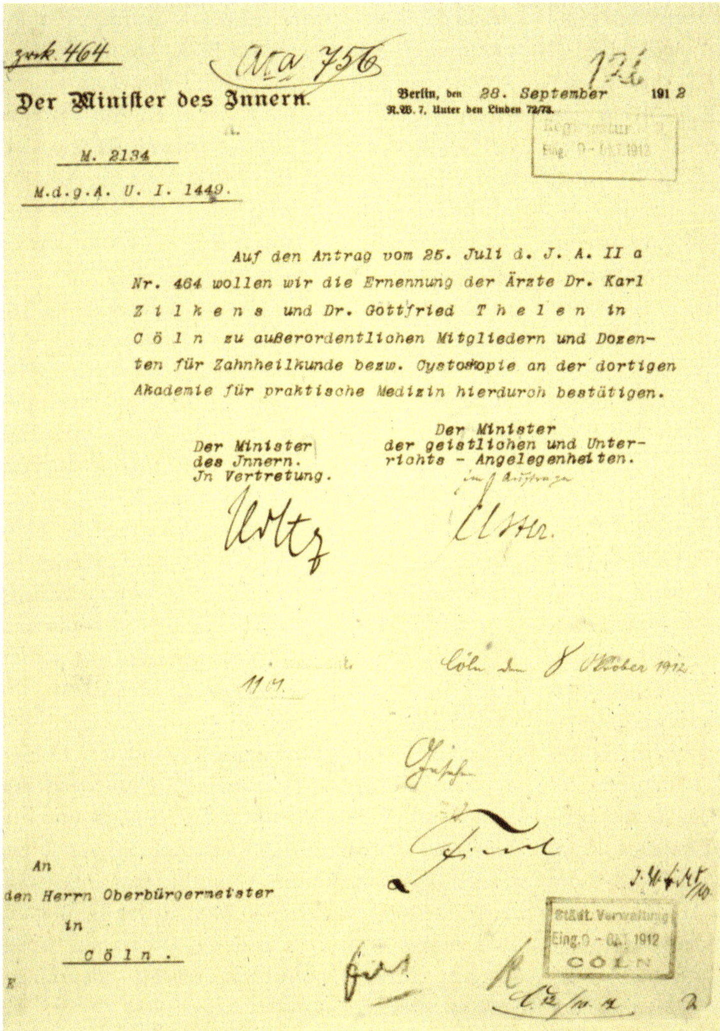

Der Minister des Innern.

Berlin, den 28. September 1912
N.W. 7, Unter den Linden 72/73.

M. 2134

M.d.g.A. U. I. 1449.

Auf den Antrag vom 25. Juli d. J. A. II a Nr. 464 wollen wir die Ernennung der Ärzte Dr. Karl Z i l k e n s und Dr. Gottfried T h e l e n in C ö l n zu außerordentlichen Mitgliedern und Dozenten für Zahnheilkunde bezw. Cystoskopie an der dortigen Akademie für praktische Medizin hierdurch bestätigen.

Der Minister des Jnnern.
Jn Vertretung.

Der Minister der geistlichen und Unterrichts - Angelegenheiten.

An
den Herrn Oberbürgermeister
in
C ö l n .

Städt. Verwaltung
Eing. 9 - Okt. 1912
CÖLN

Abb. 5.8 Ernennung Thelens zum »Dozenten für Cystoskopie«, 1912 (Quelle: Universitätsarchiv Köln, Best. 67/1151)

Ansinnen nicht weiter verhandelt wurde, bleibt unklar, wie sich Thelen konkret eine dauerhafte stationäre Einrichtung an der Akademie vorgestellt hat. Wäre Thelens Antrag auf Betten angenommen worden, wäre dies der Schaffung einer ersten urologischen Klinik der Stadt Köln und gleichzeitig der Grundlegung einer späteren Universitätsabteilung gleichgekommen.[117]

Thelens Verständnis der Urologie als ein eigenständiges Fach, in dem die Zystoskopie einen wichtigen diagnostischen und therapeutischen Teilbereich darstellt, tritt hier deutlich zutage. Gerade die Endoskopiker und transurethralen Operateure sind diejenigen, die selbstbewusst für eine fachliche Eigenständigkeit eintreten. Fast der gesamte, erste geschäftsführende Vorstand der DGU rekrutiert sich aus dieser Gruppe.

1910 wurde in einer Sitzung des Akademischen Rates der Akademie mit dem Allgemeinen ärztlichen Verein zu Köln wiederum die besondere Stellung Thelens zur Akademie diskutiert, seitens

[117] Etablierung der Urologische Klinik der Stadt Köln im Krankenhaus Holweide, 1972, CA Dr. H.-D. Lehmann; Urologische Universitätsklinik, 1974, Prof. Dr. Rüdiger Engelking (1927-1994)

des Allgemeinen ärztlichen Vereins aber keine Notwendigkeit der Änderung der Situation gesehen.[118] Erst mit Schreiben vom 17.06.1912 machte der Allgemeine ärztliche Verein bezüglich Thelen eine Ausnahme, so dass er mit Schreiben des preußischen Kultusministeriums vom 28.09.1912 zum »außerordentlichen Mitglied der Akademie« und zum »Docenten für Cystoskopie« an der »Cölner Akademie für praktische Medizin« ernannt werden konnte[119] (◘ Abb. 5.8). Dies stand mit der Tatsache in Zusammenhang, dass bereits 1911 »jüngeren wissenschaftlich-strebsamen Kräften« (de facto den Sekundärärzten einzelner Abteilungen) analog zu Privatdozenten der Universitäten nach Nachweis »ihrer wissenschaftlichen Fähigkeit wenigstens durch eine größere selbständige Arbeit« die Erlaubnis zur Lehre an der Akademie erteilt wurde.

Mit der Errichtung der Universität zu Köln 1919 und Übernahme der Akademie als Medizinische Fakultät wurde Thelen am 08.08.1919 zum Professor ernannt.[120] Das sollte nach Schreiben des geschäftsführenden Professors Dietrich jedoch nicht die Notwendigkeit der Einrichtung einer urologischen Station bedeuten. Im Vorlesungsverzeichnis bzw. Personalverzeichnis für das Zwischensemester 1919 (22.9-20.12.1919) wurde Thelen unter »Privatdozenten« Professor (Urologie) geführt. Vom Preußischen Minister für Wissenschaft, Kunst und Volksbildung erhielt Thelen am 31.08.1921 die Dienstbezeichnung »Außerordentlicher Professor« ohne Beamteneigenschaft.[121] Bis zu seinem Ausscheiden infolge der Altersgrenze 1939 hielt der Urologe regelmäßige Vorlesungen im Fachgebiet.

5.7.2 Wissenschaftliche Bedeutung Gottfried Thelens

Auf wissenschaftlichem Gebiet ist der Name Gottfried Thelens eng mit der Chromozystoskopie verbunden, über die er in der Zeitschrift für Urologie 1908 berichtete (Thelen 1908). Diese Veröffentlichung fand ein großes Echo und wurde im amerikanischen Schrifttum von B. A. Thomas, Philadelphia, als Referenzpublikation mehrfach zitiert. In der Zeitschrift »Medizinische Klinik« erfolgte 1911 eine Weiterführung des Themas (◘ Abb. 5.9). In der Literatur nach der Wende vom 19. zum 20. Jahrhundert erlangte die seitengetrennte Nierenfunktionsdiagnostik eine wichtige Stellung, die es ermöglichte, die Indikationsstellung in der Nierenchirurgie auf eine sichere Grundlage zu stellen. Insbesondere die Chromozystoskopie von Friedrich Voelcker und Eugen Josef (1879–1933), 1903 eingeführt, erlaubte neben retrograder Ureteropyelographie (Voelcker u. von Lichtenberg 1906) und funktioneller Nierendiagnostik (Casper u. Richter 1895) eine differenzierte Diagnostik.

Zur Feier des zehnjährigen Bestehens der Akademie für praktische Medizin im Jahre 1915 publizierte Thelen in der o. g. umfangreichen Festschrift eine reich bebilderte Arbeit zur endoskopischen Therapie von Blasenkarzinomen und wies hier besonders auf die Tumoraussaat bei Blasenteilresektion hin.

1906 gehörte Thelen neben weiteren Kölner Spezialärzten zu den Gründungsmitgliedern der alten Deutschen Gesellschaft für Urologie und besuchte ab 1907 die Kongresse regelmäßig, wie die Besuchslisten ausweisen. Weiterhin war er zeitweilig Mitherausgeber der »Zeitschrift für Urologie«. Auf dem 4. Kongress hielt er 1913 wohl einen Vortrag zur suprapubischen Prostata-Adenomektomie.

5.7.3 Etablierung einer eigenständigen Hauptfachabteilung in Köln

Nachdem Carl Schramm (1876–1949) in Dortmund bereits am 01.10.1907 die erste urologische Abteilung (zunächst als Belegabteilung) gegründet hatte, stand Thelen ab 1916, wenn auch nicht an der Akademie, der zweiten Hauptfachabteilung im Deutschen Reich am Vinzenz-Krankenhaus in Köln-Nippes vor.[122] Es soll hierbei nicht uner-

118 Universitätsarchiv Köln Best. 67/1151

119 Universitätsarchiv Köln Best. 67/1151 pag 126, Schreiben »Der Minister des Inneren« M 2134 MdgA U I 1449

120 Universitätsarchiv Köln Best. 67/1151 ohne pag

121 Universitätsarchiv Köln Best. 67/1151 ohne pag

122 Die Angaben schwanken in der zeitgenössischen Literatur, es wird auch die Klinik Golzheim zeitweise als 2. Hauptfachabteilung genannt.

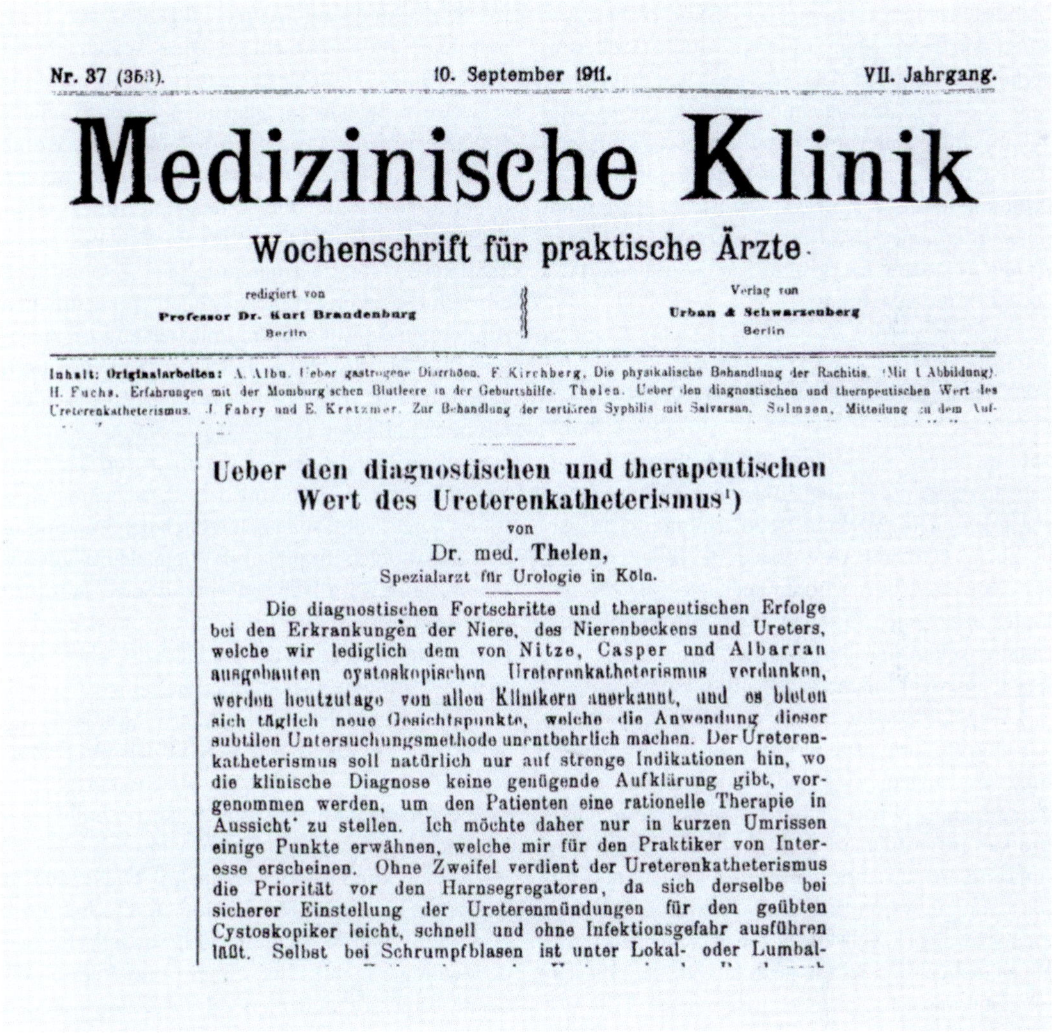
Nr. 37 (353). 10. September 1911. VII. Jahrgang.

Medizinische Klinik

Wochenschrift für praktische Ärzte.

redigiert von Professor Dr. Kurt Brandenburg Berlin

Verlag von Urban & Schwarzenberg Berlin

Inhalt: Originalarbeiten: A. Albu. Ueber gastrogene Diarrhöen. F. Kirchberg. Die physikalische Behandlung der Rachitis. (Mit 1 Abbildung). H. Fuchs. Erfahrungen mit der Momburg'schen Blutleere in der Geburtshilfe. Thelen. Ueber den diagnostischen und therapeutischen Wert des Ureterenkatheterismus. J. Fabry und E. Kretzmer. Zur Behandlung der tertiären Syphilis mit Salvarsan. Solmsen, Mitteilung zu dem Auf-

Ueber den diagnostischen und therapeutischen Wert des Ureterenkatheterismus[1])

von

Dr. med. Thelen,

Spezialarzt für Urologie in Köln.

Die diagnostischen Fortschritte und therapeutischen Erfolge bei den Erkrankungen der Niere, des Nierenbeckens und Ureters, welche wir lediglich dem von Nitze, Casper und Albarran ausgebauten cystoskopischen Ureterenkatheterismus verdanken, werden heutzutage von allen Klinikern anerkannt, und es bieten sich täglich neue Gesichtspunkte, welche die Anwendung dieser subtilen Untersuchungsmethode unentbehrlich machen. Der Ureterenkatheterismus soll natürlich nur auf strenge Indikationen hin, wo die klinische Diagnose keine genügende Aufklärung gibt, vorgenommen werden, um den Patienten eine rationelle Therapie in Aussicht zu stellen. Ich möchte daher nur in kurzen Umrissen einige Punkte erwähnen, welche mir für den Praktiker von Interesse erscheinen. Ohne Zweifel verdient der Ureterenkatheterismus die Priorität vor den Harnsegregatoren, da sich derselbe bei sicherer Einstellung der Ureterenmündungen für den geübten Cystoskopiker leicht, schnell und ohne Infektionsgefahr ausführen läßt. Selbst bei Schrumpfblasen ist unter Lokal- oder Lumbal-

Abb. 5.9 Publikation Thelens zum Harnleiterkatheterismus. Montage aus Frontispiz der Zeitung und Artikelanfang (Repro Keyn, mit freundl. Genehmigung)

wähnt bleiben, dass Alexander von Lichtenberg (1880–1949) noch in den 20er Jahren nur »eine Handvoll« selbstständige urologische Abteilungen im Deutschen Reich erwähnte, jedoch ohne Thelen eigens zu nennen.

Nach längerer Krankheit starb Thelen im Jahr 1941. Thelens Lebensweg belegt die schwierige Durchsetzung der Urologie als selbstständiges Fach auf lokaler Ebene. Zwar nahmen die Akademie und die Universität gerne Kurse zur Zystoskopie in ihr Lehrprogramm auf, stellten aber keine Bettenstation zur Patientenrekrutierung zur Verfügung, obwohl seit 1924 die allgemeine Facharztanerkennung für Urologie bestand. Hier spielte die kollegiale Konkurrenzsituation sicherlich eine Rolle, da die chirurgischen Chefärzte Frangenheim und Tillmann nicht auf die Privateinnahmen durch urologische Operationen verzichten wollten. Doch sollte nicht unbeachtet bleiben, dass in Köln im Gegensatz zu anderen preußischen Hochschulen wie z. B. Bonn in dieser ersten Phase der Entwicklung die Urologie zumindest durch einen kompetenten Dozenten vertreten wurde und nicht durch einen Vertreter einer anderen Klinik. Weiterhin veranschaulicht die Analyse von Thelens Lebensweg, dass die Urologie nicht nur in Berlin oder Wien primär außeruniversitär etabliert wurde und dass nicht nur primär operativ tätige, sondern Endoskopiker, die sich erst in praktischer Übung das notwendige operative Rüstzeug angeeignet hatten, zu den Wegbereitern unseres Faches zu Beginn des 20. Jahrhunderts wurden.

5.8 Zusammenfassung und Ausblick

Nur in einem allgemeinen öffentlichen Krankenhaus bestanden die Möglichkeiten zur Kooperation zwischen medizinischen Teildisziplinen. Dies ermögliche erstmalig eine gesicherte Lebensstellung für Chirurgen und erhöhte auch die Anziehungskraft solcher Einrichtungen. Weiterhin wuchsen die Möglichkeiten der chirurgischen Behandlung Verletzter mit der Unfallversicherungsgesetzgebung.

Asepis, Schmerzausschaltung, Radiologie, Gefäßunterbindung u. a. ermöglichten die Ausweitung des allgemeinen Operationskanons in der operativen Medizin. Eingriffe ohne akute vitale Indikation wurden möglich und erreichten Routinestandard oft innerhalb eines Jahrzehnts. Für die Urologie waren die Etablierung einer sicheren Zystoskopie (1876/1879) durch Max Nitze (1848–1906) neben der schon geübten blinden Blasensteinlithotripsie (Civiale, Hourteloup) und die sich hieraus ableitenden Techniken sowohl in der Diagnostik für die offenen Operationen wie auch in der endoskopischen Therapie wichtige Meilensteine. Diesen Techniken nahmen sich operativ gut ausgebildete, sozialisierte Operateure wie Bardenheuer in Köln oder Israel in Berlin oder Küster in Marburg an, die sich in ihrer Grundüberzeugung noch nicht als spezialisierte Chirurgen, sprich Urologen, verstanden. Gleichzeitig wurden endoskopische Aufgaben aber auch von eigens hierfür spezialisierten Ärzten (sog. Endourologen), die den reinen operativen Eingriff anderen überließen bzw. überlassen mussten, ausgeführt.

Obwohl sich die Chirurgen der neuen Generation von ihrem Selbstverständnis als allgemeine Chirurgen verstanden, spezialisierten sie sich i. d. R. real doch auf wenige Teilgebiete wie Traumatologie und Urochirurgie. Diese verschiedenen Entwicklungs- und Differenzierungsprozesse, die teilweise zeitgleich im allgemeinen Krankenhaus abliefen, prägten dessen Entwicklung zur Klinik im heutigen Sinne. Die parallele Entwicklung von operativer Medizin und Endoskopie führte unter dem Aspekt der Urologie im Bereich des Krankenhauses von der Armenanstalt zur Versorgungseinrichtung akuter Erkrankungen zu deutlichen Abgrenzungsproblemen räumlicher und organisatorischer Art, die bis in die 1970er Jahre andauern sollten und in Teilen heute oft unter Kostenaspekten noch andauern (Moll 2014).

Bei der Frage zur Fachemanzipation der Urologie hat die Forschung für den deutschsprachigen Raum lange Zeit fast ausschließlich die Situation in den Metropolen Berlin und Wien, den akademischen Zentren im letzten Drittel des 19. Jahrhunderts und frühen 20. Jahrhunderts, fokussiert. Der lokale Forschungsansatz verdeutlicht aber, dass sich die Urologie nicht initial als klinisches Fach an einer Hochschule konstituierte, sondern von bewährten Praktikern, die sich oftmals um technische Innovationen und diagnostische Fortschritte verdient gemacht hatten, in den Hochschulbereich hineingetragen wurde.

Analog zur Friedrich-Wilhelms-Universität in Berlin (z. B. Nitzes Habilitation 1889, apl. Prof. erst 1900) wurde auch in Köln das Fachgebiet der Urologie nicht durch einen beamteten, besoldeten Professor vertreten. In Gegensatz zu den meisten preußischen Hochschulen (Kurse durch Assistenten der chirurgischen oder dermatologischen Klinik, z. B. Bonn, Freiburg)[123] erfolgte aber in Köln eine frühe, eigenständige Vertretung des Fachgebietes durch einen spezialärztlich ausgebildeten Dozenten auf Unterrichtsebene. Hiermit war jedoch keine eigene Bettenstation (Abteilung) in der Universitätseinrichtung verknüpft. Trotzdem wurde in Köln sehr früh (1916) eine eigenständige Krankenhausabteilung an einer außeruniversitären Einrichtung etabliert. Die Einrichtung an konfessionellen Krankenhäusern scheint typisch für die

123 Moll F, Hercher D, Marx FJ (1999) Anfänge urologischer Vorlesungen und Kurse an deutschen Hochschulen; Vortrag auf dem 51. DGU-Kongress, Wiesbaden 22.-25.09.1999

Fachentwicklung. Gerade ein Vertreter der endoskopischen, transurethralen Richtung treibt wie in Berlin (Nitze, Casper, Posner, Kutner) auch in der drittgrößten Stadt Preußens (1905) die fachliche Selbstständigkeit zielstrebig und nachhaltig auf eigene Kosten voran.

Die Ausgestaltung klinischer und wissenschaftlicher Differenzierung in der Medizin ist – dies zeigt das Kölner Beispiel – ohne die sog. »Peripherie« mit durchaus einflussreichen Protagonisten wie Bardenheuer und Thelen nicht denkbar und wird zuweilen zu Unrecht unterschätzt.

5.9 Literatur

Akademie für praktische Medizin (Hrsg) (1915) Festschrift zur Feier des zehnjährigen Bestehens der Akademie für praktische Medizin in Cöln. Marcus & Webers, Bonn

Bardenheuer B (1876) Jahresbericht über die chirurgische Thätigkeit im Cölner städtischen Bürgerhospitale während des Jahres 1875. Rommerskirchen's Buchhandlung, Köln

Bardenheuer B (1880) Zur Frage der Drainirung der Peritonealhöhle. Enke, Stuttgart

Bardenheuer B (1881) Die Drainierung der Peritonealhöhle nebst einem Bericht über sieben Nierenextirpationen. Enke, Stuttgart

Bardenheuer B (1886) Die operative Behandlung der Hodentuberculose durch Resection der Nebenhoden Mitteilungen aus dem Kölner Bürgerhospital, Heft 3. Mit einer Einleitung: Pathologisch-anatomische Untersuchungen, sowohl macroscopischer als auch microscopischer Natur, über die Tuberculose der Nebenhoden von Dr. F. Bergkammer. Albert Ahn, Köln und Leipzig

Bardenheuer B (1887) Der extraperitoneale Explorativschnitt. Die differentielle Diagnostik der chirurgischen Erkrankungen des Abdomens. Enke, Stuttgart

Bardenheuer B (1889) Die permanente Extensionsbehandlung. Enke, Stuttgart

Bardenheuer B (1891) Plastischer Verschluss von großen Blasenfisteln aus der Blasenwand. Verhandlungen des 20. Chirurgenkongress, Berlin 1891:102-105; Langenbecks Archiv Klin Chir 1891;42:362-364

Bardenheuer B (1892) Quere Nierenresektion. Verhandlungen des 20. Chirurgenkongress, Berlin 1891; Deutsche Ges f Chir 111-115; Langenbecks Archiv Klin Chir 1891;42:370-374

Bardenheuer B (1907) Die allgemeine Lehre von den Frakturen und Luxationen mit besonderer Berücksichtigung des Extensionsverfahrens. Enke, Stuttgart

Bardenheuer B (1907) Festschrift zur Eröffnung der Akademie für praktische Medizin in Cöln. DuMont & Schauberg, Köln.

Bericht über die Verwaltung der Krankenanstalten der Stadt Köln für das Etatjahr 1902:2-3, Stadt Köln, Köln

Bibus B (1957) Die Nierenteilresektion Indikation und Technik. Urol Int 5:87-127

Bliesener (1900) Über die Bardenheuerschen Extensionsmethode an den Brüchen der unteren Gliedmaassen erhaltenen functionellen Ergebnisse Dt Z Chir 55:277-316

Bronner P (1930) Paul Frangenheim Dt Med Wschr 56:2221-2222

Casper L (1901) Fortschritte der Nierenchirurgie. Verh Dt Ges Chir 30:360-367

Casper L, Richter P (1901) Funktionelle Nierendiagnostik mit besonderer Berücksichtigung der Nierenchirurgie. Urban & Schwarzenberg, Berlin

Cramer K (1896) Beitrag zur Casuistik der subphrenischen Abszesse und zur queren Nierenresektion. Dt Z Chir 42:597-609

Cramer K (1897) Eine operative Behandlung der hydronephrotischen Wanderniere. Zbl Chir 24:586-588

Czerny V (1883) Über Nierenextirpationen. Centralbl Chir 6:737-740

Domaschke F (2001) Friedrich Theodor Althoff und die preußischen Universitäten im ausgehenden 19. Jahrhundert. Eigenverlag

Eckart W U (1991) Friedrich Althoff und die Medizin. In: vom Brocke B (1991) Wissenschaftsgeschichte und Wissenschaftspolitik im Industriezeitalter. Das »System Althoff« in historischer Perspektive. Lax, Hildesheim, S 375-404

Ennen E, Janssen W (1979) Deutsche Agrargeschichte. Vom Neolithikum bis zur Schwelle des Industriezeitalters. Steiner, Wiesbaden

Eschenbruch N, Hänel D, Unterkircher A (Hrsg) (2010) Medikale Räume. Zur Interdependenz von Raum, Körper, Krankheit und Gesundheit. Transcript, Bielefeld

Frangenheim P (1914) Zur operativen Behandlung der Inkontinenz der männlichen Harnröhre. Verh Dt Ges Chir 43:149-154 (erneut in: Festschrift zur Feier des zehnjährigen Bestehens der Akademie für praktische Medizin in Cöln, 1915). Marcus & Weber, Bonn, S 175 -183

Frangenheim P (1920) Zur Operation des Kyptorchismuss. Zbl Chirurgie 47:173-174

Frangenheim P (1923) Nephropexie vom vorderen Nierenschnitt aus. Z Urol Chir 13:31-34

Frank F (1882) Behandlung der Inkontinentia urinae beim Weibe. Zbl Gyn 6:129-136

Frank M (2006) Anstalts-Ärzte: Rekrutierung und Rollenbilder der Ärzte im Kölner Bürgerhospital des 19. Jahrhunderts. In: Frank M, Moll F (Hrsg) (2006) Kölner Krankenhaus Geschichten… Am Anfang war Napoleon. Verlag des Kölnischen Stadtmuseums, Köln, S 85-113

Frank M (2008) Von Missionaren, Bahnärzten und Gesundheitsökonomen. In: 100 Jahre Klinik »auf der Lindenburg«. Festschrift des Universitätsklinikums Köln. Bachem, Köln, S 57-74

Frank M, Bergdolt K (2009) Berthold Goldberg (1866-1925) A Busy Practitioner. J Urol 181:389

Frank M, Moll F (2006a) Strahlende Blicke. Röntgenabteilungen. In: Frank M. Moll F (Hrsg) (2006) Kölner Krankenhaus Geschichten… Am Anfang war Napoleon. Verlag des Kölnischen Stadtmuseums, Köln, S 376-391

Frank M, Moll F (2006b) Auf-Fächerungen Die Entstehung der Spezialabteilungen. In: Frank M, Moll F (Hrsg) (2006) Kölner Krankenhaus Geschichten… Am Anfang war Napoleon. Verlag des Kölnischen Stadtmuseums, Köln, S 370- 375, 379, 510-529

Frank M, Moll F (Hrsg) (2006) Kölner Krankenhaus-Geschichten… Am Anfang war Napoleon. Verlag des Kölnischen Stadtmuseums, Köln

Garre C, Erhard O (1907) Nierenchirurgie. Ein Handbuch für Praktiker. Karger, Berlin

Gebauer C (1979) Die Lindenburg zu Koeln (1848-1965). Beispiel eines großen Klinikum-Neubaus zu Beginn des 20. Jahrhunderts. Kölner Medizinhistorische Beiträge, Bd. 11. Kohlhauer, Feuchtwangen; Zugl.: Gebauer C. Die Universitätskliniken Köln. Die Baugeschichte der Lindenburg von 1848 bis 1965. Diss. Univ. Köln

Glimpel GH (1975) Karl Cramer (1862-1937) und die Orthopädie in Köln. Diss. Univ. Köln

Görgen A, Halling T (Hrsg) (2014) Verortungen des Krankenhauses. Steiner, Stuttgart

Goldberg B (1911) Über die Erkennung und Behandlung der Blasensteine. Würzburger Abhandlungen aus dem Gesamtgebiete der praktischen Medizin, 11. Stuber, Würzburg S 259-284

Gross SW (1885) Nephrectomy: its indications and contraindications. Am J Med Sci 90:79-90

Günther LP (2009) Die bildhafte Repräsentation deutscher Städte. Von den Chroniken der Frühen Neuzeit zu den Websites der Gegenwart. Köln

Guttstadt A (Hrsg) (1900) Krankenhaus-Lexikon für das Deutsche Reich. Die Anstaltsfürsorge für Kranke und Gebrechliche und die hygienischen Einrichtungen der Städte im Deutschen Reich am Anfang des zwanzigsten Jahrhunderts. Nach amtlichen Quellen. Reimer, Berlin, S 264-266. https://ia600804.us.archive.org/19/items/krankenhauslexik00gutt/krankenhauslexik00gutt.pdf (Recherche vom 15.05.2014)

Habeth-Allhorn St (2003) 175 Jahre Cellitinnen zur hl. Maria in der Kupfergasse. Eine sozial-caritative Ordensgemeinschaft im Herzen von Köln. Bachem, Köln

Halling T, Vögele J (2007) 100 Jahre Hochschulmedizin in Düsseldorf, 1907-2007. Dup, Düsseldorf

Heimann F (1850) Die Cholera Epidemie in Köln im Jahre 1849. Resultate der Behandlung und Beobachtung im dortigen BürgerHospital, nebst numerischen Zusammenstellungen über die Erfolge der Gendrin'schen Behandlungs-Methode und den Einfluss der allgemeinen Blutentziehungen. DuMont-Schauberg, Köln

Heimbüchel B, Pabst K (1988) Medizinische Akademie und Verwaltungshochschule. In: Kölner Universitätsgeschichte, Bd. II: Das 19. und 20. Jahrhundert. Köln, S 184-199

Helmentag (1853) Darstellung des neuen Verfahrens bei der Behandlung des Krätz-Ausschlags im Bürgerhospital zu Köln. Schmitz, Köln

Hildebrand O (1903) Busch, Wilhelm. In: Allgemeine Deutsche Biographie (ADB), Bd. 47. Duncker & Humbolt, Leipzig, S 406

Hoeftmann H, Hoffa A (1912) Galerie von Fachgenossen. Arch Orthop Mechanoth: 93-96

Holzinger L (1967) Robert Kutner (1867-1913). Biobibliographie eines Berliner Urologen. Diss. FU Berlin

Huerkamp C (1985) Der Aufstieg der Ärzte im 19. Jahrhundert. Vom gelehrten Stand zum professionellen Experten: Das Beispiel Preußens. Vandenhoek, Göttingen S 102, 105, 107

Hueter C (1877) Besprechung. Dt Z Chir 8:320-329

Illlner E (1987) Gesund in Köln. Zur Institutionengeschichte der städtischen Gesundheitsverwaltung bis 1945. Geschichte in Köln. Beiträge zur Kölner Stadtgeschichte, 21. Heft. DME, Köln

Israel J (1887) Ein Fall von Nierenextirpation. Berl Klin W'schr 20:687-692

Jetter D (1980) Die Kölner Akademie für praktische Medizin im Spannungsverhältnis kulturpolitischer Kräfte. Jhb Köln Gesch VR 51:107-128

Jordan W (1887) Handbuch der Vermessungskunde. Metzler, Stuttgart

Jütte R (1984) Obrigkeitliche Armenfürsorge in deutschen Reichsstädten der frühen Neuzeit: Städtisches Armenwesen in Frankfurt am Main und Köln. Böhlau, Köln

Jütte R (1987) Die medizinische Versorgung einer Stadtbevölkerung im 16. und 17. Jahrhundert am Beispiel der Reichsstadt Köln. Med Hist J 22:173-198

Jütte R (1991) Ärzte, Heiler und Patienten: Medizinischer Alltag in der frühen Neuzeit. Artemis & Winkler, München

Kastner K (1968) Die Entwicklung des Kölner Krankenhauswesens seit dem Mittelalter. Diss. Univ. Köln

Kemp FH (1956) Chronik Thelen-Herhan-Katterbach. Die Familien Thelen-Borgs-Katterbach und Herhahn. Trapp, Bonn

Koerner B (1898-1943) Deutsches Geschlechterbuch (Genealogisches Handbuch bürgerlicher Familien). Von C. A. Starke (Görlitz) ab 1950 als Deutsches Geschlechterbuch fortgeführt; CD-ROM. Genealogisches Handbuch bürgerlicher Familien. Gesamtverzeichnis der Bände 1–216. Starke, Görlitz

Krabbel K (1879) Jahresbericht der chirurgischen Abteilung des Cölner Bürgerhospitals, vom Jahre 1876. Arch Klin Chir 23:345-383, 630-846

Krabbel K (1913) Nachruf Bardenheuer. MMW 60:2121-2123

Krautwig P (1915) Das öffentliche Gesundheit- und Krankwesen. In: Stadt Cöln (Hrsg) (1915/1916) Die Stadt Cöln im ersten Jahrhundert unter Preußischer Herrschaft 1815 bis 1915. Neuber, Cöln, S 208-253

Krautwig P (Hrsg) (1908) Naturwissenschaft und Gesundheitswesen in Cöln. Festschrift für die Teilnehmer der 80. Versammlung der Gesellschaft deutscher Naturforscher und Ärzte in Cöln. Bachem, Köln

Laudahn H (1888) Über die Entwicklung der Irrenpflege in Köln. In Lent E (Hrsg) (1888) Köln. Festschrift für die Mitglieder und Theilnehmer der 61. Versammlung deutscher Naturforscher und Aerzte. DuMont & Schauberg, Köln, S 359-373

Leichtenstern O (1888) Das Bürgerhospital. In: Lent E (Hrsg) (1888) Köln. Festschrift für die Mitglieder und Theilnehmer der 61. Versammlung deutscher Naturforscher und Aerzte. DuMont & Schauberg, Köln, S 236-269

Lent E (Hrsg) (1888) Köln. Festschrift für die Mitglieder und Theilnehmer der 61. Versammlung deutscher Naturforscher und Aerzte. DuMont & Schauberg, Köln

Lesky E (1965) Die Wiener Medizinische Schule im 19. Jahrhundert. Studien zur Geschichte der Universität Wien, Bd. VI. Böhlaus Nachf., Graz-Köln

Lesky E (1967) Das Wiener Allgemeine Krankenhaus. Seine Gründung und Wirkung auf deutsche Spitäler. Clio Med:223-227

Luther B, Wirth I (1987) Der Chirurg Bernhard von Langenbeck und seine Schüler. Charité Ann, Neue Folge 7:293-301

Luther B (1989) Bernhard Bardenheuer und die Schule von Langenbecks. Z ärztl Fortbild 83:791-792

Martin A (1913) Bernhard Bardenheuer (12.VII.1839-13. VIII.1913). Monatsschr Gyn Gebh 37:238-239

Matthar F, Schroers KH (2003) Kölsch Story. Die Geschichte des kölschen Brauwesens. Emons, Köln

Matthar F, Spiegel R (1989) Kölsche Bier- und Brauhäuser. Greven, Köln

Moll F (1995) Der Beitrag Bernhard Bardenheuers (1839-1913) zur Entwicklung der modernen Urologie. Urol (B) 35:435 -438

Moll F (1997) Bernhard Bardenheuer. Rheinische Lebensbilder 15:101-106,

Moll F (1998) Wilhelm Conrad Röntgen. Rheinische Lebensbilder 16:139-146

Moll F, Dülfer R, Bötel J, Marx, FJ (1998) Bernhard Bardenheuer's (1839-1913) contribution to the development of modern urology. J Med Biogr 6:11-14

Moll F (2000) Anfänge der modernen Urochirurgie im 19. Jahrhundert. In: Schultheiss D, Rathert P, Jonas U. Streiflichter aus der Geschichte der Urologie. Springer, Heidelberg, S 17-29

Moll F (2006a) … vom Hören: HNO-Abteilungen. In: Frank M, Moll F (Hrsg) Kölner Krankenhaus Geschichten… Am Anfang war Napoleon. Verlag des Kölnischen Stadtmuseums, Köln, S 426-431

Moll F (2006b) Die Blase des Theodor Baum. In: Frank M, Moll F (Hrsg) Kölner Krankenhaus Geschichten… Am Anfang war Napoleon. Verlag des Kölnischen Stadtmuseums, Köln, S 192-221

Moll F (2007) Urologie in Wien um 1900. Eine Zeitstudie. Urologe 46:998-1004

Moll F (2014) Der Urologische Op. Ein Arbeitsort im Spannungsverhältnis von Fachrepräsentanz und technischen Anforderungen. In: Görgen A, Halling T (Hrsg) Verortungen des Krankenhauses. Steiner, Stuttgart, S 209-229

Moll F, Rathert P (1999) The Surgeon and its intention. Gustav Simon (1824-1876): His first planned nephrectomy and further contributions to urology. World J Urol 17:162-167

Moll F, Dülfer R, Bötel J, Marx FJ (1998) Bernhard Bardenheuer's (1839-1913) contribution to the development of modern urology. J Med Biogr 6:11-14

Murken A (1979) Die bauliche Entwicklung des deutschen Allgemeinen Krankenhauses im 19. Jahrhundert. Vandenhoeck, Göttingen, S 126-130

Murken A (1980) Beispielhafte Krankenhäuser des Rheinlandes in Trier. In: Weyres E (1980) Kunst des 19. Jahrhunderts im Rheinland, Architektur, II. Bd. (profane Bauten/ Städtebau). Schwann, Düsseldorf, S 363-390

Norpoth L (1953) Bardenheuer, Bernhard. In: Neue Deutsche Biographie (NDB), Bd. 1. Duncker & Humbolt, Berlin, S 585

Ohnhaus MW (1994) Die formale Entwicklung der Urologie in Nordrhein Westfalen. Univ. Diss. Münster

Pagel J (1901) Biographisches Lexikon hervorragender Ärzte des neunzehnten Jahrhunderts. Berlin, S 90-92

Payr E (1930) Professor Paul Frangenheim †. Münch med Wochenschr 77:2114-2115

Perthes G (1895) Über Nierenextirpation. Dt Z Chir 42:201-273

Schimmelbusch C (1892) Anleitung zur aseptischen Wundbehandlung, mit einem Vorwort des Geh.-Rat Professor. Dr. E. von Bergmann. Hirschwald, Berlin

Schmandt W, Ohnhaus M (1997) Geschichte der Urologie in Nordrhein-Westfalen 1903-1984. Burlage, Münster

Schmidt J (1890) Beitrag zur Kenntnis der Nierenchirurgie. In: Bardenheuer B Mitteilungen aus dem Kölner Bürgerhospital, Heft V. Ahn, Köln

Schmidt J (1887) Ueber die Nierenextirpation. In: Bardenheuer B (1887) Mitteilungen aus dem Kölner Bürgerhospital, Heft V. Ahn, Köln

Schultze-Seemann, F (1986) Geschichte der Deutschen Gesellschaft für Urologie 1906-1986. Springer, Berlin

Schwarz J (1922) Das Armenwesen der Stadt Köln vom Ende des achtzehnten Jahrhunderts bis 1918. Selbstverlag des Wohlfahrtsamtes der Stadt Köln, Köln

Simon G (1870) Extirpation einer Niere am Menschen. Vorläufige Mitteilung. Deutsche Klinik 22:137-138

Stollberg G, Tamm I (2001) Die Binnendifferenzierung in deutschen Krankenhäusern bis zum Ersten Weltkrieg. Stuttgart

Taupitz J (1991) Die Standesordnungen der freien Berufe. De Gruyter, Berlin, S 284, Fußnote 514

Thelen O (1882) Nephrolithotomie wegen Anurie. Centralbl Chir 9:185-188

Thelen G (1908) Über den diagnostischen Wert der Chromozystoskopie bei chirurgischen Nierenerkrankungen. Verhandlungen Dt. Gesellschaft für Urologie, 1. Kongress, Wien, 02.-05.10.1907, Coblentz, Berlin; Thieme, Leipzig, S 109-118. https://archive.org/stream/verhandlungende00urolgoog/verhandlungende00urolgoog_djvu.txt (Recherche vom 15.05.2014)

Tiggemann-Klein C, Tiggemann A (2004) Das St. Marien-Hospital im Herzen Kölns. Gesundheitsfürsorge, Wohltätigkeitssinn und Frömmigkeit. Bachem, Köln

Uniklinikum Köln (Hrsg) (2008) Hundert Jahre Klinik »auf der Lindenburg«. Festschrift des Klinikums der Universität zu Köln. Bachem, Köln

Ursula Köhler (1994) Otto Tilmann (1862-1934) und seine Frau Ilse geb. von Waldeyer-Hartz (1873-1961). Diss. Univ. Köln

vom Brocke B (1980) Hochschul- und Wissenschaftspolitik in Preußen und im Deutsche Kaiserreich 1882-1907 - das »System Althoff«. Klett-Cotta, Stuttgart

Weiz G (1994) Mapping medical specialization in Paris in the ninetheenth and twentieth centuries. Soc Hist Med 7:177-211

Wolters M (1988) Einfach da sein. 150 Jahre Genossenschaft der Cellitinnen nach der Regel des heiligen Augustinus Köln/Severinstraße. Parzeller, Fulda

Zimmermann (1898) Die Armenpflege der Stadt Köln. In: Lent E Köln in hygienischer Beziehung. Festschrift für die Teilnehmer an der 23. Versammlung des deutschen Vereins für Öffentliche Gesundheitspflege zur Feier des 25jährigen Bestehens des Vereins. DuMont & Schauberg, Köln

Jüdische Urologen im Rheinland in der Zeit des Nationalsozialismus – Verfolgung, Vertreibung, Ermordung

Thorsten Halling, Friedrich Moll

6.1 Einführung

Unter der nationalsozialistischen Gewaltherrschaft wurden jüdische Urologen[124], wie andere Ärztegruppen auch im Rheinland, das zu dieser Zeit zum gleichgeschalteten Preußen (Lilla 2004) gehörte, an ihrer Berufsausübung gehindert und somit ihrer ökonomischen Existenz beraubt, schließlich vertrieben oder ermordet.

Die Geschichte der Verfolgung jüdischer Ärzte im Allgemeinen und die Geschichte ärztlicher Berufsgruppen im Nationalsozialismus im Speziellen ist seit einigen Jahren zunehmend in das Blickfeld der historischen Forschung auch medizinischer Fachgesellschaften geraten (vgl. Jütte 2012, S. 85). Ausgehend von der in vielen Fällen offenen Frage nach dem Umgang mit der eigenen Geschichte während der Zeit des Nationalsozialismus in der Zeit nach dem Zweiten Weltkrieg (Krischel u. Halling 2013) initiierte die Deutsche Gesellschaft für Urologie (DGU) im Jahr 2009 ein interdisziplinäres, multinationales Forschungs- und Publikationsprojekt zur Aufarbeitung des Schicksals ihrer jüdischen Kollegen und zur Analyse der Verstrickung von einzelnen Urologen sowie der DGU als medizinische Fachgesellschaft in den NS-Staat und in medizinische Verbrechen und Vertreibungen (Krischel et al. 2011; Thiel 2013). Mit Einzeluntersuchungen zu Leopold Casper (1859–1959) (Moll et al. 2009), Alexander von Lichtenberg (1880–1949) (Moll et al. 2010a), Hans Rosenstein (1875–1964) (Moll et al. 2011) und Eugen Joseph (1879–1933) (Moll u. Krischel 2014) konnten erste Arbeiten über das Schicksal renommierter jüdischer Urologen in der NS-Zeit vorgelegt sowie Kontakt mit lebenden Angehörigen als Zeichen der Versöhnung aufgenommen werden, was auch im europäischen Raum deutlich rezipiert wurde (Moll et al. 2010b). Hinzu kommen kollektivbiografische Arbeiten zur Verfolgung, Vertreibung und Ermordung in Deutschland (Bellmann 2011b, 2011c, 2012a, 2012b) und Österreich (Butter-Bieck 2011). Es bleibt eine besondere Aufgabe, die Lebenswege und Verdienste gerade der nicht so sehr in das Rampenlicht der Öffentlichkeit getretenen Mediziner weiter aufzuklären und sie in die Entwicklungsgeschichte einer lokalen, nationalen oder auch internationalen Urologie zu integrieren. Besonders im regionalen Kontext kann die Vielschichtigkeit des Verdrängungsprozesses analysiert werden. Während für die Ärzteschaft allgemein detaillierte Studien vorliegen (u. a. Rueß 2009; Schwoch 2009; von Villiez 2009), gibt es für die Urologie bisher nur wenige Untersuchungen (Bellmann 2011, 2011a), zumeist sind es nur kurze Einlassungen (Schubert u. Scholz 2009, S. 156).

Die serielle Identifikation von urologischen Fachärzten und somit auch von jüdischen Urologen erweist sich in der ersten Hälfte des 20. Jahrhunderts aufgrund der nicht abgeschlossenen Fachdifferenzierung als schwierig. Die von Bellmann (2011, 2012) für ihre Auswahl von Urologen zugrunde gelegte Kategorisierung des Reichsmedizinalkalenders erfasst zu großen Teilen auch Dermatologen. Im Rheinland (vgl. die Definition im einleitenden Beitrag zu diesem Band) waren zu Beginn der 1930er Jahre demnach 16 Ärzte tätig, die nach 1933 im Sinne der Nürnberger Rassengesetze verfolgt wurden.

Lokale Nachschlagewerke wie kommunale Adressbücher verwenden ebenfalls zusammenfassende Kategorien wie »Spezialärzte für Krankheiten der Haut und der Harnwege« (Adressbuch der Stadt Düsseldorf für das Jahr 1910). Diese existierte auch nach der Einführung einer Rubrik »Spezialärzte für Krankheiten der Nieren, Blase und Harnwege« (Adressbuch der Stadt Düsseldorf für das Jahr 1911) weiter. Nicht die Kategorie ist undifferenziert, sondern das ärztliche Portfolio übergreifend. Inwiefern sich in der täglichen Praxis die Tätigkeitsfelder Haut- und Harnwegserkrankungen überschnitten haben, ist nur durch weitergehende biografische Recherchen zu jedem Einzelnen zu konkretisieren.

Nach einer Darstellung der übergreifenden Strukturen der Verfolgung jüdischer Ärzte nach 1933 werden in diesem Beitrag daher beispielhaft Lebensläufe jüdischer Spezialärzte für Haut- und Harnwegserkrankungen in Köln, Düsseldorf und Mönchengladbach dargestellt, die der quantitati-

[124] Die Bezeichnung »jüdische Urologen« bezieht sich auf die Definition der Nationalsozialisten im Sinne der »Nürnberger Gesetze« von 1935 und die damit verbundene Verfolgung, unabhängig von dem individuellen Verhältnis dieser Personen zum Judentum bzw. zur jüdischen Religion.

ven Analyse Namen und Gesichter geben sollen.[125] Eingesehen wurde auch Wiedergutmachungsakten aus der Nachkriegszeit, die zugleich eine lokalhistorische Perspektive auf den Umgang mit den Opfern des Nationalsozialismus bieten. Ergänzt werden diese biografischen Skizzen durch eine tabellarische Aufstellung der in verschiedenen Gedenkbüchern und Forschungsarbeiten erfassten jüdischen Urologen im Rheinland.

6.2 Verfolgung jüdischer Ärzte nach 1933

Als Minderheit noch im Kaiserreich und in der Weimarer Republik verfolgt, wählten viele jüdische Deutsche freie Berufe wie Arzt oder Rechtsanwalt als sozialen Aufsteigerberuf. Viele von ihnen machten erst die Rassenideologie der Nationalsozialisten und die hieraus folgende Gesetzgebung zu Juden. Sie waren oft in der zweiten Generation getauft und lebten vollständig assimiliert. Wenn im Folgenden verkürzt von jüdische Ärzten und Urologen gesprochen wird, ist damit immer die nationalsozialistische Definition im Sinne der Nürnberger Rassengesetze gemeint, unabhängig von der Selbstwahrnehmung der Betroffenen. Anfang des Jahres 1933 waren etwa 15 % aller in Deutschland tätigen Mediziner jüdische Ärzte. Der Bevölkerungsanteil der Juden lag damals bei weniger als einem Prozent (Jütte 2012, S. 83). Im Großstadtbereich war der Anteil aufgrund einer höheren Arztdichte größer, hier waren auch mehr Spezialisten tätig. Angaben zum Anteil der jüdischen Urologen im Rheinland liegen nicht vor. In Düsseldorf lassen sich im Jahr 1932/33 insgesamt 38 Ärzte, davon sieben jüdische (18,4 %) nachweisen, die im örtlichen Adressbuch als Fachärzte für Krankheiten der Haut und der Harnwege firmieren. Unter der Kategorie der Erkrankungen der Harnorgane (Urologie) werden vier Ärzte genannt, davon zwei jüdische.[126] Juden stellten beispielsweise in München 60 % aller Fachärzte, in Breslau ca. 40 %, die Hälfte als Fachärzte, im Reich ca. 33 % (Decroll 2004; Methfessel u. Scholz 2006).

Vor diesem Hintergrund erschien schon am 23.03.1933 im »Völkischen Beobachter«, dem Propagandablatt der NSDAP, ein Aufruf des Nationalsozialistischen Deutschen Ärztebundes, in dem es u. a. heißt: »Es gibt wohl keinen Beruf, der für die Größe und Zukunft der Nation so bedeutungsvoll ist wie der ärztliche. Aber keiner ist auch so verjudet wie er und so hoffnungslos in volksfremdes Denken hineingezogen worden. Jüdische Dozenten beherrschen die Lehrstühle der Medizin, entseelen die Heilkunst und haben Generation um Generation der jungen Ärzte mit mechanistischem Geist durchtränkt (...)«.[127]

Das Gesetz zur Wiederherstellung des Berufsbeamtentums vom 07.04.1933 (RGBL I, S. 175) sowie die weitere antijüdische Gesetzgebung wie der Entzug der Kassenzulassung am 22.04.1933 (»Verordnung über die Kassenzulassung« des Reichsarbeitsministeriums) oder die Ausschaltung der jüdischen Mitglieder aus Ärzteverbänden (ab dem 24.03.1933) grenzten die Möglichkeiten der Berufsausübung massiv ein (Jachertz 2008). Die Ausschaltung der jüdischen und politisch missliebigen Kassenärzte organisierte der Hartmannbund in Verbindung mit den örtlichen Kassenärztlichen Vereinigungen (Schwoch 2009).

Der vorauseilende Gehorsam einiger Institutionen in diesem staatlich verordneten Verdrängungsprozess ist auch am Beispiel des Rheinlandes nachzuvollziehen. In Köln beispielsweise hatte die städtische Verwaltung bereits Tage vor dem Inkrafttreten des Gesetzes begonnen, die neue Politik vorzubereiten. Um rasche Entlassungen durchführen zu können, wurden schon ab Ende März Erkundigungen bei allen Dienststellen der Stadt über jüdische oder mit Juden verheiratete Beschäftigte eingeholt. Die gewünschten Angaben erfolgten umgehend (Bilz u. Jung 1993).[128]

Eine Neuzulassung jüdischer Ärzte wurde nun unmöglich. Die jeweiligen Kassenärztlichen Ver-

125 Wir danken hier den Mitarbeitern der Stadtarchive Bonn, Düsseldorf, Essen, Krefeld und Mönchengladbach, des Universitätsarchivs Düsseldorf, der Mahn- und Gedenkstätte der Stadt Düsseldorf sowie den Sammlungen »Alte Synagoge« Essen für zahlreiche Hinweise.

126 Adressbuch der Stadt Düsseldorf, 1933

127 Zit. nach http://www.christian-pross.de/juedaerzte33.pdf (Recherche vom 02.06.2014)

128 Vgl. auch http://www.museenkoeln.de/ns-dokumentationszentrum/default.aspx?s=392 (Recherche vom 01.07.2014)

einigungen stellten Listen auf, welche jüdischen Ärzte von der Kassenzulassung ausgeschlossen werden sollten. Zeitgleich mit dem staatlich geplanten allgemeinen Boykott jüdischer Unternehmer vom 01.04.1933 veröffentlichte der Kölner Krankenkassenverband schon Ende März eine sog. »weiße Liste« mit den Namen »empfohlener arischer« Mediziner (Franken 2010; Wenge 2006). Diese sowie zahlreiche folgende Verordnungen und Erlasse zerstörten die Existenzgrundlage der jüdischen Ärzte nicht nur im Rheinland. Der radikale und schnelle Ausschluss ist nicht zuletzt darauf zurückzuführen, dass viele Ärzte schon in der Weimarer Republik mit autoritären und nationalsozialistischen Überzeugungen sympathisierten, wie die bereits 1929 in Nürnberg erfolgte Gründung des Nationalsozialistischen Ärztebunds verdeutlicht, dessen Satzungsziel es war, »das Heilwesen mit nationalsozialistischen Geist zu durchdringen«.[129] Der Anteil der NSDAP-Parteimitgliedschaft lag im Rheinland zwischen 45–70 % (Rüther 2001; vgl. auch Zimmermann 1999).[130] Am 30.01.1933 hatte der NSDÄB reichsweit 2.786 ordentliche Mitglieder und 344 Anwärter. Die Anwärter konnten erst Mitglieder des NSDÄB werden, wenn sie in die NSDAP aufgenommen worden waren (Zapp 1979, S. 17–28). Im August 1933 trat ein Verbot in Kraft, demgemäß deutschstämmige und »fremdrassige« Ärzte nicht mehr zusammenarbeiten durften.[131] Damit waren Überweisungen an »arische« Kollegen sowie Praxisgemeinschaften zwischen jüdischen und nichtjüdischen Medizinern untersagt. Schon kurz vorher waren die Ärzte folgendermaßen informiert worden:

» Aufgrund von Vereinbarungen zwischen dem Hartmannbund und dem Verband privater Krankenkassenversicherungsunternehmungen in Deutschland werden in Zukunft die privaten Krankenversicherungen Rechnungen »nichtarischer« Ärzte nur dann erstatten, wenn entweder auf den Arzt die Ausnahmebestimmungen der VO des RAM (Zulassung seit 1914 oder Frontkämpfer) zutreffen und er daher seine Zulassung bei der Allgemeinen Ortskrankenkasse behalten hat, oder wenn es sich um die Behandlung »nichtarischer« Mitglieder der Krankenversicherung, die sich selbst als »nichtarisch« bezeichnen, handelt.[132] «

Im Januar 1934 wurde verfügt, dass die Verleihung des Doktorgrades an »Nichtarier« nur noch im Einzelfall erfolgen würde. Ab dem 20.11.1934 blieb jüdischen Promotionswilligen die Anfertigung einer Dissertation endgültig verwehrt. Die »Verordnung über die Zulassung von Ärzten bei den Krankenkassen« vom 17.05.1934 schloss alle jüdischen Ärzte oder mit einem »Nicht-Arier« verheirateten Ärzte von der Tätigkeit für die Krankenkassen aus.[133]

Mit der Verkündung der Nürnberger Rassegesetze im Jahr 1935 wurden die Zulassung zur Facharztprüfung und die Approbation mit der Vorlage eines »Ariernachweises« verbunden. Der durchschnittliche Anteil der »nicht-arischen« Ärzte an der Gesamtzahl der Kassenärzte im Reichsgebiet sank kontinuierlich: von zunächst 16,5 % im Jahr 1933 auf 11,4 % im Jahr 1935. Am 09.10.1936 erging ein Erlass des Reichsarbeitsministers, der es Beamten nicht gestattete, sich von jüdischen Ärzten behandeln zu lassen. Nachweise jüdischer Ärzte über dauernde oder vorübergehende Dienstunfähigkeit wurden daher nicht mehr anerkannt. Ab 1938 durften nur noch »jüdische Mischlinge« im Sinne des Reichsbürgergesetzes einen akademischen Grad erwerben. Auch konnte der Doktorgrad aberkannt werden, wenn die Personen »unwürdig« waren. Ohne Weiteres sah man an den Fakultäten »Unwürdigkeit« an, wenn der Betroffene in Anwendung des Ausbürgerungsgesetzes vom 14.07.1933 der deutschen Staatsangehörigkeit für verlustig erklärt worden war. Aufgrund dieser Auffassung wurden an vielen Fakultäten in Deutschland jüdischen Medizinern und Urologen der Doktorgrad entzogen, beispielsweise an der Universität Bonn ca. 47 Medizinern (Forsbach 2006; Freitäger u. Szöllosi-Janze 2005).

[129] Zit. nach http://aerzte.erez-israel.de/deutschland-1933/ (Recherche vom 02.07.2014)

[130] Anteil von Ärzten mit NSDAP-Mitgliedschaft: Aachen 61 %, Köln 58 %, Düsseldorf 58 %, Bonn 45 % (Rüther 2001)

[131] Anordnung des Reichskommissars der Ärztlichen Spitzenverbände- »Reichsärzteführer« Gerhard Wagner, seit 1929 Vorsitzender des NSDÄB, vgl. Dtsch Aerzteblatt 1933; 63(5):131-132; vgl. Aly u. Gruner 2008

[132] Infoblatt Nr. 7 des Verbandes der PKV vom 20.07.1933

[133] Reichsgesetzblatt (RGB) 1934, II, S. 399ff.

Im Alltag unterlagen jüdische Ärzte wie alle Juden den Bestimmungen von über 200 antijüdischen Verordnungen, die während des NS-Regimes erlassen wurden und die die Teilnahme am gesellschaftlichen Leben in Deutschland unterbanden. Das »Gesetz zum Schutze des deutschen Blutes und der deutschen Ehre« vom 15.09.1935 untersagte jüdischen Familien, weibliche Angestellte »deutschen oder artverwandten Blutes« unter 45 Jahren in ihrem Haus zu beschäftigen. Das hieß, dass jüdische Ärzte langjährige Angestellte entlassen mussten, ohne dass sie dafür einen entsprechenden Ersatz fanden. Zum 01.01.1938 entzog die Kassenärztliche Vereinigung Deutschlands den jüdischen Ärzten, unabhängig, ob sie noch zu den gesetzlichen Kassen zugelassen waren, die Zulassung zu den Ersatzkassen (Walk 1981, S. 8). Das Erlöschen der »Bestallung« (4. Verordnung RBG vom 25.07.1938 zum 30.09.1938)[134] hatte den Ausschluss aus den Ärzteversicherungen zur Folge (Grote 1938, S. 546). Somit bestand kein eigener Versicherungsschutz mehr. Einige wenige konnten als »Krankenbehandler« noch jüdische Mitmenschen behandeln, aber nicht mehr in eigenen Praxisräumen, sondern in vorgeschriebenen Einrichtungen und unter demütigenden Auflagen, oft in den jüdischen Krankenhäusern wie dem Kölner »Israelitischen Asyl für Kranke und Altersschwache« in der Ottostraße (Becker-Jakli 2004; ◻ Abb. 6.1).

Diese Existenz vernichtenden Maßnahmen führten zu einer letzten großen Auswanderungswelle. Insgesamt emigrierten etwa 6.000 jüdische Mediziner, vor allem die 20- bis 40-jährigen, bereits kurz nach 1933. Bevor sich die jüdischen Mediziner aber ins Ausland retten konnten, wurden sie um ihr Vermögen gebracht: Erst wenn die »Reichsfluchtsteuer«, etwa ein Viertel des Vermögens, die Judenvermögensabgabe und die Zwangsabgabe an die Deutsche Golddiskontbank (Dego-Abgabe) erfolgt war, wurde dem Emigranten erlaubt, Deutschland nahezu mittellos zu verlassen (Aly u. Gruner 2008; Blumberg 2007). Profiteur dieses fiskalischen Raubzugs war nicht nur der Staat. Auch weite Kreise der Bevölkerung erzielten ihren Vorteil – im Krieg vor allem zivile Luftkriegsopfer, die Wohnraum und meist kostenlos Möbel und Hausrat der deportierten Juden zur Verfügung gestellt bekamen. Öffentliche Versteigerungen von sog. »nichtarischem Vermögen« entwickelten sich zu regelrechten »Schnäppchenjagden«, an denen nicht zuletzt ein ganzes Heer von Veranstaltern, Gutachtern, Spediteuren und Lagerverwaltern gut verdiente. Große medizinische Bibliotheken wurden weit unter Wert Antiquariaten überlassen (Moll et al. 2011). Die Finanzverwaltung des Staates agierte also nicht als abgekapseltes System, sondern war mit der Gesellschaft vielfach verklammert (Hockerts et al. 2004). In den Meldekarteien lassen sich durch die entsprechenden Eintragungen auf der Rückseite des Meldebogens Schicksale rekonstruieren. Sie lauteten unter anderem:

> » Laut Mitteilung des Einwohnermeldeamtes am (...) ins Ausland verzogen; Laut polizeilicher Mitteilung nach dem Ausland verzogen; Nach Angabe des umseitig genannten ins Ausland verzogen; Nach Angabe der Ehefrau ins Ausland. « (Zit. nach Drexler-Gormann 2008)

Zufrieden stellte beispielsweise 1940 der nationalsozialistisch gesinnte Arzt und Funktionär Dr. Theodor Matthies für Hamburg fest: »Durch die Handhabung des Beamtengesetzes mit den besonderen Ausführungsbestimmungen für den Ärztestand (...) wurde sehr schnell eine große Zahl vor allem der unangenehmen schmutzigen, jungen jüdischen Ärzte ausgeschieden. Die straffe Handhabung der Standesgesetze veranlaßte eine ganze Anzahl wenig angesehener Kollegen, Hamburg zu verlassen« (Matthies 1940).

---

[134] Reichsgesetzblatt (RGB) 1938, I, S. 969, Vierte Verordnung zum Reichsbürgergesetz vom 25.07.1938: »Auf Grund des § 3 des Reichsbürgergesetzes vom 15. September 1935 (RGBl. I. S. 1146) wird folgendes verordnet: § 1. Bestallungen (Approbationen) jüdischer Ärzte erlöschen am 30. September 1938, § 2. Der Reichsminister des Innern oder die von ihm ermächtigte Stelle kann auf Vorschlag der Reichsärztekammer Ärzten, deren Bestallung auf Grund des § 1 erloschen ist, die Ausübung des Ärzteberufes widerruflich gestatten. Die Genehmigung kann unter Auflagen erteilt werden. § 3. (1) Juden, deren Bestallung (Approbation) erloschen und denen eine Genehmigung nach § 2 nicht erteilt ist, ist es verboten, die Heilkunde auszuüben. (2) Ein Jude, dem eine Genehmigung nach § 2 erteilt ist, darf, abgesehen von seiner Frau und seinen ehelichen Kindern, nur Juden behandeln. ...«.

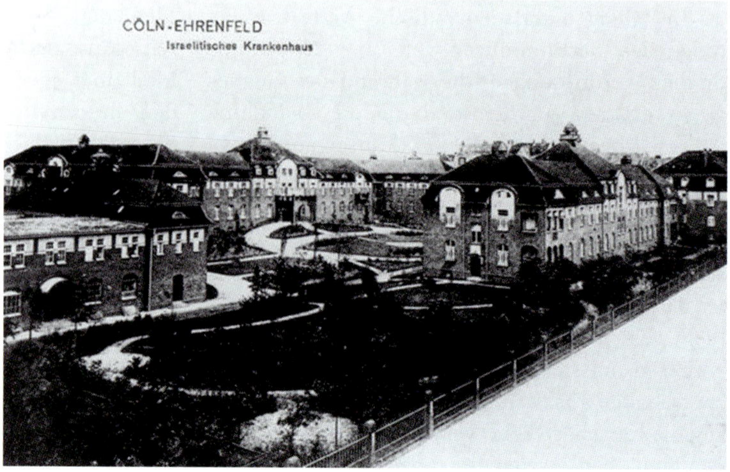

Abb. 6.1 Israelitisches Asyl für Kranke und Altersschwache in Köln-Ehrenfeld (Sammlung Moll, Repro Keyn, mit freundl. Genehmigung)

6.3 Urologen im Rheinland zwischen Verfolgung und Emigration

Etwa ein Fünftel der Urologen oder als Urologen klassifizierten Ärzte waren als »Nichtarier« Opfer der Verfolgung (Krischel 2011). Zentrale Problemstellung für eine fachbezogene statistische wie auch individuelle Analyse der nationalsozialistischen Verfolgung ist eine nicht immer eindeutige disziplinäre Zuordnung, da der Prozess der Fachdifferenzierung im Falle der Urologie keineswegs abgeschlossen war. Auch solche Ärzte, die überwiegend oder teilweise urologisch arbeiteten, betonten insbesondere im Bereich der niedergelassenen Ärzte eher ihre dermatologische Affiliation. In den Reichsmedizinalkalendern der Jahre 1933, 1935 und 1937 wurden etwa 30 % (241) aller als urologisch tätig verzeichneten Ärzte als jüdisch im Sinne der Nürnberger Gesetze klassifiziert. Von dieser Gruppe konnte das Schicksal von 209 Personen (87 %) zumindest in Ansätzen geklärt werden (Bellmann 2011, 2012a, 2012b).[135] Demzufolge wurden mindestens 36 Dermato-Urologen in verschiedene Konzentrationslager deportiert und 35 von ihnen dort ermordet. Hinzu kommen zehn dokumentierte Suizide, die in der Regel in enger Koinzidenz mit den geschilderten existenzbedrohenden Repressionen standen.[136] Bekanntestes Beispiel innerhalb der Urologie ist der Suizid von Eugen Joseph (geb. 1879) am 24.12.1933, nachdem ihm am 04.09.1933 die Lehrbefugnis an der Friedrich-Wilhelms-Universität Berlin entzogen worden war (Moll 2011a). Dass langjährige persönliche Beziehungen im Einzelfall auch durchaus zu öffentlichen Gesten gegen diesen Verdrängungsprozess führen konnten, belegt die Kranzniederlegung zum Begräbnis von Joseph durch die Berliner Urologische Gesellschaft.[137]

Von den erfassten Personen gelang 129 die Emigration, nahezu die Hälfte davon in die Vereinigten Staaten von Amerika (Bellmann 2011).[138] Die Emigration bildete einen einschneidenden Lebensabschnitt der betroffenen Ärzte, da der Neuanfang im Exil in jedem Fall schwer war. Oftmals erschöpfen sich die Informationen zum weiteren Lebensweg schon mit dem Ziel und Datum der

[135] Die statistischen Angaben sind dem folgenden Beitrag von Bellmann (2011c) entnommen.

[136] Vgl. zu den Lebensläufen der Berliner Urologen die grundlegende Studie von Schwoch (2009) zu den Berliner Kassenärzten im Nationalsozialismus

[137] Sitzung der Berliner Urologischen Gesellschaft am 28.11.1934; Z Urol 1936; 30:53-56, hier S. 53

[138] Nach Angabe von Bellmann (2011c, S. 46) sind folgende Emigrationsziele nachweisbar: USA (57), Palästina (27), Großbritannien (12), Frankreich (5), Holland (4), Ägypten (3), Südafrika, Schweden, Chile (je 2), Belgien, Bolivien, Brasilien, Chile, Ecuador, Kanada, »Mandschuko« (China), Mexiko, Siam (Thailand), Uruguay (je 1). Bei fünf Emigranten konnte kein Zielland identifiziert werden.

Emigration (Bellmann 2011b). Gut dokumentiert sind die Vertreibung, Enteignung und das Leben im Exil von drei prominenten Berliner Urologen: Alexander von Lichtenberg (1880–1949), Leopold Casper (1859–1959) und Paul Rosenstein (1875–1964) (Moll 2011a). Alle drei verdankten es ihren internationalen Beziehungen, dass sie in Südamerika und in den USA Aufnahme fanden.[139]

Die Niederlassungsfreiheit für Ausländer wurde sowohl im europäischen Ausland und in den europäischen Kolonialgebieten als auch in Nord- und Südamerika und Asien immer weiter beschränkt: Neben generellen Arbeitsverboten (Sowjetunion, Australien) wurde auch der Erwerb der Staatsbürgerschaft (u. a. Bulgarien, Polen, Türkei), ein nochmaliger Erwerb des Abiturs (Schweiz, Frankreich), ein nochmaliges Studium (Belgien, Österreich, USA) und ein nochmaliges medizinisches Examen in Landessprache (Großbritannien, Lateinamerika, Skandinavien) verlangt. Nach der einsetzenden Emigrationswelle aus Deutschland wurden die Zulassungsbedingungen für deutsche Emigranten in Medizinberufen noch weiter verschärft, zusätzlich zu einer nur zögerlichen Visaerteilung für diesen Personenkreis (Blecher 2006; Moll u. Engel 2011; Schröder 1991).

Von den 16 im Rheinland anhand des Reichsmedizinalkalenders identifizierten, urologisch tätigen Personen, die aus rassischen Gründen verfolgt wurden, emigrierten sieben – davon drei in die USA – und vier wurden in Konzentrationslager deportiert und starben dort bzw. wurden dort ermordet. Die Schicksale der anderen sind bisher ungeklärt (Bellmann 2011b). Das Fallbeispiel Düsseldorf zeigt, dass das genannte Personensample durch lokale Studien erweitert und spezifiziert werden kann. Von den bereits erwähnten sieben jüdischen Ärzten, die als Fachärzte für »Erkrankungen der Haut und Harnwege« verzeichnet waren, sind nur drei in der genannten Studie von Bellmann erwähnt, von den zwei jüdischen Fachärzten für »Erkrankungen der Harnorgane (Urologie)« nur einer (◘ Tab. 6.3). Der Branchenteil des Adressbuchs der Stadt Düsseldorf verdeutlicht die Verdrängung. Während dort 1937 (Redaktion 1936) noch ein Urologe und sechs Fachärzte für »Krankheiten der Haut und der Harnwege« verzeichnet waren, verblieben 1938 (Redaktion 1937) nur der Urologe Walter Schöndorff (vgl. die biografische Skizze weiter unten) und der Dermatologe Max Löwenberg.

Der allgemeine Befund, dass nur wenige jüdische oder sonst verfolgte Ärzte nach 1945 nach Deutschland zurückkehrten, gilt auch für die meisten Urologen. Von den vor 1933 im Rheinland tätigen Urologen ist bisher nur für einen einzigen die Rückkehr nachgewiesen.[140] Die folgenden biografischen Skizzen sollen der quantitativen Analyse Namen und Gesichter geben.

6.4 Biografische Skizzen

Auch wenn eine vergleichsweise geringe Anzahl von näher beleuchteten Biografien das Spektrum der Verfolgung nicht in vollem Umfang spiegeln kann, so verdeutlichen sie doch insbesondere die Vielfalt der Emigrationsschicksale. Bei den hier vorgestellten Biografien jüdischer Ärzte stehen vor allem die Niedergelassenen im Mittelpunkt der Untersuchung.

6.4.1 Alfred Roseno (Köln)

Bisher konnten nur wenige dieser Personen näher untersucht werden, wie etwa der jüdische Urologe und Chirurg Alfred Roseno, geb. in Hamburg, später in Köln tätig[141] (31.07.1896 Hamburg – ?), der u. a. in Berlin, München, Rostock (◘ Abb. 6.2) und Gießen studierte und 1921 seine Approbation erhielt.

139 Der gebürtige Ungar von Lichtenberg ging nach Entzug seiner Lehrbefugnis 1936 zunächst nach Budapest und emigrierte 1939 über Südfrankreich auf Fürsprache eines ehemaligen Schülers nach Mexiko. Leopold Casper flüchtete erst 1941 und gelangte schließlich nach New York. Paul Rosenstein emigrierte nach Brasilien.

140 Der 1874 in Mayen geborene Richard Loeb studierte u. a. in Bonn (1895) und war 1933 bis 1937 in Köln (Hohenzollernring 64) gemeldet. 1942 nach Theresienstadt deportiert, kehrte er von dort nach Kriegsende nach Köln zurück und starb dort im Jahr 1953 (Bellmann 2011b, S. 60).

141 Adressbücher der Stadt Köln: 1933 Köln, Wiethasestraße 62; 1935, 1937 Köln, Kaiser-Wilhelm-Ring 6

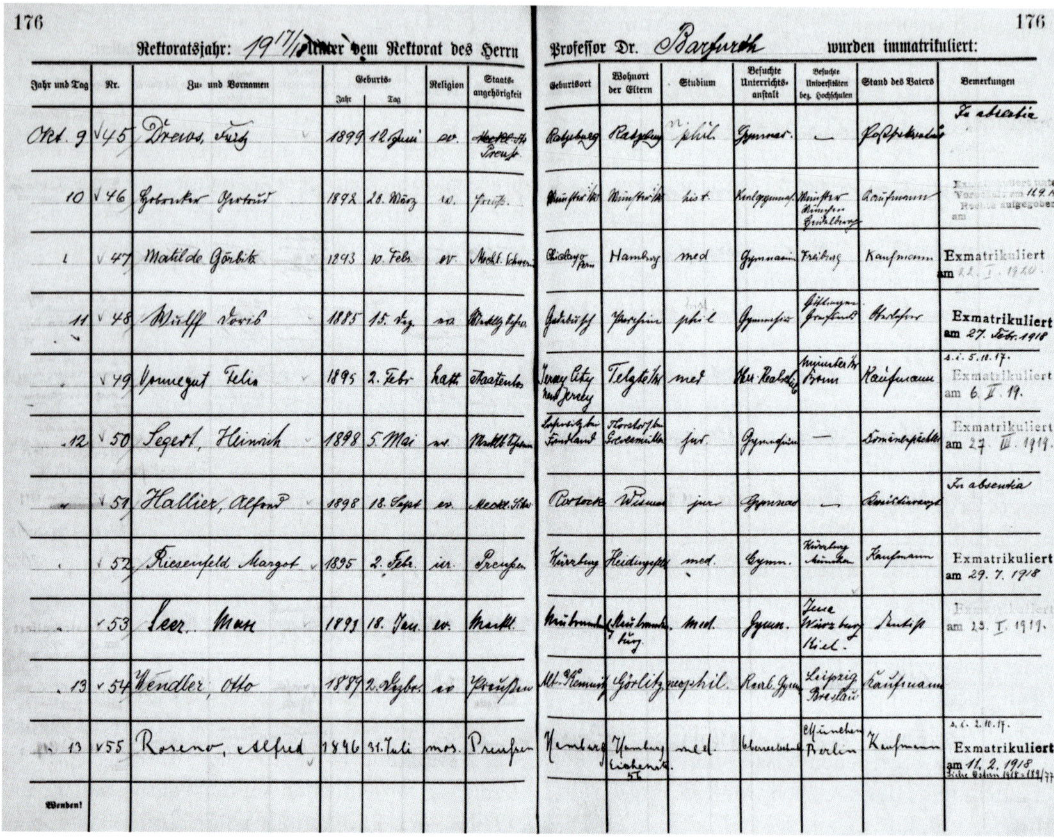

176 Rektoratsjahr: 1917/18 unter dem Rektorat des Herrn Professor Dr. Barfurth wurden immatrikuliert: 176

Jahr und Tag	Nr.	Zu- und Vornamen	Geburts- Jahr	Geburts- Tag	Religion	Staatsangehörigkeit	Geburtsort	Wohnort der Eltern	Studium	Besuchte Unterrichtsanstalt	Besuchte Universitäten bez. Hochschulen	Stand des Vaters	Bemerkungen
Okt. 9	45	Drews, Fritz	1899	12. Juni	ev.	Preuß.	Ratzeburg	Ratzeburg	phil.	Gymnas.	—	[illegible]	In absentia
10	46	[illegible] Gertrud	1892	28. März	ev.	Preuß.	Münster i.W.	Münster i.W.	hist.	[illegible]	Münster, München, Heidelberg	Kaufmann	Exmatrikuliert unter Vorbehalt am 14.9.1918 [illegible]
	47	Mathilde Görbitz	1893	10. Febr.	ev.	Meckl.-Schwer.	[illegible]	Hamburg	med	Gymnasium	Freiburg	Kaufmann	Exmatrikuliert am 22. I. 1920
11	48	Wulff, [illegible]	1885	15. Aug.	ev.	[illegible]	[illegible]	[illegible]	phil	Gymnasium	Göttingen, Greifswald	[illegible]	Exmatrikuliert am 27. Febr. 1918
	49	Vonnegut, Felix	1895	2. Febr.	kath.	Staatenlos	Jersey City, New Jersey	Telgte i.W.	med	[illegible]	Münster, Bonn	Kaufmann	a.l. 5.11.17. Exmatrikuliert am 6. II. 19.
12	50	Segert, Heinrich	1898	5. Mai	ev.	[illegible]	[illegible]	[illegible]	jur.	Gymnasium	—	[illegible]	Exmatrikuliert am 27. III. 1919.
	51	Hallier, Alfred	1898	18. Sept.	ev.	Meckl.-Schw.	Rostock	Wismar	jur	Gymnas.	—	[illegible]	In absentia
	52	Riesenfeld, Margot	1895	2. Febr.	isr.	Preußen	[illegible]	[illegible]	med.	Gymn.	Würzburg, München	Kaufmann	Exmatrikuliert am 29. 7. 1918
	53	Leer, Max	1897	18. Jan.	ev.	Meckl.	[illegible]	[illegible]	med.	Gymn.	Jena, Würzburg, Kiel	[illegible]	Exmatrikuliert am 25. I. 1919.
13	54	Wendler, Otto	1897	2. Dezbr.	ev.	Preußen	[illegible]	Görlitz	phil.	Real. Gym.	Leipzig, Breslau	Kaufmann	
13	55	Roseno, Alfred	1896	31. Juli	mos.	Preußen	Hamburg	Hamburg [illegible]	med.	[illegible]	München, Berlin	Kaufmann	a.l. 2.11.17. Exmatrikuliert am 11. 2. 1918 [illegible]

Wenden!

Abb. 6.2 Immatrikulation von Alfred Roseno an der Universität Rostock im WS 1919 (Quelle: Universitätsarchiv Rostock, 1.09.0, Matrikelbücher 1419-2004, mit freundl. Genehmigung)

Danach war er als Chirurg am Kölner Israelitischen Asyl für Kranke und Alterschwache in Köln tätig (Abb. 6.1; Becker-Jakli 2004). 1929 berichtete Roseno auf dem Berliner Urologenkongress über neue Kontrastmittel aus dem Kölner Bürgerhospital/Augustahospital (Roseno 1929; Abb. 6.3), nachdem er bei Paul Rosenstein am jüdischen Krankenhaus in Berlin 1926 schon über Pneumogradiogramme und die Nephrotomien (Roseno 1926a) publiziert hatte (Roseno 1926b, 1926c). Diese Forschungen wurden noch bis in die 1960er Jahre rezipiert und zitiert (Hellström u. Franksson 1961, S. 212). 1927 berichtete er über die moderne Behandlung des Nierensteinleidens (Roseno 1927). Roseno emigrierte im Jahr 1936 nach New York, wo er nicht zuletzt aufgrund seiner wissenschaftlichen Reputation seine Karriere am Israel-Zion-Hospital bis 1965 fortsetzen konnte (Goldmann 1971). Vielen anderen gelang dieser Neubeginn nur sehr bedingt (u. a. Pearle 1984).

6.4.2 Karl Cohn (Düsseldorf)

Auch wenn Rosenos vielversprechende wissenschaftliche Karriere mit der Emigration offenbar ihr abruptes Ende fand – englischsprachige Publikationen konnten bisher nicht nachgewiesen werden –, konnte er doch zumindest als Kliniker seiner ärztlichen Tätigkeit weiterhin nachgehen. Die großen wirtschaftlichen Schwierigkeiten – zumeist resultierend aus Berufsverboten –, denen sich viele ärztlichen Emigranten gegenüber sahen, verdeutlicht das Wiedergutmachungsverfahren, das Mar-

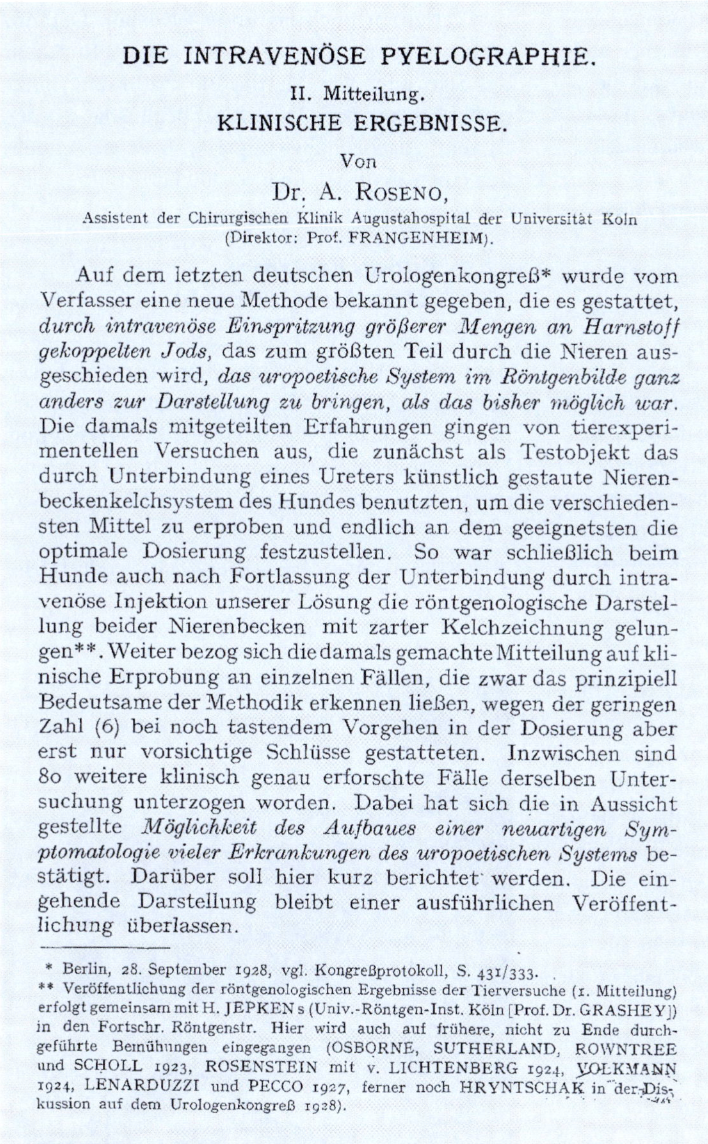

DIE INTRAVENÖSE PYELOGRAPHIE.

II. Mitteilung.

KLINISCHE ERGEBNISSE.

Von

Dr. A. ROSENO,

Assistent der Chirurgischen Klinik Augustahospital der Universität Koln (Direktor: Prof. FRANGENHEIM).

Auf dem letzten deutschen Urologenkongreß* wurde vom Verfasser eine neue Methode bekannt gegeben, die es gestattet, *durch intravenöse Einspritzung größerer Mengen an Harnstoff gekoppelten Jods*, das zum größten Teil durch die Nieren ausgeschieden wird, *das uropoetische System im Röntgenbilde ganz anders zur Darstellung zu bringen, als das bisher möglich war.* Die damals mitgeteilten Erfahrungen gingen von tierexperimentellen Versuchen aus, die zunächst als Testobjekt das durch Unterbindung eines Ureters künstlich gestaute Nierenbeckenkelchsystem des Hundes benutzten, um die verschiedensten Mittel zu erproben und endlich an dem geeignetsten die optimale Dosierung festzustellen. So war schließlich beim Hunde auch nach Fortlassung der Unterbindung durch intravenöse Injektion unserer Lösung die röntgenologische Darstellung beider Nierenbecken mit zarter Kelchzeichnung gelungen**. Weiter bezog sich die damals gemachte Mitteilung auf klinische Erprobung an einzelnen Fällen, die zwar das prinzipiell Bedeutsame der Methodik erkennen ließen, wegen der geringen Zahl (6) bei noch tastendem Vorgehen in der Dosierung aber erst nur vorsichtige Schlüsse gestatteten. Inzwischen sind 80 weitere klinisch genau erforschte Fälle derselben Untersuchung unterzogen worden. Dabei hat sich die in Aussicht gestellte *Möglichkeit des Aufbaues einer neuartigen Symptomatologie vieler Erkrankungen des uropoetischen Systems* bestätigt. Darüber soll hier kurz berichtet werden. Die eingehende Darstellung bleibt einer ausführlichen Veröffentlichung überlassen.

* Berlin, 28. September 1928, vgl. Kongreßprotokoll, S. 431/333.

** Veröffentlichung der röntgenologischen Ergebnisse der Tierversuche (1. Mitteilung) erfolgt gemeinsam mit H. JEPKENs (Univ.-Röntgen-Inst. Köln [Prof. Dr. GRASHEY]) in den Fortschr. Röntgenstr. Hier wird auch auf frühere, nicht zu Ende durchgeführte Bemühungen eingegangen (OSBORNE, SUTHERLAND, ROWNTREE und SCHOLL 1923, ROSENSTEIN mit v. LICHTENBERG 1924, VOLKMANN 1924, LENARDUZZI und PECCO 1927, ferner noch HRYNTSCHAK in der Diskussion auf dem Urologenkongreß 1928).

Abb. 6.3 Roseno A (1929) Die intravenöse Pyelographie, II. Mitteilungen Klinische Ergebnisse. Klin Wschr 8:1165 (Ausschnitt)

tha Ehrike stellvertretend für ihren Mann, den Düsseldorfer Hautarzt Karl Cohn (1878–1944), mit dem Regierungspräsidium Düsseldorf führte. Cohn war 1935 im Alter von 57 Jahren mit seiner Familie nach Palästina geflüchtet. Aufgrund der großen Anzahl von Ärzte-Flüchtlingen erhielt er dort keine Zulassung (Niederland 1985). Aus dem von der Düsseldorfer Stadtverwaltung angefertigten Gutachten vom 08.09.1954 geht eine einerseits durchaus wohlwollende Haltung der Antragstellerin gegenüber hervor, andererseits aber auch eine nüchtern-bürokratische Auffassung der brutalen Verfolgung und Vertreibung:

» Der Antrag ist nach § 85 Abs. 2 BEG mit Vorrang zu behandeln, da die Antragstellerin 70 Jahre alt ist. […] Die Eheleute sind, um weiteren Verfolgungsmaßnahmen zu entgehen, im Jahres 1935 nach

Israel emigriert und haben dadurch Schaden an Eigentum und Vermögen sowie im beruflichen und wirtschaftlichen Fortkommen erlitten, so daß die Voraussetzungen des § 1 BEG erfüllt sind. […]
Folgende Entschädigungsansprüche werden geltend gemacht:
Schaden an Eigentum und Vermögen und durch Auswanderung,
Schaden im beruflichen und wirtschaftlichen Fortkommen durch Verdrängung aus einer selbständigen Erwerbstätigkeit,
Versicherungsschaden
[…] Das Einkommen während der letzten 3 Jahre vor der Verfolgung betrug nach Zeugenaussagen jährlich 30.000 bis 35.000 RM. […] Nach erfolgter Emigration konnte der verstorbene Ehemann seinen Beruf nicht mehr ausüben und hat demzufolge auch bis zu seinem Tode kein Arbeitseinkommen mehr erzielt. Anzurechnende Leistungen sind nicht erwirkt worden […].[142] «

In einer Aktennotiz, die offenbar auf den Schilderungen der Ehefrau beruhte, wird das eigentliche Emigrationsschicksal deutlicher: »Nachdem am 1.4.1933 vor seiner Praxis uniformierte Nationalsozialisten den Boykott einleiteten und die Ärzte und die Kassen Anweisung erhielten, keine Patienten an den Verstorbenen zu überweisen, der als Spezialist für Hautkrankheiten sich niedergelassen hatte, wanderte er mit seiner Familie am 1.10.1935 aus. (…) Der Verstorbene kam im Alter von 57 Jahren nach Palästina. Er beherrschte die Landessprache nicht. Auf Grund der Masseneinwanderung jüdischer Ärzte erhielt er wegen Überfüllung in der Berufssparte keine Lizenz zur Ausübung einer Praxis.«[143]

Trotz dieser vermeintlich eindeutigen Rechtslage und der prinzipiellen Anerkennung der Ansprüche wegen Schadens im beruflichen und wirtschaftlichen Fortkommen gemäß §§ 25–37 Bundesergänzungsgesetz (BEG) vom 18.09.1953 (BGBL. I S. 1387) im Dezember 1955[144] zog sich das Verfahren noch bis Ende 1956 hin. Der Abschluss scheint ganz maßgeblich von der Rückkehr der Schwester von Martha Ehricke, Käthe Finke (geb. Ehricke), nach Düsseldorf begünstigt worden zu sein. Als Bevollmächtigte schließt sie schließlich einen Vergleich über 65.000 DM.[145]

142 StAD 0-1-32-59.0020 Wiedergutmachungsakte Karl Cohn, Bl. 1
143 StAD 0-1-32-59.0020 Wiedergutmachungsakte Karl Cohn, Bl. 4
144 StAD 0-1-32-59.0020 Wiedergutmachungsakte Karl Cohn, Bl. 12

6.4.3 Eugen Kretzmer (Mönchengladbach)

Auch dem Mönchengladbacher Hautarzt Eugen Kretzmer (1883–1955) gelang zusammen mit seiner Frau Lilli 1939 die Flucht vor der Verfolgung, Deportation und Ermordung durch die Nationalsozialisten, zunächst nach Großbritannien, dann

145 StAD 0-1-32-59.0020 Wiedergutmachungsakte Karl Cohn, Bl. 22

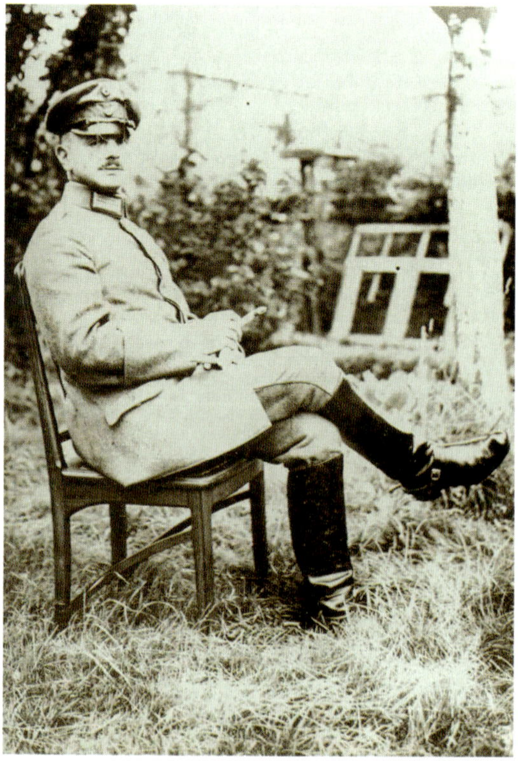

Abb. 6.4 Eugen Kretzmer (1883–1955) als Soldat im Ersten Weltkrieg, 1917 (Quelle: Stadtarchiv Mönchengladbach (StAMG), Bildarchiv, Repro mit freundl. Genehmigung)

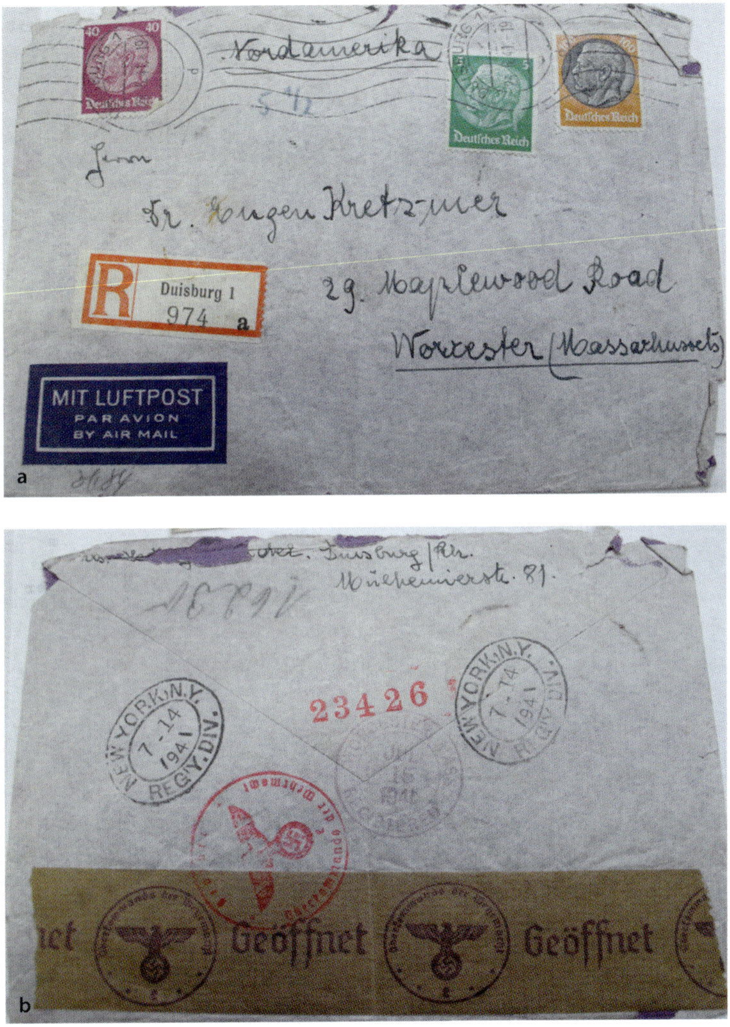

Abb. 6.5a, b Überprüfte Post an Eugen Kretzmer im US-amerikanischen Exil aus dem Jahr 1941 (Quelle: Stadtarchiv Mönchengladbach (StAMG), 15/42/101, Nachlass Erckens, Repro Halling, mit freundl. Genehmigung)

in die USA. Er hatte in München (1906–1908) studiert und war dort approbiert und promoviert worden (Kretzmer 1908). In den Jahren 1910–1912 erhielt er eine dermatologische Ausbildung in Dortmund bei Johannes Fabry (Fabry 2001)[146], nahm am Ersten Weltkrieg teil (Abb. 6.4) und übernahm 1918 eine Praxis in Mönchengladbach.

Kretzmer hatte die Schwester des Rheydter Tuchfabrikanten Alfred Cohen geheiratet. Sie berichtete später ausführlich über die Zeit der Verfolgung.[147] Im Kontext der Verhaftungen – die sog. »Schutzhaft« – vor allem von wohlhabenden, männlichen Juden während und nach der Reichsprogromnacht am 09.11.1938 kam auch Kretzmer in Gestapo-Haft (Berschel 2001, S. 360). Er gehörte zu einer Gruppe von 54 Personen aus dem Stadtgebiet des heutigen Mönchengladbachs, einer von mindestens zwei Ärzten. Seine Ehefrau Lilli Kretzmer schilderte in den 1980er Jahren retrospektiv sehr ausführlich die Situation der Verhaftung: »Den 10. Nov. 1938 werde ich bis zu meinem

[146] Fabry (2001) An historical overview of Fabry disease. J Inherit Metabol Dis 24(suppl 2):3–7

[147] http://www.steinheim-institut.de/cgi-bin/epidat?sel=e26&function=Ins&anzeige=mix&inv=4056 (10.06.2014)

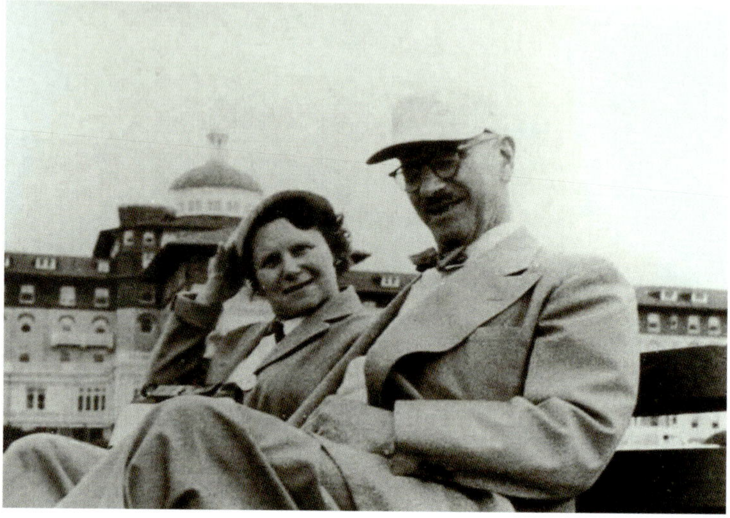

Abb. 6.6 Lilli und Dr. Eugen Kretzmer im amerikanischen Exil, um 1950 (Quelle: Stadtarchiv Mönchengladbach (StAMG), Bildarchiv, Repro mit freundl. Genehmigung)

6

Lebensende nicht vergessen (…) Unsere Schelle ertönte laut (…) 2 schreckliche Kerle stürmten die Treppe herauf, zogen meinen Mann aus dem Bett, er musste sich schnell anziehen – sie nahmen indessen das Telefon aus der Wand, er durfte nichts essen oder trinken. Sie schleppten ihn ab – & das geschah in jedem jüd. Haus.«[148] Nach einer Woche gelang es seiner Frau, mithilfe eines Gefälligkeitsattestes die Freilassung ihres Mannes aus dem örtlichen Polizeigefängnis zu erwirken (Erckens 1988, S. 685). In der Gestapo-Akte heißt es: wegen »haftunfähig« entlassen (zit. nach Berschel 2001, S. 361).

Im Jahr 1939 emigrierte die Familie über Großbritannien in die USA und hielt den Kontakt zu Angehörigen und Freunden (Abb. 6.5). Lilli Kretzmer berichtete retrospektiv: »Die Briefe waren alle geöffnet […] so brachten die Nachrichten nicht die wirkliche Situation.«[149]

Am 14.12.1953 stellte Kretzmer einen Antrag auf Wiedergutmachung, der in wesentlichen Punkten anerkannt wurde,[150] so dass es aufgrund des Alters des Antragsstellers am 11.07.1955 zu einer ersten Vorauszahlung kam.[151] Ob die Überweisung noch vor dem Tod Kretzmers am 20.07.1955 eintraf, ist nicht überliefert (Abb. 6.6). Die Auseinandersetzung um die Einzelansprüche zog sich allerdings noch bis 1965 hin.[152]

Lilli Kretzmer besuchte seit Mitte der 1950er bis in die 1980er Jahre hinein mehrfach ihre Heimatstadt und wurde als Zeitzeugin Teil der stadthistorischen Aufarbeitung der Verfolgung jüdischer Mitbürger während des Nationalsozialismus.[153]

6.4.4 Walter Schöndorff (Düsseldorf)

Einen ähnlichen Kampf um Wiedergutmachung – wiederum geführt durch seine Witwe – ist für den Düsseldorfer Urologen Walter Schöndorff (1896–1950) dokumentiert. Der Prozess zog sich bis 1966 hin und umfasste vor allem die Entschädigung wegen »Schadens im beruflichen Fortkommen«. Begründet wurden diese Ansprüche mit dem Einkommen aus seiner Praxis (1932–1937) sowie mit seiner Tätigkeit als Leiter der urologischen Abtei-

148 Brief von Lilli Kretzmer an Günther Erckens [Eingang] 04.03.1987; StAMG 15/42/101, np

149 Brief von Lilli Kretzmer an Eckens vom 21.08.1987; StAMG 15/42/101, np

150 Bericht an den Regierungspräsidenten Düsseldorf vom 12.02.1954; StAMG 1 d 118/808

151 Schreiben des Regierungspräsidenten Düsseldorf, Vorauszahlungsvermerk vom 11.07.1955; StAMG 1 d 118/808

152 Schreiben des Regierungspräsidenten Düsseldorf vom 20.09.1965; StAMG 1 d 118/808

153 »Gruß an die alte Heimat« von der Mönchengladbacher Jüdin Lilli Kretzmer, geb. Cohen aus Worchster (Massachusetts), Rheinische Post vom 05.01.1974

lung des Liebfrauen-Krankenhauses in Düsseldorf von 1929–1933.[154] Über Größe und Eigenständigkeit dieser bislang in der Literatur unerwähnt gebliebenen Abteilung ist nichts bekannt.

Schöndorff hatte 1923 seine Approbation erhalten und war mit dem Thema »Ein Fall von wahrer Transposition der großen Arterienstämme mit offenem Foramen ovale und Defekt der Kammerseptumwand« an der Universität Köln promoviert worden. 1925 arbeitete er als Volontärarzt in der Klinik für Chirurgie der Städtischen Krankenanstalten Düsseldorf. Er emigrierte am 09.12.1937, seine Frau erst drei Jahre später am 02.04.1940 nach New York (USA). Entschädigungsansprüche auf der 1953 erlassenen Gesetzesgrundlage konnte der zu diesem Zeitpunkt bereits verstorbene Schöndorff nicht mehr stellen. Die Komplexität solcher Entschädigungsverfahren zeigen die gestellten Ansprüchen der Witwe, wie dem »Schaden an Vermögen« durch die erzwungenen Gebühren für die Ausfuhrgenehmigung der Praxiseinrichtung, »[…] durch Verschleuderung eines Teiles der Praxiseinrichtung und eines PKW«, durch die Transportkosten der Praxiseinrichtung, durch entstandene Auswanderungskosten, durch Mietausfall, durch vorzeitigen Rückkauf der Lebensversicherung. Nur ein kleiner Teil der Ansprüche wurden anerkannt, so wurde etwa die Kompensation des Mietausfalls mit der Begründung abgelehnt, dass der »behauptete Schaden nicht unmittelbar auf der gegen den Erblasser gerichteten Verfolgung beruht«. Dass der langjährige Mieter nach 1933 ausziehen musste und auch der Nachfolger keine Miete zahlen konnte, »war eine Folge der gegen ihn gerichteten Verfolgung und hatte nichts damit zu tun, dass der Erblasser als Hausbesitzer Jude war«.[155] Der heutige Forschungsstand belegt, dass die Kombination aus gesellschaftlicher, wirtschaftlicher und behördlicher Diskriminierung jüdische Immobilienbesitzer in die Verschuldung trieb und sie oftmals noch vor 1938 zwang, zu unvorteilhaften Konditionen ihren Besitz zu verkaufen.[156]

Aus dem zitierten Verfahren ist ersichtlich, dass es Schöndorff nach großen Schwierigkeiten gelungen war, einen großen Teil seiner Praxiseinrichtung mit in die USA zu nehmen, er aber – so die vorgelegten amerikanischen Einkommensteuerbescheide – »erst ab 1945 wieder ein Einkommen erzielte, das ihm eine nachhaltige und ausreichende Lebensgrundlage i.S. der 3. DV.BEG […] bot«. [157]

6.4.5 Arnold Heymann (Düsseldorf)

Auch der wiederum explizit als Urologe tätige Dr. Arnold Heymann (1881–ca. 1936/1939) gehörte zu der großen Gruppe niedergelassener Ärzte, die aufgrund der geschilderten, systematischen Vernichtung der Existenzgrundlage jüdischer Ärzte emigrierten. Heymann entstammte einer westfälischen Kaufmannsfamilie, besuchte bis 1899 ein Gymnasium in seiner Heimatstadt und studierte dann Medizin in Würzburg, Freiburg und Berlin (Heymann 1904).[158] Die Approbation erfolgte 1904 in Würzburg, im gleichen Jahr erschien dort auch seine Dissertationsschrift mit dem Titel »Ueber Hyperämiebehandlung nach Bier bei Epididymitis und Arthritis gonorrhoica« (Heymann 1904; ◘ Abb. 6.7).

Über seine weitere urologische Ausbildung ist nichts bekannt, doch 1906 war er bereits Gründungsmitglied der Deutschen Gesellschaft für Urologie. In den folgenden Jahren publizierte er immer wieder zu urologischen Themen (◘ Tab. 6.1). Seine Beiträge wurden auch in Handbuchliteratur rezipiert.[159]

Am 01.05.1906 ließ er sich als Facharzt für Urologie in Düsseldorf nieder. Die Einträge im Adressbuch der Stadt Düsseldorf dokumentieren seine insgesamt drei Umzüge seiner Praxis vom Zentrum zur Peripherie des Stadtgebiets schon

---

154 Bescheid vom 31.08.1961, Bl. 2; StAD 0-1-32.381.0017

155 Bescheid des Regierungspräsidenten vom 01.06.1964; StAD 0-1-32.381.0017

156 http://www.rheinische-geschichte.lvr.de/themen/Das%20Rheinland%20im%2020.%20Jahrhundert/Seiten/ArisierunginKöln.aspx#7

157 Bescheid vom 31.08.1961, Bl. 4; StAD 0-1-32.381.0017

158 Die folgenden biografischen Informationen entstammen – wenn nicht anderes vermerkt – der »Sammlung Mahn- und Gedenkstätte der Landeshauptstadt Düsseldorf, Datenbank«.

159 Zum Beispiel zur Vaccinebehandlung der Gonorrhöe (Z Urol 1925; 19:355), zit. in Lewin A (1928) Die entzündlichen Erkrankungen der Harnröhre und ihrer Adnexe. In: Spezielle Urologie, S. 897-1044; Präputialsteine ohne Phimose (Z Urol 1927; 21; zit. in Maresch u. Hermann 1931, S. 183-426)

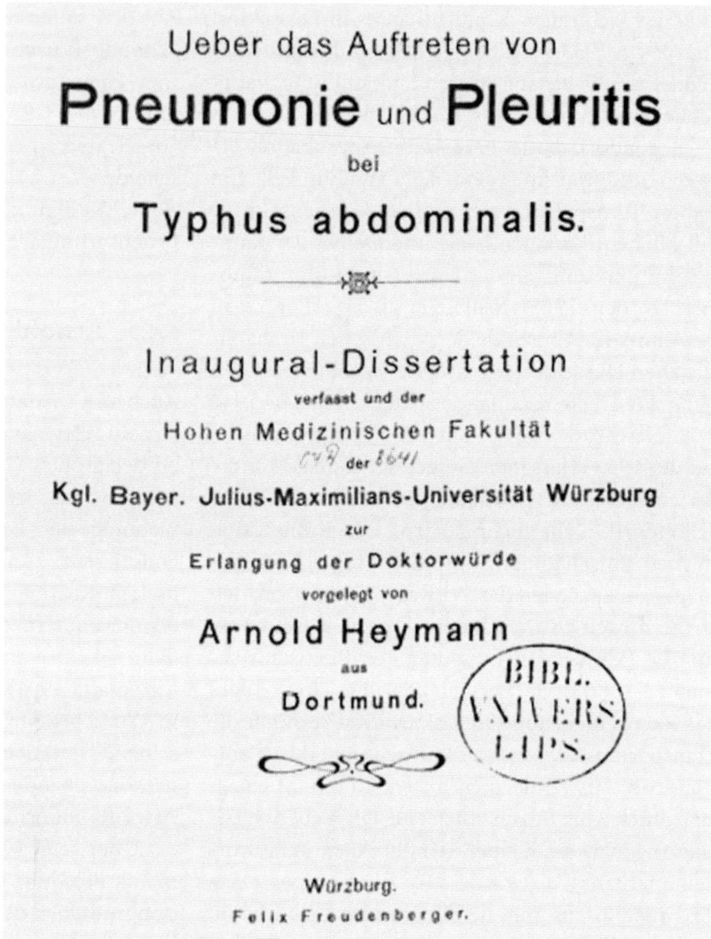
Ueber das Auftreten von

Pneumonie und Pleuritis

bei

Typhus abdominalis.

Inaugural-Dissertation

verfasst und der

Hohen Medizinischen Fakultät

der

Kgl. Bayer. Julius-Maximilians-Universität Würzburg

zur

Erlangung der Doktorwürde

vorgelegt von

Arnold Heymann

aus

Dortmund.

Würzburg.

Felix Freudenberger.

■ **Abb. 6.7** Dissertationsschrift von Arnold Heymann, Würzburg, 1904

■ **Tab. 6.1** Publikation von Arnold Heymann (Auswahl)

Thema	Zeitschrift
Die Cystitis Trigoni chronica der Frau und ihre pathologische Anatomie. Beitrag zur Metaplasie des Blasenepithels	Zbl Krankheiten der Harn- u. Sexualorgane 1906; 17:177-191
Heterotypischer Pseudohermaphroditismus femininus externus	Wiener klin Rundschau 1906; 28:441-445
Einseitige renale Hämaturie. Verein der Ärzte Düsseldorfs, 13.11.1906	Dtsch med Wochenschr 1907; 8
Ein seltener Fall von Nierentuberkulose	Z Urol 1912; 6:473-476
Das Bettnässen	Münchner med Wochenschr 1918; 65(2):42-44
Zur Vaccinebehandlung der Gonorrhöe	Z Urol 1925; 19:355-358
Präputialsteine ohne Phimose	Z Urol 1927; 21:20

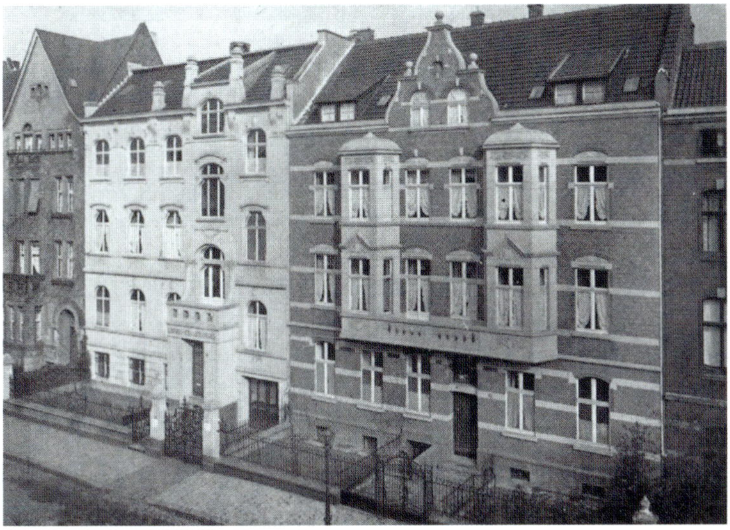

Abb. 6.8 Luisenkrankenhaus, Degerstr. 8–10 (Quelle: Schlossmann A (1926) Die Düsseldorfer Kranken-, Heil- und Pflege-Anstalten. Düsseldorf, S. 192; Repro Halling, mit freundl. Genehmigung)

kurz nach Ende des Ersten Weltkriegs.[160] Inwieweit die Verlagerung der Praxis mit seinem ökonomischen Erfolg zusammenhängt, kann nicht beantwortet werden, vermutlich konnte Heymann hier Eigentum erwerben.

Heymann operierte auch als Belegarzt am Luisenkrankenhaus (Abb. 6.8). Vor allem gynäkologisch-geburtshilflich ausgerichtet, standen hier – so die Selbstbeschreibung – »für alle anderen Fälle (…) ebenfalls Fachärzte zur Verfügung« (Schlossmann 1926, S. 194).

Bereits unmittelbar nach seiner Niederlassung trat er dem Verein Düsseldorfer Ärzte bei und engagierte sich bis mindestens bis 1931 als Vortragender[161], als Kassierer und damit Mitglied des Vorstandes (1910–1912), als einer von 25 Abgeordneten für den Ärzteverband des Regierungsbezirks Düsseldorf, als Mitglied der Krankenkassenkommission und zuletzt als Mitglied des »Ausschusses zur Bekämpfung der Kurpfuscherei« (Jahresberichte 1906–1931).[162] Zusammen mit dem weiter oben genannten Bender waren Heymann sowie 1931 noch drei weitere jüdische Ärzte, die als Fachärzte für »Erkrankungen der Haut und Harnwege« firmierten, also offenbar fest in die Vereinsstruktur integriert.

Trotz antisemitischer Agitation eines Düsseldorfer Unternehmers gegen einen jüdischen Frauenarzt Mitte der 1920er Jahre[163] galt das Verhältnis zwischen nicht-jüdischen und jüdischen Ärzten in Düsseldorf in den 1920er Jahren insgesamt als »intakt« (Griese u. Woelk 1998).[164] Doch diese vermeintliche Nähe war wie auch an anderen Orten im Rheinland von latentem Antisemitismus bedroht (Wenige 2005)[165]. Im Falle des Düsseldorfer Ärztevereins verdeutlicht das die Bereitschaft, die politischen Maßnahmen zur Ausgrenzung jüdi-

160 Königsallee 86; Kaiser-Wilhelm-Str. 55; Duisburger Str. 116

161 Unter anderem über: Ueber Osteomyeltis gonnorrhoica; über Impotenz nach Rauchvergiftung (1909), Nierentumor (1909), Haematurie (1910), Selbstheilung der Nierentuberkulose (1931). Jahresberichte des Vereins der Ärzte Düsseldorfs. Jockwer, Düsseldorf 1909, 1910, 1931

162 Jahresberichte des Vereins der Ärzte Düsseldorfs. Jockwer, Düsseldorf 1906-1932

163 Woelk W (1997) Jüdische Ärzte in der Stadt und an der Medizinischen Akademie Düsseldorf im Nationalsozialismus. In: Esch MG, Griese K, Sparing F, Woelk W (Hrsg) Die Medizinische Akademie Düsseldorf im Nationalsozialismus. Klartext, Essen, S. 55–86, hier S. 59

164 Griese K, Woelk W (1998) Jüdische Ärztinnen und Ärzte in Düsseldorf und in der Emigration. In: Düwell K, Genger A, Griese K, Wiesemann Falk (Hrsg) Vertreibung jüdischer Künstler und Wissenschaftler aus Düsseldorf 1933-1945. Düsseldorf, S. 177–205, hier S. 179

165 Wenige N (2005) Bedrohte Nähe. Alltagsbeziehungen zwischen Juden und Nichtjuden in Köln 1918-1933. In: Grübel M, Mölich G (Hrsg) Jüdisches Leben im Rheinland. Vom Mittelalter bis zur Gegenwart. Böhlau, Köln, S. 171-193

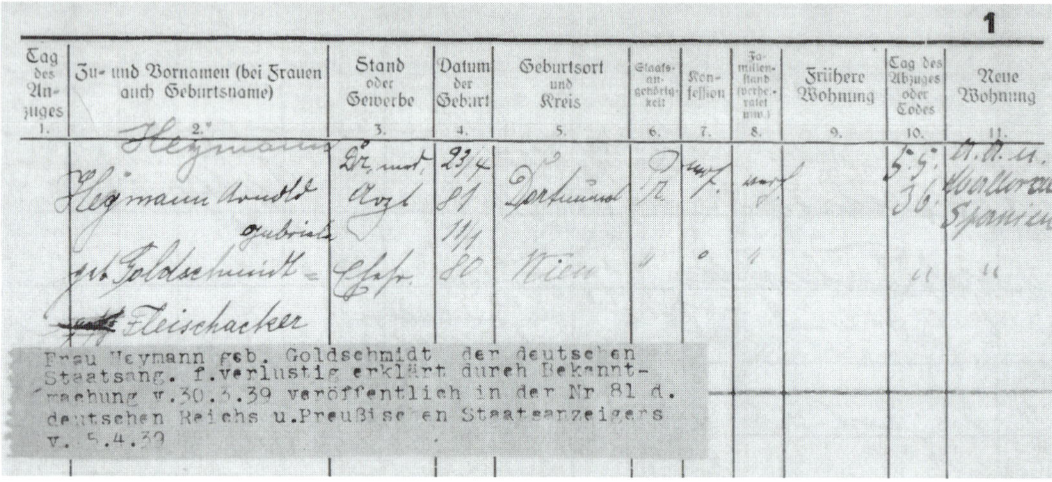

Abb. 6.9 Hausbuch Duisburger Str. 116. Hier wohnte das Gründungsmitglied der Deutschen Gesellschaft für Urologie, Dr. Alfred Heymann, bis zu seiner Emigration nach Spanien im Jahr 1936. Seiner Frau wurde 1939 die Staatsbürgerschaft entzogen, Heymann war zuvor im Spanischen Bürgerkrieg ums Leben gekommen (Quelle: StAD 7-0-1-4.2231, Repro Halling, mit freundl. Genehmigung)

scher Ärzte rasch umzusetzen. Neben dem generellen Entzug der Kassenzulassung wurde zum 01.07.1933 auch der Vertrag über die Behandlung von Wohlfahrtspatienten gekündigt. Der Verein meldete an die Städtischen Krankenanstalten diejenigen Ärzte, die zukünftig von dieser Einnahmequelle ausgeschlossen werden sollten, dazu zählte auch das langjährige Mitglied Heymann (Woelk 1997).[166]

1936 musste Heymann seine langjährige Praxis auf der Duisburger Str. 116 aufgeben, sie wurde offenbar nahtlos von einem Dr. H. Bewerunge – ebenfalls Facharzt für Urologie – fortgeführt.[167] Laut Hausbuch (Melderegister) meldeten sich Heymann und seine Frau Gabriele, geb. Goldschmidt (geb. 11.01.1880 in Wien), am 05.05.1936 Düsseldorf nach Spanien ab.[168] Dr. Arnold Heymann muss vor 1939 im Spanischen Bürgerkrieg umgekommen sein, denn der Aktenvermerk zum Verlust der Staatsangehörigkeit nach der entsprechenden Verordnung von 30.03.1939 bezieht sich nur auf seine Frau Gabriele (Abb. 6.9).

6.4.6 Max Bender (Düsseldorf)

Nach drei sehr unterschiedlichen Emigrationsschicksalen dokumentiert die biografische Skizze des Sanitätsrates Max Bender (1861–1942) die Deportation und Ermordung jüdischer Ärzte. Er war 1933 bereits 72 Jahre alt. Dr. Max Bender wurde in Böhl, Kreis Ludwigshafen, geboren, besuchte das Ludwig-Georg-Gymnasium in Darmstadt und studierte Medizin an den Universitäten Bonn, Würzburg und Straßburg. Er wurde am 16.03.1885 in Würzburg approbiert und war danach von Juli bis November 1885 an der Universitätsklinik für Hautkrankheiten in Bonn als Assistenzarzt tätig. Anschließend ließ sich Bender in Düsseldorf als Spezialarzt für Haut- und Geschlechtskrankheiten nieder und engagierte sich hier – wie der erwähnte Heymann – im Verein der Düsseldorfer Ärzte, u. a. als Schriftführer und als Mitglied der Bibliothekskommission. 1899 veröffentlichte er einen großen Bericht zum Thema Dermatologie und

166 Zit. nach: Woelk W (1997) Ausgeschaltet, vertrieben, ermordet - Jüdische Ärzte in Düsseldorf. In: Mahn- und Gedenkstätte (Hrsg) Aspekte jüdischen Lebens in Düsseldorf und am Niederrhein. Düsseldorf, S. 176–185, hier S. 179

167 Adressbuch der Stadt Düsseldorf 1937

168 StAD 7-0-1-4.2231

Syphilis auf der 70. Versammlung der Gesellschaft Deutscher Naturforscher und Aerzte, die 1898 in Düsseldorf stattfand (Bender 1899). Im »Vorschlag zur Verleihung des Charakters als Sanitätsrat an den praktischen Arzt Dr. med. Max Bender« vom 25.11.1910 hieß es: »Hier gilt er allgemein als ein tüchtiger Arzt, der sich sowohl im Kreise seiner Kollegen als auch in der Bürgerschaft eines guten Ansehens erfreut.«[169] Der Sanitätsrat Max Bender führte seine Praxis bis 1935, also insgesamt 50 Jahre lang an drei verschiedenen Adressen auf der Wagner und Kreuzstraße (Adressbuch der Stadt Düsseldorf 1890–1936). 1938 zog er nach Wiesbaden, wurde am 01.09.1942 nach Theresienstadt deportiert und verstarb dort noch im selben Monat (Bellmann 2011c).

6.4.7 Louis Hammerschlag (Essen)

Der Sanitätsrat Dr. Louis Hammerschlag (1870–1944) war gut einen Monat vor Bender ins Ghetto Theresienstadt deportiert (21.07.1942) worden und wurde dort knapp zwei Jahre später ermordet.[170] Hammerschlag war 1893 approbiert worden, hatte in Wien 1893–1895 seine weitere Ausbildung erhalten und sich dann als Arzt für »Haut- und Blasenkranke« in Essen niedergelassen, noch 1901 war er der einzige Spezialist dieser Art in Essen, 1907 gab es dann schon vier entsprechende Fachärzte (Schmandt u. Ohnhaus 1997, S. 18). Mit 63 Jahren dachte der unverheiratete Hammerschlag nach 1933 offenbar nicht mehr an Emigration. Im Jahr 1941 stellte die Gestapo »Erhebungen zwecks Feststellung der Volks- u. Staatsfeindlichkeit, da H. Vermögenswerte über 20 000 RM besitzt« an.[171]

Über seinen Verbleib wusste auch ein Teil seiner Familie lange Zeit nicht viel, so berichtete 1988 ein Zeitzeuge: »Hammerschlag Louis Dr.: War ein Vetter meines Vaters; alteingefleischter Junggeselle, Arzt für Haut- und Geschlechtskrankheiten; lebte mit einer ebenfalls ledigen Nichte, die ihm den Haushalt besorgte, in eigenem Haus in der Bahnhof- später Hindenburgstraße, wo er im Parterre seine Praxisräume hatte […]. Bis 1941 nicht ausgewandert und wohl vermutlich mit Deportation der anderen Essener Juden umgekommen.«[172]

6.4.8 Peter Janssen (Düsseldorf)

Von den hier genannten weitgehend unbekannten oder zumindest heute vergessenen jüdischen Urologen ist Peter Janssen (1874–1947) vielleicht der prominenstete, zugleich ist seine Biografie nicht mit denen der anderen vergleichbar, weder persönlich noch beruflich, daher soll sie hier abschließend skizziert werden.

Janssen studierte im Marburg, Berlin, Freiburg und zuletzt in Bonn, wo er 1896 promovierte und 1898 sein Staatsexamen ablegte. Nach einer Assistentenzeit in Berlin, Leipzig und wieder Bonn, kehrte als Oberarzt der chirurgischen Klinik der Städtischen Krankenanstalten in seine Heimatstadt Düsseldorf zurück und baute dort eine erste urologische Abteilung auf (vgl. dazu auch den Beitrag von Halling »Verortung« in diesem Band). An der damaligen »Akademie für praktische Medizin« habilitierte er sich 1910 und wurde 1912 zum außerordentlichen Professor für Chirurgie und Urologie ernannt.[173] Als solcher übernahm ihn auch die 1923 Medizinische Akademie Düsseldorf.[174] In einem vorausgehenden Gutachten bewertete der Direktor der Chirurgischen Klinik die Publikationen J anssens – zu diesem Zeitpunkt 17 Zeitschriftenbeiträge und zwei selbstständige Buchpublikationen – und betonte die darin zum Ausdruck kommende

[169] StAD 0-1-3-3820.0002 Geheimakten des Oberbürgermeisters 1910-11, Bl. 119-120

[170] Yad Vashem - Zentrale Datenbank der Namen der Holocaustopfer http://db.yadvashem.org/names/nameDetails.html?itemId=4809743&language=de (Recherche vom 01.07.2014)

[171] Landesarchiv Rheinland, Bestand RW 58, 28117 (1941)

[172] Brief von Ernesto Schartenberg (Sohn von Elias und Helene Schartenberg), 1988; Archiv der Alten Synagoge Essen BR.492

[173] Lebenslauf (1939); StAD 0-1-22-16.0014

[174] NN (1923) Tagesgeschichte-Hochschulnachrichten. Klin Wochenschr 2:1196

Tab. 6.2 Publikationen zur Urologie von Prof. Peter Janssen (Auswahl)

Titel	Ort
Die Technik des Amputatio penis	Zbl Chir 1905; 20
Extirpation des Penis mit Resektion des Skrotum	Zbl Chir 1905; 22
Die Urogenitaltuberkulose	Sammlung klinischer Vorträge; N.F. 611/613; Barth, Leipzig 1910
Die Versorgung der Blase nach Sectio alta	Münchener med Wochenschrift 1912; 3
Prostatahypertrophie und Blasenstein, ein Beitrag zur differentiellen Diagnostik dieser Erkrankungen	Münchener med Wochenschrift 1912; 16
Die Indikationsstellung zur operativen Behandlung der Prostatahypertrophie	Med Klinik 1912; 9
Zur Operation der Blasenektopie	Von Bruns Beiträge z klin Chir, Bd. 79(1)
Chirurgische Anatomie und allgemeine Operationslehre der Nieren	Handbuch der Urologie, Bd. 3. Springer, Berlin 1926, S 1-55
Diagnostik und therapeutische Indikationsstellung bei den chirurgischen Erkrankungen der Harnorgane. Ein Lehrbuch für Studierende und Ärzte	Springer, Berlin 1938

Eigenständigkeit des Faches Urologie.[175] Neben urologischen bzw. uro-chirurgischen (Tab. 6.2) und allgemein-chirurgischen Publikationen verfasste er auch ein in vier Auflagen und einer spanischen Übersetzung erschienenes »Lehrbuch der chirurgischen Krankenpflege« (Janssen 1922, 1927).

1926 gründete er zusammen mit weiteren Fachärzten aus den Städtischen Kliniken die private Klinik Golzheim (Abb. 6.10), die neben Chirurgie und Urologie auch die Bereiche Innere Medizin, Nervenheilkunde, Frauenheilkunde und Geburtshilfe sowie Bakteriologie umfasste (Al-Fartwsi 2007, S. 20–37). Im gleichen Jahr wurde Janssen Mitglied des Vorstands der Deutschen Gesellschaft für Urologie, so dass seinem privaten Krankenhausprojekt im Kreise der Urologen besondere Aufmerksamkeit sicher war.[176]

Dieser von seiner Tätigkeit ausgehende institutionelle Impuls und seine wissenschaftlichen Arbeiten machten ihn zu einem wichtigen Vertreter der zweiten Generation von Uro-Chirurgen in Deutschland (Koenen 2009, S. 18).

Nach den Nürnberger Rassengesetzen galt der evangelisch getaufte Janssen als sog. »Mischling I. Grades«,[177] sein Vater war der Historienmaler und Direktor der Düsseldorfer Kunstakademie Johann Peter Theodor Janssen (1844–1908), seine Mutter Constanze Gottschalk entstammte einer jüdischen Familie.

Von Bedeutung für die NS-Definition »jüdischer Mischlinge« war, ob dieser ein oder zwei jüdische Großelternteile hatte. In einem Runderlass des Reichsministers des Inneren Wilhelm Frick vom 26.11.1935 wurden dafür die Begriffe »jüdischer Mischling ersten Grades« beziehungsweise »jüdischer Mischling zweiten Grades« geprägt.[178] Zunehmend wurden in

[175] Bericht über die wissenschaftlichen Arbeiten des Mitgliedes der Düsseldorfer Akademie für praktische Medizin, Herrn Dozenten für Chirurgie und chirurgische Urologie Dr. P. Janssen, erstattet im Auftrage des akademischen Rates von Professor Dr. Witzel Geh. Med. Rat; Universitätsarchiv Düsseldorf 112:953

[176] Verhandlungen der Deutschen Gesellschaft für Urologie, VII. Kongress in Wien 30.09.-02.10.1927, S. 19

[177] »Peter Janssen«; Quelle: Fischer I, Voswinckel P (2002) Biographisches Lexikon der hervorragenden Ärzte der letzten fünfzig Jahre. Berlin, S. 720

[178] Erste Verordnung zur Ausführung des Gesetzes zum Schutze des deutschen Blutes und der deutschen Ehre vom 14.11.1935 (RGBl I, S. 1334). http://www.1000dokumente.de/pdf/dok_0007_nue_de.pdf (Recherche vom 07.07.2014)

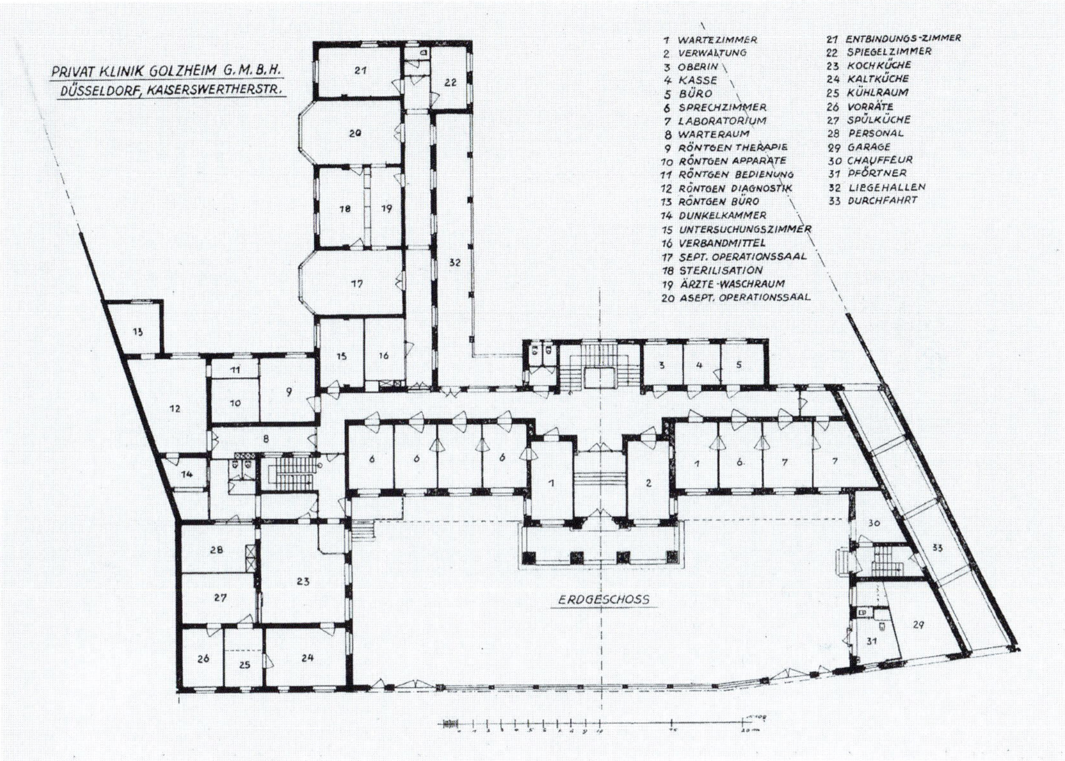

Abb. 6.10 Lageplan der Klinik Golzheim, 1925 (Quelle: Schlossmann A (1926) Die Düsseldorfer Kranken-, Heil- und Pflege-Anstalten. Düsseldorf, S. 167; Repro Halling, mit freundl. Genehmigung)

Gesetzeskommentaren, Zeitungen und Schulbüchern dafür auch die Begriffe wie »Halbjude« und »Vierteljude« verwendet, die im Duden erstmals 1941 zu finden waren (Essner 2002). Verheiratet war Janssen mit einer Tochter des jüdischen Bankiers und Düsseldorfer Stadtverordneten Moritz Leiffmann (1853–1921) und ebenfalls eine sog. »Halbjüdin«. Janssen kam über seine Frau in den Besitz der Villa Leiffmann, die als gesellschaftlicher Treffpunkt in Düsseldorf galt (Wiesemann 2000) und verkaufte diese 1935 für einen auffallend geringen Preis an die Stadt, die das Grundstück für die große Ausstellung »Schaffendes Volk« benötigte (Schäfers 2001). Der gemeinsame Sohn Peter Janssen (1906–1979) war in der Tradition seines Großvaters ebenfalls Maler (Mitglied der Gruppe Junges Rheinland), der, von den Nationalsozialisten mit Berufsverbot belegt, als »Nichtarier« verfolgt und 1944 in einem Arbeitslager interniert wurde (Kleinbongartz 1997, S. 192–193).

Obwohl Janssen selbst und auch seine Frau evangelisch getauft waren, überrascht es vor diesem Hintergrund nicht, dass ihm mit Berufung auf das »Gesetz zur Wiederherstellung des Berufsbeamtentums« 1933 die Lehrbefugnis als (nichtbeamteter) außerordentlicher Professor an der Medizinischen Akademie entzogen wurde (Abb. 6.11).

Im Branchenteil des Düsseldorfer Adressbuchs erscheint Janssen unter der Rubrik »Fachärzte für Chirurgie«. Ab 1934 trennt ohne weitere Erläuterung ein einfacher Strich die nichtjüdischen von den jüdischen Ärzten und bildet so den grafischen Ausdruck von Diskriminierung, Verfolgung und Vertreibung. Genauso unscheinbar erfolgt ein ungewöhnlicher Statuswechsel Janssens. In der Ausgabe von 1937 (Redaktion 1936) wechselt sein Name zu den nichtjüdischen Ärzten zunächst und bleibt dort auch nach 1938, als die jüdischen Kollegen gar nicht mehr verzeichnet sind, weil sie entweder emigriert

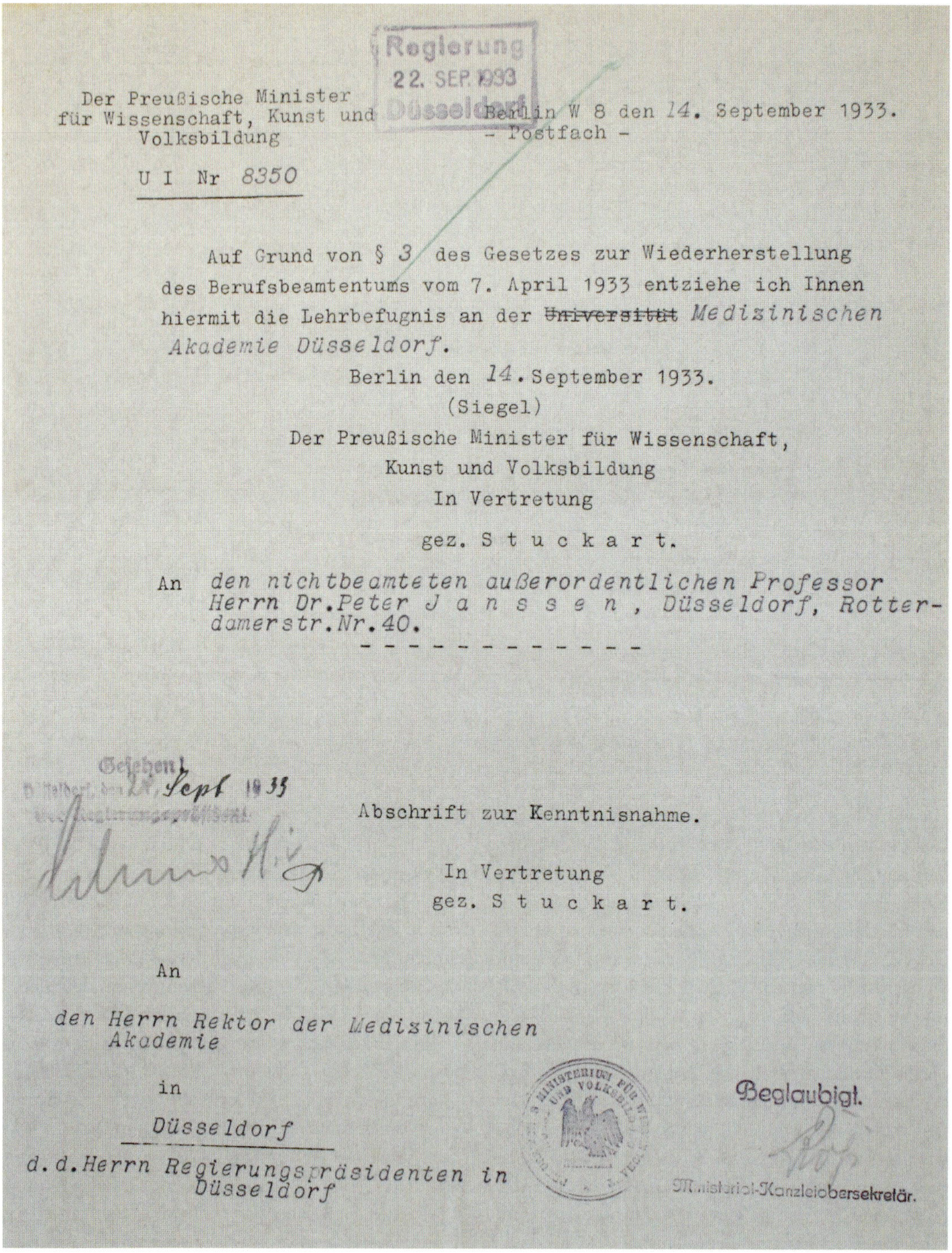

Regierung 22. SEP. 1933 Düsseldorf

Der Preußische Minister
für Wissenschaft, Kunst und
Volksbildung

Berlin W 8 den 14. September 1933.
– Postfach –

U I Nr 8350

Auf Grund von § 3 des Gesetzes zur Wiederherstellung des Berufsbeamtentums vom 7. April 1933 entziehe ich Ihnen hiermit die Lehrbefugnis an der ~~Universität~~ Medizinischen Akademie Düsseldorf.

Berlin den 14. September 1933.
(Siegel)
Der Preußische Minister für Wissenschaft,
Kunst und Volksbildung
In Vertretung
gez. S t u c k a r t.

An den nichtbeamteten außerordentlichen Professor
Herrn Dr. Peter J a n s s e n, Düsseldorf, Rotterdamerstr. Nr. 40.

Gesehen!
Düsseldorf, den ... Sept 1933
Der Regierungspräsident.

Abschrift zur Kenntnisnahme.

In Vertretung
gez. S t u c k a r t.

An

den Herrn Rektor der Medizinischen
Akademie

in

Düsseldorf

d. d. Herrn Regierungspräsidenten in
Düsseldorf

Beglaubigt.
Ministerial-Kanzleiobersekretär.

Abb. 6.11 Entzug der Lehrbefugnis für Prof. Peter Janssen vom 14.09.1933 (Quelle: Universitätsarchiv Düsseldorf 1/2, 953)

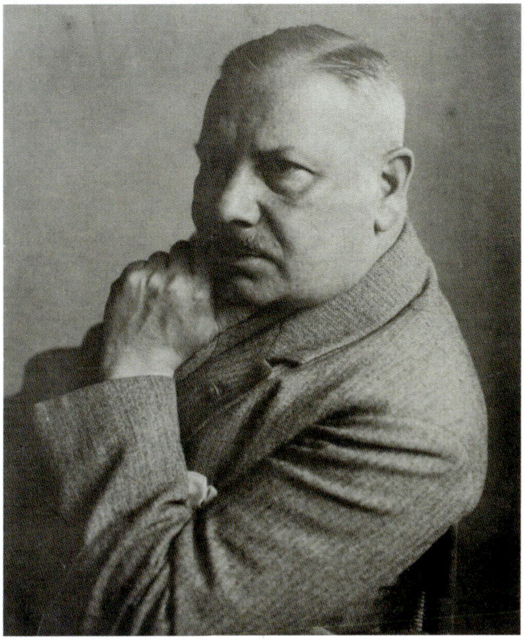

Abb. 6.12 Prof. Peter Janssen (1874–1947), ca. 1939 (Quelle: DGU-A, Bildarchiv, Repro Halling, mit freundl. Genehmigung)

sind oder die Verbliebenen (wenn überhaupt) nur noch als »Krankenbehandler« arbeiten dürfen. Die genauen Umstände, die dazu führten, sind nicht geklärt, ebenso wenig, wie es Janssen unter den geschilderten Vorzeichen gelang, bis 1939 (zu diesem Zeitpunkt war er 65 Jahre alt) auch die Leitung der Klinik Golzheim zu behalten (Abb. 6.12).

Die Repräsentation der Klinik hatte er wohl weitgehend einem »arischen« Mitgesellschafter überlassen. Auch warum er offenbar weniger Repressionen erlitt als beispielsweise ein weiterer Gesellschafter der Klinik, der Internist Otto Boden, ebenfalls ein sog. »Halbjude«, ist ebenfalls unklar (Al-Fartwsi, S. 38–43). Im Jahr 1938 publizierte er sogar noch ein weiteres Lehrbuch (Janssen 1938). Auch seine finanzielle Situation scheint sich während der 1930er Jahre nicht substanziell verschlechtert zu haben. Zumindest wurde mit Verweis auf entsprechende Einkommenssteuerbescheide ein Antrag der Erben auf Entschädigung abgelehnt.[179]

[179] Entschädigungssache Prof. Peter Janssen; StAD 0-1-32-177.0003

Trotz vieler Beschränkungen blieb den erwachsenen »jüdischen Mischlingen« bis Mitte 1944 immer noch die Möglichkeit, legal für ihren Lebensunterhalt zu sorgen. Außerdem fielen sie nicht unter die Kennzeichnungspflicht vom September 1941, die zum Vorwand für viele Kriminalisierungen genutzt wurde (Berschel 2002; Meyer 1999).

6.5 Fazit

In der Medizin vollzog sich die Verdrängung »nichtarischer Kollegen« schnell und radikal (v. Villiez 2009). Entlassungen, Entzug der Kassenzulassungen und schließlich das totale Berufsverbot nahmen jüdischen Ärzten ab 1933 schrittweise die Existenzgrundlage. Traditionelle fiskalische Zielsetzungen und Verfahrensweisen zur Sicherung des Steueraufkommens verbanden sich nach 1933 mit dem Kalkül verschiedener Stellen, die Ausplünderung jüdischer Emigranten als ein Mittel der haushaltspolitischen Konsolidierung anzusehen. Der Wegfall der individuellen Freiheitsrechte durch das totalitäre Regime ermöglichte eine Verschärfung der Überwachungs- und Entziehungstechniken nach 1933. Die generell kriminalisierende Konnotation der Auswanderung verband sich nach der Machtergreifung mit einem starken Anstieg der Emigration einer rassisch definierten Minderheit (Hockerts et al. 2004).

Trotz des kleinen Personenkreises repräsentieren die in diesem Beitrag untersuchten, im Rheinland tätigen Fachärzte für »Urologie/Haut- und Geschlechtskrankheiten« bzw. »Erkrankungen der Haut und der Harnwege« wesentliche Facetten der Verfolgung, Vertreibung und Ermordung jüdischer oder aus dem Judentum stammender Ärzte, insbesondere auch in Hinblick auf unterschiedlichen Emigrationsschicksale (Tab. 6.3).

Der regionalgeschichtliche Zugriff bietet auch im medizinhistorischen Kontext gegenüber den übergreifenden Gedenkbüchern den Vorteil, die biografischen Skizzen stärker in die spezifischen Kontexte von Fachetablierung, Integration und Verfolgung einordnen zu können.

Tab. 6.3 Verfolgte jüdische Fachärzte für Urologie im Rheinland*

Name (fachliche Zuordnung)[1]	Lebensdaten	Adresse(n)[2]	Bemerkungen zum Lebenslauf
Ascher, Ernst, Dr. med.[a, o, p] (Urologie/Haut- und Geschlechtskrankheiten)	12.01.1876 (Jastrow) – 15.05.1944 (Auschwitz)	Krefeld- Uerdingen, Westwall 63 (1907/08[f], 1933, 1935, 1937)	Diss. Würzburg 1898, Approbation 1899 A. kam im Jahre 1902 nach Krefeld und eröffnete eine ärztl. Praxis. Er wurde am 25.07.1942 nach Theresienstadt deportiert, von dort am 15.05.1944 nach Auschwitz verlegt und ermordet.
Bardach, Kurt, Dr. med.[a, h, n, o] (Urologie/Haut- und Geschlechtskrankheiten)	03.09.1887 (Kreuznach) – 13.11.1965 (New York, USA)	Düsseldorf, Duisburger Straße 134 (1933, 1935), Flushing (New York)	Approbation 1912; 1910– 14 Ausbildung an der Universitätshautklinik Heidelberg. B. emigrierte am 12.04.1937 nach New York/USA. Er arbeitete ab 1947 im Triboro Hospital, New York. Rückerstattung seines »Trümmergrundstücks« im Jahr 1952.
Bender, Max, San.-Rat Dr. med.[a, o, r] (Urologie/Haut- und Geschlechtskrankheiten)	14.06.1861 (Böhl/Kreis Ludwigshafen) – 27.09.1942 (Theresienstadt)	Düsseldorf, Wagnerstr. 40 (1891)[f]; Wagnerstr. 46 (1892, 1900)[f], Kreuzstr. 32 (1910)[f]; Kreuzstr. 56 (1914[f], 1933, 1935, 1937) Wiesbaden, Leberweg 15 (verzogen am 27.09.1938)	Studierte in Bonn, Würzburg und Straßburg. Approbation 1885; 1885–88 Ausbildung in Bonn. Sanitätsrat B. wurde am 01.09.1942 nach Theresienstadt deportiert und verstarb dort noch im selben Monat.
Bielski, Hans, Dr. med.[a, o] (Urologie/Haut- und Geschlechtskrankheiten)	20.07.1889 (Marmontier/ Elsaß) – ?	Essen, Theaterplatz 2 (1933,1935, 1937)	Approbation 1919. B. wurde nach der Reichspogromnacht vom 10.11. bis zum 06.12.1938 im KZ Dachau inhaftiert. Er emigrierte nach seiner Entlassung im darauffolgenden Jahr in die USA. B. hatte seit 1942 wieder eine eigene Praxis.
Cohn, Karl, Dr. med. [a, o, u] (Urologie/Haut- und Geschlechtskrankheiten)	19.04.1878 (Östringen/ Baden) – 27.04.1944 (Jerusalem/ Palästina)	Düsseldorf, Blumenstr. 19 (1933, 1935)	Approbation 1902. 1905–07 Ausbildung in Frankfurt a.M. bei Herxheimer. C. emigrierte am 30.09.1935 nach Jerusalem/ Palästina.
Hammerschlag, Louis, San.-Rat Dr. med.[a, o, p] (Urologie/Haut- und Geschlechtskrankheiten)	24.06.1870 (Scherfede) – 08.03.1944 (Theresienstadt)	Essen, Hindenburgstr. 88 (1933, 1935, 1937)	Approbation 1893. 1893–95 Ausbildung in Wien. Niedergelassener Arzt für »Haut- und Blasenkranke« in Essen. Sanitätsrat H. wurde am 21.07.1942 nach Theresienstadt deportiert und verstarb dort knapp zwei Jahre später.
Heymann, Alfred, Dr. med.[g, s] (Urologe)	23.04.1881 (Dortmund) – 1936/39 (Spanien)	Königsallee 86 (1910), Kaiser-Wilhelm-Str. 55 (1914); Duisburger Str. 116 (1930, 1934, 1936)	Studierte in Würzburg, Freiburg und Berlin; Approbation 1904 in Würzburg. Er ließ sich am 01.05.1906 als Facharzt für Urologie in Düsseldorf nieder. Am 05.05.1936 nach Spanien abgemeldet. H. starb vor 1939 im Spanischen Bürgerkrieg.

▼

■ **Tab. 6.3** *Fortsetzung*

Name (fachliche Zuordnung)[1]	Lebensdaten	Adresse(n)[2]	Bemerkungen zum Lebenslauf
Honigbaum, Max, Dr. med.[a, o] (Urologie/Haut- und Geschlechtskrankheiten)	14.01.1894 (Münsterberg/ Schlesien) – ?	Köln, Kalker Hauptstraße 151 (1933, 1935)	Approbation 1923. 1920–25 am Allerheiligenhospital Breslau in der Hautabteilung bei Kuznitzky. H. lässt sich am 28.11.1936 auf eigenen Wunsch aus dem Arztregister streichen. Um diese Zeit emigrierte er mit unbekanntem Emigrationsziel.
Janssen, Peter, Prof. Dr. med.[j, k, l] (Chirurgie/Urologie)	24.10.1874 (Düsseldorf) –30.03.1947 (Düsseldorf)	Düsseldorf, Rotterdamer Str. 40 (1934–1939)[b]	Studium in Marburg, Berlin, Freiburg und Bonn. Approbation 1898 in Bonn. Assistenzzeit in Berlin, Leipzig und Bonn. OA an den Städt. Krankenanstalten Düsseldorf und a.o. Prof. der Medizinischen Akademie Düsseldorf. Mitbegründer der Klinik Golzheim, die er nach 1933 trotz Entzug der Lehrbefugnis aus rassischen Gründen weiterführen konnte. Weitere Repressalien sind nicht nachweisbar. J. konnte noch 1938 publizieren.
Kretzmer, Eugen, Dr. med. [a, o, t] (Urologie/Haut- und Geschlechtskrankheiten/ Röntgendiagnostik und -therapie)	15.6.1883 (Mönchengladbach) – 20.07.1955 (Worchester, Mass./USA)	Mönchengladbach, Schillerstraße 53 (1933, 1935, 1937)	Studierte in München. Approbation und Dissertation 1908. 1910–1912 dermatologische Ausbildung in Dortmund bei Fabry, nach 1918 Praxisübernahme in Mönchengladbach. K. wurde nach der Reichsprogromnacht vom 10.-17.11.1938 inhaftiert und emigrierte im März 1939 über Großbritannien in die USA. Entzug der Doktorwürde am 17.07.1940.
Kuznitzky, Martin, San.-Rat Dr. med.[a, o] (Urologie/Haut- und Geschlechtskrankheiten)	15.5.1868 (Gnesen/Polen) – ?	Köln, Mohrenstraße 26 (1933, 1935, 1937)	Approbation 1892. Sein weiteres Schicksal ist bisher nicht bekannt.
Lichtenstein, Salomon, San.-Rat Dr. med.[a,c] (Urologie/Haut- und Geschlechtskrankheiten)	17.7.1867 (Neuwied) – ?	Bonn, Auguststr. 9 (1933)	Studierte in Bonn (1885), Approbation 1890. L. meldete sich am 01.12.1936 nach Den Haag/Niederlande ab, über seinen weiteren Lebensweg ist bisher nichts bekannt.
Loeb, Richard, Dr. med.[a] (Urologie/Haut- und Geschlechtskrankheiten)	11.2.1874 (Mayen) – 15.6.1953 (Köln)	Köln, Hohenzollernring 64 (1933, 1935, 1937)	Approbation 1898. Gründungsmitglied der Deutschen Gesellschaft für Urologie. L. wurde am 27.07.1942 nach Theresienstadt deportiert, überlebte dort den Krieg und kehrte nach Köln zurück.
Ollendorf, Hans, Dr. med.[a,o,p] (Urologie/Haut- und Geschlechtskrankheiten)	01.07.1902 (Barmen) – 08.05.1945 (Minsk)	Wuppertal-Barmen, Bleicherstraße 8 (1933); Wuppertal-Elberfeld, Herzogstraße 35 (1935, 1937)	Approbation 1926. O. wurde am 10.11.1941 ab Düsseldorf nach Minsk deportiert. Er gilt seit der Deportation als verschollen, sein Todesdatum wurde daher von Amtswegen festgelegt.

▼

Tab. 6.3 *Fortsetzung*

Name (fachliche Zuordnung)[1]	Lebensdaten	Adresse(n)[2]	Bemerkungen zum Lebenslauf
Oswald, Carl, Dr. med.[a,o,p] (Urologie/Haut- und Geschlechtskrankheiten/ Röntgendiagnostik und -therapie)	18.12.1873 (Münster) – 12.11.1933 (Wuppertal)	Wuppertal-Elberfeld, Walter-Rathenau-Straße 43 (1933)	Approbation 1898. O. starb unmittelbar nach Entzug seiner Kassenzulassung an einem Herzinfarkt.
Roseno, Alfred, Dr. med.[a, i] (Chirurgie/Urologie)	31.07.1896 (Hamburg) – ?	Köln, Wiethasestraße 62 (1933); Köln, Kaiser-Wilhelm-Ring 6 (1935, 1937)	Studierte in Berlin, München, Rostock, Approbation 1921. R. war als Chirurg am Kölner Israelitischen Asyl für Kranke und Altersschwache in Köln tätig. Seine wissenschaftlichen Publikationen wurden z.T. bis in die 1960er Jahre rezipiert. R. emigrierte im Jahr 1936 nach New York, wo er seine Karriere am Israel-Zion-Hospital fortsetzen konnte.
Schöndorff, Walter, Dr. med.[a, d, h] (Urologie)	22.11.1896 (Düsseldorf) – 27.06.1950 (Jonkers/USA)	Düsseldorf, Cäcilienallee 16 (1925); Gartenstraße 19 (1933, 1935, 1937)	Verh.; Approbation 1923, 1925 Volontärarzt in der Klinik für Chirurgie der Städtischen Krankenanstalten Düsseldorf; S. hatte zwischen 1932 und 1937 eine eigene Praxis. Er emigrierte am 09.12.1937 nach New York, USA, seine Frau am 02.04.1940 von Genua nach New York.
Spiegel, Adolf, San.-Rat Dr. med.[a, o] (Urologie/Haut- und Geschlechtskrankheiten)	18.04.1869 (Lübbecke/ Westfalen) – 14.11.1935 (Köln)	Köln, Mohrenstr. 4 (1933, 1935)	Approbation 1895. 1894–95 Ausbildung in Wien bei Kaposi, Neumann und Finger, 1895–96 in Hamburg

* »Im Rheinland« meint hier zuletzt tätige Ärzte. Lediglich aus dem Rheinland stammende Urologen wurden daher nicht berücksichtigt (z. B. der in Wuppertal geborene Dr. Adolf Löwenthal (1898-1990), der u. a. am St. Hedwigs Krankenhaus in Berlin tätig war).
Diese Zusammenstellung basiert auf der Sammlung von Kurzbiografien bei Bellmann 2011 (vgl. zu den Primärquellen auch Bellmann 2012a). Ergänzt wurden die Daten durch die angegebenen, zumeist archivalischen Quellen, beispielsweise Wiedergutmachungsakten.

[1] Die fachliche Zuordnung folgt in den meisten Fällen der Kategorisierung des Reichsmedizinalkalenders.

[2] Die Jahresangaben beziehen sich auf die Einträge in den Reichsmedizinalkalendern sowie – wenn angegeben – die örtlichen Adressbücher.

Quellen:

a. Bellmann 2011b (vgl. Primärquellen Bellmann 2012a)
b. Adressbücher der Stadt Düsseldorf 1910–1939
c. http://www3.uni-bonn.de/einrichtungen/universitaetsverwaltung/organisationsplan/archiv/universitaetsgeschichte/juedische-studierende-l
d. StAD 0-1-5-26064.0855
e. Schmandt u. Ohnhaus (1997)
f. Adressbuch der Stadt Krefeld, 1907
g. Sammlung Mahn- und Gedenkstätte der Landeshauptstadt Düsseldorf, Datenbank
h. StAD 0-1-4-35641.0000

▼

Tab. 6.3 *Fortsetzung*

i. Goldmann (1971, S. 267)
j. UAD 1/2, 953 Janssen, Peter Prof. (PA)
k. StAD 0-1-22-16.0014
l. Fischer u. Voswinckel (2002, S. 720)
m. StAD 0-1-32-381.0017
n. Griese u. Woelk (1998, S. 191-193)
o. Eppinger 2001
p. Bundesarchiv – Gedenkbuch Opfer der Verfolgung der Juden unter der nationalsozialistischen Gewaltherrschaft in Deutschland 1933–1945. http://www.bundesarchiv.de/gedenkbuch/directory.html.de
q. Yad Vashem - Zentrale Datenbank der Namen der Holocaustopfer. http://db.yadvashem.org/names/search.html?language=de
r. StAD 0-1-3-3820.0002
s. StAD 7-0-1-4.2231
t. Harrecker (S. 310)
u. StAD 0-1-32-59.0020

6.6 Literatur

Adressbuch der Stadt Düsseldorf 1890-1936

Al-Fartwsi H (2007) Die Entwicklung der Klinik Golzheim (1926-2006). Diss. med. Univ. Aachen 2007

Aly G, Gruner W (2008) Die Verfolgung und Ermordung der europäischen Juden durch das nationalsozialistische Deutschland 1933 – 1945. Bd. 1: Deutsches Reich 1933-1937. Oldenbourg, München

Art. »Peter Janssen«. In: Fischer I, Voswinckel P (2002) Biographisches Lexikon der hervorragenden Ärzte der letzten fünfzig Jahre. Berlin, S 720

Becker-Jakli B (2004) Das jüdische Krankenhaus in Köln die Geschichte des Israelitischen Asyls für Kranke und Altersschwache 1869–1945. Emons, Köln

Bellmann J (2011) Hamburger jüdische Urologen. Urologe 50(8):968–973

Bellmann J (2011a) Jüdische Urologen während des Nationalsozialismus – 5 Biografien aus Leipzig. Aktuelle Urologie 43:301–303

Bellmann J (2011b) Kurzbiographien der jüdischen und aus dem Judentum stammenden Urologen. In: Krischel M et al. (2011) Urologen im Nationalsozialismus. Bd. 2: Biographien und Materialien. Hentrich & Hentrich, Berlin, S 19-90

Bellmann J (2011c) Lebenswege der jüdischen Urologen während der Zeit des Nationalsozialismus. In: Krischel M et al. (2011) Urologen im Nationalsozialismus. Bd 1: Zwischen Anpassung und Vertreibung. Hentrich & Hentrich, Berlin, S 41-48

Bellmann J (2012a) Urologen im Nationalsozialismus: verfolgte, vertriebene und ermordete Urologen. Personenübersicht und Übersicht über die herangezogenen Quellen. Urologe 51:996–1002

Bellmann J (2012b) Urologen im Nationalsozialismus – verfolgte, vertriebene und ermordete Urologen. Richtigstellung und Entschuldigung zum Bd. 2 von »Urologen im Nationalsozialismus«. Urologe 51:1003–1004

Bender M (1899) Bericht über die Verhandlungen der Abtheilung für Dermatologie und Syphilis auf der 70. Versammlung der Gesellschaft Deutscher Naturforscher und Aerzte zu Düsseldorf 1898. Archiv für Dermatologie und Syphilis 47:146–160

Berschel H (2001) Bürokratie und Terror. Das Judenreferat der Gestapo Düsseldorf 1935-1945. Essen: Klartext

Bilz F, Jung, W (1993) Köln und der 30. Januar 1933. Von Hitlers Ernennung zum Reichskanzler bis zur Machtübernahme in Köln (13.03.1933). Schriftenreihe zur Kölner NS Geschichte. ELDE Haus, Köln

Blecher J (2006) Vom Promotionsprivileg zum Promotionsrecht. Das Leipziger Promotionsrecht zwischen 1409 und 1945 als konstitutives und prägendes Element der akademischen Selbstverwaltung. Diss. Univ. Leipzig

Blumberg G (2007) Flucht deutscher Juden über die Grenze. In: Stengel K (Hrsg) Vor der Vernichtung. Die Staatliche Enteignung der Juden im Nationalsozialismus. Campus, Frankfurt a. M., S 94–113

Butter-Bieck F (2011) Juden sind nicht erwünscht - Vertreibung jüdischer Urologen aus Österreich. In: Krischel M et al. (2011) Urologen im Nationalsozialismus. Bd 1: Zwischen Anpassung und Vertreibung. Hentrich & Hentrich, Berlin, S 123-137

Decroll A (2004) Die »Entjudung« der Münchner Ärzteschaft 1933-1941. In: Baumann A, Heusler A München arisiert. Entrechtung und Enteignung der Juden in der NS-Zeit. Beck, München, S 70-86

Drexler-Gormann B (2008) Jüdische Ärzte in Frankfurt – am – Main 1933-1945, Isolation, Vertreibung, Ermordung.

Mabuse, Frankfurt. http://buecher.hagalil.com/2010/05/medizin-2/ (Recherche vom 02.06.2014)
Eppinger S (2001) Das Schicksal der jüdischen Dermatologen Deutschlands in der Zeit des Nationalsozialismus. Mabuse, Frankfurt a. M.
Erckens G (1988) Juden in Mönchengladbach. Jüdisch Leben in den früheren Gemeinden M.Gladbach, Rheydt, Odenkirchen, Giesenkirchen-Schelsen, Rheindalen, Wickrath u. Wanlo. Mönchengladbach
Essner C (2002) Die »Nürnberger Gesetze« oder die Verwaltung des Rassenwahns 1933-1945. Ferdinand Schöningh Verlag, Paderborn
Fabry H (2001) An historical overview of Fabry disease. J Inher metabol Dis 24(suppl 2): 3–7
Fischer I, Voswinckel P (2002) Biographisches Lexikon der hervorragenden Ärzte der letzten fünfzig Jahre (Ergänzungsband). Saur, Berlin, S 720
Forsbach R (2006) Die Medizinische Fakultät der Universität Bonn im »Dritten Reich«. Oldenbourg, München
Franken I (2010) Varianten des Rassismus. Zwangssterilisierte, Jüdinnen und Zwangsarbeiterinnen als Patientinnen der Kölner Universitäts-Frauenklinik 1934 bis 1945. In: Dülffer J, Szöllösi-Janze M Schlagschatten auf das »braune Köln«. Die NS-Zeit und danach. SH, Köln, S 179–201
Freitäger A, Szöllosi-Janze M (2005) »Doktorgrad entzogen!« Aberkennung der akademischen Titel an der Universität Köln 1933 -1945. Kirsch, Nümbrecht
Goldmann Simon (1971) Beiträge zur Geschichte der Juden in Köln 1971 (Bd. 43, Heft 1). S 265-271
Griese K, Woelk W (1998) Jüdische Ärztinnen und Ärzte in Düsseldorf und in der Emigration. In: Düwell K, Genger A, Griese K, Wiesemann F Vertreibung jüdischer Künstler und Wissenschaftler aus Düsseldorf 1933-1945. Düsseldorf, S 177–205
Grote H (1938) Bestallungsentziehung der jüdischen Ärzte. Dtsch Aerztebl 69:546
Harrecker S (2007) Degradierte Doktoren. Die Aberkennung der Doktorwürde an der Ludwig-Maximilians-Universität München während der Zeit des Nationalsozialismus. München
Hellström J, Franksson C (1961) Operations on the Kidneys Operative Urology. Handbuch Urologie. Springer, Heidelberg, S 111-214
Heymann A (1904) Lebenslauf. In: Heymann Ueber das Auftreten von Pneumonie und Pleuritis bei Typhus abdominalis. Diss. med., Freudenberger, Würzburg
Heymann A (1904) Ueber das Auftreten von Pneumonie und Pleuritis bei Typhus abdominalis. Diss. med., Freudenberger, Würzburg
Hockerts HG, Kuller C, Decoll A, Winstel T (2004) Die Finanzverwaltung und die Verfolgung der Juden in Bayern. Generaldirektion der Staatlichen Archive Bayerns, München, S 53. http://www.ngzg.geschichte.uni-muenchen.de/forschung/forsch_projekte/broschuere.pdf (Recherche vom 04.06.2014)
Jachertz N (2008) NS-Machtergreifung: Freudigst fügte sich die Ärzteschaft. Dtsch Aerztebl 105(12):A-622/B-549/C-537
Jahres-Berichte des Vereins der Aerzte Düsseldorfs (1906-1932). Jockwer, Düsseldorf
Janssen P (1927) Manual de Asistencia quirúrgica para uso de enfermeras y ayudantes de clínicas operatorias. Guinart y Pujolar, Barcelona
Janssen P (1938) Diagnostik und therapeutische Indikationsstellung bei den chirurgischen Erkrankungen der Harnorgane. Ein Lehrbuch für Studierende und Ärzte. Berlin
Janssen P (1922) Lehrbuch der chirurgischen Krankenpflege für Pflegerinnen und Operationsschwestern. Vogel, Leipzig
Jütte R (2012) Die Vertreibung jüdischer und »staatsfeindlicher Ärztinnen und Ärzte. In: Jütte R, Eckart WU, Schmuhl HW (Hrsg) Medizin und Nationalsozialismus. Bilanz und Perspektiven der Forschung. Wallstein, Göttingen, S 83-93
Kiekbusch D (2004) Jüdische Ärzte - schmerzlich vermisst. Dtsch Aerztebl 101(21):A-1486-1487/B-1235/C-1187
Kleinbongartz S (1997) Jüdische Künstler in der Künstlergruppe Das Junge Rheinland in Düsseldorf. In: Mahn- und Gedenkstätte (Hrsg) Aspekte jüdischen Lebens in Düsseldorf und am Niederrhein. Düsseldorf, S 186–197
Koenen T (2009) Die Geschichte der Urologischen Universitätsklinik Düsseldorf. Diss. med. Univ. Düsseldorf
Kretzmer E (1908) Ueber seltene Befunde bei Appendicitis: Empyem und Hydrops des Wurmfortsatzes mit Invagination des Coecumkopfes. Ein Fall von permanenter Appendixfistel. Diss. med. Univ. München
Krischel M (2011) Gleichschaltung und Selbstgleichschaltung der deutschen Urologie im Nationalsozialismus. In: Krischel M et al. (2011) Urologen im Nationalsozialismus. Bd 1: Zwischen Anpassung und Vertreibung. Hentrich & Hentrich, Berlin, S 23-40
Krischel M, Halling T (2013) Die Deutsche Gesellschaft für Urologie in der unmittelbaren Nachkriegszeit. Urologe 52:991–1003
Krischel M, Moll F, Bellmann J, Scholz A, Schultheiss D (Hrsg) (2011) Urologen im Nationalsozialismus. Zwischen Anpassung und Vertreibung. Hentrich & Hentrich, Berlin
Lilla J (2004) Die Vertretung der Rheinprovinz im Preußischen Staatsrat und im Reichsrat 1921 bis 1933. Rheinische Vierteljahrsblätter 68:141–171
Matthies T (1940) Der NSD-Ärztebund und die Hamburger Ärztekammer von 1930 bis 1935. In: Marr G (Hrsg) Die Geschichte der Hamburgischen Ärztekammer. Hamburg
Methfessel B, Scholz A (2006) Ärzte in der NSDAP. Regionale Unterschiede. Dtsch Aerztebl 103:A-1064/B-897/C-866
Meyer B (1999) »Jüdische Mischlinge«: Rassenpolitik und Verfolgungserfahrung 1933-1945. Dölling & Galitz, Hamburg
Moll F, Kirschel M (2014) Eugen Joseph. Ein Urologe im Spannungsverhältnis zwischen Fachetablierung und eigener Identität. Dtsch Aerzteblatt
Moll F, Krischel M, Fangerau H (2010) Urology in Germany, Nazism and World War II. In: Mattelaer J, Schultheiss D (Hrsg) Europe – The Cradle of Urology. History Office of the European Association of Urology, Arnhem, Netherlands, S 262–271

Moll F, Krischel M, Fangerau H (2011) Urologie und Nationalsozialismus: Paul Rosenstein (1875-1964). Zerrissene Biographie eines jüdischen Urologen. Urologe 51:1143-1153
Moll F, Krischel M, Rathert P, Fangerau H (2010) Urologie und Nationalsozialismus: Alexander von Lichtenberg (1880–1949). Urologe 49:1179–1187
Moll F, Rathert P, Fangerau H (2009) Urologie und Nationalsozialismus am Beispiel von Leopold Casper (1859–1959). Urologe 48:1094–1102
Moll F (2011a) Zerrissene Leben: Das Schicksal jüdischer Urologen zwischen »Ausschaltung«, Emigration und Wiedergutmachung. In: Krischel M et al. (2011) Urologen im Nationalsozialismus. Bd 1: Zwischen Anpassung und Vertreibung. Hentrich & Hentrich, Berlin, S 49-104
Moll F, Engel R (2011) Zur Emigration von Urologen während der Zeit des Nationalsozialismus. In: Krischel M et al. (2011) Urologen im Nationalsozialismus. Bd 1: Zwischen Anpassung und Vertreibung. Hentrich & Hentrich, Berlin, S 219-226
Niederland D (1985) Deutsche Ärzte-Emigration und gesundheitspolitische Entwicklungen in »Eretz Israel« (1933-1948). Medizinhistorisches Journal 20:149-184
NN (1923) Tagesgeschichte – Hochschulnachrichten. Klin Wochensch 2:1196
Pearle KM (1984) Ärzteemigration nach 1933 in die USA: Der Fall New York. Medizinhistorisches Journal 19:112-137
Roseno A (1926) Sind die peroralen Mittel zur röntgenologischen Gallenblasendarstellung zuverlässig? DMW 52:1949-1950
Roseno A (1926) Das Pneumogradiogramm des Nierenlagers bei der Gallenblasendarstellung. Dt Z Chir 198:250-258
Roseno A (1926) Die Nephrotomie. Ihre Verhütung und der Weg zur Verhütung ihrer Gefahren. Z Urol Chir 20:96-98
Roseno A (1927) Die moderne Behandlung des Nierensteinleidens. Urban & Schwarzenberg, Berlin
Roseno A (1929) Die intravenöse Pyelographie, II. Klin Wochenschr 8:1165-1170
Rueß S (2009) Stuttgarter jüdische Ärzte während des Nationalsozialismus. Königshausen & Neumann, Würzburg
Rüther M (2001) Geschichte der Medizin Ärzte im Nationalsozialismus. Neue Forschungen und Erkenntnisse zur Mitgliedschaft in der NSDAP. Dtsch Aerztebl 98:A-3264-/B-2756/C-2561
Schäfers S (2001) Vom Werkbund zum Vierjahresplan – Die Ausstellung Schaffendes Volk, Düsseldorf 1937. Droste, Düsseldorf
Schlossmann A (Hrsg) (1926) Die Düsseldorfer Kranken-, Heil- und Pflege-Anstalten. Düsseldorf
Schmandt W, Ohnhaus M (1997) Geschichte der Urologie in Nordrhein-Westfalen 1903-1984. Münster
Schröder U (1991) Schicksale jüdischer Zahnärzte und Dentisten in Leipzig nach 1933. Diss. med. Univ. Leipzig
Schubert J, Scholz A (2009) Urologie in Dresden unter dem Nationalsozialismus. In: Moll F, Schultheiss D (Hrsg) Die Geschichte der Urologie in Dresden. Heidelberg, S 153-161
Schwoch R (Hrsg) (2009) Berliner Jüdische Kassenärzte und ihr Schicksal im Nationalsozialismus. Ein Gedenkbuch. Hentrich & Hentrich, Berlin
Sitzung der Berliner Urologischen Gesellschaft am 28.11.1934 (1936). Z Urol 30:53-56
Thiel A (2013) Urologie im Nationalsozialismus. Schmerzhafte Erinnerungen. Dtsch Aerztebl 108:A- 2056/B-2218/C-2190
Verhandlungen der Deutschen Gesellschaft für Urologie. VII. Kongress in Wien 30.09.-02.10.1927
Villiez A v (2009) Mit aller Kraft verdrängt. Entrechtung und Verfolgung »nicht arischer« Ärzte in Hamburg 1933 bis 1945. Galitz, Hamburg
Villiez A v (2004) Die Vertreibung der jüdischen Ärzte Hamburgs aus dem Berufsleben 1933-1945. Hamburger Ärzteblatt, S 110-113
Walk J (1981) Das Sonderrecht für die Juden im NS Staat. Eine Sammlung der gesetzlichen Maßnahmen und Richtlinien - Inhalt und Bedeutung. Hüthig, Heidelberg
Wenge N (2005) Bedrohte Nähe. Alltagsbeziehungen zwischen Juden und Nichtjuden in Köln 1918-1933. In: Grübel M, Mölich G (Hrsg) Jüdisches Leben im Rheinland. Vom Mittelalter bis zur Gegenwart. Böhlau, Köln, S 171-193
Wenge N (2006) Die Kölner Kliniken in der NS-Zeit. Zur tödlichen Dynamik im lokalen Gesundheitswesen 1933-1945. In: Frank M, Moll F (Hrsg) Kölner Krankenhausgeschichten... Am Anfang war Napoleon. Verlag des Kölnischen Stadtmuseums, Köln, S 546-569
Wiesemann F (2000) Steiler Aufstieg ins Großbürgertum. Die Villa Leiffmann in Düsseldorf. In: Kalymnos. Beiträge zur deutsch-jüdischen Geschichte aus dem Salomon-Ludwig-Steinheim-Institut. 3. Jg., Extrablatt, S 23-24. http://www.steinheim-institut.de/edocs/kalonymos/kalonymos_2000_x.pdf#page=23 (Recherche vom 01.07.2014)
Woelk W (1997) Ausgeschaltet, vertrieben, ermordet - Jüdische Ärzte in Düsseldorf. In: Mahn- und Gedenkstätte (Hrsg) Aspekte jüdischen Lebens in Düsseldorf und am Niederrhein. Düsseldorf, S 176–185
Woelk W (1997) Jüdische Ärzte in der Stadt und an der Medizinischen Akademie Düsseldorf im Nationalsozialismus. In: Esch MG, Griese K, Sparing F, Woelk W (Hrsg) Die Medizinische Akademie Düsseldorf im Nationalsozialismus. Klartext, Essen, S 55–86
Zapp A (1979) Untersuchungen zum nationalsozialistischen Deutschen Ärztebund. Diss. med. Univ. Kiel
Zimmermann U (1999) Organisierte Ärzte in der NS-Ära: Überblick mit Spezialstudien zu den Ärztekammern Köln-Aachen, Düsseldorf, Moselland. Examensarbeit Univ. Köln

Eine »festgeschlossene Front«: Karl Heusch und die deutschen Urologen

Richard Kühl

Im November 1947 beschäftigte den Gesundheitsausschuss der Stadt Aachen die Offerte eines Arztes, der auf seinem Fachgebiet zu den führenden Autoritäten in Deutschland zählte. Der Urologe Karl Heusch (1894–1986), ehemaliger Chefarzt der im Krieg zerstörten urologischen Abteilung des renommierten Rudolf-Virchow-Krankenhauses in Berlin, war an die Stadtverwaltung mit dem Angebot herangetreten, seine Zelte in Berlin abzubrechen. Der gebürtige Aachener, erfuhren die Mitglieder des Ausschusses, könne sich vorstellen, stattdessen in seiner Heimatstadt eine urologische Fachabteilung einzurichten, und zwar an den Städtischen Krankenanstalten.[180]

Der Standpunkt dort tätiger Ärzte im Jahr 1947 war indessen, dass es zwei Jahre nach Kriegsende Dringenderes gäbe. Ein niedergelassener Urologe fände augenblicklich zwar sicherlich auch in Aachen ein Betätigungsfeld. »Ein Notstand für die Aachener Bevölkerung«, hieß es dagegen, »besteht im Augenblick nicht«. Die Engpässe in der medizinischen Versorgung im Stadtgebiet beträfen sehr viel mehr die gynäkologischen Einrichtungen. Bezogen auf Vakanzen in den Städtischen Krankenanstalten klang überdies an, dass ein Urologe in dem vom Krieg erheblich in Mitleidenschaft gezogenen Gebäudekomplex wohl für Gerangel mit anderen Chefärzten sorgen werde. Die immer noch geringe Zahl an insgesamt zur Verfügung stehenden Betten und der Mangel an Räumlichkeiten für Operationen wurden genannt; Gründe, weshalb es ohnehin zu befürchten stehe, dass dort der Aufbau einer urologischen Abteilung »sicher lange Zeit in Anspruch nehmen« werde.[181]

Gleichwohl leitete der Aachener Gesundheitsausschuss alles für eine Anstellung des »bekannte[n] Wissenschaftler[s] und Gelehrten von Namen und Ruf« in die Wege. Dafür eingesetzt hatte sich insbesondere Oberstadtdirektor Albert Servais (1887–1974). Der reservierten Haltung von Ärzten der Städtischen Kliniken zum Trotz, erklärte sich der Gesundheitsausschuss noch im November 1947 auf Servais' Vorschlag hin ohne Gegenstimme damit »einverstanden«, Karl Heusch an die Aachener Krankenanstalten zu holen.[182] Zwei anschließend vom Stadtdirektor eingeholte Stellungnahmen von Medizinern, die nicht bzw. nicht direkt dem Städtischen Krankenhaus angehörten, drückten sodann aufs Tempo: Man dürfe, mahnte Anfang Dezember der Leiter des Gesundheitsamtes, diese »wahrscheinlich einmalige Gelegenheit, einen der besten deutschen Vertreter eines Sonderfaches der Chirurgie, einen Urologen nach Aachen zu verpflichten«, nicht verstreichen lassen. Der Stellungnahme eines interimistisch in Aachen tätigen Internisten war ferner zu entnehmen, dass es »der Bedeutung der städt[ischen] Krankenanstalten entsprechen [dürfte], wenn eine Einrichtung der Spezialabteilung nicht mehr länger hinausgeschoben wird« – schließlich hätten mittlerweile alle Großstädte eine eigene urologische Fachklinik.[183] Kurz vor Weihnachten 1947 erhielt Heusch vom Stadtdirektor die verbindliche Zusage, dass er kommen könne und die Einrichtung seiner Klinik nun »endgültig beschlossen« sei. Zum 01.04.1948 bezog er die Räumlichkeiten.[184]

So zügig die Stadtoberen diesen Wechsel von Berlin nach Aachen auch über die Bühne gebracht hatten, so wenig ausprägt war dabei ihre Neugierde gewesen, zu erfahren, was den auf seinem Fachgebiet so profilierten Mediziner zu diesem Schritt zurück in die heimatliche Provinz bewogen haben mochte. Alles im Lebenslauf des damals 53-Jährigen wies auf enge Verbindungen zur universitär betriebenen Medizin hin, woran sich (Stand 1947) in der Region Aachen kaum würde anschließen lassen. Auch hatte Heusch im Jahr zuvor im Berli-

[180] Sitzungsprotokoll Gesundheitsausschuss Aachen 04.11.1947. StArchA PA 158, Bl. 13. Bedanken möchte ich mich bei Thorsten Halling (Ulm) für Kritik und Anregungen sowie für die Auswahl des illustrativen Materials und die Bildlegenden.

[181] Siehe die Schreiben der Ärzte Rudolf Schild bzw. Wilhelm Klostermeyer an Albert Servais am 19.06.1947 bzw. am 15.11.1947. StArchA PA 158, Bl. 11 (Zitate ebd.) u. 17

[182] Sitzungsprotokoll Gesundheitsausschuss Aachen 04.11.1947; Albert Servais an Karl Heusch am 07.11.1947. StArchA PA 158, Bl. 13 (Zitate ebd.) bzw. 15

[183] Stellungnahmen von Constantin Beaucamp, 1947 Leiter des Gesundheitsamtes Aachen-Stadt, sowie Arthur Slauck, einem Bonner Internisten und Landesbadearzt, der zu diesem Zeitpunkt interimistisch die Medizinische Klinik in Aachen leitete, an Albert Servais am 02.12.1947 bzw. am 01.12.1947. StArchA PA 158, Bl. 21 u. 19

[184] Albert Servais an Karl Heusch am 20.12.1947; Dienstvertrag Karl Heusch. StArch A PA 158, Bl. 41

ner Siemens-Krankenhaus bereits mit dem Aufbau einer größeren und schnell ausgelasteten neuen Fachabteilung begonnen (Schultze-Seemann 1986, S. 116; Wenske 2008, S. 158). In den Aachener Beratungen dagegen war von einer urologischen »Station« die Rede gewesen, die dieser bekannte Spezialist nun einrichten sollte in einem Krankenhaus, dessen Chefärzte bis dahin für gewöhnlich einfache promovierte Fachärzte gewesen waren.[185]

Man fragte in Aachen nicht nach. Aber das tat man auch nicht bei den anderen universitär ausgewiesenen Fachgrößen, die in der frühen Nachkriegszeit als Chefärzte an die Aachener Städtischen Krankenanstalten geholt wurden und deren fachliches Renommee diesem zwar großen, aber doch glanzlosen Krankenhaus mit einem Mal ein Profil verlieh, das auf der Leitungsebene nun ohne Weiteres mit dem einer Universitätsklinik vergleichbar war. Neben der prominenten Besetzung der Urologie konnten auch die Leitungen der Abteilungen für Chirurgie, Gynäkologie, Pathologie, Innere Medizin und HNO in die Hände von Ärzten übergeben werden, die auf ihren Gebieten hochqualifiziert waren und sämtlich über die Venia legendi verfügten, darunter mehrere ehemalige Inhaber von Lehrstühlen und ein einstiger Universitätsrektor. Der Einzige aus dieser Reihe, der Aachen wieder verlassen sollte, der Internist Ferdinand Hoff (1896–1988), schilderte viele Jahre später in einer dahingehend bemerkenswert unchiffrierten Passage seiner Memoiren, wie (auch) er nach dem Krieg von Albert Servais unkompliziert und zügig in der Karlsstadt angestellt worden war und dort ein Auffangbecken für Fälle wie den seinen vorgefunden hatte: Ein Krankenhaus, das solchen medizinischen Fachgrößen offenstand, die nach 1945 wegen ihrer nationalsozialistischen Vergangenheit Probleme hatten, irgendwo sicher unterzukommen (Hoff 1971, S. 429; zum Kontext Kühl 2011, S. 99–142). Das galt auch für den ehemals hochrangigen SS-Offizier und Intimus des Reichsgesundheitsführers der NSDAP, Karl Heusch.

[185] Sitzungsbericht Gesundheitsausschuss Aachen, 04.11.1947, StArchA PA 158, Bl. 13. Zur Sozialstruktur des leitenden Personals der Städtischen Kliniken Aachen von der Gründung bis zum Ende des Zweiten Weltkrieges Kühl (2011, S. 26-29 u. passim)

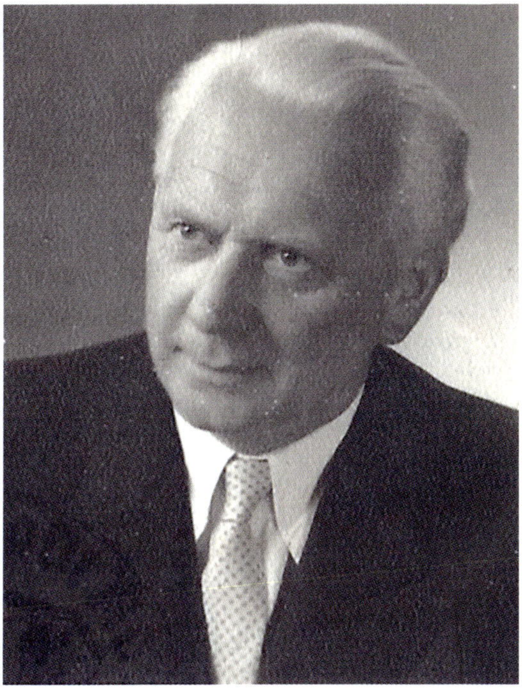

Abb. 7.1 Karl Heusch, ca. 1950er Jahre (Quelle: DGU-A, Nachlass Heusch, ohne Sign.; Repro Halling, mit freundl. Genehmigung)

I.

In der Karlsstadt und ebenso innerhalb der urologischen Zunft ist die Geschichte von Heuschs Rückkehr nach Aachen freilich Jahrzehnte lang anders erzählt worden (Abb. 7.1). Während man sie in seiner Heimatstadt erinnert hat als die Geschichte der Heimkehr des verlorenen Sohns – Heusch selbst prägte diese »Lesart« –[186], ist sie in die Annalen der deutschen Urologen eingegangen in Verbindung mit einem Kuriosum. Diese letzte Station in Aachen bedeutete für Heusch, zum vierten Mal in seinem Leben damit konfrontiert zu

[186] In einer Rede zum 10-jährigen Jubiläum der Urologischen Klinik in Aachen formulierte Heusch: »Zum Chefarzt erwählten die Räte einen fast schon verlorenen Sohn ihrer Stadt, einen der von Zeit zu Zeit den jeweiligen Weltkrieg mitmachte, in den Zwischenzeiten aber 25 Jahre lang den Bürgern der Reichshauptstadt zu urologischem Dienste verpflichtet war.« (Quelle: Heusch: Zehn Jahre Urologische Klinik Aachen. In: DGU-A, Nachlass Heusch, ohne Sign., unp.)

werden, eine Klinik für Urologie neu aufzubauen – ein in der Fachgeschichte in Deutschland einmaliger Vorgang (Schultze-Seemann 1986, S. V). Dass beide Erzählungen Heuschs NS-Laufbahn verschwiegen, war in der bundesrepublikanischen Nachkriegsgesellschaft alles andere als außergewöhnlich. Aber auch nach vielen anderen Richtungen hin präsentiert sich Karl Heuschs Lebensweg jüngeren Forschungsergebnissen zufolge nicht als ein sonderlich außergewöhnliches Beispiel einer erfolgreichen deutschen Arztkarriere im 20. Jahrhundert. Das betrifft auch sein Verhältnis zum Nationalsozialismus während des Dritten Reichs und danach, das sich, zumal in Bezug auf sein Fach, nachgerade als »typisch« charakterisieren lasse (Krischel 2011, S. 115).

Anmerkungen zum Nachlass Heusch

Karl Heusch bestimmte bis zu seinem Tod und vielfach auch darüber hinaus die fachkulturelle Erinnerung zur Urologie im Nationalsozialismus. Seine in den 1950er Jahren erstmals publizierte – vorsichtig ausgedrückt – lückenhafte und stark verzerrende Darstellung der Ereignisse während der Zeit des Nationalsozialismus blieb nicht ohne Grund unhinterfragt. Der überwiegende Teil der maßgeblichen Funktionäre der Deutschen Gesellschaft für Urologie der 1950er und 1960er waren ebenfalls NSDAP-Mitglieder. In dieser Hinsicht ist der überlieferte Nachlass als ein sehr bewusst zusammengestelltes Überlieferungsinstrument zu verstehen. Das gilt auch für das dort enthaltene und in diesem Beitrag verwendete Bildmaterial.

Tatsächlich ist auch der Umstand, dass mittlerweile einige wesentliche Kenntnisse über Karl Heuschs Rolle im NS-Staat vorliegen, nicht darauf zurückzuführen, dass dieser Mediziner als ein für sich genommen historiographisch relevanter Fall das Forschungsinteresse auf sich gezogen hätte. Es waren die Zuschnitte zweier Ende der 2000er Jahre unabhängig voneinander initiierter Forschungsprojekte, durch deren thematische Raster seine Rolle als Arzt im Dritten Reich gewissermaßen »automatisch« zum Gegenstand wurde. Bei einem dieser Projekte handelte es sich um die erste kritische Gesamtdarstellung der Geschichte der Urologie in Deutschland zwischen 1933 und 1945 (Krischel et al. 2011a, b). Das andere untersuchte die NS-Verstrickungen von Ärzten eines »gewöhnlichen« allgemeinen Krankenhauses am Beispiel der Städtischen Krankenanstalten Aachen (Kühl 2011). Beide Projekte bewegten sich auf vergleichsweise wenig erforschten Feldern der NS-Medizingeschichte,[187] was die späte »Entdeckung« Karl Heuschs in diesem Zusammenhang erklären mag. Aber prinzipiell ist ein solcher Hergang der Erschließung einer ärztlichen Biographie im Dritten Reich eher die Regel als die Ausnahme. Seit den 1980er Jahren, die dahingehend eine Zäsur darstellten, ist kein Untersuchzeitraum der deutschen Medizingeschichte vergleichbar breit und gründlich erforscht worden wie die Jahre zwischen 1933 und 1945. Im Zuge dessen hat die Medizinhistoriographie eine geradezu ungeheure einzelbiographische Datenmenge zur ärztlichen Profession in der NS-Zeit zusammentragen. Mit Blick auf die deutsche Universitätsmedizin hat sie inzwischen für eine beinahe flächendeckende Erfassung von individuellen wissenschaftlichen Werdegängen, Mitgliedschaften in NSDAP und NS-Organisationen, Funktionen in der NS-Gesundheitspolitik usw. gesorgt.

Gleichwohl ist die Historiographie weiterhin vielfach vor Schwierigkeiten gestellt, sobald es einzelbiographisch in die Nahaufnahme geht. Das gilt auch für die Causa Heusch. Wenn im Folgenden versucht wird, den Platz dieses Urologen in der Geschichte seines Faches zu umreißen und dies mit der Darstellung seines Lebenswegs durch die politischen Systembrüche in der deutschen Geschichte des 20. Jahrhunderts zu verbinden, soll es exemplarisch auch um die weißen Flecken gehen, die sich vielfach dann zeigen, wenn genauer gefasst werden soll, welcher Kategorie »typischer«

---

187 Nachdem in den 1990er Jahren die Gynäkologie (siehe exemplarisch Stauber 1994) sowie die Kinderheilkunde (siehe Seidler 2000) ihre Fachgeschichten im Nationalsozialismus bereits von sich aus zum Gegenstand eingehender Studien gemacht hatten, zogen in jüngerer Zeit weitere Fachgesellschaften nach, so neben der Urologie die Chirurgie (siehe Sachs et al. 2011) und die Psychiatrie (siehe Roelcke u. Schneider 2012). An Studien zur Historiographie des »gewöhnlichen« Arztes des allgemeinen Krankenhauses zur NS-Zeit wiederum vgl. an monographischen Untersuchungen v. a. Bauer (2002) und Pieper (2003); zu den dahingehenden Forschungslücken zuletzt auch Süß (2011, S. 180f.).

ärztlicher Denk- und Verhaltensmusters sich der Einzelfall zuordnen lässt. Das gilt umso mehr, wenn die Lebensdarstellung, wie es hier am Beispiel Heuschs problematisiert wird, über die Zäsuren 1933 und 1945 hinausführen soll.

II.

Im Zusammenhang mit Heuschs Verhältnis zum Nationalsozialismus verweist die Quellenlage auf einen in der Chronologie eher untypischen Vorgang aus dem Jahr 1930: Drei Jahre vor der »Machtergreifung« trat der damals an der Berliner Charité tätige Urologe in den Nationalsozialistischen Deutschen Ärztebund (NSDÄB) ein, was zu diesem Zeitpunkt für einen ambitionierten medizinischen Nachwuchswissenschaftler ein ganz ungewöhnlicher Schritt war. Heuschs politische Affinitäten werden bei einem Blick auf die bis zu diesem Punkt seiner Vita vorliegenden Quellen nicht ersichtlich.

Über den jungen Karl Maria Martin Heusch[188] ist kaum mehr bekannt, als dass er, Jahrgang 1894, in einer alteingesessenen Aachener Kaufmannsfamilie aufwuchs, in der katholisch geprägten Stadt das Realgymnasium besuchte und eigentlich Künstler werden wollte: Tenor. Tatsächlich absolvierte er eine klassische Gesangsausbildung, kam jedoch zugleich dem Wunsch seines Vaters nach, sich mit einem »Brotstudium« wirtschaftlich abzusichern (Forßmann 2002, S. 161).

1914 schrieb er sich im Alter von zwanzig Jahren an der Berliner Universität für das Medizinstudium ein. Nach dem Ausbruch des Ersten Weltkriegs, dessen Beginn für Heusch mit dem Ende seines ersten Semesters zusammenfiel, meldete er sich freiwillig zum Kriegsdienst (Abb. 7.2).

Anfang 1915 wurde er auf eigenes Gesuch hin Angehöriger der deutschen Militärmission im Osmanischen Reich und nahm offenbar als Sanitätssoldat an den Abwehrschlachten um die Halbinsel Gallipoli 1915/16 teil. Heusch blieb anschließend in der Türkei stationiert. In Istanbul türkischem

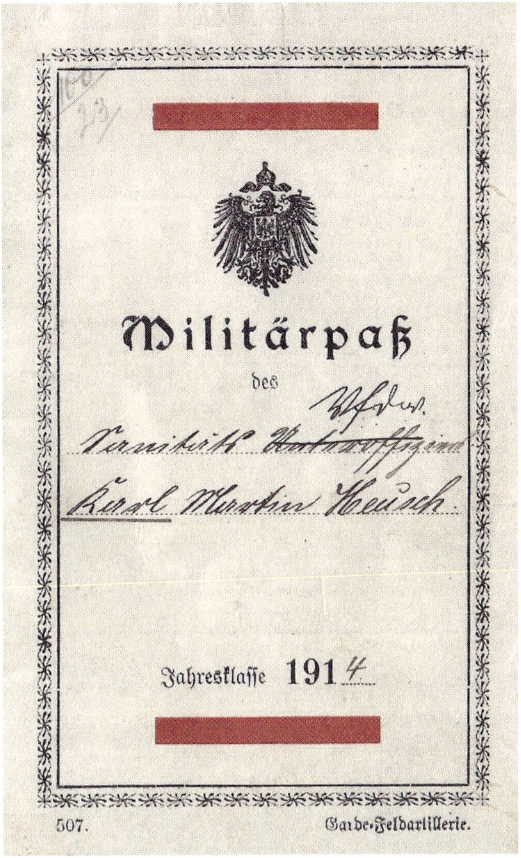

Abb. 7.2 Militärpass Heuschs im Ersten Weltkrieg (Quelle: DGU-A, Nachlass Heusch, ohne Sign.; Repro Halling, mit freundl. Genehmigung)

Befehl unterstellt, beförderte man ihn (ohne Approbation) zu einem Offizier des königlich-osmanischen Sanitätskorps. 1917 wurde er zurück nach Deutschland versetzt (Abb. 7.3).

Nach dem Ende des Krieges schrieb er sich in Bonn erneut für das Medizinstudium ein, das er 1921 in Köln mit der Promotion abschloss. Auf die in der »Zeitschrift für Kinderheilkunde« publizierte Dissertation »Die Bedingungen der kindlichen Pylorusstenose« wurde Otto Hildebrand (1858–1927), einer der damals bekanntesten deutschen Chirurgen, aufmerksam. Hildebrand holte Heusch im Juli 1922 als Assistenten in seine Klinik an die Berliner Charité. 1925 wechselte Heusch an die der Klinik angegliederte urologische Poliklinik, die von Otto Ringleb (1875–1946) dirigiert wurde.

[188] Wenn im Folgenden nicht anders gekennzeichnet, wird bei der Wiedergabe bloßer Fakten zur Vita Heuschs, auch zu seinen NS-Aktivitäten, auf die biographischen Skizzen bei Krischel (2011b, S. 112–115) und bei Kühl (2011, S. 109–113) rekurriert.

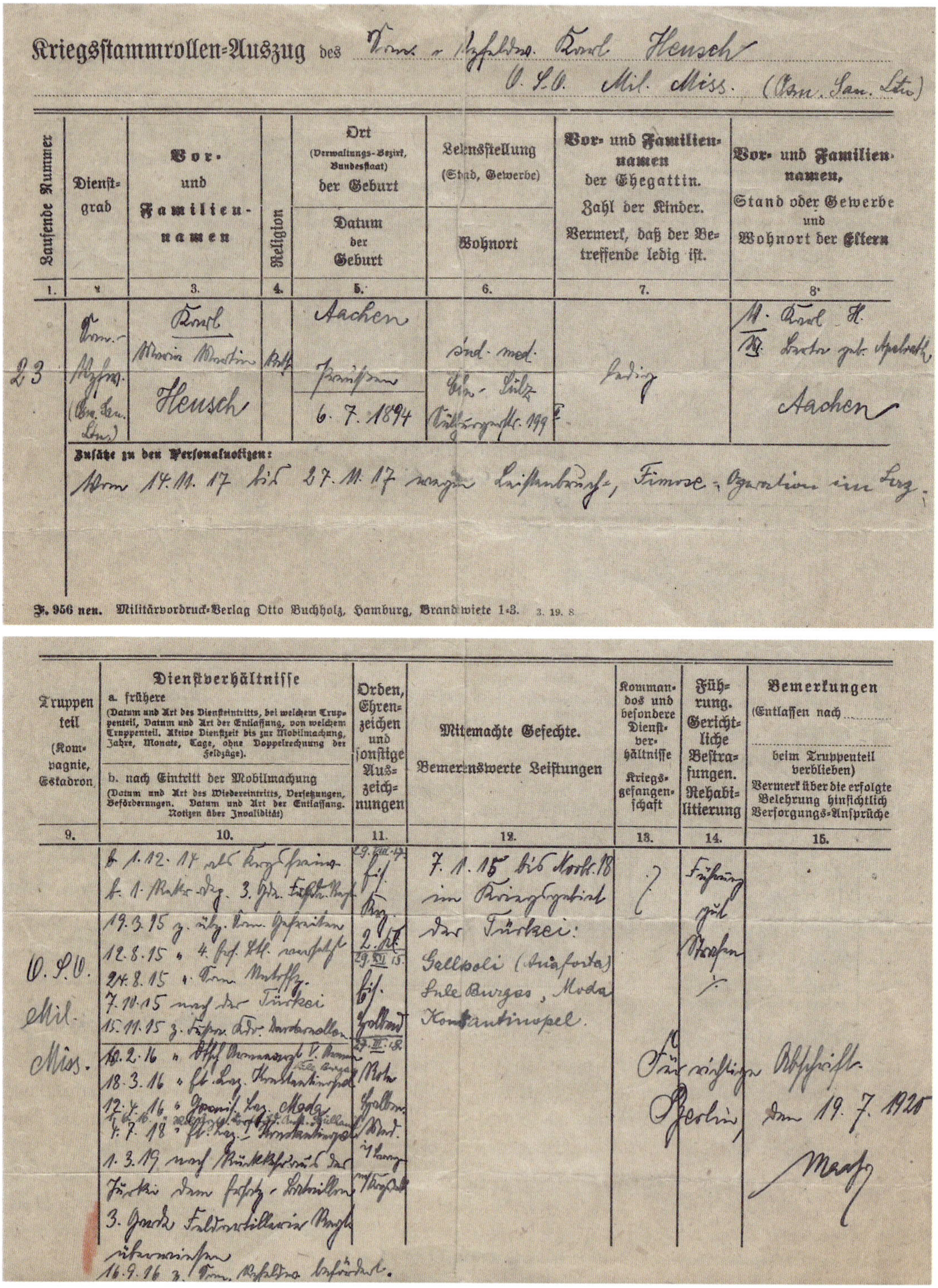

Kriegsstammrollen-Auszug des Unt.- Arzt Karl Heusch

O. S. O. Mil. Miss. (Armee-San.-Abt.)

Laufende Nummer	Dienstgrad	Vor- und Familiennamen	Religion	Ort (Verwaltungs-Bezirk, Bundesstaat) der Geburt / Datum der Geburt	Lebensstellung (Stand, Gewerbe) / Wohnort	Vor- und Familiennamen der Ehegattin. Zahl der Kinder. Vermerk, daß der Betreffende ledig ist.	Vor- und Familiennamen, Stand oder Gewerbe und Wohnort der Eltern
1.	2.	3.	4.	5.	6.	7.	8.
23		Karl Heusch	kath.	Aachen / 6. 7. 1894	stud. med.	ledig	Aachen

Zusätze zu den Personalnotizen:

Vom 14. 11. 17 bis 27. 11. 17 …

F. 956 neu. Militärvordruck-Verlag Otto Buchholz, Hamburg, Brandtwiete 1-3. 3. 19. 8

Truppenteil (Kompagnie, Eskadron)	Dienstverhältnisse a. frühere (Datum und Art des Diensteintritts, bei welchem Truppenteil, Datum und Art der Entlassung, von welchem Truppenteil. Aktive Dienstzeit bis zur Mobilmachung, Jahre, Monate, Tage, ohne Doppelrechnung der Feldzüge). b. nach Eintritt der Mobilmachung (Datum und Art des Wiedereintritts, Versetzungen, Beförderungen. Datum und Art der Entlassung. Notizen über Invalidität)	Orden, Ehrenzeichen und sonstige Auszeichnungen	Mitgemachte Gefechte. Bemerkenswerte Leistungen	Kommandos und besondere Dienstverhältnisse. Kriegsgefangenschaft	Führung. Gerichtliche Bestrafungen. Rehabilitierung	Bemerkungen (Entlassen nach … beim Truppenteil verblieben) Vermerk über die erfolgte Belehrung hinsichtlich Versorgungs-Ansprüche
9.	10.	11.	12.	13.	14.	15.
O. S. O. Mil. Miss.	1. 12. 14 … 19. 3. 15 … 12. 8. 15 … 24. 8. 15 … 7. 10. 15 nach der Türkei 15. 11. 15 … 10. 2. 16 … 18. 3. 16 … 12. 4. 16 … 7. 7. 18 … 1. 3. 19 … 3. Garde Feldartillerie … 16. 9. 16 …		7. 1. 15 bis … 18 im Kriegsgebiet der Türkei: Gallipoli (Anafarta) … Burgas, Moda Konstantinopel.		Führung gut. Strafen –	Für richtige Abschrift. Berlin, den 19. 7. 1920

Abb. 7.3 Einsatzorte Heuschs im Ersten Weltkrieg (Quelle: DGU-A, Nachlass Heusch, ohne Sign.; Repro Halling, mit freundl. Genehmigung)

In Ringleb, der als einer der entschiedensten Verfechter der Emanzipation der Urologie als einem selbstständigen Fach galt und in der »Berliner Urologischen Gesellschaft« eine tragende Rolle spielte, fand Heusch einen weiteren namhaften Förderer. Unter ihm entschied sich Heusch für eine Zusatzspezialisierung auf dem Feld der Urologie, deren Etablierung als eigenes Fachgebiet bekanntlich bei vielen zeitgenössischen Chirurgen, darunter auch bei dem 1927 auf Hildebrand folgenden neuen Klinikchef Ferdinand Sauerbruch (1875–1951), auf Widerstand stieß.

Heusch war gerade zum Oberarzt der Ringleb-Abteilung aufgestiegen, als er sich dem NSDÄB anschloss. Er gehörte damit zu den wenigen aus dem universitären Umfeld stammenden frühen Mitgliedern dieses NS-Verbandes. Karrieristische Motive lassen sich ausschließen:

Innerhalb der Universitätsmedizin hatte die NSDAP, die 1930 erst am Anfang ihres steilen Aufstiegs zur Massenpartei stand, noch nicht in einer Weise Fuß gefasst, dass sie dort bereits in genuin medizinischen Belangen nennenswert wahrgenommen worden wäre. Wenngleich für die nationalsozialistische Ideologie von Anfang an radikale sozialdarwinistische Biologismen konstitutiv waren, die ohne Weiteres eine ausdifferenzierte eugenische Programmatik zugelassen hätten, hatten die Nationalsozialisten zu Beginn der 1930er Jahre weder ein nach dieser noch in eine andere Richtung ausgefeiltes gesundheitspolitisches Programm (vgl. Eckart 2013, S. 76–81; Süß 2003, S. 32). Andere Berufsgruppen, die Juristen und die Lehrer, hatten sich innerhalb der NSDAP schneller als die Ärzte organisiert (vgl. Kater 2000, S. 118). Und auch mit der Gründung des NSDÄB 1929 verfügte die Partei zunächst nicht über eine Verbandsformation, deren Mitgliedern die Konturen ihrer medizinischen Rolle in einem zukünftigen NS-Staat klar vor Augen gestanden hätten. Der NSDÄB war in seiner Gründerzeit vor allen Dingen ein Sammelbecken von niedergelassenen Ärzten, die bereits in den »Kampfjahren« der nationalsozialistischen »Bewegung« angehört hatten und/oder aus dem Umfeld des »soldatischen Nationalismus« stammten. Führungspersonal und Anhängerschaft setzten sich vorrangig aus rechtsradikalen Veteranen des Weltkriegs und Angehörigen der häufig noch radikaleren »Kriegsjugendgeneration« zusammen, also jener in den Jahren um 1900 geborenen »Generation des Unbedingten« (Michael Wildt), die als Angehörige der »weißen« Freikorps-Verbände ihr »Kriegserlebnis« bei der Niederschlagung linksrevolutionärer Umsturzversuche und in den »Grenzschutz«-Kämpfen in Oberschlesien und im Baltikum nachgeholt hatten (siehe die Lebensläufe in der Einleitung bei Zapp 1979; vgl. auch Kater 2000, S. 113f., 118). Mit anderen Worten: Es handelte sich in erster Linie schlicht um rechtsradikale Ärzte.

Über die für Heusch entscheidenden Beitrittsgründe sind bis zum Ende der Weimarer Republik keinerlei aufschlussreiche Äußerungen überliefert. Dieses Quellenproblem mag jedoch bei einem Mediziner, der im »roten Berlin« eine Universitätskarriere verfolgte und dies noch dazu auf einem Fachgebiet, auf dem überdurchschnittlich viele Ärzte jüdischer Herkunft zu den Kapazitäten gehörten, wenig erstaunen. Ohnedies waren innerhalb der überwiegend »deutschnational« denkenden Ärzteschaft zwar in zentralen Punkten grundsätzliche Übereinstimmungen mit dem Nationalsozialismus – Republikfeindlichkeit, der Hass auf »Versailles«, Anti-»Bolschewismus« und Antisemitismus – weit verbreitet. Doch äußerten sich diese Ressentiments in der sich zugleich als »unpolitisch« verstehenden Medizinerschaft in unterschiedlich offener Weise. Während die Artikulation von Reserven gegenüber der politischen Nachkriegsordnung in Deutschland durchaus salonfähig war, konnte man von dem nicht minder ausgeprägten Antisemitismus in der offiziellen Standespresse vor 1933 so gut wie nichts lesen (vgl. Waigand 2001). Auch gaben sich innerhalb der Universitätsmedizin Antisemiten gegenüber jüdischen Kollegen selten als solche zu erkennen. Die urologische Zunft stellte hier keine Ausnahme dar. In den 20er Jahren konnte etwa ein Wilhelm Anschütz seinen bekannten Namen für das Impressum der »Zeitschrift für Urologie« wie selbstverständlich neben die Namen jüdischer Ärzte wie Carl Posner (1854–1928), Paul Rosenstein (1875–1964) oder Leopold Casper (1859–1959) setzen lassen, gleichzeitig aber unter (nicht-jüdischen) Kollegen darauf drängen, »alles [zu] tun, um das Judentum in Schranken zu halten und wenn irgend vermeidbar, die Stellen der

Ordinarien judenfrei [zu] halten«.[189] Ein ähnliches Beispiel liefert Heuschs Lehrer Otto Ringleb, der in der Berliner Chirurgischen Klinik jahrelang neben jüdischen Ärzten wie Rudolf Nissen (1896–1981) arbeitete, mit seinem Hass auf die »Berliner Arzt-Juden« eigenen Verlautbarungen zufolge aber ein ganzes Buch hätte füllen können (zit. in Krischel 2011a, S. 31). Von Heusch sind vor 1933 keine antisemitischen Äußerungen bekannt, doch trat er 1930 in eine enge politische Verbindung mit einem in Berlin niedergelassenen Kinderarzt, der dort wie kaum ein anderer in der Zeit vor 1933 öffentlich mit »Streiflichter[n] aus dem Berliner Standesleben« einen antisemitischen Propagandafeldzug gegen die »Berliner Arzt-Juden« führte: Leonardo Conti (1900–1945).[190] Nach den Unterlagen des ehemaligen Berlin Document Centers firmierte Heusch im NSDÄB bereits von 1930 an als »Mitarbeiter« des späteren Reichsgesundheitsführers. Er suchte damit die politische Zusammenarbeit mit einem Standeskollegen, der ein geradezu prototypischer ärztlicher Repräsentant der »Generation des Unbedingten« war: Jahrgang 1900, hatte Conti 1918 knapp den Fronteinsatz im Weltkrieg verpasst, sich 1919 als Soldat an der Niederschlagung des »Spartakus«-Aufstandes in Berlin beteiligt und im Jahr darauf den rechtsradikalen Kapp-Putsch unterstützt. In verschiedenen republikfeindlichen Organisationen des völkisch-antisemitischen Spektrums aktiv, sollte Conti mit dem »Deutschen Volksbund« einen antisemitischen Verband selbst mitbegründen und nach dem Scheitern des Kapp-Putsches den Kampf gegen die verhasste »Juden-Republik« in der »Feme«-»Organisation Consul« fortsetzen, die 1922 den deutschen Außenminister Walther Rathenau ermordet hatte. In der Zeit um 1930 organisierte der 1927 in die NSDAP eingetretene Conti den Aufbau der Berliner Zweigstelle des NSDÄB, deren vorrangige politische Aufgabe darin definiert war, die Ärzteschaft mit nationalsozialistischem Gedankengut zu infiltrieren (vgl. Lilienthal 1985, S. 105f.; Zapp 1979, S. 17).

Es bleibt unklar, worin genau Heuschs in dieser Zeit in Contis unmittelbarem Umfeld einsetzende Mitarbeit bestand.[191] Allerdings erstaunt auch diese Überlieferungslücke nicht, liegt es doch nahe, dass Heusch schon damals viel daran gelegen gewesen sein wird, nichts von seinen Aktivitäten an »Unberufene« durchdringen zu lassen. Für diese Vorsicht werden aus seiner Perspektive auch nicht allein innerfachliche Gründe ausschlaggebend gewesen sein: Heuschs NSDÄB-Beitritt weist die Besonderheit auf, dass er ohne eine gleichzeitige Mitgliedschaft in der NSDAP zustande gekommen war. In den Statuten eigentlich nicht vorgesehen (siehe Zapp 1979, S. 19), hatte der Verband vor 1933 den an den Universitätskliniken angestellten ärztlichen Sympathisanten der »Bewegung« die Möglichkeit eines Nichtbeitritts in die NSDAP eingeräumt, um damit in der akademisch betriebenen Medizin an Einfluss zu gewinnen. Für Universitätsangehörige konnte zu diesem Zeitpunkt eine NSDAP-Mitgliedschaft durchaus noch ein berufliches Risiko bedeuten, potenziell auch die Entlassung aus der Klinik zur Folge haben (vgl. Lilienthal 1985, S. 107). Erst 1933 – nach der »Machtergreifung« – vollzog Heusch den Parteieintritt und schloss sich außerdem der SS als Fördermitglied an.

III.

Die nach der »Machtergreifung« rasant verlaufende »Nazifizierung« der deutschen Ärzteschaft, die Politik der Ergebenheitsadressen ihrer Standesorganisationen, die (Selbst-)»Gleichschaltungen« ihrer Fachgesellschaften, die massenhaften Eintritte von Ärzten in die NSDAP und ihre Untergliederungen – dieser Prozess lässt sich grundsätzlich auch für die deutschen Urologen nachweisen (vgl. Krischel 2011a). Mehr jedoch als in anderen Fachgesellschaften sahen sich die nichtjüdischen Mitglieder der »Deutschen Gesellschaft für Urologie« nach 1933 vor ein Legitimationsproblem gestellt. Es rührte

[189] Wilhelm Anschütz an Ferdinand Sauerbruch am 05.07.1924, Handschriftenabteilung der Staatsbibliothek zu Berlin, NL 262 K 88, unpag

[190] Zu den folgenden Angaben über Conti vgl. Kater (1985, S. 301ff.; obiges Zitat ebd., S. 303) sowie Süß (2003, S. 46f.)

[191] Möglicherweise liefert hierzu näheren Aufschluss der noch in Privatbesitz befindliche Teilnachlass Leonardo Contis, der dem Bundesarchiv übergeben werden soll (Schmuhl 2010, S. 2231).

zum einen von der überdurchschnittlich hohen Präsenz jüdischer Mitglieder her und hing zum anderen damit zusammen, dass die Gesellschaft als ein den österreichischen Raum ebenso umfassender Interessenverband entwickelt worden. Das spannungsreiche Verhältnis des NS-Regimes zum österreichischen Dollfuß-Regime – das 1933 die österreichische NSDAP verbot – spielte bei den Schwierigkeiten einer Fortführung der fachverbandlichen Tätigkeiten umso mehr hinein, als zum Zeitpunkt der Konsolidierung der nationalsozialistischen Herrschaft mit Hans Rubritius (1876–1943) ein Österreicher der Gesellschaft als Präsident vorstand (dazu ausführlich Krischel et al. 2011c; auch Krischel 2011a, S. 26–31).

1934/35, nachdem die jüdischen Kollegen bereits keine Rolle mehr spielten, wurde mit der Gründung der »Gesellschaft Reichsdeutscher Urologen« reagiert. Heusch, von hier an neben Ringleb eine der prägenden Figuren urologischer Verbandspolitik in Deutschland, wurde ihr Schriftführer. »Die Belange der Volksgesundheit«, hatte es in einem von ihm aufgegebenen Schreiben an die deutschen Urologen geheißen, »erfordern heute eine festgeschlossene Front der Fachurologen Deutschlands« (Faksimile in Krischel 2011a, S. 28). Schon im Jahr zuvor hatte Heusch bei der Neuausrichtung der »Berliner Urologischen Gesellschaft« eine Schlüsselrolle gespielt. Nach dem Rücktritt des vom Regime wegen seiner jüdischen Herkunft verfolgten Alexander von Lichtenberg (1880–1949) wurde der Vorsitz dieser wichtigen Regionalgesellschaft zunächst von Bernhard Klose (1869–1963) kommissarisch und später von Ringleb übernommen. Heusch war vom Innenministerium instruiert worden, den Fachverband »neu zu gestalten« (Klose 1936, S. 53). Ihm oblag die Aufgabe, mit Regimevertretern eine neue Satzung abzustimmen (◘ Abb. 7.4).[192]

Das Ergebnis war ein auf die in Berlin niedergelassenen Urologen zugeschnittenes Beratungsprofil, das sich auf »kassenärztliche[] Angelegenheiten, bevölkerungspolitische[] und rassehygienische[] Fragen« konzentrieren sollte (siehe Faksimile ◘ Abb. 7.4; zur Gleichschaltung der urologischen Fachgesellschaften eingehend Krischel 2011a, S. 26–31; Krischel et al. 2011c).

Von den skizzierten Anlaufschwierigkeiten der fachverbandlichen Vertretung im Dritten Reich und der in dieser Folge auf einer symbolträchtigen Ebene zeitverzögerten »Gleichschaltung« der deutschen Urologen war Karl Heuschs eigene Laufbahn indes nicht beeinträchtigt worden. Seine Karriere erfuhr vielmehr schon kurz nach der Machtübergabe an die Nationalsozialisten merkliche Schübe. 1933 wurde er mit der Unterstützung Contis zum Chefarzt einer neu einzurichtenden Abteilung für Urologie im Rudolf-Virchow-Krankenhaus in Berlin bestellt und profitierte auch in anderen Zusammenhängen von dieser Verbindung (◘ Abb. 7.5).

Durch seine Nähe zu Conti erlebte Heusch den Aufstieg und die Konsolidierung des Dritten Reichs gewissermaßen von einem Logenplatz aus: 1933 wurde er als diensttuender Arzt gerufen, wenn Hermann Göring in seiner Eigenschaft als preußischer Ministerpräsident Staatsempfänge abhielt. 1936, als Conti die Organisation der ärztlichen Versorgung bei den Olympischen Spielen in Berlin übertragen bekam, wurde Heusch zum »Olympiaarzt«. Ein weiteres prestigeträchtiges Nebenamt wurde ihm mit der Funktion als Theaterarzt der Berliner Staatstheater anvertraut (◘ Abb. 7.6).

Zugleich wurden ihm Ämter im Zusammenhang mit der Umsetzung der »Erbgesundheitspolitik« des Regimes übertragen. 1935 wurde er im Amt für Volksgesundheit der NSDAP aktiv und im Berliner »Erbgesundheitsobergericht« Gutachter, womit er unmittelbar in die Umsetzung der Zwangssterilisationen involviert war.

Auf den ersten Blick kann angesichts dieser Ämterhäufung der Eindruck entstehen, es habe sich dabei in erster Linie um eine Art Tauschgeschäft – Konformität gegen Karriere – gehandelt. Jedoch war das zentrale gesundheitspolitische Gebiet, in das er wie auch andere Urologen in der NS-Zeit eingebunden waren – die »Erbgesundheitspolitik« – keines, auf dem sich das Gros damaliger Mediziner in Deutschland erst zu Konformität

[192] Siehe die Aufforderung Kloses auf der Sitzung der Gesellschaft am 28.11.1934, den Entwurf »ohne Widerspruch anzunehmen, da jede Änderung oder jeder Zusatz erst wieder der Genehmigung der Regierung bedarf« (Klose 1936, S. 55).

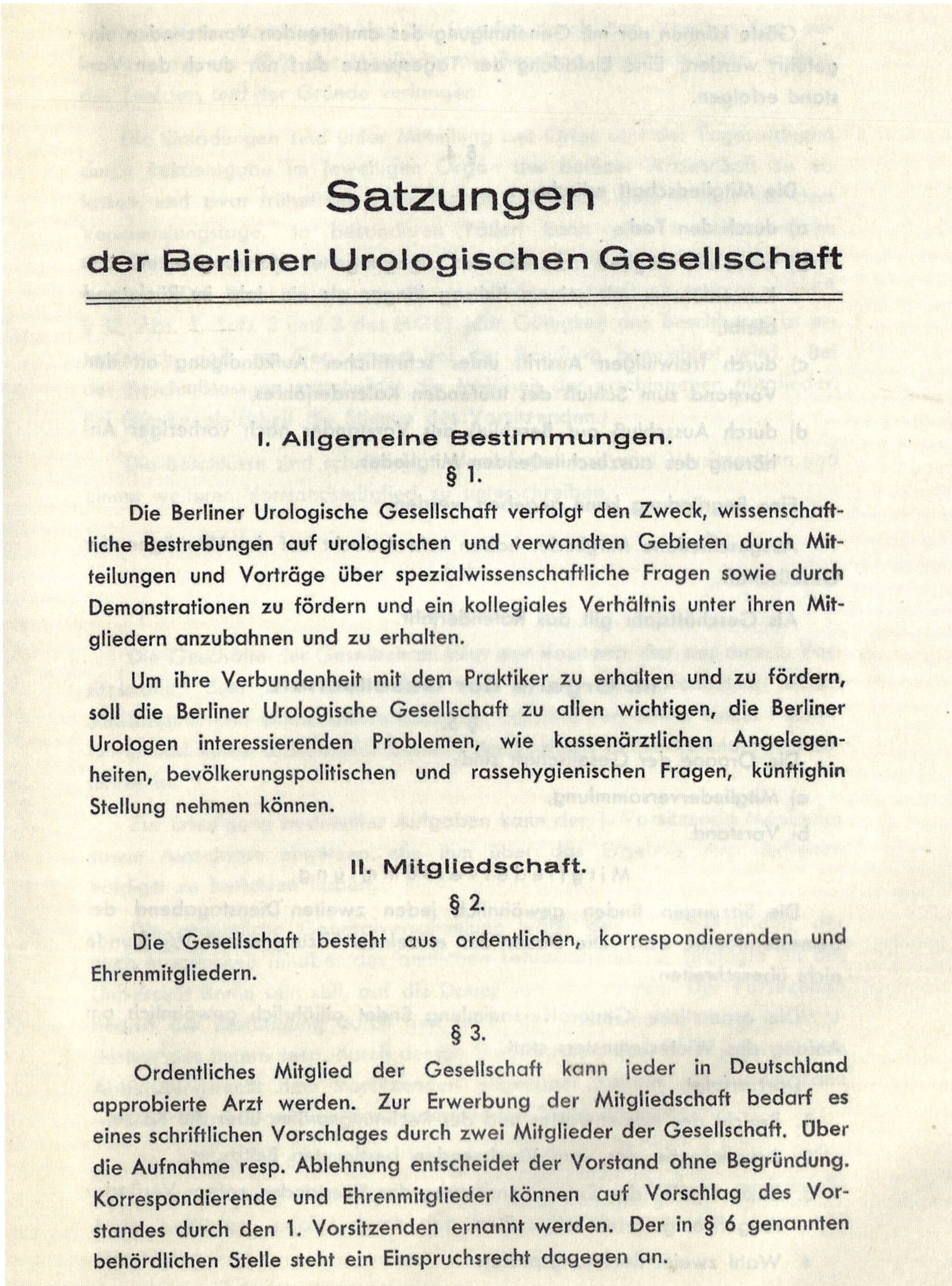

Satzungen
der Berliner Urologischen Gesellschaft

I. Allgemeine Bestimmungen.

§ 1.

Die Berliner Urologische Gesellschaft verfolgt den Zweck, wissenschaftliche Bestrebungen auf urologischen und verwandten Gebieten durch Mitteilungen und Vorträge über spezialwissenschaftliche Fragen sowie durch Demonstrationen zu fördern und ein kollegiales Verhältnis unter ihren Mitgliedern anzubahnen und zu erhalten.

Um ihre Verbundenheit mit dem Praktiker zu erhalten und zu fördern, soll die Berliner Urologische Gesellschaft zu allen wichtigen, die Berliner Urologen interessierenden Problemen, wie kassenärztlichen Angelegenheiten, bevölkerungspolitischen und rassehygienischen Fragen, künftighin Stellung nehmen können.

II. Mitgliedschaft.

§ 2.

Die Gesellschaft besteht aus ordentlichen, korrespondierenden und Ehrenmitgliedern.

§ 3.

Ordentliches Mitglied der Gesellschaft kann jeder in Deutschland approbierte Arzt werden. Zur Erwerbung der Mitgliedschaft bedarf es eines schriftlichen Vorschlages durch zwei Mitglieder der Gesellschaft. Über die Aufnahme resp. Ablehnung entscheidet der Vorstand ohne Begründung. Korrespondierende und Ehrenmitglieder können auf Vorschlag des Vorstandes durch den 1. Vorsitzenden ernannt werden. Der in § 6 genannten behördlichen Stelle steht ein Einspruchsrecht dagegen an.

Abb. 7.4 Satzung der Berliner Urologischen Gesellschaft von 1934 (Quelle: DGU-A, Nachlass Heusch, ohne Sign.; Repro Halling, mit freundl. Genehmigung)

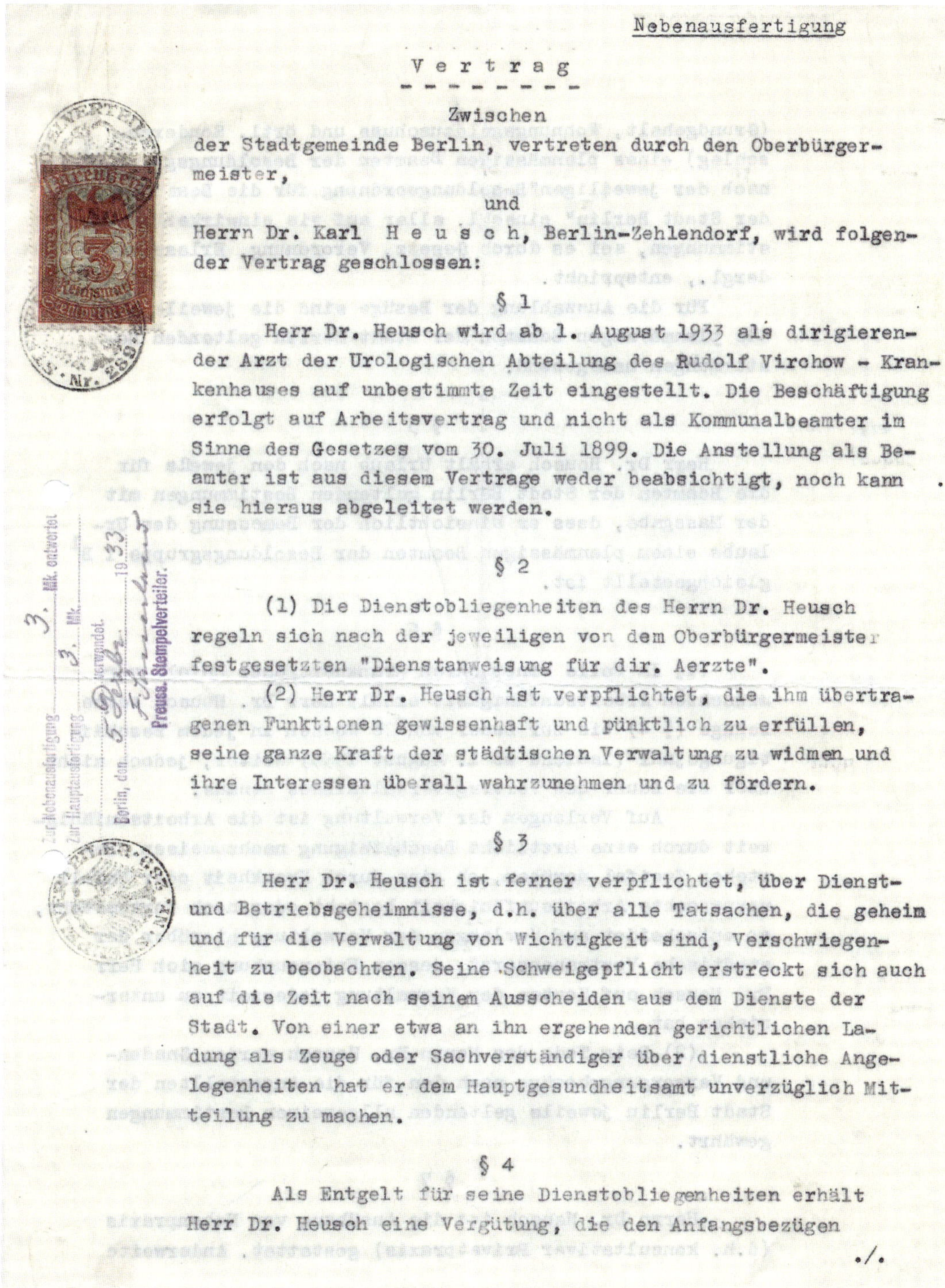

Nebenausfertigung

Vertrag

Zwischen
der Stadtgemeinde Berlin, vertreten durch den Oberbürgermeister,
und
Herrn Dr. Karl H e u s c h, Berlin-Zehlendorf, wird folgender Vertrag geschlossen:

§ 1

Herr Dr. Heusch wird ab 1. August 1933 als dirigierender Arzt der Urologischen Abteilung des Rudolf Virchow - Krankenhauses auf unbestimmte Zeit eingestellt. Die Beschäftigung erfolgt auf Arbeitsvertrag und nicht als Kommunalbeamter im Sinne des Gesetzes vom 30. Juli 1899. Die Anstellung als Beamter ist aus diesem Vertrage weder beabsichtigt, noch kann sie hieraus abgeleitet werden.

§ 2

(1) Die Dienstobliegenheiten des Herrn Dr. Heusch regeln sich nach der jeweiligen von dem Oberbürgermeister festgesetzten "Dienstanweisung für dir. Aerzte".

(2) Herr Dr. Heusch ist verpflichtet, die ihm übertragenen Funktionen gewissenhaft und pünktlich zu erfüllen, seine ganze Kraft der städtischen Verwaltung zu widmen und ihre Interessen überall wahrzunehmen und zu fördern.

§ 3

Herr Dr. Heusch ist ferner verpflichtet, über Dienst- und Betriebsgeheimnisse, d.h. über alle Tatsachen, die geheim und für die Verwaltung von Wichtigkeit sind, Verschwiegenheit zu beobachten. Seine Schweigepflicht erstreckt sich auch auf die Zeit nach seinem Ausscheiden aus dem Dienste der Stadt. Von einer etwa an ihn ergehenden gerichtlichen Ladung als Zeuge oder Sachverständiger über dienstliche Angelegenheiten hat er dem Hauptgesundheitsamt unverzüglich Mitteilung zu machen.

§ 4

Als Entgelt für seine Dienstobliegenheiten erhält Herr Dr. Heusch eine Vergütung, die den Anfangsbezügen

./.

Zur Nebenausfertigung 3. Mk. entwertet
Zur Hauptausfertigung 3. Mk. verwendet.
Berlin, den 5 Febr. 1933
Preuss. Stempelverteiler.

Abb. 7.5 Dienstvertrag Heuschs am Virchow-Krankenhaus Berlin von 1933 (Quelle: DGU-A, Nachlass Heusch, ohne Sign.; Repro Halling, mit freundl. Genehmigung)

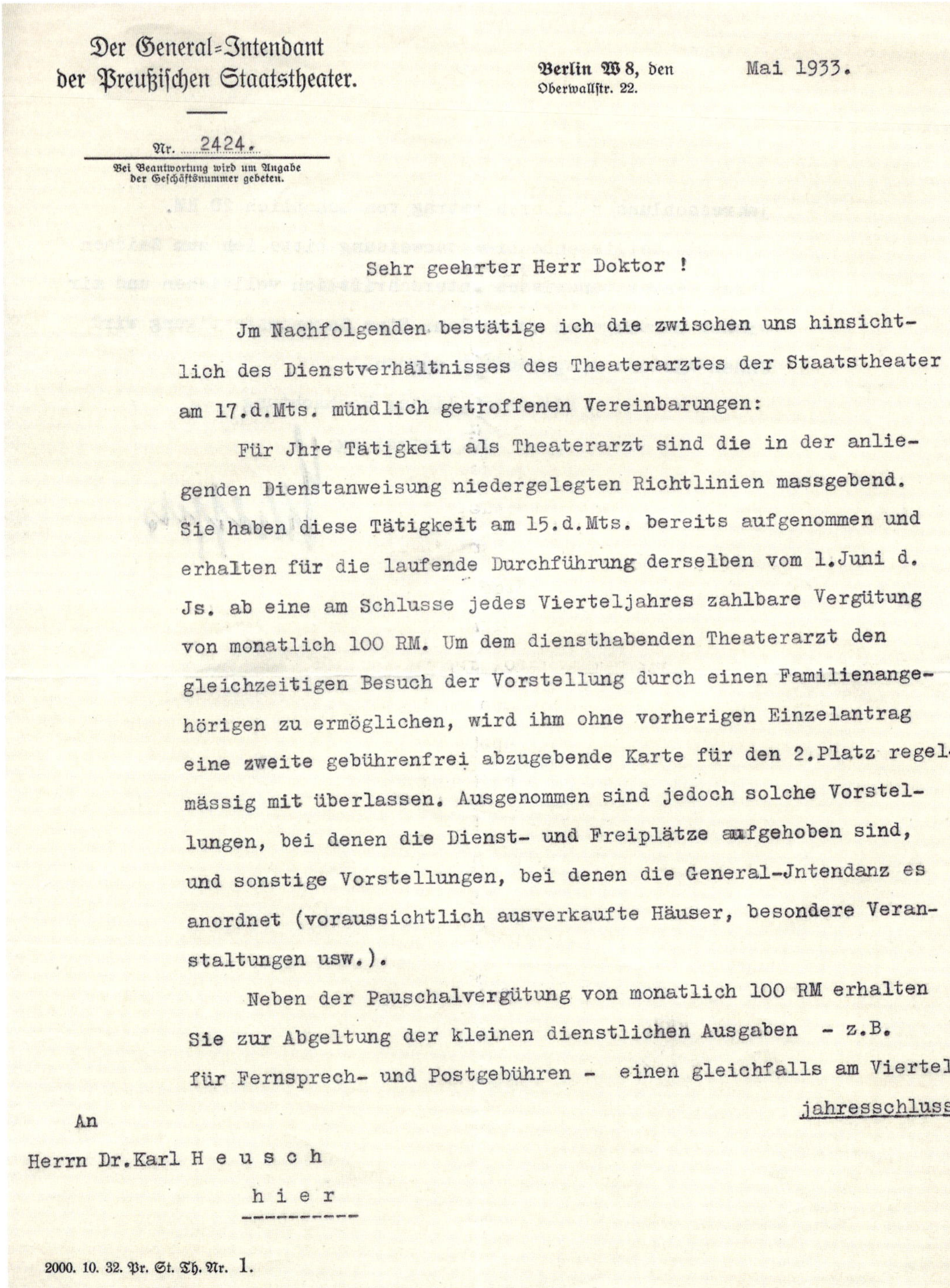

Der General-Intendant
der Preußischen Staatstheater.

Nr. 2424.

Bei Beantwortung wird um Angabe der Geschäftsnummer gebeten.

Berlin W 8, den Mai 1933.
Oberwallstr. 22.

Sehr geehrter Herr Doktor !

Jm Nachfolgenden bestätige ich die zwischen uns hinsichtlich des Dienstverhältnisses des Theaterarztes der Staatstheater am 17.d.Mts. mündlich getroffenen Vereinbarungen:

Für Jhre Tätigkeit als Theaterarzt sind die in der anliegenden Dienstanweisung niedergelegten Richtlinien massgebend. Sie haben diese Tätigkeit am 15.d.Mts. bereits aufgenommen und erhalten für die laufende Durchführung derselben vom 1.Juni d. Js. ab eine am Schlusse jedes Vierteljahres zahlbare Vergütung von monatlich 100 RM. Um dem diensthabenden Theaterarzt den gleichzeitigen Besuch der Vorstellung durch einen Familienangehörigen zu ermöglichen, wird ihm ohne vorherigen Einzelantrag eine zweite gebührenfrei abzugebende Karte für den 2.Platz regelmässig mit überlassen. Ausgenommen sind jedoch solche Vorstellungen, bei denen die Dienst- und Freiplätze aufgehoben sind, und sonstige Vorstellungen, bei denen die General-Jntendanz es anordnet (voraussichtlich ausverkaufte Häuser, besondere Veranstaltungen usw.).

Neben der Pauschalvergütung von monatlich 100 RM erhalten Sie zur Abgeltung der kleinen dienstlichen Ausgaben - z.B. für Fernsprech- und Postgebühren - einen gleichfalls am Viertel-
jahresschluss

An
Herrn Dr.Karl H e u s c h
h i e r

2000. 10. 32. Pr. St. Th. Nr. 1.

Abb. 7.6 Vertrag zwischen dem Preußischen Staatstheater und Heusch vom Mai 1933 (Quelle: DGU-A, Nachlass Heusch, ohne Sign.; Repro Halling, mit freundl. Genehmigung)

hätte zwingen müssen. Tatsächlich ist es angesichts weiterhin verbreiteter Mythen der Instrumentalisierung von Ärzten im Dritten Reich (vgl. dazu Roelcke 2012) immer wieder notwendig, daran zu erinnern, dass die eugenische Bevölkerungspolitik ein Feld war, auf dem der NS-Staat »keine einzige neue Idee« zur Geltung brachte, vielmehr »nur aus den Angeboten aus[wählte], die seit längerem kursierten« und das Regime »auch kaum neue Experten hervor[brachte], sondern [...] nur die vorhandenen in neue, einflußreiche Positionen [hievte]« (Breuer 2001, S. 260). Die Forderung nach einer eugenischen Ausrichtung staatlicher Gesundheitspolitik war bereits im Kaiserreich auf breiten, nach den »Erfahrungen« der »kontraselektorischen« Folgen des Ersten Weltkriegs auf einen die Fraktionierungen und politischen Parteiungen innerhalb der Medizin übergreifenden Zuspruch gestoßen (vgl. Schwartz 1995). Ärztlicher Einspruch oder gar Widerstand gegen die Umsetzung sowohl von »negativen« als auch »positiven« eugenischen Maßnahmen, wie sie im Nationalsozialismus Wirklichkeit wurden, waren eine ausgesprochene Seltenheit.[193] Nachdem 1934 mit Inkrafttreten des »Gesetzes zur Verhütung erbkranken Nachwuchses« die Praxis der Zwangssterilisierungen eingesetzt hatte, denen bis zum Ende des Dritten Reichs über 300.000 Männer, Frauen und Kinder mit der Begründung erbbiologischer »Minderwertigkeit« zum Opfer fielen, bestand die eigentliche Sorge von Ärzten verschiedener fachlicher Provenienz denn auch darin, die Entscheidungen der Erbgesundheitsgerichtsverfahren könnten – was tatsächlich nicht eindeutig geregelt war – von Ärzten mitbestimmt werden, die auf dem Gebiet der »Erbkrankheiten« nicht hinreichende medizinische Vorkenntnisse mitbrächten (vgl. Ley 2004). In diesem Zusammenhang wurde der zur Erklärung der 1933 so überwältigenden ärztlichen Zustimmung für das Regime viel zitierte Rudolf-Hess-Satz »Nationalsozialismus ist nichts anderes als angewandte Biologie« (hier zit. nach Lifton 1988, S. 36) jüngst durch Tobias Weidners Studie über »Die unpolitische Profession« einem substanziell tieferen Verständnis zugeführt (Weidner 2012). Demnach war es schon zur Zeit der Jahrhundertwende ein grundlegender Bestandteil eugenischer Legitimationsstrategien gewesen, das parlamentarisch-demokratische System als ein für die Durchsetzung ihrer unter Rekurs auf die »unpolitische« Wissenschaftlichkeit ihrer Forderungen misslungenes Staatwesen zu kennzeichnen. Aus seiner strukturellen Logik heraus, so das Argument, vermöge das parlamentarische System partikulare Interessen durchzusetzen, nicht aber die als »universal« und »überparteilich« deklarierten eugenischen Interessen des »Volksganzen«. Diese in der »unpolitischen« Ärzteschaft szientistisch begründete »Gegenpolitik« – als »Aneignung der Politik in Abgrenzung von der Parteipolitik« – erhielt im Deutschland der Zeit nach dem Ersten Weltkrieg, wie Weidner zeigen konnte, »flächendeckend Einzug« in die medizinische Publizistik und wurde 1933 »ein Kernelement der ‚Nazi-Symbiosis‘« (vgl. Weidner 2012, bes. S. 315–381; Zitate S. 320, 340 u. 381).

Das ist auch insofern eine wichtige neue Beobachtung, als sie die Selbstwahrnehmung von Ärzten im Nationalsozialismus eminent tangiert. Dass die »Selbstgleichschaltung« nicht allein »Anpassung« im Sinne einer strategischen Anbiederung war, wenngleich hier das vom Regime klug betriebene Entgegenkommen in standespo-

193 Die Unterscheidung von »negativer« und »positiver« Eugenik verlief nicht entlang einer Unterscheidung von Zwangs- und freiwilligen Maßnahmen (vgl. zum Folgenden, statt vieler, den Forschungsüberblick bei Henke 2008, S. 12-29). So bedeutete »negative« Eugenik Social Engineering und modernen Interventionsstaat zugleich, inkludierte Freiwilligkeit und Zwang: Hierunter fielen im Nationalsozialismus sowohl die ärztlich gelenkte Ehepartnerwahl als auch die ärztlich (und juristisch) überwachte Praxis eugenisch motivierter Zwangsmaßnahmen. »Positive« Eugenik meinte demgegenüber alles, was der Einzelne im Sinne eines quasi zusätzlichen Beitrags noch alles dazusteuern könne, den »Volkskörper« »aufzuarten«. Auch hier hielt die medizinische Wissenschaft die Handlungsleitfäden bereit, und es gab ein Mischungsverhältnis von insinuierter Freiwilligkeit und unmittelbarem Zwang. Letzteres beispielsweise in Form der staatlich organisierten Einschleusung in Programme körperlicher »Ertüchtigung« in den Jugendorganisationen des Hitler-Staates, ersteres in Form von Appellen zur gesundheitlichen Disziplinierung des Einzelnen im Dienst des »Volkskörpers«, beispielsweise mit Blick auf den Verzicht auf Tabak oder Alkohol (dazu am Beispiel des HJ-Gesundheitsdienstes grundlegend Beddies 2010).

litischen Angelegenheiten sicher seinen Anteil hatte (vgl. Schwoch 2001), ist zwar schon zuvor vielfach konstatiert worden. Weidners Analysen weisen jedoch darauf hin, dass sie vielleicht mehr als alles andere emphatischer Ausdruck der Wahrnehmung der nationalsozialistischen »Bewegung« als einer »gegenpolitischen« Strömung war, die versprach, eine Epoche einzuläuten, in der nicht eigentlich »die Medizin« politisiert, sondern »die Politik« medizinalisiert würde. Diese Erwartung von einer mit dem »Dritten Reich« anbrechenden Aufhebung sektoraler Trennungslinien zwischen »Medizin/Wissenschaft« und »Politik« liefert auch eine wesentliche Erklärung dafür, warum so viele Repräsentanten der Medizin, die sich ja als »unpolitisch« verstanden, im »neuen Deutschland« keinen Widerspruch darin sahen, wenn sie der NSDAP beitraten. Für diejenigen, die sich als »politische Soldaten der (Volks-)Gesundheit« begriffen, hatte der hier zugrunde gelegte Begriff des »Politischen« augenscheinlich nichts mehr mit dem abschätzig konnotierten Politikbegriff der »Systemzeit« gemein.

Befragt man aus einer mentalitätshistorischen Perspektive die Selbstwahrnehmung der Akteure, lässt sich daher nicht ohne Weiteres mit zwei voneinander getrennten Kategorien – »der Politik« (NS-Regime) auf der einen Seite und der »Medizin« (Ärzteschaft) auf der anderen Seite – arbeiten. Auch den NS-Karrieristen Heusch wird man hiervon nicht ausnehmen können, wenngleich es in seinem Fall manchem Psychiater durchaus als ein Emblem seiner parteipolitischen Verbindungen erschienen sein wird, in welcher Weise er in die »Erbgesundheitspolitik« eingebunden worden war: Dass er als Facharzt für Chirurgie und Urologie eine entscheidende Funktion in der einzigen Berufungsinstanz inne hatte, die den zur Zwangssterilisierung Verurteilten zur Verfügung stand – dem »Erbgesundheitsobergericht« –, dürften sich damalige Psychiater kaum anders erklärt haben. Bemerkenswert ist im Fall von Heusch ferner, in welchem Maße dieser Urologe – auch im Vergleich mit anderen Fachkollegen – die NS-Rassenhygiene propagandistisch unterstützte. Ihre Legitimation hob er sowohl mit Blick auf ihre leistungsmedizinischen als auch auf ihre bellifizierenden Konnotationen hervor und benannte sie als Kernelemente urologischer Tätigkeiten:[194] Auf der I. Tagung der »Gesellschaft Reichsdeutscher Urologen« in Eisenach 1936, auf der er den »frische[n] Wind« lobte, der seit 1933 »durch die deutschen Gaue« (Heusch 1936, S. 823) wehe, nannte Heusch die urologische Inbesitznahme der Bereiche »Lebensursprung, Lebensleistung, Lebensdauer« als vorrangige »Aufgaben« des Faches: »Der Lebensursprung genießt im Dritten Reich den besonderen Schutz [!] des Gesetzes. Dieser erstreckt sich, wie wir wissen, auf Rasse und Erbgut, auf Ungeborene, Schwangere und Mütter. Er bezweckt, einer gleichzeitigen Vermehrung und Verbesserung des Volkes buchstäblich ab ovo den Weg zu bahnen« (Heusch 1936, S. 828). Die Aufgabe der Mitarbeit der deutschen Urologie, »ein besonders leistungsfähiges Volk zu schaffen und zu erhalten«, verortete er nicht zuletzt im Kontext eines zukünftigen Krieges: »Die ansteigende Bevölkerungsziffer stellt ein ‚Potential' dar, dessen Bedeutung uns die Weltpolitik täglich klarer macht. Ist dieses fruchtbare Volk außerdem noch im einzelnen Vertreter hochwertig, also besonders arbeits- und wehrfähig, so kann die zahlenmäßige Überlegenheit anderer Völker damit ausgeglichen werden« (Heusch 1936, S. 829). Daher waren ihm die auf typische NS-leistungsmedizinische Schlagworte abhebenden Argumente wie geringere Behandlungs- und Rentenkosten (»wieviele Simulanten und unwürdige Nutznießer der öffentlichen Gesundheitspflege [könnten] entlarvt werden [...]«), auch nicht weniger wichtig als die Perspektive, »wieviel mehr Soldaten- und Arbeiterbataillone [...] in unserem Vaterland antreten, kurz, wie sehr [...] die Lebensleistung des gesamten deutschen Volkes gesteigert werden [könnte]«, wenn die »Planung der Urologie in Deutschland [...] ihren Aufgaben und Möglichkeiten« entsprechend durchgeführt werde (Heusch 1936, S. 829). Eine »Breitenwirkung geschulter Urologen«, so hatte er seine Eisenacher Rede 1936 beschlossen, werde »dem Volkskörper gut« tun: »Wir deut-

[194] Zu den Charakteristika der Leistungsmedizin im Nationalsozialismus vgl. den Überblick bei Eckart (2012, S. 171-181). Zum Forschungsstand der urologischen Propagierung, Beforschung und Praxis der Zwangssterilisationen und Kastrationen im Nationalsozialismus siehe Krischel (2011b, S. 115ff.; Krischel u. Moll 2011).

schen Urologen stehen mit unserem geistigen und handwerklichen Rüstzeug bereit zum Dienst an der Volksgesundheit. Wir erwarten die Befehle« (Heusch 1936, S. 832).

Willfähriger konnte man das nicht formulieren. Doch muss man nicht zuletzt vor dem Hintergrund seiner mit strategischen Motiven nicht erklärbaren frühen Bekenntnisse zum Nationalsozialismus bezweifeln, dass dies eine reine Taktik war, dem Fach Urologie im Dritten Reich zu weiterer Institutionalisierung an den Universitäten zu verhelfen. Ohnedies verloren mit dem Beginn des Zweiten Weltkrieg, in dem Heusch in die Allgemeine SS aufgenommen und mit dem hohen Rang eines SS-Sturmbannführers (1944) ausgestattet wurde, diese argumentativen Legitimationsfiguren an Bedeutung.

1939 zunächst zur Wehrmacht einberufen und – als Chirurg – nach Frankreich versetzt (◘ Abb. 7.7), konnte Heusch seine Tätigkeit in Berlin jedoch bald wieder aufnehmen, sich 1942 bei Ringleb sogar noch habilitieren (◘ Abb. 7.8).

Im Jahr darauf musste er nach Karlsbad ausweichen, nachdem seine Klinik durch den Bombenkrieg erheblich beschädigt worden war. Hier erlebte er auch das Kriegsende. Bevor sich Heusch Ende 1945 dazu entschloss, zurück nach Berlin zu gehen, war er vorausschauend genug gewesen, sich vom Konsistorialrat des Karlsbader Dekanalamts bescheinigen zu lassen, dass er nichts weiter gewesen sei als ein »sich immer offen zu seiner katholischen Ueberzeugung« bekennender Arzt, der nun, »[d]urch das unglückliche Kriegsende seiner Praxis beraubt, […] in schwerer Zeit vor einem neuen Anfange« stehe.[195]

IV.

Tatsächlich verdankte es Heusch in der frühen Nachkriegszeit wiederholt diesem politisch vorausschauenden Blick, dass die Stationen seiner Karriere nach 1945 nahtlos ineinander übergingen. Die Bescheinigung aus Karlsbad scheint in Berlin zunächst gegenüber den Besatzungsbehörden ein hinreichendes Mittel gewesen zu sein, nicht weiter behelligt zu werden und beruflich wieder Fuß fassen zu können. 1946 begann Heusch mit dem Aufbau einer neuen urologischen Fachklinik im Siemens-Krankenhaus. Bevor es in Berlin zu den zum Teil Aufsehen erregenden Entnazifizierungsverfahren bekannter Ärzte wie Ferdinand Sauerbruch kam (Thorwald 1960, S. 90–103), wich er Ende 1947 mit der Bewerbung in seine Heimatstadt Aachen in die für ihre vergleichsweise laxe Entnazifizierungspraxis bekannte britische Zone aus (vgl. Krischel u. Halling 2013, S. 992). Er wurde dort, wie bereits eingangs geschildert, von einer Stadtregierung angestellt, die um die Situation auf dem Markt wusste und darüber hinwegsah, welche Vergangenheit ihre neuen, nach sicheren Beschäftigungsverhältnissen suchenden Chefärzte im Nationalsozialismus gehabt hatten. Dass Heusch ein Jahr darauf im Entnazifizierungsverfahren seinen Eintritt in den NSDÄB um sechs Jahre nach hinten datierte und die SS-Karriere unerwähnt ließ, blieb ohne Folgen.

In Aachen erlebte Heusch die schnelle Restrukturierung seiner Fachdisziplin, die durch die Nachkriegsdiffusion der Wirkungsorte tonangebender Urologen nicht zuletzt vom Rheinland ausging. Bereits 1948 organisierte sein – nach einer vergleichbaren NS-Karriere – nach Düsseldorf gewechselter Kollege Hans Boeminghaus (1893–1979) die erste urologische Nachkriegstagung. 1953 folgte Heusch selbst mit der Organisation eines Urologenkongresses in Aachen. Das Personal der »reichsdeutschen« Urologen hatte sich zu diesem Zeitpunkt wieder in die Tradition der 1907 gegründeten Deutschen Gesellschaft für Urologie gestellt, deren offizielle Neugründung 1949 unter Übernahme des zum großen Teil »nicht-arischen« Vermögens der alten Gesellschaft erfolgte (vgl. Halling 2011, S. 229–235; Krischel u. Halling 2013, S. 991 ff.).

In der weiteren Ausgestaltung der fachpolitischen Erinnerungskultur erwies sich die deutsche Nachkriegsurologie wiederum als »festgeschlossene Front« einer Verstrickungsgemeinschaft, die es verstand, die Jahre 1933 bis 1945 in die Fachgeschichte zu integrieren, indem ihre Narrative die NS-Zeit als solche nivellierten. Karl Heuschs fachgeschichtliche Publizistik hatte hieran maßgeblich Anteil (vgl. Krischel u. Halling 2013).

---

195 Das Schreiben ist vollständig nachzulesen in Krischel (2011b, S. 114).

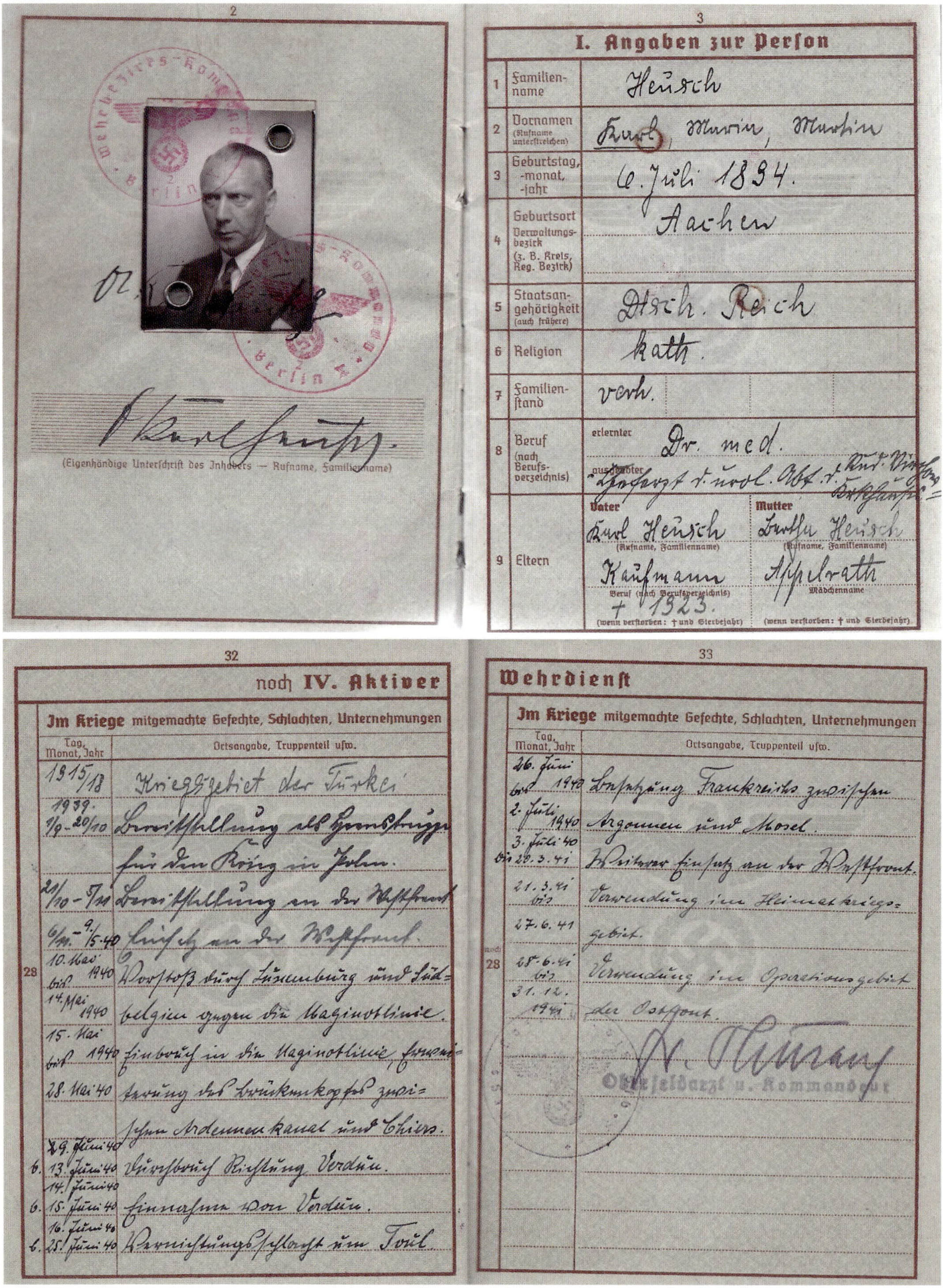
2

(Eigenhändige Unterschrift des Inhabers — Rufname, Familienname)

3

I. Angaben zur Person

1	Familienname	Heusch
2	Vornamen (Rufname unterstreichen)	Karl, Maria, Martin
3	Geburtstag, -monat, -jahr	6. Juli 1894.
4	Geburtsort Verwaltungsbezirk (z. B. Kreis, Reg. Bezirk)	Aachen
5	Staatsangehörigkeit (auch frühere)	Dtsch. Reich
6	Religion	kath.
7	Familienstand	verh.
8	Beruf (nach Berufsverzeichnis)	erlernter: Dr. med.; ausgeübter: [illegible]
9	Eltern	Vater: Karl Heusch (Rufname, Familienname); Kaufmann (Beruf (nach Berufsverzeichnis)); † 1923 (wenn verstorben: † und Sterbejahr) — Mutter: Bertha Heusch (Rufname, Familienname); Appelrath (Mädchenname) (wenn verstorben: † und Sterbejahr)

32

noch IV. Aktiver

Im Kriege mitgemachte Gefechte, Schlachten, Unternehmungen

Tag, Monat, Jahr	Ortsangabe, Truppenteil usw.
1915/18	Kriegsgebiet der Türkei
1939. [illegible]	[illegible]
10. Mai 1940 bis 14. Mai 1940	[illegible]
15. Mai bis 28. Mai 40	[illegible]
13. Juni 40	[illegible] Verdun.
15. Juni 40	[illegible] Verdun.
25. Juni 40	[illegible] Toul

33

Wehrdienst

Im Kriege mitgemachte Gefechte, Schlachten, Unternehmungen

Tag, Monat, Jahr	Ortsangabe, Truppenteil usw.
26. Juni bis 1940	[illegible] Frankreichs zwischen
2. Juli 1940	Argonnen und Mosel.
3. Juli 40 bis 20. 3. 41	[illegible] an der Westfront.
21. 3. 41 bis 27. 6. 41	Verwendung im Heimatkriegsgebiet.
28. 6. 41 bis 31. 12. 1941	Verwendung im Operationsgebiet der Ostfront.

Oberfeldarzt u. Kommandeur

Abb. 7.7a, b Wehrpass Heuschs im Zweiten Weltkrieg, der seine Einsatzorte an der West-, kurzzeitig auch an der Ostfront dokumentiert (Quelle: DGU-A, Nachlass Heusch, ohne Sign.; Repro Halling, mit freundl. Genehmigung)

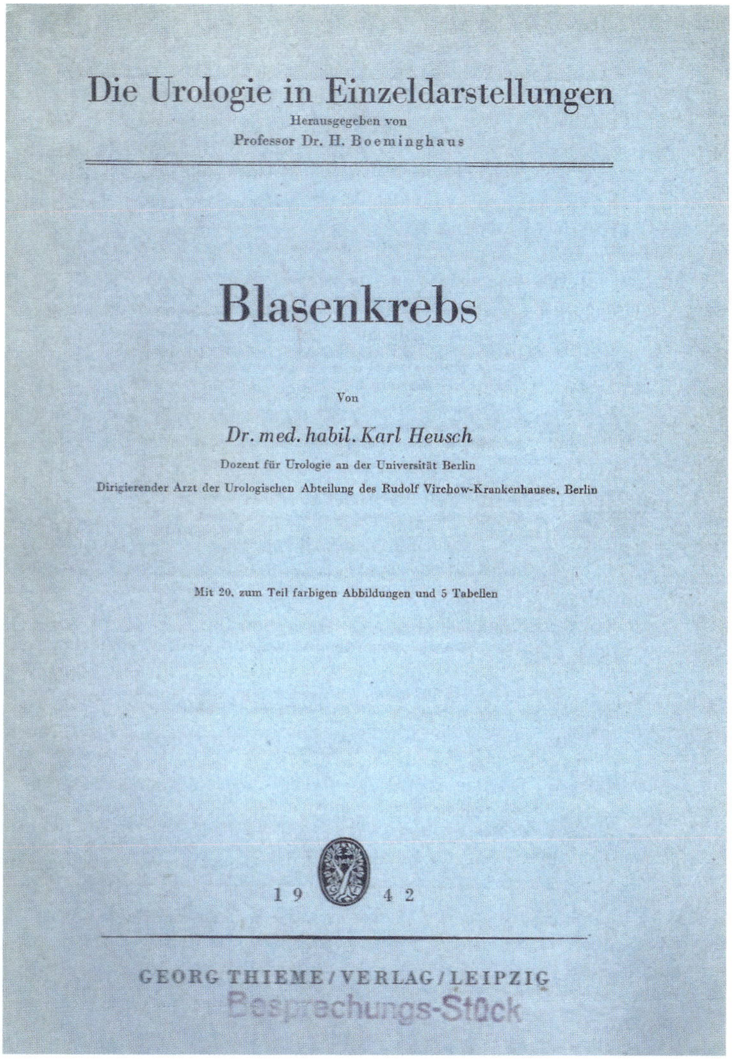

Die Urologie in Einzeldarstellungen

Herausgegeben von

Professor Dr. H. Boeminghaus

Blasenkrebs

Von

Dr. med. habil. Karl Heusch

Dozent für Urologie an der Universität Berlin

Dirigierender Arzt der Urologischen Abteilung des Rudolf Virchow-Krankenhauses, Berlin

Mit 20, zum Teil farbigen Abbildungen und 5 Tabellen

1 9 4 2

GEORG THIEME / VERLAG / LEIPZIG

Besprechungs-Stück

Abb. 7.8 Habilitationsschrift Heuschs. Sie erschien 1942 in der umfassend rezipierten Reihe des Thieme-Verlages »Urologie in Einzeldarstellungen«, die von Hans Boeminghaus herausgegeben wurde, und begründete ganz wesentlich seine wissenschaftliche Reputation. Heusch arbeitete hier zum ersten Mal die Korrelation zwischen Infiltrationstiefe und Prognose eines Blasentumors heraus (Repro Halling, mit freundl. Genehmigung)

7.1 Literatur

Beddies T (2010) »Du hast die Pflicht, gesund zu sein«. Der Gesundheitsdienst der Hitler-Jugend 1933-1945. Schriftenreihe zur Medizin-Geschichte (Bd. 18) .Bebra, Berlin

Bauer AW (2002) Vom Nothaus zum Mannheimer Universitätsklinikum. Krankenversorgung, Lehre und Forschung im medizinhistorischen Rückblick. Regionalkultur, Ubstadt-Weiher

Breuer S (2001) Ordnungen der Ungleichheit – die deutsche Rechte im Widerstreit ihrer Ideen 1871-1945. Wissenschaftliche Buchgesellschaft, Darmstadt

Eckart WU (2012) Medizin in der NS-Diktatur. Ideologie, Praxis, Folgen. Böhlau, Wien

Forßmann W (2002) Selbstversuch. Erinnerungen eines Chirurgen (Reprint der Ausg. v. 1972). Ecomed, Landsberg/Lech

Halling T (2011) Urologie in Ost und West nach 1945 – Kontinuitäten und Brüche.In: Krischel et al. (2011a), S 227-247

Henke KD (2008) Einleitung. Wissenschaftliche Entmenschlichung und politische Massentötung. In: Henke KD (Hrsg) Tödliche Medizin im Nationalsozialismus. Von der Rassenhygiene zum Massenmord. Schriften des Deutschen Hygiene-Museums Dresden, Köln, S 9-29

Heusch K (1936) Urologie und Volksgesundheit. Z Urol 30:823-841

Hoff F (1971) Erlebnis und Besinnung. Erinnerungen eines Arztes. Ullstein, Berlin

Kater M (1985) Doctor Leonardo Conti and His Nemesis: The Failure of Centralized Medicine in the Third Reich. Central European History 18:299-325
Kater M (2000) Ärzte als Hitlers Helfer. Europa-Verlag, Hamburg
Klose B (1936) Eröffnungsansprache (zur Sitzung der Berliner Urologischen Gesellschaft am 28.11.1934). Z Urol 30, S 53-55 (Faksimile in Krischel et al. 2011b, S 149-152)
Krischel M (2011a) Gleichschaltung und Selbstgleichschaltung der deutschen Urologie im Nationalsozialismus. In: Krischel M et al. (2011a) S 23-39
Krischel M (2011b) Karrieren führender Urologen im Nationalsozialismus. In: Krischel et al. (2011a) S 105-122
Krischel M et al. (2011a) Urologen im Nationalsozialismus. Bd. 1: Zwischen Anpassung und Vertreibung. Hentrich & Hentrich, Berlin
Krischel M et al. (2011b) Urologen im Nationalsozialismus. Bd. 2: Biografien und Materialien. Hentrich & Hentrich, Berlin
Krischel M et al. (2011c) Die 1907 gegründete »Deutsche Gesellschaft für Urologie« und die »Gesellschaft Reichsdeutscher Urologen« im Nationalsozialismus. Urologe 50:1154-1160
Krischel M, Halling T (2013) Die Geschichte der Deutschen Gesellschaft für Urologie in der unmittelbaren Nachkriegszeit. Kontinuitäten und Brüche (1945-1961). Urologe 52:991-1003
Krischel M, Moll F (2011) Forschung zur und Praxis der Sterilisation und Kastration von Männern im Nationalsozialismus.In: Krischel et al. (2011a) S 203-218
Kühl R (2011) Leitende Aachener Klinikärzte und ihre Rolle im Dritten Reich. Studien des Aachener Kompetenzzentrums für Wissenschaftsgeschichte (Bd. 11). Kassel university press, Kassel
Ley A (2004) Zwangssterilisation und Ärzteschaft. Hintergründe und Ziele ärztlichen Handelns 1934-1945. Kultur der Medizin (Bd. 11). Campus, Frankfurt a. M.
Lifton RJ (1988) Ärzte im Dritten Reich. Klett-Cotta, Stuttgart
Lilienthal G (1985) Der Nationalsozialistische Deutsche Ärztebund (1929-1943/45). Wege zur Gleichschaltung und Führung der Ärzteschaft. In: Kudlien F (Hrsg) Ärzte im Nationalsozialismus. Kiepenheuer & Witsch, Köln, S 105-121
Pieper C (2003) Die Sozialstruktur der Chefärzte des Allgemeinen Krankenhauses Hamburg-Barmbek 1913 bis 1945. Ein Beitrag zur kollektivbiographischen Forschung. Veröffentlichungen des Hamburger Arbeitskreises für Regionalgeschichte (Bd. 16). LIT, Münster
Roelcke (2012) Medizin im Nationalsozialismus. Radikale Manifestationen latenter Potentiale moderner Gesellschaften? Historische Kenntnisse, aktuelle Implikationen. In: Fangerau H, Polianski I (Hrsg) Medizin im Spiegel ihrer Geschichte, Theorie und Ethik. Steiner, Stuttgart, S 35-50
Roelcke V, Schneider F (2012) Psychiatrie im Nationalsozialismus. Täterbiographien. Nervenarzt 83:291- 292
Sachs M et al. (2011) Deutsche Gesellschaft für Chirurgie. Die Präsidenten 1933-1945. Kaden, Heidelberg
Seidler E (2000) Kinderärzte 1933-1945. Entrechtet – geflohen – ermordet. Bouvier, Bonn
Schmuhl HW (2010) Sozialsanitäres Großprojekt. Arzt am »Volkskörper«. Dtsch Aerztebl 107:A2226-2231
Schwoch R (2001) Ärztliche Standespolitik im Nationalsozialismus. Julius Hadrich und Karl Haedenkamp als Beispiele. Abhandlungen zur Geschichte der Medizin und der Naturwissenschaften (Heft 95). Matthiesen, Husum
Stauber M (1994) Gynäkologie im Nationalsozialismus. »Späte Entschuldigung« statt Verdrängung. Münch Med. Wschr. 136:6-9
Schultze-Seemann F (1986) Geschichte der Deutschen Gesellschaft für Urologie 1906-1986. Springer, Berlin
Schwartz M (1995) Sozialistische Eugenik. Eugenische Sozialtechnologien in Debatten und Politik der deutschen Sozialdemokratie 1890-1933. Politik- und Gesellschaftsgeschichte (Bd. 42). Dietz, Bonn
Süß W (2003) Der »Volkskörper« im Krieg. Gesundheitspolitik, Gesundheitsverhältnisse und Krankenmord im nationalsozialistischen Deutschland 1939-1945. Studien zur Zeitgeschichte (Bd. 65). Oldenbourg, München
Süß W (2011) Medizinische Praxis. Sozialgeschichte. In: Jütte et al. (Hrsg) Medizin und Nationalsozialismus. Bilanz und Perspektiven der Forschung. Wallstein, Göttingen, S 179-189
Thorwald J (1960) Die Entlassung. Das Ende des Chirurgen Ferdinand Sauerbruch. Knaur, München
Waigand B (2001) Antisemitismus auf Abruf. Das Deutsche Ärzteblatt und die jüdischen Mediziner 1918-1933. Medizingeschichte im Kontext (Bd. 7). Peter Lang, Frankfurt a. M.
Weidner T (2012) Die unpolitische Profession. Deutsche Mediziner im langen 19. Jahrhundert. Historische Politikforschung (Bd. 20). Campus, Frankfurt a. M.
Wenske SJ (2008) Die Herausbildung urologischer Kliniken in Berlin – Ein Beitrag zur Berliner Medizingeschichte. Diss. med. FU Berlin. www.diss.fu-berlin.de/diss/servlets/.../Dissertation-Wenske.pdf (Zugriff am 16.06.2014)
Zapp A (1979) Untersuchungen zum Nationalsozialistischen Deutschen Ärztebund (NSDÄB). Diss. med. Univ. Kiel

Miszellen zur Urologie in der Kunst- und Kulturgeschichte des Rheinlandes

Friedrich Moll

8.1 Einleitung

Medizin und Urologie im Rheinland haben seit jeher wichtige Impulse für die Medizin ihrer Zeit geliefert (Haberling 1926; Schadewaldt 1986).

Das Rheinland ist ein Kulturraum und beschränkt sich räumlich nicht nur auf das Städtedreieck Aachen Köln/Düsseldorf und Bonn. In Nordrhein- Westfalen umfasst er – cum grano salis – den Organisationsbereich des Landschaftsverbandes[196] Rheinland, einer Mittelbehörde (Kommunalverband), die auf die Zeit zurückgeht, in der die Region zu Preußen gehörte (Aufgaben: Behinderten- und Jugendhilfe, Psychiatrie, Kultur, Straßenbau bis 2001). Erst mit der französischen Herrschaft, die aus den zersplitterten Territorien eine Verwaltungseinheit links des Rheins formte, nahm die Genese des Rheinlands als Bewusstseinsregion ihren Anfang.

Nach den Befreiungskriegen erhielt Preußen 1815[197] mit dem Rheinland und Westfalen neue Westprovinzen[198], womit dieser Prozess anhielt und schließlich durch die Gründung der preußischen Rheinprovinz 1822/1830 (Hauptstadt Koblenz, Sitz des Oberpräsidenten) durch Zusammenlegung der Provinz Jülich-Kleve-Berg (Hauptstadt Düsseldorf) und mit dem Herzogtum Niederrhein (Hauptstadt Koblenz) einen gewissen Abschluss erhielt.

In der preußischen Rheinprovinz, in ihren Gemeinden, Städten und Kreisen bildeten sich nicht nur ein gemeinsames Raumbewusstsein, sondern auch spezifische politische, administrative und kulturelle Strukturen mit Langzeitwirkung, was besonders auf einer eigenen Rechtsprechung fußt – der französische Code Civil war bis zur Einführung des BGB im Jahr 1900 gültig (sog. Rheinisches Recht), was sich heute noch im Nachbarschaftsrecht sowie in der Trennung von Notariat und Advokatur niederschlägt. Auch die eigenen Gemeindeverfassungen unterschieden sich deutlich von den altpreußischen Landen sowie die Handelkammern (Hansen 1918; Herres u. Holz 2011; Irsigler u. Löffler 2008; Wentzke u. Lux 1925). Die beginnende Industrialisierung an Rhein und Ruhr, die günstige Verkehrslage und ein starkes und selbstbewusstes Bürgertum in den Städten sorgten für einen Modernisierungsschub, der sich positiv auch auf das gesamte Reich auswirkte. 1818 wurde die Friedrich-Wilhelms-Universität in Bonn gegründet, eine von insgesamt nur drei preußischen Universitätsneugründungen. Infolge des Ersten Weltkrieges gingen die Gebiete um Eupen-Malmedy und St. Vith 1920 an Belgien über. Zwischen 1919 und 1935 und 1945–1957 gehörte die Saarregion zu Frankreich. Die Verordnung Nr. 46 der Militärregierung vom 23.08.1946 »Betreffend die Auflösung der Provinzen des ehemaligen Landes Preußen in der Britischen Zone und ihre Neubildung als selbständige Länder« bestimmt die Vereinigung der ehemaligen preußischen nördlichen Rheinprovinz mit der preußischen Provinz Westfalen und dem Fürstentum Lippe zum Bundesland Nordrhein-Westfalen. Die französische Militärregierung legte mit Verordnung 57 vom 30.08.1946 die Schaffung des Bundeslandes Rheinland-Pfalz mit den südlichen Anteilen der preußischen Rheinprovinz (Regierungsbezirke Koblenz und Trier) fest (Jansen 1997; Kastner u. Torumski 1986).

8.2 Römische Traditionen

Schon sehr früh hatte die Urologie zum Rheinland – damit seien hier die rheinischen Stammlande zwischen Aachen, Köln, Düsseldorf und Bonn gemeint – einen engen Bezug. So fand sich bei den archäologischen Überresten eines römischen Militärlazaretts (valetudinarium) nahe der heutigen Stadt Neuss (Novesia) eine Reihe wertvol-

[196] Der Begriff »Landschaft« wird hier nicht im Sinne einer geographischen Bezeichnung benutzt, sondern steht in Verbindung mit den Landständen, deren Gesamtheit in einem Regierungsbereich als Landschaft bezeichnet wurde. Auch die Immobilienkreditanstalten für adelige Großgrundbesitzer wurden im Königreich Preußen als Landschaft bezeichnet.

[197] Patent wegen der Besitznahme des Groß-Herzogthums Nieder-Rhein (vom April 1815); http://www.documentarchiv.de/index.html (Recherche vom 15.06.2014)

[198] Das Herzogtum Kleve, die Grafschaft Mark und die Grafschaft Ravensberg waren schon 1609 zu Brandenburg-Preußen gekommen, 1648 kam auch noch Minden hinzu. Darum blickte man in NRW bereits 2009 auf 400 Jahre Preußen zurück, obwohl das Königreich Preußen erst 1701 gegründet wurde und somit nur etwas mehr als 300 Jahre alt ist.

8

ler metallischer medizinischer Gerätschaften, die offensichtlich für urologische Eingriffe verwandt wurden und Funden aus Pompeji sehr ähnlich sind. Von keiner weiteren historischen Periode bis hin zur europäischen Renaissance wissen wir über ärztliche Instrumentarien so gut Bescheid wie über die der römischen Kaiserzeit, also die Zeit vom 1. bis 3. Jahrhundert nach Christus. In dieser Periode war es insbesondere in Gallien und Germanien Brauch, Ärzten einige Instrumente oder seltener ganze Instrumentarien mit ins Grab zu geben. Detaillierten Operationsbeschreibungen von Aulus Cornelius Celsus (25 v. Chr. bis 50 n. Chr.) geben uns klare Vorstellungen davon, was Ärzte vor 2.000 Jahren wussten und was sie mit diesen Instrumenten machten.

Nach Celsus waren Eingriffe bei Hydrozelen nicht unbekannt.[199] Weiterhin scheinen auch für Neuss Latrinen mit entsprechenden Abwasserkanälen nachweisbar zu sein (Peters 2011). Ein wichtiger rheinischer Fund urologischer Therapieinstrumente gelang bei der Freilegung eines Ärztegrabes des 2. Jahrhunderts am 06.06.1925 durch den Straßenbauarbeiter Franz Warthemann bei Bingen. Darin befand sich eine Bronze-Schüssel und in ihr die Utensilien eines römischen Mediziners. Mit 67 Einzelteilen barg diese Schüssel den umfangreichsten zusammengehörigen Satz antiker medizinischer Instrumente, der bis heute gefunden wurde. Ein aufgefundenes röhrenförmiges Instrument (Nr. XX) könnte ein Katheter sein. Katheter wie allgemein dünne röhrenförmige Objekte sind über die vielen Jahre nur selten erhalten geblieben, was Archäologen mit den leicht möglichen Beschädigungen durch Druck erklären (Baker u. Baker 2013; Heidecker 2000).

Die römische Chirurgie kannte eine große Zahl unterschiedlicher Skalpelle für spezielle Anwendungsbereiche. Zwei Grundformen lassen sich erkennen: Messer mit geraden, spitzen Klingen für Einstiche und solche mit gerundetem Schneideblatt, die für tiefe Schnitte geeignet waren. Die Klingen waren austauschbar, sie wurden von der Seite her in einen Schlitz am Messergriff eingeschoben. Die Skalpellgriffe fanden ebenfalls als chirurgische Instrumente Verwendung: Ihre charakteristische Spatelform kann ein Hinweis darauf sein, dass hiermit die Wundränder auseinandergehalten wurden. Die bronzenen Skalpellgriffe sind korrosionsbeständiger als die eisernen Klingen und haben sich daher häufiger in Gräbern erhalten. Dies beweist auch der reiche Binger Fund mit seinen neun Messerklingen und 13 Griffen. Das einheitliche Dekor der Binger Skalpelle deutet darauf hin, dass sie alle von einem einzigen Instrumentenfabrikanten hergestellt wurden (Bliquez 1981; Como 1925; Döderlein 1972; Küntzel 1982, 1996).

Zu den weiteren relevanten Überresten aus römischer Zeit gehört eine Priaposstatue mit Fruchtkorb im Römisch-Germanischen Museum in Köln (Abb. 8.1). Priapos war ein Fruchtbarkeitsgott,

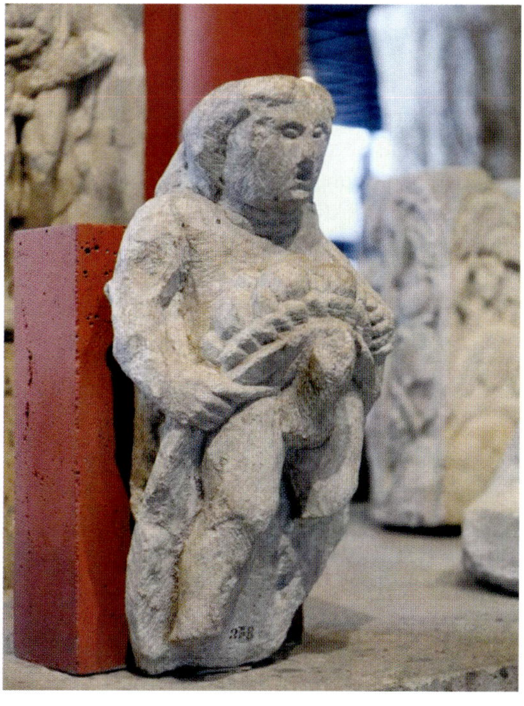

Abb. 8.1 Votivstele des Priapos, Fundort Köln, Luxemburger Str. (Quelle: Römisch-Germanisches Museum Köln, Foto: Dr. C. Steckner, mit freundl. Genehmigung)

[199] Celsus behandelt die Klinik der Hydrozele in Buch VII, Kap. 18, Absatz 6 und 7 und ihre Therapie in Kap. 21, Absatz 2. Originalwerk (in Latein und Englisch verfügbar): http://penelope.uchicago.edu/Thayer/E/Roman/Texts/Celsus/home.htm (Recherche vom 06.07.2014). Diese Angabe verdanke ich Prof. Dr. Franz Josef Marx, Institut für Geschichte Theorie und Ethik der Medizin der Universität zu Köln.

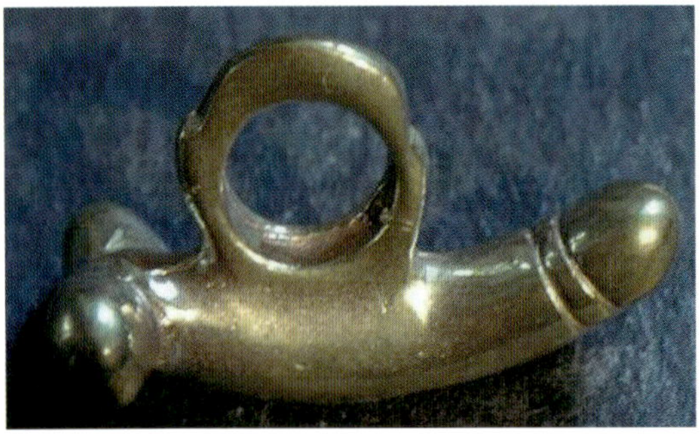

Abb. 8.2 Römischer Phallusanhänger aus Köln. Das Phallussymbol kommt in einer Vielzahl verschiedenster Formen und Arten vor und galt als wirkungsvolles Mittel, um wertvolle Dinge (wie z. B. Pferde) vor dem »bösen Blick« zu schützen. Von Menschen wurden diese Anhänger nicht getragen – es gibt keine Gräber mit Phalli als Beigaben. Sie wurden außerdem als Votivgaben an die Götter in Tempeln gestiftet; 1. Jh. bis 3. Jh. n. Chr.; Replik, Länge 3,7 cm (Museum und Archiv Deutsche Gesellschaft für Urologie, Repro Keyn, mit freundl. Genehmigung)

der aus dem östlichen Reich kam und stets mit überdimensioniertem Phallus dargestellt wurde (Borger 1977, S. 186). Schon in Griechenland stellte man solche Figuren an die Feldraine oder legte sie in die Erde zur Abwendung von Unheil und Gefahren, zur Andeutung der Kraft des Hausvaters oder als Segensbringer (Moll et al. 1999).

Eine Sammlung von männlichen Genitalien sollte ebenfalls Unheil abwehren. Sie wurden in Köln manufakturmäßig hergestellt (Abb. 8.2).

In der sakralen Kunst des Mittalters sind es u. a. Beschneidungsszenen und Darstellung von sog. Nothelfern, deren Bezug zur Urologie hier skizziert werden soll.

8.3 Beschneidung Christi

Die Zirkumzision (lat. circumcisio; hebr.milah, griech. peritome, mhd: besnîden »stutzen, zurückschneiden«), die totale oder teilweise Entfernung der Vorhaut (praeputium) des männlichen Gliedes mit oder ohne medizinische Indikation, gehört neben dem Steinschnitt, der offen chirurgischen Entfernung von Blasensteinen durch Handwerkschirurgen, der Hydrozelenpunktion (Punktion eines Wasserbruches des Hodens) und dem transurethralen Katheterismus (Einführung eines Blasenkatheters durch die Harnröhre) wohl zu den ältesten, mit der Medizin assoziierten urologischen Eingriffen (Moll 2014; Marx u. Moll 2014). Die Beschneidung Jesu (circumcisio domini) bildet einen interessanten Topos der Kunstgeschichte (Mattelaer et al. 2007; Pust et al. 2005), auch da religionsgeschichtlich ein Streit über die »Hochheilige Vorhaut Christi« und deren Status (sanctum praeputium) entbrannt war. Der Wiederauferstandene war ja seiner Vorhaut beraubt. Dass Jesus gemäß jüdischem Brauch (Gen 17,10–14) am achten Lebenstag (1. Januar, Zirkumzisionsstil des Kalenders) beschnitten wurde, berichtet der Evangelist Lukas. Nach christlicher Auffassung galt die Beschneidung als Argument, dass Jesus Christus »wahrer Mensch und wahrer Gott« ist. In

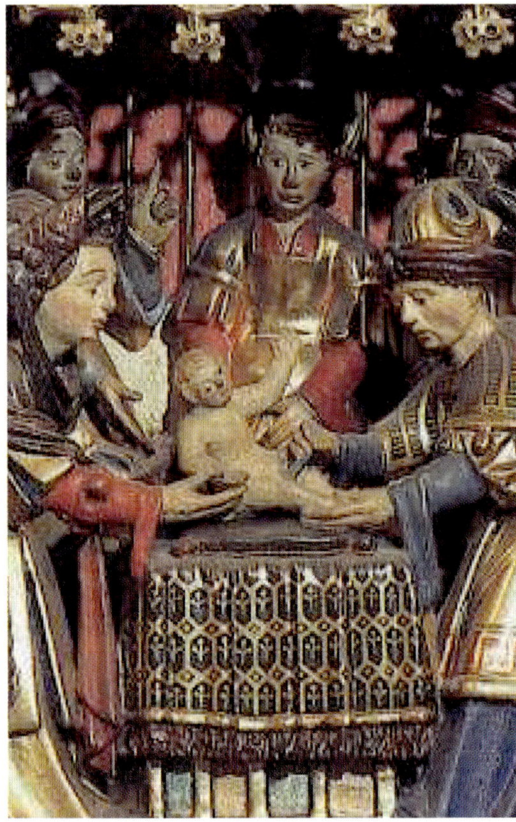

Abb. 8.3 Beschneidung Christi, Antwerpener Retabel, Geilenkirchen-Süggerath (Sammlung Moll, Repro Keyn, mit freundl. Genehmigung)

Tab. 6.2 Publikationen zur Urologie von Prof. Peter Janssen (Auswahl)Tab. 8.1 Beschneidungsszenen in rheinischen Altarbildern (Auswahl)

Ort, Kirche	Kurzbeschreibung
Bürvenich bei Zülpich, Kirche	Antwerpener Altar von ca. 1520. Beschneidungsszene rechts unten in der gleichen Reihenfolge wie in Viersen-Süchteln (Schaden 2000). Der Altar war zwischen 1891 und 1955 in der Kölner Kirche St. Gereon aufgestellt (Clemen 1911; Ehmke 1960; Schiffer 2007).[1]
Euskirchen, Pfarrkirche St. Martin	Aus mehreren Antwerpener Arbeiten zusammengesetzter Altar, Hauptteil von Adrian Overbeck um 1530 (Kisky 1955)[2]
Geilenkirchen-Süggerath, kath. Pfarrkirche	Um 1520 in Antwerpen oder Umgebung angefertigt, befindet sich der reiche flämische Schnitzaltar im auf das Jahr 1560 zurückreichenden Chorraum der 1874 neu aufgebauten katholischen Pfarrkirche von Geilenkirchen-Süggerath. In vier kleinen Feldern sind die Verkündigung des Engels an Maria, die Geburt Jesu in Bethlehem, die Beschneidung Jesu und seine Darstellung im Tempel dargestellt (Fischer-Holtz 1998; Hansmann u. Hoffmann 1998).
Kalkar, St. Nicolai	Marienaltar
Viersen-Süchteln, kath. Pfarrkirche St. Clemens	Antwerpener Altar. Beschneidungsszene in der unteren predellenartigen Zone der Seitenfelder: Verkündigung und Heimsuchung (links), Beschneidung sowie Darstellung im Tempel (rechts)

[1] http://www.buervenich-online.de/altar.htm (Recherche vom 14.06.2014)
[2] http://www.euskirchen.de/index.php?id=1566&type=98 (Recherche vom 14.06.2014)

unzähligen Altarbildern, besonders in Zyklen des Marienlebens oder auch in Einzeldarstellungen, wurde der operative Eingriff bildlich, im späten Mittelalter und in der frühen Neuzeit teils in antijüdischer Haltung mit übergroßen Messern oder Scheren dargestellt.

Der frommen Legende zufolge soll später die »hochheilige Vorhaut Christi« durch Engel auf Karl den Großen in Aachen gekommen sein. Nach einer anderen Version erhielt Karl diese Reliquie durch Vermittlung der byzantinischen Kaiserin Irene. Karl vermachte diese einzigartige Reliquie anlässlich seiner Krönung dem Lateran als bedeutendste Reliquie der Christenheit, die dann in der Kapelle Sancta sanctorum aufbewahrt wurde (Müller 1907). Ein weiteres Stück der Vorhaut soll zur Zeit der Kreuzzüge über Gottfried von Bouillon (um 1060–1100) nach Antwerpen gelangt sein und wurde dort ebenfalls hoch verehrt (Clemen 1909). Das Motiv der Circumcisio Christi gehört wie die Grablegung, Beweinung, Darstellung des Herrn oder die Geburt Christi zu den häufig in der Kunstgeschichte anzutreffenden christlichen Motiven und ist beispielsweise auf dem um 1520 in Antwerpen oder Umgebung angefertigten, reichen flämischen Schnitzaltar zu sehen, der sich im auf das Jahr 1560 zurückreichenden Chorraum der 1874 neu aufgebauten katholischen Pfarrkirche von Geilenkirchen-Süggerath befindet (Abb. 8.3; Tab. 8.1). Retabeln dieser Provenienz gibt es zwischen Köln und Aachen nur noch in Linnich, Langerwehe, Siersdorf und Barmen bei Jülich. Wahrscheinlich befand sich der Altar zuerst in den Niederlanden und gelangte erst nach 1568 infolge des Bildersturms in das katholische Rheinland. Nur zu den »kirchlichen Hochfesten« wird er geöffnet. In vier kleinen Feldern, die unterhalb der Kreuzigungsszenen rechts und links angeordnet sind, finden wir fortlaufend, von links nach rechts gesehen, die Verkündigung des Engels an Maria, die Geburt Jesu in Bethlehem, die Beschneidung Jesu und seine Darstellung im Tempel dargestellt (Fischer-Holtz 1998; Hansmann u. Hoffmann 1998).

Viele Werke der Kölner Malerschule mit diesem Topos sind in alle Winde zerstreut. Eine beachtenswerte Tafel des »Meisters der Heiligen Sippe. d. Ä. (1410–1440)« aus der Sammlung Boisserée, die ursprünglich aus St. Columba stammte, befindet sich heute in der Sammlung der Alten Pinakothek in München (von Rebe 1885; Abb. 8.4).

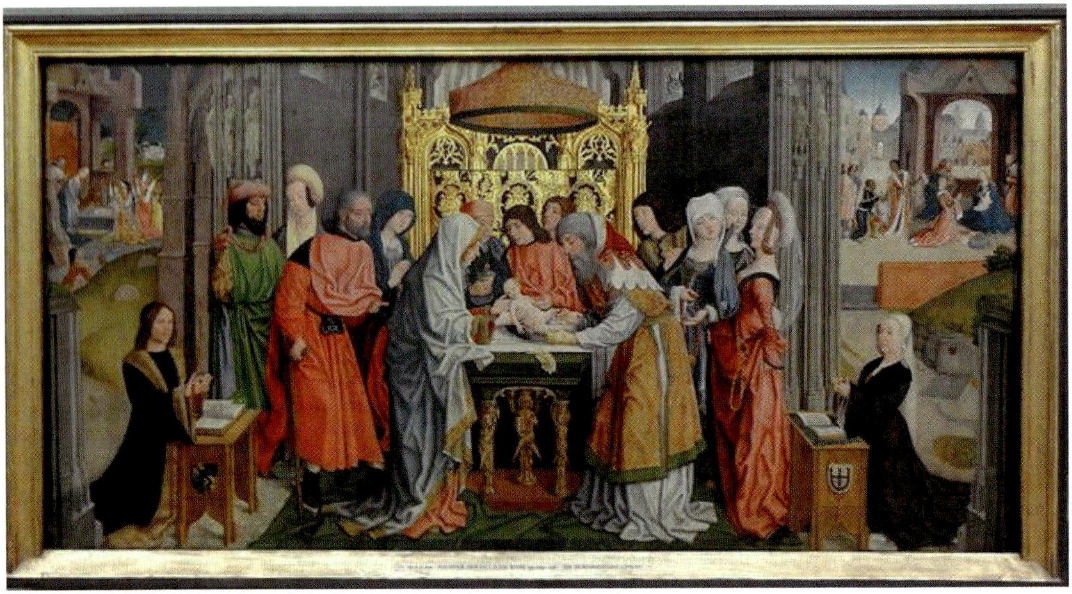

Abb. 8.4 Meister der Heiligen Sippe d. Ä. (1410–1440): Beschneidung Christi mit Stiftern (Donator und Donatrix, dem Ratsherrn Johann von Questenberg und seiner Gemahlin Christina von Aich mit Wappenschilden an den Betpulten), Mittelbild eines Altarwerkes, Alte Pinakothek München (mit freundl. Genehmigung)

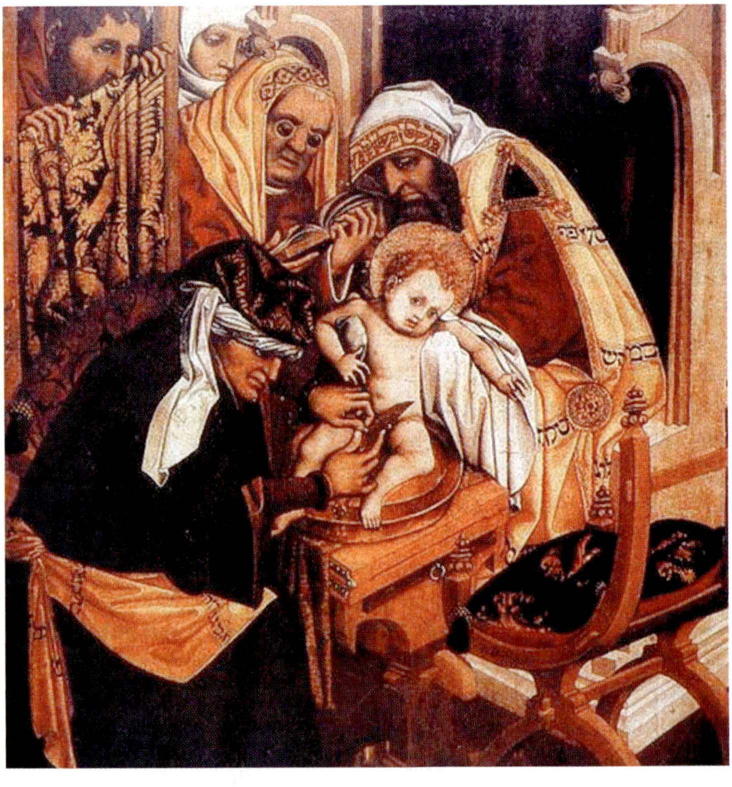

Abb. 8.5 Meister des Tucher-Altars: Beschneidung Christi, um 1450, Suermondt-Ludwig-Museum, Aachen, Inv. 312, Stiftung Weber van Houten (Foto: Museum und Archiv, Deutsche Gesellschaft für Urologie, Repro Keyn, mit freundl. Genehmigung)

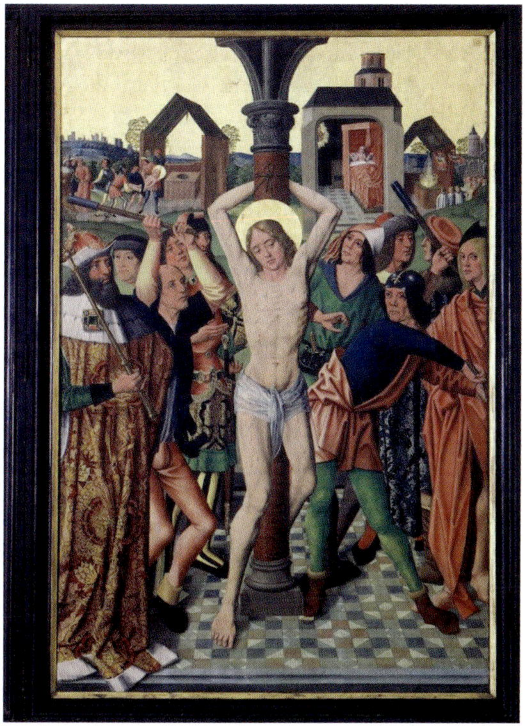

Abb. 8.6 Sebastian-Altar, die Marter des Hl. Sebastian, rechter Altarflügel, Simultannarration. Die Cloaca maxima hinten links ist als mittelalterliches Toilettenhäuschen dargestellt, rechts ebenfalls eines aus der die Glorole des Heiligen »wie in moderner WC-Werbung« hervorsprudelt (Mason 1991) (RBA mit freundl. Genehmigung)

Im Aachener Suermondt-Ludwig-Museum (Kisa 1900) findet sich ein weiteres Beispiel dieser Genres, was aber nicht aus dem Rheinland selber stammt: die Beschneidungsszene Christi auf einem Altarflügel aus der Schule des Meisters des Tucher-Altares, der um 1450 in Nürnberg tätig war (Abb. 8.5). Hier fallen besonders der betörende Realismus, der den Passionscharakter der Operation unterstreicht, die detaillierte Wiedergabe von Interieurs, die minutiös gemalten Accessoires, der exakte Faltenwurf der jüdischen Gewänder (Mellinkoff 1993) die sog. empirischen Perspektiven, die – im Gegensatz zur Zentralperspektive der italienischen Renaissance – nicht mathematischen und geometrischen Gesetzen folgten, auf (Gebhardt 1908). Einer der Männer trägt eine Nietbrille (Rosenthal 1996). Seine Hände halten das Buch, aus dem er liest. Der den Beschneidungsakt ausübende Priester bedient sich trotz seines Alters keiner Brille. Ein um die Stirn gewundenes Tuch verdeckt zudem noch teilweise sein Gesichtsfeld bei der Handhabung eines übergroßen Messers.

Eine nicht sofort der Urologiegeschichte zuzuordnende Abbildung findet sich im Kölner Wallraff-Richards-Museum (Abb. 8.6). Hier kann ein mittelalterlicher Abtritt bewundert werden. Auf der Retabel des Altares »Martyrium des Heiligen Sebastian« (Meister der Hl. Sippe d. J. 1493/1494) aus dem Augustiner Eremiten-Konvent St. Antonius in Köln, die über Ferdinand Wallraff (1748–1824) 1824 in das Museum gelangte, ist auf dem Seitenflüge die Cloaca maxima in Rom dargestellt, die das Forum romanum mit dem Tiber verband. Der Gemarterte wurde in diese hineingeworfen.

Zur Darstellung nimmt der mittelalterliche Maler ein Abtritthäuschen auf der rechten Tafel mit Gloriole, da er wahrscheinlich die originale Lokalität nicht persönlich kannte. Nahezu modern mutet der helle Schein an und kann hier Assoziationen an die Werbung für moderne Toilettenreinigungsmittel erzeugen.

8.4 Schutzheilige und Nothelfer

Unter den Schutzheiligen und Nothelfern der katholischen Kirche haben einige direkte Bezüge zur Medizin im Allgemeinen und zur Urologie im Speziellen, wie der Heilige Liborius, der Heilige Vitus und der Heilige Panthaleon.

8.4.1 Hl. Liborius

Der Hl. Liborius von Le Mans gilt als Schutzpatron der Harnsteinkranken und ist somit wichtigster Schutzheiliger in der Urologie. Seine Attribute sind die Harnsteine. Seine Reliquien waren im Jahr 836 auf Veranlassung Ludwigs des Frommen bei Köln über den Rhein getragen worden, um der Diözese Paderborn im nicht-christlichen Norden einen geistigen Mittelpunkt zu geben. Ab dem 12. Jahrhundert wurde er auch am Niederrhein verehrt. Im Bistum Essen wird der Hl. Liborius mit dem gebotenen Gedenktag am 23. Juli verehrt (Wiedemann 1927). In einigen katholischen Krankenhäusern der Region sind die urologischen Stationen noch immer nach dem Hl. Liborius benannt (z. B. Malteser-Krankenhaus St. Hildegardis, Köln).

8.4.2 Vierzehn Nothelfer – Hl. Vitus

Der Hl. Vitus gehört zu den vierzehn Nothelfern, die in der Regel aus drei Märtyrerinnen[200] und elf Märtyrern[201] bestehen und deren Verehrung von Süddeutschland ausgehend auch das Rheinland erreichte. Im alten Stadtwappen von Mönchengladbach (1974) waren diese als Sterne aufgeführt. Auch im Seitenschiff von St. Willibord in Loverich bei Baesweiler findet man die hölzernen Skulpturen der vierzehn Nothelfer. In Unkel am Rhein existiert eine entsprechende Bruderschaft, und die Unkeler Pfarrkirche St. Panthaleon besitzt eine Nothelfergruppe von 1728 (Schäfke 1982). Für Düsseldorf ist eine Vierzehn-Nothelfer-Bruderschaft für die Kapelle in Stoffeln ab 1747 nachweisbar (Brzosa 2001). Eine schöne mittelalterliche Nothelfer-Figurengruppe ist auch im Tympanon des Gereon-Portals, dem östlichen (rechten) Hauptportal des Kölner Domes, in den Bogenläufen zu finden. Vitus erlitt in Sizilien wohl aufgrund der Verfolgung durch Diokletian um das Jahr 304 n. Chr. den Märtyrertod. Die Legende berichtet, dass sein Lehrer Modestus und seine Amme Creszentia Gefährten seines Martyriums gewesen sind. Die Reliquien des Hl. Vitus kamen 756 nach St. Denis bei Paris, 836 nach Corvey. Sein Haupt ruht im St.-Veits-Dom in Prag.

[200] Barbara, Katharina, Margaretha

[201] Panthaleon, Vitus, Georg, Eustachius, Erasmus, Dionysius, Cyriacus, Christophorus, Blasius, Ägidius, Achatius

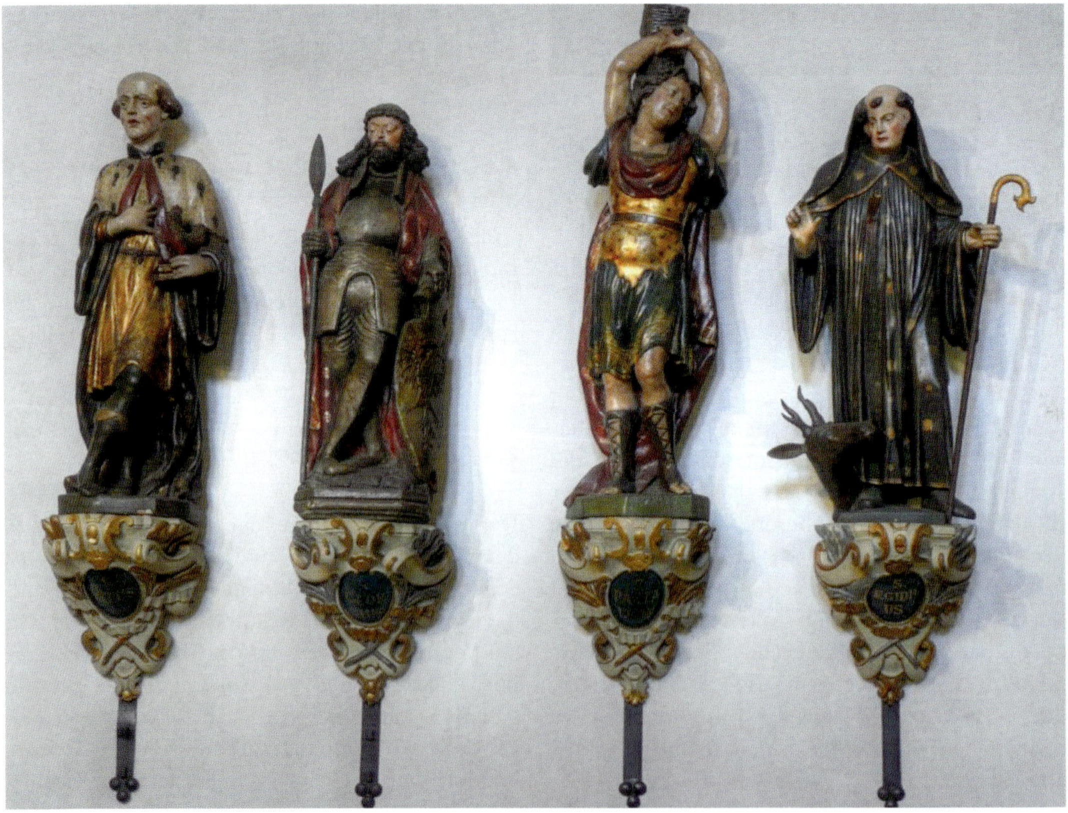

Abb. 8.7 Ausschnitt aus der Nothelfergruppe in St. Aposteln in Köln, links der Hl. Vitus (Sammlung Moll, Repro Keyn, mit freundl. Genehmigung)

Heilige dienen als »Fürsprecher vor dem Herrn« und werden als solche angerufen, wobei jede/r Heilige einige »Spezialgebiete« (Patronate) etwa in Bezug auf Berufe oder Krankheiten hat, die sich aus seinem Leben oder dem Martyrium begründen. In der Kölner Kirche St. Aposteln sind Statuen aus dem 16. und 17. Jahrhundert aufgestellt (◘ Abb. 8.7). Für Neuenhoven bei Jüchen ist eine regionale Verehrung bekannt (Priester 1870), ebenso für Gevelsdorf bei Jülich- Hasselsweiler (Königs 1939) wie auch für Oedt und Veitsheim. Nach Mönchengladbach wurde eine Schädelreliquie des Hl. Vitus bereits in der Karolingerzeit um 836 aus St. Denis übertragen und später in der Abtei Gladbach verwahrt (Holtschoppen 2004; Westermann- Angerhausen 1974). Der Hl. Vitus wird dargestellt in jugendlicher Gestalt, oft in vornehmer Kleidung, mit Buch, Löwen, Ampel, Kessel, Hahn, Brot und Knüttel, auch mit Adler und Hasen. Er wird nach dem Glauben der Bevölkerung bei Bettnässen (umgewandeltes Attribut des Martyriums) und Unfruchtbarkeit (Darbringung von Kröten) angerufen. (Königs 1939).

»Heiliger Sankt Veit:
Wecke mich bei Zeit!
Nicht zu früh und nicht zu spät,
Dass auch nichts ins Bette geht! (Thierer 2010)
(Wenn die Uhr auf 4-5-6 steht (Königs 1939))

8.4.3 Hl. Panthaleon

Der Hl. Panthaleon, Schutzpatron der Ärzte, kaiserlicher Leibarzt aus Nikodemia, von eifersüchtigen und missgünstigen Kollegen bei den Behörden denunziert, erscheint auf dem mittelalterlichen Siegel der medizinischen Fakultät der Universität zu Köln (◘ Abb. 8.8).

Die Medizinische Fakultät der 1388 gegründeten städtischen Universität zu Köln war - außer in Wien- auch an anderen deutschen Universitäten die kleinste. An den führenden Rang der Wiener Medizin reichte Köln jedoch bei Weitem nicht heran. Fast die Hälfte der bis 1559 nachweisbaren Professoren stammte aus der Diözese Utrecht, also aus den nördlichen Niederlanden, dem klassischen Einflussraum Kölns in den »niederen Landen« (Meuthen 1998). Die Fakultät geriet im 16. Jahrhundert in eine schwere Krise, bisweilen hatte sie nur einen einzigen Ordinarius, 1575 stand sie gar ohne Doktor da. Aus dem Jahr 1555 ist gleichwohl ein zu Lehrzwecken genutzter privater Kräutergarten eines Medizinprofessors belegt. In Köln fanden bis zum Ende des 17. Jahrhunderts keine öffentlichen Sektionen statt. Erst 1715 richtete man auf Veranlassung des in Padua promovierten Professors Thomas Steinhaus definitiv Sektionen ein, wofür ein eigenes »Theatrum anatomicum« geschaffen wurde. Die Chirurgie war in Köln, wie auch sonst überall, nicht Sache der wissenschaftlich-theoretisch, sondern der »handwerklich« (eben »chirurgisch«) ausgebilde-

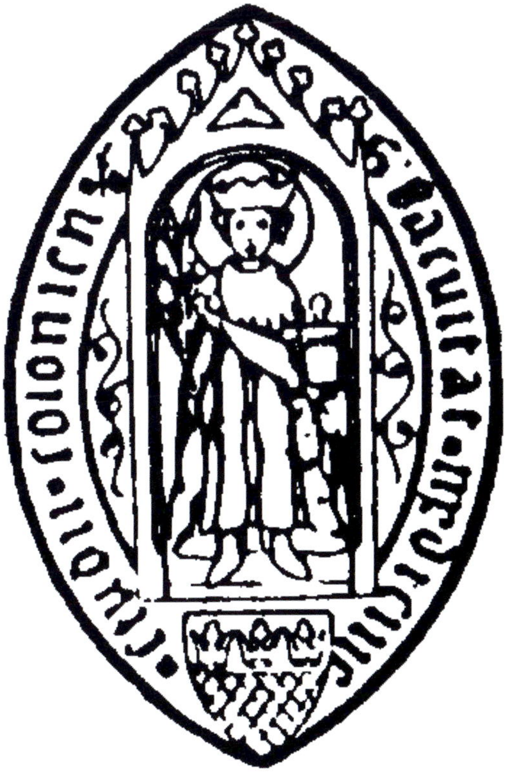

◘ **Abb. 8.8** Siegel der Medizinischen Fakultät der Universität zu Köln, 1393, mit Darstellung des Hl. Panthaleon, Schutzpatron der Ärzte. Als Zeichen seines ärztlichen Berufs hält er in der rechten Hand eine Heilpflanze und in der linken ein Salbengefäß. Unten findet sich das Wappen der Stadt Köln mit den drei Kronen. Schriftzug: **S**(igillum) **Facultat**(is) **medicin**(a) **e Studii colonien**(sis)

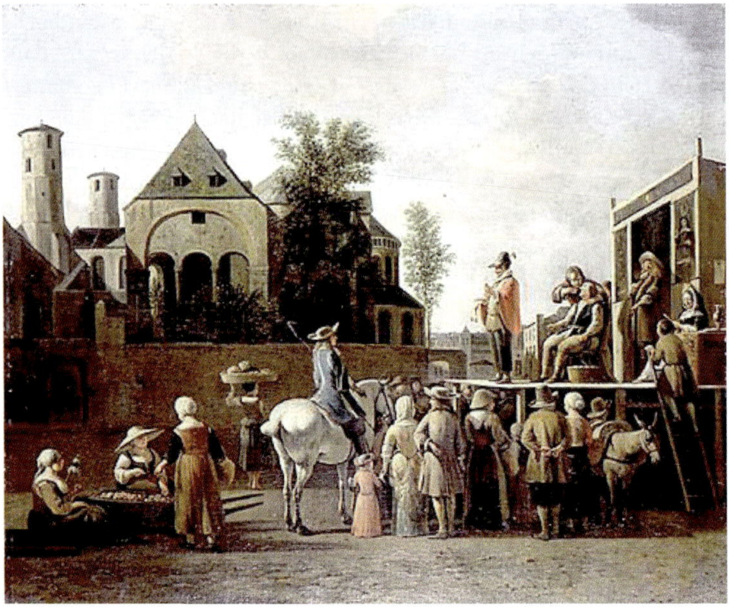

Abb. 8.9 Gerrit A. Berckheyde (1638–1698): Handwerkschirurgen vor St. Maria im Kapitel, 3. Drittel des 17. Jahrhunderts, Ölgemälde, Kölnisches Stadtmuseum (RBA, mit freundl. Genehmigung)

ten und tätigen Wundärzte. Eine chirurgische Vorlesung ist für Köln zum ersten Mal für das Jahr 1684 belegt.

Die Verbindung zwischen den Universitätsmedizinern und der Stadt war recht eng. Zeitweise gehörten bis zu 50Prozent der Professoren dem Stadtrat an. Sie wurden von der Stadt z. B. für die Medizinalaufsicht herangezogen (Bernhadt 1996; Meuthen 1998; Prüll 1996). 1544 und 1563 waren unliebsame »schwarze Schafe« aufgefallen. Meister Goddert, »hedtschnider und dodengrever«, wurde 1544 verhört, weil er die sinnige Verbindung seiner beiden Berufe zur Vertuschung einer missglückten Operation missbraucht hatte. Ein Mann vom Eigelstein, an dem er eine Hydrozelenoperation ausführte, starb in seinem Haus. Der Operateur handelte schnell. Er hat den »doden lichnam einfach in einen Sack gestochen« und zum Friedhof getragen. 1563 kam Meister Velten, Stein- und Hodenschneider, in Turmhaft, weil er die Frau des Johannes von Nehem verführt, Unzucht mit ihr getrieben und sie um ihren Besitz gebracht hatte (Irsigler u. Lasotta 1989). Doch die Bevölkerung vertraute den Praktikern mehr als den Universitätsmedizinern. Am 16.07.1574 erhielten die Steinschneider die Auflage, vor jeder Operation bei gebrechlichen Menschen die Bürgermeister zu informieren.[202] Nach Köln kam 1602 der Okulist und Steinschneider Bartholomäus Friedrich[203], 1604 der Steinschneider Eyloff van Groningen[204], im April 1605 zur Gottestracht Johann Hiller aus Brühl[205] und im Juni Leodegarius Serransus van Oisterholt[206], 1607 Bartholmäus von Laß[207]. Meistens schlugen die fahrenden Handwerkschirurgen ihre Zelte auf dem »Alter Markt« auf (Abb. 8.9).

In den Städten der frühen Neuzeit konnten die Menschen aus einem vielfältigen Gesundheitsangebot wählen, wozu auch ambulant tätige Mediziner und Arzneimittelverkäufer gehörten. Diese waren darauf angewiesen, von hohen Podesten und Schaubuden her ihre Leistungen anzubieten. Dass sie relativ erfolgreich waren, belegen für das Rheinland u. a. die für Aachen überlieferten Protokolle zu Frère Jacques 1698 (Schmitz-Cliever 1964).

1798 wurde die Universität auf Befehl von Napoleon Bonaparte (1769–1821) geschlossen, und erst 1904 wurde die erste deutsche »Akademie

202 Ratsprotokolle 28 fol. 95b
203 Ratsprotokolle 51 fol. 324a
204 Ratsprotokolle 54 fol. 104a
205 Ratsprotokolle 54 fol. 226b
206 Ratsprotokolle 54 fol. 272b
207 Ratsprotokolle 56 fol. 228a, 230b

für praktische Medizin« wiederum als städtische Einrichtung als Vorläuferin der Medizinischen Fakultät gegründet. Sie bot die klinischen Fächer mit Betonung auf der praktischen Ausbildung an (Bardenheuer 1904; Jetter 1980; Lejeune 1938). Gleichzeitig gründete Napoleon aber auch das Kölner Bürgerhospital durch Schenkung der säkularisierten Klöster St. Cäcilien und St. Michael an die Hospitienkommission zur Versorgung erkrankter Militär- und Zivilpersonen am »30. missidor« des Jahres 13/19.07.1805. Einen klinischen Unterricht gab es in Köln nach Schließung der Universität aber zwischen1800 und 1803/1805 im Hospital Ipperwald in Form der sog. Zentralschule, der durch Professoren der alten Universität, nun Lehrern an dieser Zentralschule, erteilt wurde und guten Zuspruch fand (Deeters 2006).

8.5 Fazit

Unter lokalen Gesichtspunkten lässt sich auch für den Topos »Urologie in der Kunst – und Kunstgeschichte« für das Rheinland mannigfache Beispiele finden. Das die Erforschung dieser Zusammenhänge wichtig ist, hatte bereits der Landeshauptmann der Rheinprovinz 1936 festgestellt und den Paul-Clemen-Preis, der mit 10.000 Euro dotiert ist und nach dem Begründer des Kunsthistorischen Institutes Bonn, Paul Clemen (1866–1947), benannt wurde, ausgeschrieben, um die Erforschung der rheinischen Kunst zu fördern.[208] Gerade bei Fragestellungen unter Raumaspekten lassen sich auch immer wieder übergeordnete Wissenschaftstheorien entdecken und bearbeiten, von den Abendland-Konstruktionen der Philosophie über die geopolitische Ausrichtung der Wirtschaftswissenschaft bis hin zur »Westforschung« der Historiker, die besonders zu Beginn des 20. Jahrhunderts sehr modern waren.

Die als Stifter, Auftraggeber oder Schaffende der zu untersuchenden Kunstwerke maßgeblichen Personengruppen gehörten potenziell vielfältigen, wechselnden Netzwerken an, vertraten oftmals divergierende Absichten und standen aus politischen, ökonomischen und kulturellen Gründen einem Transfer auswärtiger Ideen, Personen und Güter offen gegenüber, was in einem frühen Verdichtungsraum wie dem Rheinland mit seinen vielfältigen Austauschmöglichkeiten spannende Perspektiven eröffnet.[209]

Die regionale Perspektive ist aber nicht nur ein in der Geschichtswissenschaft unverzichtbarer Zugriff, sondern ist auch vielen aktiven Geschichtsinteressierten eigen und kennzeichnet wohl – trotz aller Trends zur Europäisierung, Globalisierung und somit tendenziell zur Entgrenzung der überkommenen Lebenswelten – noch immer die Wahrnehmungsweise vieler Menschen, die sich in einem Bundesland, noch stärker aber wohl in einer Region, einer Stadt oder einem Dorf zuhause fühlen (Bünz 2010).[210]

8.6 Literatur

Baker PA, Baker P (2013) The Archaeology of Medicine in the Greco-Roman World. Cambridge University Press, New York

Bardenheuer B (1904) Festschrift zur Eröffnung der Akademie für praktische Medizin Cöln. Dumont & Schauberg, Köln

Bernhardt M (1996) Gelehrte Mediziner des späten Mittelalters: Köln 1388-1520. Zugang und Studium. In: Schwinges R (Hrsg) Gelehrte im Reich. Z für Hist Forsch, Beih 18:113-134

Bliquez J (1981) An unidentified roman surgical instrument: In Bingen J (1981) Hist Med, All Sci 36:19-20

Borger H (1977) Das Römisch-Germanische Museum Köln. München, Callway, S 186, Abb. 254

Brzosa U (2001) Die Geschichte der katholischen Kirche in Düsseldorf. Von den Anfängen bis zur Säkularisation. Bonner Beiträge zur Kirchengeschichte 24. Böhlau, Köln.

Bünz E (2010) Wozu Landesgeschichte? Oder: Warum regionale Perspektiven in der Geschichte unverzichtbar sind. http://www.regionalgeschichte.net/bibliothek/texte/aufsaetze/buenz-wozu-landesgeschichte.html (Recherche vom 20.06.2014)

208 http://www.lvr.de/de/nav_main/derlvr/organisation/ehrungen/paulclemenpreisdeslvr/paulclemenpreisdeslvr_1.jsp (Recherche vom 20.06.2014)

209 Vgl. Tagungsbericht Aspekte der Wissenschaftsgeschichte im Rheinland, 23.11.2007–15.02.2008, Düsseldorf, in: H-Soz-u-Kult 26.03.2008

210 Bünz, E. (2010) Wozu Landesgeschichte? Oder: Warum regionale Perspektiven in der Geschichte unverzichtbar sind, http://www.regionalgeschichte.net/bibliothek/texte/aufsaetze/buenz-wozu-landesgeschichte.html (Recherche vom 20.06.2014)

Clemen O (1909) Eine seltsame Christusreliquie. Archiv für Kulturgeschichte 7:137–144

Clemen P (1911) Kunstdenkmäler der Rheinprovinz. Die Kunstdenkmäler der Stadt Köln. Die kirchlichen Denkmäler der Stadt Köln St. Gereon, St. Johann Baptist. Die Marienkirchen – Groß St. Martin. Schwann, Düsseldorf

Como J (1925) Das Grab eines römischen Arztes in Bingen. Germania 9:152-162

Deeters J (2006) Von veralteter Vielfalt zu moderne Einheit. Die Entstehung des stadtkölnischen Krankenhauses. In Frank M, Moll F Kölner Krankenhausgeschichten… Am Anfang war Napoleon. Verlag des Kölnischen Stadtmuseums, Köln, S 22-39

Döderlein D (1972) The Bingen discovery. Instruments from the grave from a roman physician. Münch Med W Schr 114:2152-2154

Ehmke R (1960) Die Flügelgemälde des Bürvenicher Passionsaltares. In: Jahrbuch Rheinische Denkmalpflege 23:309-320

Fischer-Holz E (1998) Heilig-Kreuz in Geilenkirchen-Süggerath, Der Antwerpener Schnitzaltar in der katholischen Pfarrkirche Heilig-Kreuz in Geilenkirchen-Süggerath. Einhard, Aachen

Gebhardt C (1908) Die Anfänge der Tafelmalerei in Nürnberg. Studien zur deutschen Kunstgeschichte 103. Heitz, Straßburg

Haberling F (1926) Die Bedeutung der Rheinländer für die Entwicklung der medizinischen Wissenschaft. Klin Wochenschr 5:1740-1745

Hansen J (1918) Preußen und Rheinland von 1815 bis 1915. Hundert Jahre politischen Lebens am Rhein. Markus & Webers, Bonn (1990 Nachdruck durch Rheinland, Köln)

Hansmann W, Hoffmann G (1998) Spätgotik am Niederrhein. Rheinische und flämische Flügelaltäre im Licht neuer Forschung. Beiträge zu den Bau- und Kunstdenkmälern im Rheinland 35. Bachem, Köln

Heidecker KM (2000) Das Instrumentarium eines römischen Chirurgen in Bingen – Ein Rückblick auf die Chirurgie vor 2000 Jahren. Verh Dt Ges Chir, Kongressband Perspektiven der Chirurgie im 21. Jahrhundert, S 712-714

Herres J, Holtz B (2011) Rheinland und Westfalen als preußische Provinzen. In: Mölich G, Veltzke V, Walter B (Hrsg) Rheinland, Westfalen und Preußen. Eine Beziehungsgeschichte. Aschoff, Münster, S 113-208

Holtschoppen A (2004) Zur Gründungsgeschichte des Klosters St.Vitus in Mönchengladbach. In: Ludwig U, Schilp T Mittelalter an Rhein und Maas. Waxmann, Münster, S 80–85

Irsigler F, Löffler G (2008) Geschichtlicher Atlas der Rheinlande. Gesellschaft für Rheinische Geschichtskunde 12-1b, neue Folge. Rheinland, Bonn

Irsigler F, Lasotta A (1989) Bettler und Gaukler, Dirnen und Henker. Dtv, München, S 111-116

Janssen W (1997) Kleine Rheinische Geschichte. Patmos, Düsseldorf

Jetter D (1980) Die Kölner Akademie für praktische Medizin im Spannungsverhältnis kulturpolitischer Kräfte. Jahrbuch Kölnischer Geschichtsverein 51:107-128

Kastner D, Torunsky V (1986) Kleine Rheinische Geschichte 1815-1986. Rheinland, Köln

Kisa A (1900) Das städtische Suermondt-Museum. In: Festschrift zur 72. Versammlung deutscher Naturforscher und Ärzte. Julius Springer, Berlin, S 225-231

Kisky H (1955) Der Hochaltar der St. Martinskirche in Euskirchen. In: Franke J 650 Jahre Euskirchen (2. Bd.), Volksblatt. Euskirchen/Heider-Druck, Bergisch Gladbach, S 169-182

Königs H (1939) Der Heilige Vitus und seine Verehrung. Beiträge zur Vitusforschung anlässlich der 1100 Jahrfeier der Vitustranslation von St. Denys nach Corvey. Münstersche Beiträge zur Geschichtsforschung, Heft 79/80, Diss. Univ. Münster, S 215-217

Küntzel E (1996) Forschungsbericht zu den antiken römischen Instrumenten. In: Tamporini H, Haase E (1996) Aufstieg und Niedergang der römischen Welt. De Gruyter, Berlin, S 2433-2639

Künzel E (1982) Medizinische Instrumente aus Sepulkralfunden der römischen Kaiserzeit. Bonner Jahrbuch 182:1-97

Lejeune F (1938) Die Medizin in Köln. Dt Med Wschr 41:1297-1299, 1331-1334

Marx FJ, Moll F (2014) Die Zirkumzision von der Antike bis heute. Eine medizinhistorische Übersicht. Z med Ethik 60:3-19

Mason L (1991) A Late Medieval Cologne Artistic Workshop: The Master of the Holy Kinship the Younger, a Technical and Art Historical Study. University of Indiana, PhD Diss., Boomington Ind

Mattelaer JJ, Schipper RA, Das S (2007). The Circumcision of Jesus Christ. J Urol 178:31–34

Mellinkoff R (1993) Outcasts: signs of otherness in northern European art of the late Middle Ages. University of California Press, Berkeley

Meuthen E (1988) Kölner Universitätsgeschichte. Herausgegeben von der Senatskommission für die Geschichte der Universität zu Köln. Bd. I: Die alte Universität. Böhlau, Köln

Moll F, Hercher D, Marx FJ (1999) Priapismus – Historische Anmerkungen zu einem raren Krankheitsbild. Urologe A 38(suppl.):1-55

Moll F (2014) Medizingeschichtliche und urologische Aspekte der Knabenbeschneidung. In Franz M (Hrsg) (2014) Die Beschneidung von Jungen - ein trauriges Vermächtnis. Vandenhoeck, Göttingen

Müller AV (1907) Die hochheilige Vorhaut Christi im Kult und in der Theologie der Papstkirche. Schwetschke, Berlin

Peters S (2011) Hygieneaspekte im valetudinarium an der römischen Rheinfront. In: Groß D, Karenberg A, Kaiser S, Antweiler W (Hrsg) Medizingeschichte in Schlaglichtern. Beiträge des Rheinischen Kreises der Medizinhistoriker. Kassel university press, Kassel, S 15-32

Priester der Erzdiöszöse Köln (1870) Wallfahrts und Andachtsbüchlein zur Verehrung der heiligen 14 Nothhelfer. Schwann, Neuss

Prüll CR (1996) Die »Karriere« der Heilkundigen an der Kölner Universität zwischen 1389 und 1520. In: Schwinges R Gelehrte im Reich. Z Hist Forsch, Beih 18:113-158

8

Pust RA, Drost C, Willerding H, Bschleipfer T (2005) Mittelalterliche rituelle Beschneidungsszenen als Spiegelbild politisch-gesellschaftlicher Verhältnisse. Urologe 44:277–281
Rosenthal JW (1996) Spectacles and other vision aids. Norman, San Francisco
Schaden C (2000) Die Antwerpener Schnitzaltäre im ehemaligen Dekanat Zülpich. SH-Verlag, Köln
Schadewaldt Hans (1986) Medizingeschichte im Rheinland. Von Wundärzten und Nobelpreisträgern. Waage 25:90-96
Schäfke W (1982) Der Rhein von Mainz bis Köln. DuMont, Köln
Schiffer HP (2007) Kirchen und Kapellen im Stadtgebiet Zülpich: Geschichte, Bauart, Ausstattung. Landpresse Regio, Weilerswist
Schmitz-Cliever E (1964) Der Bruch- und Steinschneider Frère Jacques in der Reichsstadt Aachen (1698). Sudhoffs Archiv 48:18-26
Thierer M, Rückgauer U (2010) Stätten der Stille. Die Kapellen im Landkreis Ravensburg. Fink, Lindenberg
Von Reber F (1908) Katalog der Gemäldesammlung der Kgl. Älteren Pinakothek in München. Bruckmann, München.
Wentzcke P, Lux HA (1925) Rheinland. Geschichte und Landschaft, Kultur und Wirtschaft. Deutsche Kunst- und Verlagsanstalt, Düsseldorf
Westermann-Angerhausen H (1974) Der Heilige Vitus als Patron von Mönchengladbach und seine Ikonographie. In: Die Abtei Gladbach 974-1802. Ausstellung zur Jahrtausendfeier der Gründung, Städt. Museum Mönchengladbach, Mönchengladbach, S 123-131
Wiedemann A (1927) Das Kloster Marienforst und der heilige Liborius. Unsere Heimat (Godesberg) 6(15):2-3

Rheinische Patienten: Pathographien zu Robert Schumann und Heinrich Heine

Joseph A. Kruse

9.1 Kultur- und medizinhistorisches Interesse an Künstlern und deren Krankheiten

»Es ist«, wie es in einem berühmten, von Schumann in der »Dichterliebe« op. 48 als Nr. 11 vertonten Heine-Gedicht aus dem Zyklus »Lyrisches Intermezzo« des »Buchs der Lieder« mit dem Titel »Ein Jüngling liebt ein Mädchen« über die stets so verwickelte und unglücklich waltende Liebe bei jungen Leuten heißt, »eine alte Geschichte«, die, wenn sie denn überhaupt auf diesen medizinischen Fragenkomplex angewendet werden darf, zwar nicht gerade »immer neu« war, aber doch seit langem viele Gemüter einzigartig bewegt hat.[211] Schließlich schien bei der Erforschung jener gleichermaßen tragischen wie bedenkenswerten Pathographien von Heinrich Heine (Düsseldorf 13.12.1797 – Paris 17.02.1856; Abb. 9.1) sowie Robert Schumann (Zwickau 08.06.1810 – Bonn 29.07.1856; Abb. 9.2), wobei deren Lebensläufe generationenversetzt auf wesentliche Weise mit Düsseldorf als Geburtsort oder letzter Wirkungsstätte verknüpft sind, durchaus wie im wahren Leben, gelegentlich manchem medizinhistorischen oder kulturgeschichtlichen Forscher, dem diese Krankheitshistorien »just« begegneten, »das Herz entzwei« gebrochen zu sein oder immer noch zu brechen angesichts der wichtigen, jedoch schwer zu fassenden Ursachenforschung (Heine DHA 1, S. 171). Denn »Lebensgeschichte als Krankengeschichte«, so heißt ein Abschnitt über den späten Heine in einer großen Biographie des Dichters ganz zu Recht (Hauschild u. Werner 1997, S. 543–550), und so wäre auch das Schicksal Schumanns richtig auf den Punkt zu bringen. Wobei zu bedenken ist, worauf die Pathographen sich ausdrücklich berufen, dass Heine sich im Falle seines Todes im rechtsgültigen französischen Testament vom 13.11.1851 jegliche Obduktion verbeten hatte (Heine DHA 15, S. 210; Stern 1964, S. 70f.; Tölle 1998, S. 211), Schumanns Gehirn dagegen von einem Kenner der Materie in Bonn untersucht und im Einzelnen beschrieben worden ist (mit unterschiedlichen Ergebnissen: Franken 2006 u. Schiffter 2006 b). Gerade darum bzw. trotzdem bleiben manche Fragen offen.

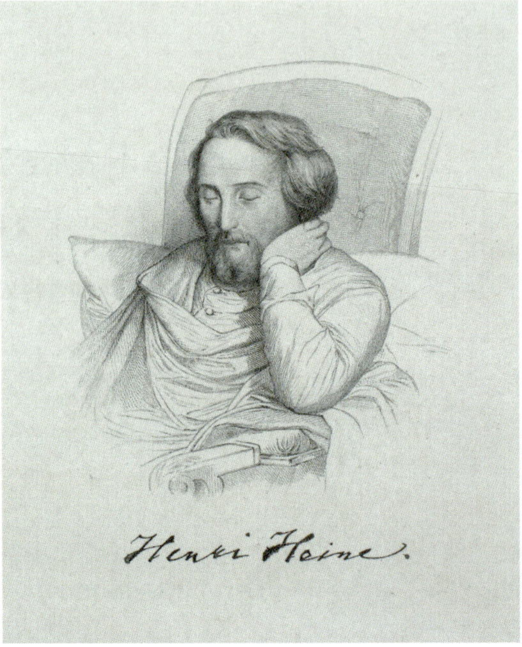

Abb. 9.1 Heinrich Heine. Lithographie von Charles-Remy Jules François nach einem Brustbild des Dichters in einem Fauteuil sitzend, Halbprofil nach links, mit Bart und geschlossenen Augen, Kopf auf den linken Arm gestützt, von Marc Charles Gabriel Gleyre (1851), mit faksimilierter Unterschrift des alten, den französischen Vornamen verwendenden Heine. Dem Dichter sagte zweifellos die Auffassung von Gleyre besonders zu (Quelle: Heinrich-Heine-Institut, Düsseldorf, mit freundl. Genehmigung)

Oder anders gewendet: Seit dem Beginn von Lebensdarstellungen unserer Schriftsteller, Musiker, Künstler und Gelehrten haben die Biographen keineswegs auf die jeweilige, teils äußerst kontrovers diskutierte Krankheitsgeschichte verzichten wollen oder können, die teilweise zugleich als Horizont des Verstehens für das Schaffen angesehen werden musste. Ja, in einer »traditionellen Medizingeschichte« hätten »Pathographien« gewisser-

[211] Als Archivar und Museologe bzw. Germanist und Theologe vermag ich allerdings nur über den in gut drei Jahrzehnten meiner mit beiden Protagonisten befassten Berufstätigkeit am Heinrich-Heine-Institut der Landeshauptstadt Düsseldorf ständig aktuellen Komplex von Neugier und Spekulation zu referieren. Für sachdienliche Erläuterungen während der Niederschrift dieser Ausführungen danke ich dem Geriater und Suchtmediziner Dr. med. Hans-Jurek von Mallek, Düsseldorf.

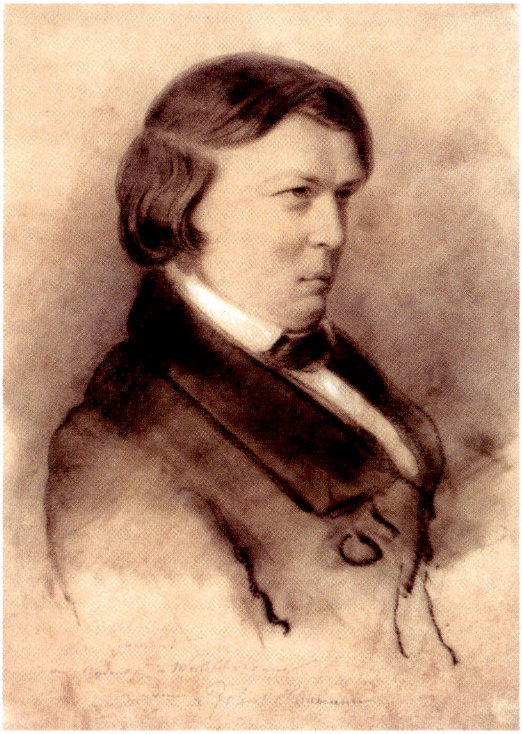

Abb. 9.2 Robert Schumann. Brustbild im Profil von Jean-Joseph-Bonaventure Laurens, 1853. Kolorierte Zeichnung auf mittelbraunem Karton mit Kreide gehöht, darunter eigenhändig geschriebene Widmungszuschrift von Robert Schumann an »Hrn Laurens zum Andenken in Werthschätzung von Robert Schumann« (Quelle: Heinrich-Heine-Institut, Düsseldorf, mit freundl. Genehmigung)

maßen »ein eigenes Genre« gebildet, »das heute etwas aus der Mode gekommen« sei, dennoch, so möchte ich das Argument umkehren, weiterhin zweifellos selbst zu der Sparte von »schamlos veröffentlichten Intimitäten der Prominenz« gehört (auf der Horst u. Labisch 1996, S. 245), auch wenn die medizinische Erkenntnisabsicht eine abgeklärt wissenschaftliche ist und sich z. B. die »Historizität der Diagnosestellung am Beispiel der Syphilis-Diagnosen bei Heine« innerhalb der Pathographie des Dichters als besonders »bescheidene Einsicht« in die »seriöserweise« nicht »eindeutige historische Diagnose« zu erkennen gibt (auf der Horst 2004, S. 150). Was zweifellos auch für Schumann gilt. Denn schließlich haben sich aufgrund des zeitlichen Abstands zu den fraglichen Patientenschicksalen und durch den ebenso zweifelsohne festzustellenden medizinischen Fortschritt in Kenntnissen wie Bezeichnungen verständlicherweise gelegentlich abenteuerliche Abweichungen, wohl nicht nur für den Laien, gezeigt.

Auch Selbstzeugnisse und Aussagen von Zeitgenossen sind nicht immer die verlässlichsten Quellen, wobei gleichzeitig festzuhalten ist, wie grandios und offenherzig durch Briefe, Tagebucheintragungen und Gesprächsnotate zahllose Tatsachen auch aus der privatesten Sphäre und unter Umgehung jeglicher Dezenz auf uns gekommen sind. Gerade bei Heine haben allerdings die gegensätzlichsten Schilderungen von Menschen, die ihn kannten, den Heine-Biographen Fritz J. Raddatz in seinem Buche unter der Überschrift »Taubenherz und Geierschnabel« zu einer absurden Kompilation verführt, die schon in einer künstlich komponierten adjektivischen Summe für sich spricht und das Tohuwabohu von kontaminierten Äußerungen und Befunden ein wenig der Lächerlichkeit preisgibt: »großkleinschmächtigmuskulösfeingebautbleichundschwächlich« (Raddatz 1997, S. 26).

Beispiele aus dem literarischen Kontext von Krankheitsbeschwörungen lassen sich unter anderem in zehn von auch medizinischer Hand zusammengestellten Kapiteln mit dem leichtfertig anspielungsreichen Obertitel »Schöner Leiden. Die schönsten Krankheiten und die größten Hypochonder des Universums« nachlesen (Geyersbach u. Wieland 2004). Dort sind nach jeweiligen Vorbemerkungen die unterschiedlichsten Texte von unterschiedlichsten, durchweg männlichen Autoren aus der weiten Welt sowie unterschiedlichsten Zeiten versammelt und durch drei interessante Register aufgeschlüsselt worden (Register der Symptome & Krankheiten, der Mittel & Medikamente sowie der Hypochonder & ihrer Mitmenschen). Ob Thomas Mann oder Philip Roth, Rainer Maria Rilke oder Leo N. Tolstoi, Gustave Flaubert oder Miguel de Cervantes, Gottfried Benn oder Peter Rühmkorf, Karl Philipp Moritz oder Franz Grillparzer, Marcel Proust oder Franz Kafka, Molière oder Goethe, Lord Byron oder Hugo von Hofmannsthal, alle (und dies ist nur eine unsystematische Auswahl ohne chronologische Rücksichten) tragen zum Chor der Stimmen über Krankheiten, deren Symptome, deren Heilung oder deren Betrachtung bei. Vicki Baum kommt wenigstens neben der Autorin Fanny Müller ebenfalls zu Wort; zwei weibliche Berichte, die mit den von Leiden und Krankheiten offenbar aktenkundig mehr geschlagenen und beredter klagenden Helden tapfer konkurrieren müssen, was übrigens auch für die insgesamt ausstehenden weiblichen Pathographien gilt (auf der Horst u. Labisch 1996, S. 245).

Heine erscheint zum Glück in der Einleitung mit einer bemerkenswerten Briefstelle an seinen Verleger Julius Campe. Es heißt dort: »Sie dürfen dem Äskulap einen Hahn opfern! Ich stand schon vor den Pforten des Totenreichs, aber die ewigen Götter ließen, aus besonderer Gnade, mich noch auf einige Zeit am Leben. […] es war eine fürchterliche Gelbsucht, mit Cholera oder sonstig fabelhaft scheußlicher Krankheit akkompagniert […]« (Geyersbach u. Wieland 2004, S. 18f.).[212] Auch in rühmkorfschen Selbstbeobachtungen wird auf Heine verwiesen, nämlich auf dessen Urteil über die 1848er Revolution in Paris, wo von »Universalanarchie, Weltkuddelmuddel« und von sichtbar gewordenem »Gotteswahnsinn« die Rede ist (Geyersbach u. Wieland 2004,S. 147f.). Dabei wollen die Herausgeber Heine durchaus aufrichtig Dank sagen, auch wenn sie diesen ironisch überspitzen: »Wer könnte so schön leiden und obendrein so schön schreiben? Fallen da nicht zwei ganz seltene Talente zusammen? Ist das nicht hohe Kunst?« Und sei nicht »das Wahre kaum vom Schein zu trennen? (Geyersbach u. Wieland 2004, S. 19). Für manche Vorphase des späten Heine, der nicht einmal sehr alt wurde, mag das letztere, tatsächlich hypochondrische Element zutreffen, für den todkranken Dichter am Ende sicherlich nicht mehr. Selbst der Wiener Karl Kraus, wie Heine von jüdischer Herkunft und christlicher Assimilation, ließ in seinem rabiat bitteren Heine-Aufsatz von 1910 unter der anklagenden Überschrift »Heine und die Folgen« wenigstens die späten Gedichte als echte Dokumente einer geläuterten, weil leidenden Existenz gelten: »Heine hat das Erlebnis des Sterbens gebraucht, um ein Dichter zu sein.« Der Tod sei »ein noch besserer Helfer als Paris; der Tod in Paris, Schmerzen und Heimatsucht, die bringen schon ein Echtes fertig.« Der Tod, so heißt es schließlich, »konzentriert, räumt mit dem tändelnden Halbweltschmerz auf und gibt dem Zynismus etwas Pathos« (Goltschnigg u. Steinecke 2008, Bd. 2, S. 221).

[212] Der Brief in vom Zitat abweichender Orthographie stammt vom 07.10.1836 aus Marseille (Heine HSA 21, S. 162).

9.2 Forschungsarbeiten und Quellenstudien zu den Krankheiten Heines und Schumanns

Mit dem gesundheitlichen Los von Musikern hat sich umfassend der Mediziner Franz Hermann Franken beschäftigt, der eine enge berufliche Beziehung zum Rheinland unterhält. Er hatte sich nämlich 1963 in Düsseldorf an der Zweiten Medizinischen Klinik und Poliklinik habilitiert, war dort Oberarzt und übernahm 1970 die Leitung der Inneren Abteilung des Krankenhauses St. Josef in Wuppertal-Elberfeld. Beispielsweise hat er in seinen weitgreifenden Untersuchungen zu den »Krankheiten großer Komponisten« in einem ersten Band die Musiker J. Haydn, L. van Beethoven, V. Bellini, F. Mendelssohn Bartholdy, F. Chopin und, in diesem Kontext relevant, R. Schumann betrachtet (Franken 1986, S. 239–303) und sich dann im vierten Band über G.F. Händel, J.S. Bach, A. Bruckner, H. Wolf und Béla Bartók an dessen Schluss erneut wieder Robert Schumann, und zwar diesmal dem tragischen Ende des Komponisten gewidmet (Franken 1997, S. 218–251). Im zweiten und dritten Band seiner Studien wurden die Krankengeschichten von W.A. Mozart, C.M. von Weber, G. Rossini, F. Schubert und J. Brahms behandelt bzw. die von N. Paganini, R. Wagner, G. Bizet, G. Mahler und M. Reger dargestellt. Somit konnten Bögen gespannt werden, die hilfreich sind, um den einzelnen Fall des Komponisten Schumann vor dem Hintergrund anderer Leidensgenossen seiner Zunft besser würdigen zu können. Von geradezu spektakulärer Einsicht in Schumanns letzte beiden Jahre zeugt der gut 600 Seiten starke Band »Robert Schumann in Endenich (1854–1856): Krankenakten, Briefzeugnisse und zeitgenössische Berichte« (Appel 2006 a), in dem übrigens eine gekürzte Fassung von Frankens Beitrag aus seinem vierten Band über die

Musikerkrankheiten als gewissermaßen klassische Erläuterung wieder aufgenommen und die Folgen der in der Jugend sich zugezogen habenden Syphiliserkrankung festgeschrieben wurden (Franken 2006, S. 442–447). Schumanns Erkrankung hatte verständlicherweise schon früher immer wieder die Gemüter bewegt. Der Ausstellungskatalog des Heinrich-Heine-Instituts »Schumanns rheinische Jahre« zum 125. Todesjahr wartet u. a. gar mit einer graphischen Darstellung seiner Erkrankungen von 1833 bis 1856 auf, hat also bereits den 23-jährigen Komponisten im Blick (Kast 1981, S. 175). Zum 150. Todesjahr von Heine und Schumann wurde beider Künstler in einer gemeinsamen Ausstellung des Heine-Instituts unter der einprägsamen Heine-Formulierung von der Musik, die »Das letzte Wort der Kunst« sei (Kruse 2006), gedacht und fand ein ebenfalls beide Künstler bedenkender internationaler Kongress statt mit dem Titel »Übergänge. Zwischen Künsten und Kulturen«, wobei auch hier, zumal im Kontext des Ausstellungskataloges, die jeweiligen Krankengeschichten eine Rolle spielten: Diesmal wurden weder Schumann noch Heine als Syphilitiker diagnostiziert (Schiffter 2006 b; auf der Horst 2006), obwohl der eine, nämlich Roland Schiffter aus Berlin, der bei Schumann die Diagnose Schizophrenie als weitgehend gesichert gelten lässt und die syphilitische progressive Paralyse ausschließt, Heine zur selben Zeit sogar eine eigene Studie zu dessen Syphilis-Erkrankung gewidmet hatte (Schiffter 2006 a), während der andere, nämlich Christoph auf der Horst aus Düsseldorf, die Syphilis-Diagnose bei Heine als »auf tönernen Füßen« stehendes »antisemitisches Klischee der Medizin« bzw. als »Klischee der ‚jüdischen Geschlechtskrankheit'« postuliert (auf der Horst 2006, S. 283). Letzterer hat allerdings jüngst vor dem Hintergrund einer von ihm neu herangezogenen französischen Erinnerungsschrift des Schriftstellers Augustin Challamel (erschienen 1885) über die 1830er Generation seine Zweifel an der Syphilis-Diagnose stark relativiert. Es müsse »mit hoher Plausibilität von einer luetischen Erkrankung Heines ausgegangen werden«, auch wenn dies durch Gegenbelege zumindest relativiert werden könne, so dass »die Rekonstruktion der Krankengeschichte Heines [...] nach wie vor eine *illusion pathographique*« bleibe (auf der Horst 2013, S. 136). Der Laie verharrt also weiter staunend vor den Toren des ewigen Ruhmes seiner Helden und deren physischer Untergänge.[213]

So viel steht jedenfalls fest: Solche Fragestellungen und Themen erleben in gewissen Abständen eine jeweilige Konjunktur. Dabei gibt es manches zu debattieren. Vor allem muss eingestanden werden, dass die Krankheitsfälle der beiden Künstler Schumann und Heine weit zurückliegen und ihre Behandlung wie Beschreibung nur bedingt vom modernen medizinischen Raster unserer Jetztzeit sicher oder eindeutig erfasst und nur nach dem damals erreichten medizinischen Wissensstand erörtert werden können. Überhaupt, je kränker die besagten Patienten waren, was auf unsere beiden Protagonisten zutrifft, und je wahrscheinlicher ihre zeitweisen Erkrankungen oder tödlichen Krankheiten wenigstens teilweise zum Bereich der Geschlechtskrankheiten gehört haben, was ebenfalls bei beiden wohl nicht nur in der Grauzone der Spekulation verbleibt, umso wilder wuchern die Deutungen der Symptome und umso abwechslungsreicher gestalten sich die Diagnosen, auch wenn sie noch so kühl und abgeklärt daherkommen. Zweifellos gehören die von der Nachwelt erstellten Pathographien zu einem Gutteil nicht nur zur Medizin-, sondern genauso zur Wirkungsgeschichte: Bei Schumann spielte stets das hagiographische Moment eine Rolle, so dass Franken voller Sachlichkeit ausdrücklich betont: »Darüber, daß Europa im letzten [also 19. Jh., J.A.K.] Jahrhundert mit der Syphilis in einem uns nicht mehr vorstellbaren Ausmaß verseucht war, hilft kein Moralisieren. Eine ganze Reihe unserer großen Komponisten, wie Schubert, Smetana, Donizetti oder Wolff, wurden ein Opfer der Seuche. Ein kleiner, heute als selbstverständlich erscheinender

[213] Sämtliche im Rahmen dieser Untersuchung hier genannten Gewährsleute, Mediziner mit kulturhistorischem Sinn und Nichtmediziner mit ebenfalls literatur- oder musikwissenschaftlichen Interessen zu Heines und Schumanns Krankengeschichte sind mir im Laufe meiner Beschäftigung mit den beiden »Romantikern« freundlich begegnet und als ebenso bewundernswert kenntnisreiche wie ernsthafte Forscher erschienen, so dass ich mich fortan stets wie zwischen von mir ernst genommenen Verkehrszeichen mit gelegentlich gegenläufigen Angaben bewegt habe.

‚Fehltritt' genügte, um den Grundstein zur Selbstzerstörung zu legen« (Franken 1986, S. 296). Bei Heine changierten die Urteile, wie im gesamten Spektrum seiner Einordnung üblich, zwischen Ablehnung und Zustimmung. Die Schilderung ihrer Leidensgeschichte und von deren Ursachen war deshalb in der Regel nicht bloß von objektiven Kriterien bestimmt. Wie in den historischen Wissenschaften und der Philologie wird auch in der Medizingeschichte, wenn nicht gar in den medizinischen Fächern selbst immer auch der jeweilige Standpunkt, die Herkunft, die Überzeugung, die Religion etc. des einzelnen Handelnden von Belang für eine Einschätzung überlieferter Daten und Texte sein.

Das hat sich vor allem in der inzwischen enorm angewachsenen und kontroversen Darstellung von Heines Krankheiten oder vor allem der Krankheit seiner letzten Pariser Jahre gezeigt, die in einer achtjährigen, von ihm sog. »Matratzengruft« endete (Heine DHA 3, S. 177; ◘ Abb. 9.3).

Nach manchen Vorgängern in dieser speziellen Forschungsfrage trat der spätere Internist und Kardiologe Henner Montanus mit seiner ebenso umfang- wie materialreichen, sachlich informativ gegliederten Düsseldorfer Dissertation (»Die Krankheiten Heinrich Heines« aus dem Jahre 1991) bei dem angesehenen Medizinhistoriker Hans Schadewaldt (und bei weiterer medizinischer Beratung durch den Neurologen Hans-Joachim Freund und den Ophthalmologen Hans Pau) unter dem endgültigen Verlagstitel »Der kranke Heine« auf den Plan (Montanus 1995). Es löste sich danach, auch unabhängig von seiner Studie, eine kleine Lawine mit anderslautenden, vor allem auf den als verursachenden Urogenitaltrakt zielenden Diagnosen. Sein Verdienst einer intensiven Beschreibung von Symptomen und Erkrankungen vor allem aus den Selbstaussagen und die Berücksichtigung von sonstig einschlägigen Aspekten bleiben allerdings unbestritten, auch wenn die auf seine Untersuchung (mit dem Ergebnis: »Die Tuberkulose erscheint daher als Erkrankung Heines sehr wahrscheinlich«; Montanus 1995, S. 495) Schlag auf Schlag folgenden Beiträge argumentativ deutlicher zur Selbsteinschätzung des Dichters zurückkehrten, ohne sie einfach alle gelten zu lassen. Diese neueren Erörterungen haben offenbar manches für sich und unterrichten u. a. auch über nunmehr zu diskutierende Probleme von einer Bleivergiftung oder dem Opium-Abusus bis zum antijüdisch grundierten medizinischen Argumentationsmuster (u. a. auf der Horst 2006; auf der Horst u. Labisch 1996, 1999; Gilman 1997; Schiffter 2006 a; Tölle 1998).

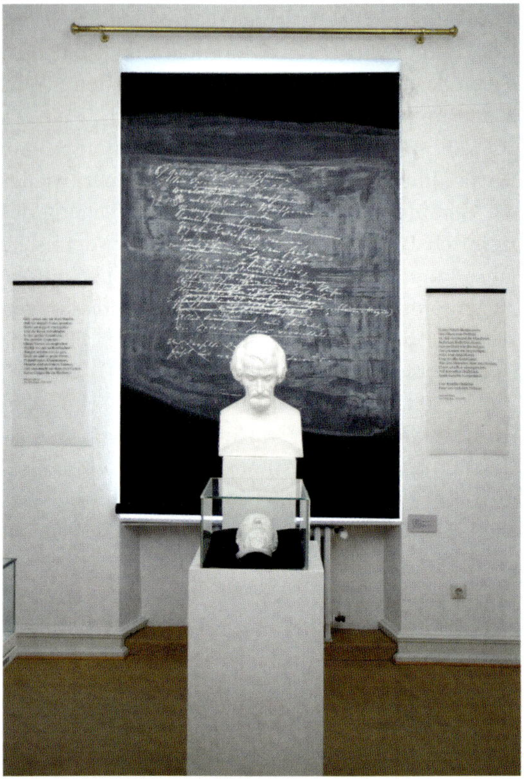

◘ **Abb. 9.3** Auch museale Installationen wandeln sich: Hier ein Blick in den Raum zum Gedenken an den späten Dichter »Zwischen den Religionen« der früheren Heine-Ausstellung »Nähe und Ferne« im Museum des Heinrich-Heine-Instituts in der Düsseldorfer Bilker Straße 12–14. Heines Totenmaske liegt vor einem Gipsabguss der vom dänischen Bildhauer Louis Hasselriis geschaffenen Büste für das Grabdenkmal auf dem Montmartre-Friedhof in Paris. Diese Präsentation ging der im Frühjahr 2014 eröffneten, sehr überzeugenden neuen Dauerausstellung voraus, die nunmehr Heine unter der Überschrift »Romantik und Revolution« verlebendigt und beispielsweise Heines Krankheitsgeschichte mit dem von ihm geprägten Wort »Matratzengruft« thematisiert (Foto: Gavril Blank; Heinrich-Heine-Institut, Düsseldorf, mit freundl. Genehmigung)

Das 548 Seiten umfassende Standardwerk von Montanus stellte seinerzeit, und diese Tatsache muss zu seinem Verständnis sowie seiner Bedeutung immer mitbedacht werden, zugleich einen beachtenswerten Beitrag der Medizinischen Fakultät der so lange im Streit um die Namensgebung nach Heine in Verruf geratenen Düsseldorfer Universität dar. Die Auseinandersetzung begann im Prinzip beim Ausbau der Medizinischen Akademie zur Universität im Jahre 1965 und endete 1988 zum krönenden Abschluss des 700-jährigen Düsseldorfer Stadtjubiläums mit dem Universitätsvotum, sich endlich den Namen Heinrich Heines zuzulegen, was ihrer internationalen Reputation äußerst dienlich gewesen ist.

Die Studie von Montanus enthält mit ihrer ausführlichen Dokumentation allein schon zur »Biographie und Anamnese« (S. 12–229), der eine hilfreiche »Chronologie der Krankheiten« folgt (S. 243–257) und beispielsweise eine »Chronologie der Ärzte […] und ihre Therapie« (S. 259–261) zugeordnet ist oder wonach später ein Kapitel über seine »Erotik und Sexualität« (S. 303–329) eingespielt wird, eine gewaltige medizinhistorische Übersicht. Am Schluss erfolgt die »Darstellung der diagnostizierten Erkrankungen, epikritische Überlegungen und differentialdiagnostische Diskussion der Krankheiten« (S. 437–489) Heines und fasst der Abschnitt »Diagnose der Erkrankung« Heines (S. 490–495) alles zusammen, zugegebenermaßen durchaus einseitig. Darum fiel die ausholende Besprechung, trotz allen Lobes solcher enormen Arbeitsleistung, und zwar just von Seiten des Schadewaldt-Nachfolgers Alfons Labisch sowie seines Mitarbeiters Christoph auf der Horst, dessen genauso umfangreiche und einlässige, allerdings germanistische Düsseldorfer Dissertation über »Heinrich Heine und die Geschichte Frankreichs« fünf Jahre nach Montanus im Jahre 2000 ebenfalls in den »Heine-Studien« erschien, gerade in Bezug auf die immer mitlaufende Abwehr einer syphilitischen Erkrankung, von der Heine selber durchaus ausging, mehr als kritisch-ungnädig aus. Auch hielten weitere inhaltliche Argumentationen in der Arbeit von Montanus sowie einige Versehen innerhalb der Darstellung letztendlich der Betrachtung dieser Rezensenten nicht Stand (auf der Horst u. Labisch 1996). Die Gründlichkeit der scharfen Besprechung macht freilich zugleich auf den Wandel im medizinisch moralischen Urteil durch verschiedenste Indizienketten aufmerksam: Was als unangenehme Folge gerade der Sexualität immer wieder oft unbewusst abgewiesen wurde und möglicherweise auch die Darstellungsabsicht bei Montanus leitet, ruft an anderer Stelle umso mehr den sachlich-aufgeklärten Gestus einer interesselosen und abstrakt-historischen Richtigkeit hervor, die selber allerdings auch dem Wandel unterliegen kann bzw. statt zur Syphilis-Erklärung zu Deutungsmustern aus antisemitischen Vorurteilen greift, für die ebenfalls als »Krankheit ohne Namen« manches spricht (Gilman 1997).

9.3 Berührungspunkte und Unterschiede zweier Kranker wie Heine und Schumann

Soviel bleibt in Bezug auf beide Künstler, auf den über die eigenen kranken Zustände beredt und stets souverän in Briefen und Werken unterrichtenden Dichter wie auf den eher, was nicht nur der Dramatiker Friedrich Hebbel an ihm erlebte, als »Schweiger« (Edler 2002, S. 244) bekannten Musiker sicher, dass sie zu den bemerkenswertesten Kranken der Kulturgeschichte gehören. Die oft gebrauchte Formel von »Genie und Wahnsinn«, von der unter anderem schon Seneca oder Arthur Schopenhauer Gebrauch machten, trifft vor allem auf den jüngeren Komponisten Schumann zu, hat aber auch beim bis zuletzt mit klarem Verstand begabten Schriftsteller Heine sogar dessen eigene Überlegungen aufgrund seines Morphium-Konsums in Gang gesetzt. Der interessanteste, weil prominente Patientenstamm hatte sich also, wie allein unsere beiden Beispiele unter Beweis stellen, in der Tat häufig aus jenen auf spezielle Begabungen sich stützende Voraussetzungen gebildet, der die Welt ihre dankbar angenommenen künstlerischen Hochgenüsse verdankt. Und wenn Heine den eigentlichen Krankheitsschub dem Erbschaftsstreit mit der Familie seines Ende 1844 verstorbenen Hamburger Millionärsonkels Salomon Heine anlastet und davon spricht, dass das entsprechende familiäre Verhalten ihm »die Knochen im Herzen gebrochen«

hätte (Heine HSA 22, S. 224), dann zeigt sich, dass mystifiziert-kommunikative, auf die Realität reagierende Emotionen vom noch so aufgeklärten, der Romantik entlaufenen Patienten Heine im Prinzip wichtiger genommen werden als sonstige Krankheitserreger. Ein romantisches Genie Schumann würde dieser Diagnose aus Metapher und tragischen Zuständen von Begabung und nicht zu regelnden zwischenmenschlichen Beziehungen zur selben Zeit und bis zuletzt sehr wahrscheinlich einvernehmlich zugestimmt haben.

Man darf bei einer solchen Betrachtung von Pathographien so unterschiedlicher Charaktere wie Heine und Schumann und im Blick auf die Voraussetzungen ihrer Erkrankungen nicht davor zurückschrecken, gewissermaßen auch Banalitäten in Betracht zu ziehen. Beide Künstler haben nicht nur die zeitweise niederrheinische Heimat Düsseldorf sowie den als Studien- bzw. Sterbeort Bonn mit seiner ansprechenden mittelrheinischen Umgebung und darüber hinaus das Sterbejahr gemeinsam, sondern auch sonst durchaus Berührungspunkte von Bedeutung und Aussagekraft. Dennoch kann man sie nur bedingt miteinander vergleichen, sollte aber gerade für die Überschneidungen, so selbstverständlich oder beiläufig sie auch scheinen mögen, ein positives Sensorium bereithalten. Beide sind nach bzw. neben einem Jurastudium zu Künstlern geworden. Der 30-jährige Heine gehörte als Redakteur der »Neuen allgemeinen politischen Annalen« des Verlegers Cotta bereits für den Abiturienten Schumann bei einem am 08.05.1828 stattgehabten persönlichen Treffen in München zu den großen Schriftstellern, vor dem er Respekt hatte, dessen Liebenswürdigkeit sowie kenntnisreiche Stadtführung den 18-jährigen aber vollkommen bezauberten. Der spätere Komponist ging damals noch mit dem Gedanken schwanger, eigentlich Dichter werden zu wollen. Er stammte aus einem Verlagshaus; sein Vater war Autor und Übersetzer. Die Musik überwog und machte auch die anschließende Berufsentscheidung als Komponist, Musikschriftsteller und Dirigent verständlich, der dennoch ein Leben lang für die Dichtung offen blieb. Beide waren – wenn bei Heine auch nur im überschaubaren Maß und eher aus dem Blickwinkel der Wirkungsästhetik heraus – als Musikkritiker tätig.

Beiden ist eine gewisse Mobilität durch Reisen und Ortsveränderungen gemeinsam. Heine hat an vielen deutschen Orten über Frankfurt am Main, Hamburg, Bonn, Berlin, Göttingen und München gelebt und ist mit »Reisebildern« berühmt geworden, die manche Erlebnisse in deutschen Landen von der Nordsee bis zur Isar festgehalten haben, aber auch seine Eindrücke aus Polen, England und Italien widerspiegeln. Von dem Vierteljahrhundert in Paris (seit 1831) ganz zu schweigen. Auch Schumann war an mehreren deutschen Orten zu Hause: Zwickau, Leipzig, Heidelberg, Dresden, Düsseldorf und Bonn lauten seine Stationen. Seine Sicht wurde durch Reisen in die Schweiz, Oberitalien und nach Wien, nach Belgien und Holland, ja bis nach Russland wesentlich erweitert (Bodsch 2009/10). Die Umbrüche ihrer Zeit durch Technik und Industrialisierung, was sich gerade auch auf Reisen zeigte, ist beiden bewusst geworden; Heine hat dies ausdrücklich thematisiert (Großklaus 2013).

Politisch gesehen war beiden eine Napoleon-Verehrung eigen, was bei Heine wegen der durch den Franzosen beförderten Gleichstellung der Juden noch verständlicher ist als Schumanns offenbar bereits ebenfalls schon europäisch freiheitliche Sicht, die den despotischen und kriegerischen Aspekt beiseite lässt. Immerhin ist Heines Gedicht von den beiden »Grenadieren« eine wichtige Klammer, insofern Schumann es, übrigens genau wie Wagner, vertonte (op. 19) und ebenfalls mit Motiven der Marseillaise versah. Die landschaftliche Verbindung schlug sich in der poetischen Rheinromantik zahlreicher Gedichte und Prosapassagen vom Loreley-Gedicht bis zum Fragment »Der Rabbi von Bacherach« bei Heine sowie in der »Rheinischen Symphonie« op. 97 bei Schumann eindrucksvoll nieder.

Auch Heine kam, trotz der Einschränkungen für die jüdische Minderheit, aus einer akademischen Tradition, die auch mit eigener kaufmännischer Erfahrung gepaart war. Darüber hinaus stammte er seinerseits in der Tat aus dem »Volk des Buches«, was sich beim Düsseldorfer Zweig der van Gelderns unter anderem auch in einem besonderen antiquarischen Interesse zeigt, so dass der bis nach Palästina reisende Großonkel Simon nicht nur mit kostbaren Handschriften handelte, sondern gewissermaßen sogar als Mitbewerber Lessings als Bibliothekar in Wolfenbüttel auftrat (Rosenthal 1978, S. 122–127). Heine war darüber hinaus vor allen Dingen Nachfahre von Hofbankiers, was längst zur Vergangenheit gehörte, und von Judendoktoren, wie z. B. sein Düsseldorfer Großvater Gottschalk und sein Onkel, der Hofarzt Simon van Geldern, es waren und wie man die jüdischen Mediziner in ihrem Dienst am Gesundheitswesen seinerzeit nannte. Auch sein jüngerer Bruder Maximilian war Arzt und in St. Petersburg, u. a. als medizinischer Schriftsteller, erfolgreich tätig. Das protestantisch-moralische Element mit biblischem Einschlag beim Komponisten Schumann war für den älteren, erst 1825 zum Protestantismus konvertierten, aus jüdischer Familie stammenden Schriftsteller Heine möglicherweise genau jene Bildungskomponente einer verantwortlichen, aufklärerischen Künstlerpersönlichkeit, die beider Haltung grundiert. Was hat das mit der Krankengeschichte zu tun?

Sehr viel. Denn was bei Schumann bürgerschaftliche Verantwortung und gezielt wie konzentriert angestrebter, der Humanität verpflichteter Lebensentwurf war, bildete bei Heine den Kampf um einen freien, auf Emanzipation ausgerichteten Entwicklungsprozess mit moralischer Verpflichtung durch Einforderung der Menschenrechte. Insofern zogen beide an einem Strang. Die Gesundheit war Voraussetzung, was in Heines Lebensrückblick »Enfant perdü« aus dem Zyklus »Lamentazionen« des »Romanzero« von 1851 mit ausdrücklichem Bezug auf den verlorenen »Posten« im literarischen »Freyheitskriege« angesprochen wird: »Ich kämpfte ohne Hoffnung, daß ich siege, / Ich wußte, nie komm‘ ich gesund nach Haus«, heißt es am Ende der ersten Strophe; und am Schluss der fünften lautet die Zeile: »Die Wunden klaffen – es verströmt mein Blut«, was die sechste und letzte Strophe wieder aufnimmt: »Ein Posten ist vakant! – Die Wunden klaffen – / Der Eine fällt, die Andern rücken nach – / Doch fall‘ ich unbesiegt, und meine Waffen / Sind nicht gebrochen – Nur mein Herze brach« (Heine DHA 3, S. 121f.). Ihr oft von Jugend an gefährdeter und angegriffener, gelegentlich hypochondrischer Zustand bildete andererseits die Bedingung für den genialischeren Zugriff auf Themen und Formen von bleibendem Interesse, genauso wie für ihre so intensive, lange Zeit auch schlechten Zuständen abgerungene, ungebrochene Kreativität. Dabei darf nicht außer Acht gelassen werden, dass Schumann familiär belastet war. Melancholische Zustände hatten beispielsweise eine Schwester zum Selbstmord geführt. Das macht seinen Sprung in den Rhein am 27. Februar, dem Rosenmontag 1854, begreiflicher. Man denke aber auch an die Demenzerkrankung von Heines Vater, dessen Familie insgesamt jedoch als stabil zu betrachten ist.

Schumanns zahlreiche Heine-Vertonungen, insgesamt ergeben sich 41 von ihm vertonte Gedichte, sprechen die Sprache eines besonderen Verständnisses des romantischen Zeitgenossen Heine (Alf u. Kruse 1981). Dass seine Noten der »Dichterliebe« von 1840 mit Heine-Vertonungen aus dem berühmten »Buch der Lieder« von 1827 den Autor in Paris, aus welchen misslichen Gründen auch immer, dann doch nicht erreicht haben, steht auf einem anderen Blatt. Besonders in der als Liebesbewältigung einzuschätzenden Lebensführung gehören beide in den romantischen Kontext: Heine gewiss, trotz mancher Erfahrungen, vor allem als begabter Verbalerotiker, Schumann durch seine zahlreichen Beziehungen vor der Ehe mit Clara geradewegs zu den sexuell Besessenen. In der Bewältigung ihrer Krankheiten sind beide Künstler bewundernswert. Dabei ist selbstverständlich zu bedenken, dass Heine nicht nur etwa zwölf Jahre älter war als Schumann, sondern genau diesen Zeitraum mehr auch für sein Werk bis zum gemeinsamen Todesjahr zur Verfügung hatte. Während Heine allerdings zwar öffentlich und wortmächtig, aber leise starb, war Schumanns Bonner Zustand mit seinen aggressiven Attacken gegen Ärzte und Pfleger sowie seinen Anfällen aus lautem Wahnsinn und schwer zu bändigender Unruhe für ein stilles Privatleben nicht mehr tragbar (Abb. 9.4).

Heine lebte in einem kinderlosen, nicht einfachen Verhältnis, das 1841 standesamtlich und in einer katholischen Trauung zur halbwegs glücklichen Ehe legalisiert wurde, mit einer kulturell nur rezeptiven und heiter kindlichen französischen Frau namens Augustine Crescence Mirat (1815–1883) zusammen, die er nach romantischem Vorbild aus dem Novalis-Roman »Heinrich von Ofterdingen«

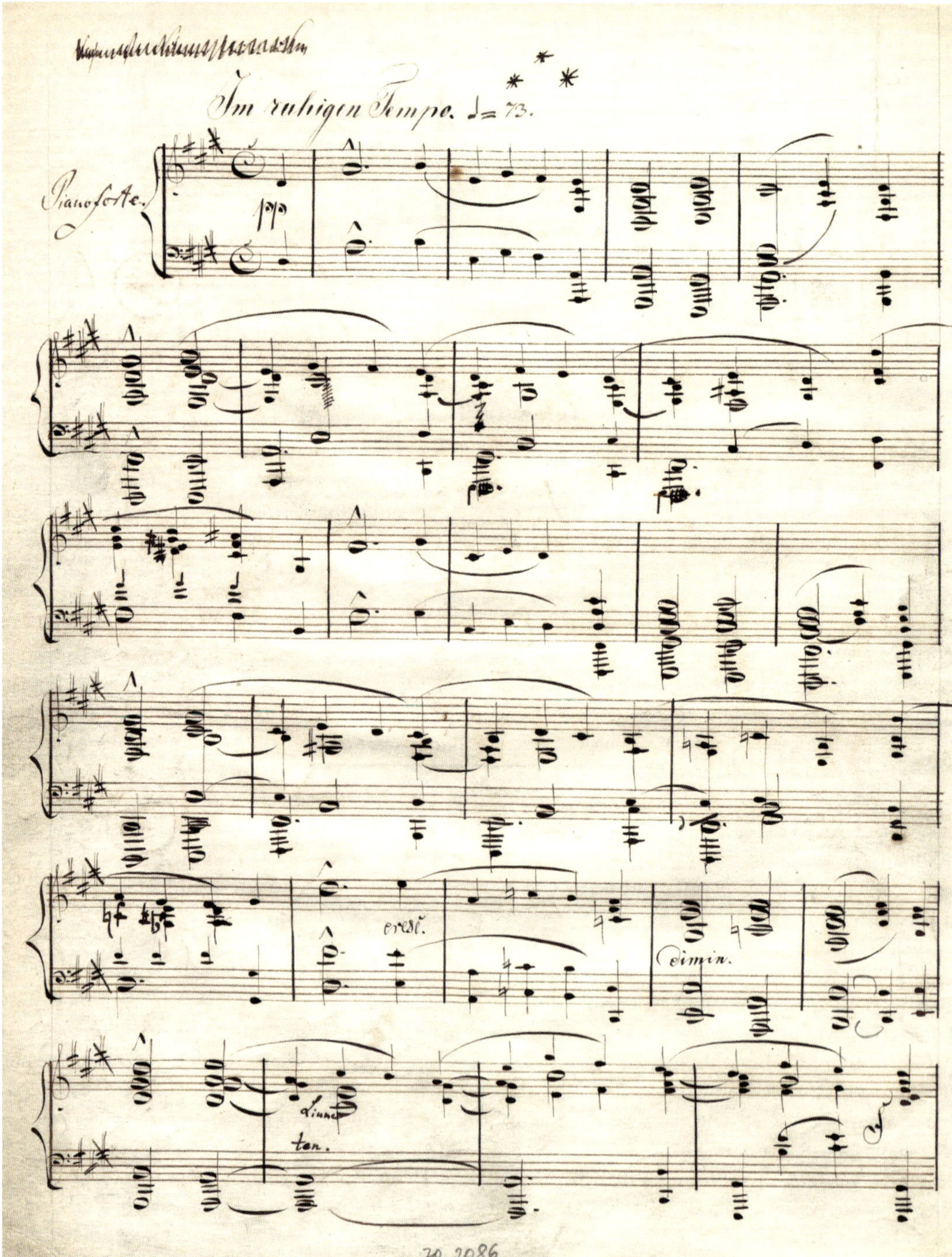

Abb. 9.4 Robert Schumann. (Aus: Gesänge der Frühe. Fünf Klavierstücke op. 133, »der hohen Dichterin Bettina [von Arnim] zugeeignet« (1853), Stichvorlage). Die Erstausgabe erschien 1855 bei Arnold in Elberfeld. Es handelt sich um das letzte kompositorische Werk Schumanns, das vom 15.–18.10.1853 in Düsseldorf entstand und bereits auf Spuren seiner Erkrankung verweist (Quelle: Heinrich-Heine-Institut, Düsseldorf, mit freundl. Genehmigung)

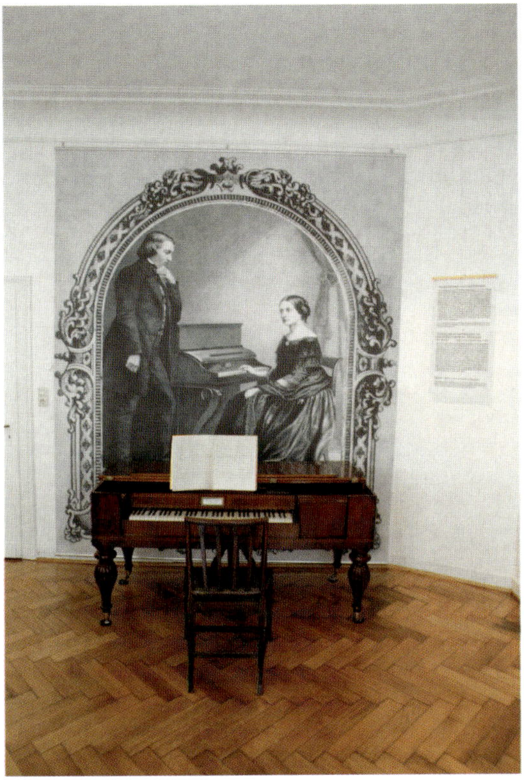

Abb. 9.5 Blick in den Gedenkraum für Robert und Clara Schumann im letzten gemeinsamen Wohnhaus in der Bilker Straße 15 in der Düsseldorfer Karlstadt. An der Wand die Vergrößerung einer Daguerreotypie des Ehepaars von J.A. Völlner, Hamburg 1850 (seitenverkehrt). (Foto: Gavril Blank; Heinrich-Heine-Institut, Düsseldorf, mit freundl. Genehmigung)

Mathilde nannte (Kruse 2005, S. 46). Sie verstand seinen Rang als deutscher Schriftsteller nur bedingt und scheint ihn eher nicht gelesen zu haben. Schumann dagegen führte eine trotz hehrer Gefühle sicherlich problematische und anstrengende Ehe mit einer der Starpianistinnen seiner Zeit, die er seinem Lehrer und Schwiegervater Friedrich Wieck bis zum juristischen Prozess abgetrotzt hatte und die als Clara Schumann (1819–1896) trotz der sieben, das Erwachsenenalter erreicht habenden Kinder (Nauhaus 2013) ihre eigene Karriere verfolgte, auch wenn die Nachwelt in ihrer schnöden Verdammung gelegentlich über das Ziel hinausschoss (Weisweiler 1990). Es ist mehr als begreiflich, wenn der durch sein Handleiden nicht zum Pianisten aufgestiegene Komponist seine Frau oft genug eifersüchtig beneidete: um ihre Kunst wie um ihren Erfolg. Beide Frauen waren jünger als ihre Männer und haben sie jeweils einige Jahrzehnte überlebt. Mathilde war dem kranken Dichter offenbar eine treue Begleiterin, die zur Aufheiterung wie Sorge gleichermaßen beitrug. Heines Frau, seine Schwester Charlotte und seine Mutter waren zweifellos der Hinderungsgrund für einen gelegentlich erwogenen Selbstmord. Der Dichter mobilisierte alle Kräfte, um seine Frau für die Zeit nach seinem Tod zu versorgen. Sein Nachlass war für sie das Pfand für eine, neben der hart erkämpften Familienrente, Lebenssicherung, was auch halbwegs gelang. Claras Abstand zum kranken Mann in Bonn, während sie in Düsseldorf blieb, wurde ungerechterweise ihr angelastet, während sie offenbar nur den ärztlichen Rat befolgte. Für die Nachwirkung Schumanns bildeten ihre Konzertprogramme einen unverzichtbaren Teil an seinem Ruhm, dem auch die eigene Komponistentätigkeit untergeordnet wurde (Abb. 9.5).

Bei der Zeitdiagnose »dieser kranken alten Welt«, wie Heine in seiner Schrift »Zur Geschichte der Religion und Philosophie in Deutschland« sagt, sind beide besonders feinfühlig. Heines Wort in diesem Zusammenhang: »Ich bin der krankste von euch allen und umso bedauernswürdiger, da ich weiß was Gesundheit ist«, kann für den Dichter wie den Komponisten als lebenslanges Programm dienen (Heine DHA 8, S. 80). Wenn Heine seine späten Jahre mit dem Schicksal der armen, von Geschwüren überzogenen biblischen Beispielfigur des Lazarus vergleicht und er dessen Schicksal als Interpretation der eigenen Situation postuliert, so bringen Schumanns »Geister-Variationen« aus der letzten Phase ebenfalls den abgründigen und melancholischen Sinn zur Sprache. Diesen metaphysischen Auslegungen der künstlerischen Existenz ist dann Clara Schumann ihrerseits am Ende ihres Lebens voller nervöser Anspannung gefolgt. Dass auch die Nachwirkung sprich wissenschaftliche Fürsorge für das Andenken beider auf archivarische und museale Weise, jedenfalls was Schumann mit seinen unterschiedlichen Gedenkstätten betrifft, im Heinrich-Heine-Institut, Düsseldorf, aneinander gebunden und aufeinander bezogen bleibt, spricht für einen wie auch immer im Ein-

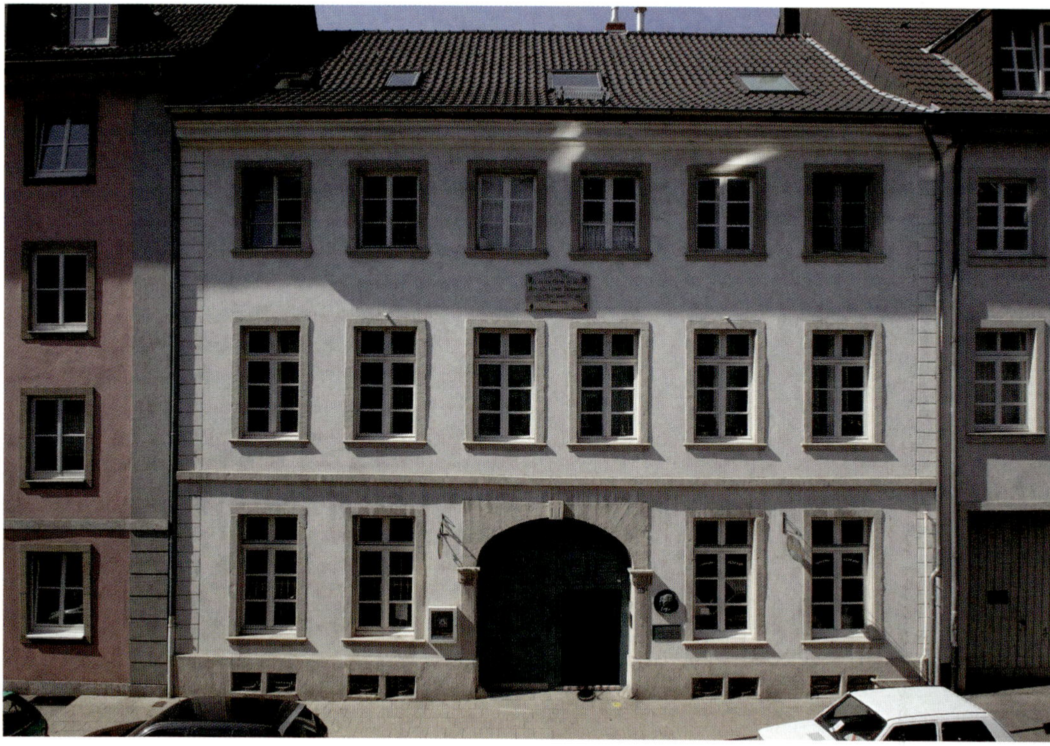

Abb. 9.6 Wohnhaus der Familie Schumann in Düsseldorf, Bilker Straße 15, von September 1852 bis Juli 1855. Im Erdgeschoss ist heute, gemeinsam von Heine-Institut und Schumann-Gesellschaft, ein Museumsraum eingerichtet, der an die Düsseldorfer Jahre Robert und Clara Schumanns erinnert (Foto: Gavril Blank; Heinrich-Heine-Institut, Düsseldorf, mit freundl. Genehmigung)

zelnen auszulegenden »romantischen« Höhepunkt innerhalb einer ebenso beförderungswerten wie anspruchsvollen rheinischen Erinnerungskultur (Brenner-Wilczek et al. 2010; Abb. 9.6).

9.4 Anmerkungen zu Schumanns Pathographie

»Melancholie« heißt das Schlüsselwort für die Lebens- und Leidensgeschichte Robert Schumanns; kombiniert mit dem Wort »Wahn« lautete schon in dieser Art die Diagnose von Dr. Franz Richarz, als er Robert Schumann auf dessen eigenen Wunsch am 04.03.1854 in die private Heilanstalt zu Endenich aufnahm (Appel 2006 a, S. 58 u. 497; Appel 2006 b, S. 259). Das Bild vom Träumer und Melancholiker mit seiner schon bei Dürer festgehaltenen Körperhaltung des aufgestützten Kopfes wird durch die posthume, erst 1859 entstandene Darstellung des Düsseldorfer Künstlers und Freundes der Familie Eduard Bendemann – nach einer Hamburger Daguerreotypie von J.A. Völlner aus dem Jahre 1850 – vor allem durch die Witwe festgeschrieben. Auch ihre Vorliebe hat die Wirkungsgeschichte selbstverständlich zu beeinflussen versucht und das weitgehend auch erreicht. Schumanns Sensorium für charakterliche Extreme von Verschlossenheit und Zugewandtsein zeigt sich schon in der von ihm verwendeten literarischen Doppelgestalt von Eusebius und Florestan. In seinem Jean-Paul-Erlebnis findet er Erfüllung und Anregung. Literarische Aktionen werden als Gegengewicht von Wort und Klang bis in die Tempobezeichnungen hinein durchzusetzen versucht. Alkoholgenuss und sexuelle Entspannung sind offenbar von früh an jene Möglichkeiten, dem Druck des Alltags und den Erwartungshaltungen seiner Umgebung zu entfliehen.

In den Düsseldorfer Musikdirektorenjahren seit 1850 ist Schumann bereits überfordert. Schon die Lektüre von Eigentümlichkeiten der rheinischen Stadt hatte ihn beim Hinweis auf eine Irrenanstalt befremdet, gar irritiert. Der Umgang mit Chor und Orchester, mit den abgestuften Aufgaben als für die städtische Musik insgesamt zuständigen Leiter, was selbst die Kirchenmusik in der Maxkirche neben dem ehemaligen Franziskanerkloster betraf, das Heine als Schüler besucht hatte, blieben ihm eine spürbare Last. Insgesamt bot sich sein kinderreiches Eheleben mit einer ebenso hochbegabten wie berühmten Künstlerin als Demonstrationsobjekt an für die Überforderung seiner Rolle als Mann und Vater sowie für eine mit den Krankheitsschüben einhergehenden Fluchtbewegung bis hin zum rigorosen Geschlechterkampf aufgrund der eigenen kompositorischen Verpflichtungen, die ihm als einziges Maß und Ziel galten.

Das alles, kombiniert mit fortschreitenden Krankheitssymptomen, konnte nur in einer gesundheitlichen Katastrophe enden: und zwar mit Gefahr für Frau und Kinder. Darum waren Melodramatik und Vorsicht auf Seiten Schumanns selbst der Auslöser für den Bonn-Endenicher Aufenthalt in der Nervenanstalt des Dr. Richarz. Franken betont in seiner Diagnose »die über Jahrzehnte immer häufiger und anhaltenderen Phasen depressiver Verstimmungszustände, unterbrochen von geradezu übersprudelnden Schaffensperioden mit gehobenen Stimmungslagen« (Franken 1986, S. 293). Angstzustände, Schlaflosigkeit und die Zeichen einer hochgradigen vegetativen Labilität hätten auf der anderen Seite die außergewöhnliche Zielstrebigkeit bei persönlich gesteckten und künstlerischen Zielen neben sich. Auch nach der Auflösung des Konflikts mit dem Schwiegervater seien die Depressionen keineswegs zurückgegangen. Seit 1852 seien zu den bekannten Symptomen neue hinzugekommen: »Eine verwaschene Sprache, Krampfanfälle, Gehörshalluzinationen, Verworrenheit, Gedanken- und Erinnerungslücken, Stereotypie, Unfähigkeit Klavier zu spielen, Unruhezustände und Aggressivität und endlich ein rascher geistiger und körperlicher Verfall prägen das Krankheitsbild« (Franken 1986, S. 296).

Könnte man dafür eventuell nicht auch Eigenheiten des Korsakow-Symptomenkomplexes verantwortlich machen, z. B. die Folge jahrelang überhöhten Alkoholkonsums? Oder könnte nicht, differentialdiagnostisch gesehen, ein von der Syphilis infizierter Patient obendrein schizophren sein? In der Diskussion herrscht in der Regel ein Entweder/Oder, kein Sowohl als Auch vor. Der Berliner Neurologe Roland Schiffter seinerseits jedenfalls, dem jüngst nach manchen anderen pathographischen Studien, vor allem über romantische Patientenschicksale, eine Darstellung auch des kranken Friedrich Nietzsche zu verdanken ist (in seinem Buche namens »Carus – Darwin – Nietzsche«, 2013), argumentiert damit, dass fast alle psychiatrischen Einzelsymptome Schumanns »zwar auch bei der syphilitischen progressiven Paralyse vorkommen, aber nicht in dieser Konstellation und Reihenfolge und niemals ohne rasches Einmünden in bleibende Defektsymptome wie Gedächtnisstörungen bis zur Demenz«. Schumanns 28 Jahre währender Krankheitsverlauf sei sehr zuverlässig als Schizophrenie zu diagnostizieren, »vielleicht in der Sonderform der ‚periodischen Katatonie' von Karl Leonhard (familiäre Belastung, schubweiser, relativ gutartiger Verlauf, Reizbarkeit, motorische Verhaltensweisen).« Auch der Endenicher Obduktionsbefund habe »keine oder keine wesentliche Hirngewebsschrumpfung« ergeben und keine eindeutigen Entzündungszeichen an Hirngewebe oder den Hirnhäuten nachgewiesen; beim angeblich syphilitischen Gewebe (Gumma) handele es sich »um eine, wahrscheinlich harmlose, Geschwulst welcher Art auch immer« (Schiffter 2006 b, S. 275f.). Bei allem bleibt natürlich zu berücksichtigen, dass Schumann bereits mit 46 Jahren verstorben ist.

Schumanns Arzt Richarz stellt in seinem Bericht über dessen Krankheit und Tod im Jahre 1873 heraus, dass die »letzte verderbliche Krankheit« keine »primäre, specifische Geisteskrankheit« gewesen sei: »Sie bestand vielmehr in einem langsamen, aber unaufhaltsam sich vollziehenden Verfall der Organisation und der Kräfte des Gesammtnervensystems (in der Form der unvollständigen Paralyse), von welchem die psychische Alienation nur eine Theilerscheinung war. […] Sein Selbstbewußtsein war getrübt, geknickt, doch nicht zerstört, sein Ich nicht sich selbst entfremdet, nicht umgewandelt.« Die Schwermut sei ihm treu geblieben und habe ihn »vor jener tragischen Metamorphose« bewahrt (Appel 2006 a, S. 439f.).

Clara war dann doch an seinen letzten Lebenstagen bei ihm. Er habe sie, schreibt sie ihren Töchtern Marie und Elise, einen Tag nach seinem Tod aus Bonn, »auch noch einige Male erkannt und angelächelt, auch ein Mal noch umarmt« (Appel 2006 a, S. 396). So ging offenbar ein stilisiertes Lebensglück des außergewöhnlichen Musikerpaares wenigstens mit einigen Symbolen des friedlichen Einvernehmens zu Ende.

9.5 Anmerkungen zu Heines Pathographie

Die deutsche Periode Heines von Ende 1797 bis zum Mai 1831 war in der frühesten Jugend von keinen nennenswerten Krankheiten gezeichnet. Erst mit dem Studium und den zunehmenden Briefwechseln wird deutlich, dass Kopfschmerzen eine große Rolle spielen, dass nervöse Empfindlichkeiten seinen Alltag bestimmen. Er kann zur gleichen Zeit das Meeresrauschen genießen, muss aber das Ticken der Uhr beseitigen. Auch sexuelle Erlebnisse scheinen für den jungen Mann, der als Jurastudent »nicht mehr Monotheist in der Liebe« ist, sondern sich wie »zum Doppelbier« so »auch zu einer Doppelliebe« hinneigt, wie es am 25.02.1824 heißt, nicht ohne Folgen geblieben zu sein. Wie für Schumann seine Christel so taucht für ihn »die schöne Köchinn des Hofrath Bauer« in Göttingen auf samt den Kondomen »von veilchenblauer Seide« (Heine HSA 20, S. 145). Da ist es möglicherweise aber schon zu spät. Das anfangs zitierte Gedicht vom unglücklich liebenden Jüngling erhält seine ganz eigene, abgründige Bedeutung. Auch die »Schmutzgassen Hamburgs« sind vorher bereits als Erlebnis offenbar von Belang. Seinem Berliner Freund Moses Moser, dem er die gerade zitierten späteren Geständnisse über die unglückliche Liebe zur gipsernen »Medizäische[n]« Venus in der Bibliothek und die möglicherweise venerische Köchin gemacht hat, schreibt er am 11.07.1823, er habe nicht nach Hamburg gehen sollen: »Ein arger Wahn kömmt in mir auf, ich fange an selbst zu glauben daß ich geistig anders organisirt sey und mehr Tiefe habe als andre Menschen. Ein düsterer Zorn liegt wie eine glühende Eisendecke auf meiner Seele. Ich lechze nach ewiger Nacht.« Er habe vorgestern »nach Mitternacht als ich mit meinem infernalen Brüten die bekannten Schmutzgassen Hamburgs durchwandelte«, einen gemeinsamen Bekannten getroffen: »Ich habe ihm ehrlich weiß gemacht die Sommernacht habe mich zu einem Spatziergang auf die Straße gelockt, und es sey eine allerliebste Kühle. Charmant!« (Heine HSA 20, S. 104). Was als belastende und nervöse Zeit und trotz des Jura-Abschlusses als beruflich erfolglose Periode angesehen werden muss, die auf dem literarischen Sektor durch Zensur und Verbot bedroht ist, ändert sich in Paris zu einem anfangs ausgeglichenen, glücklichen Leben. Heine setzt durch sein französisches Wohlleben gewissermaßen Fett an. Aber die damals geradezu weibliche Modekrankheit des Kopfschmerzes als Stigma des heineschen Befindens, von dem sein literarischer Mitstreiter Heinrich Laube eigens dezidiert berichtet, bleibt zunächst lange Zeit ein treuer Begleiter und »seine immer wiederkehrende Not. Er glich oft einer hysterischen Frau, die ewige Krisen in Migräne durchmacht. Da sprach er dann abgebrochen und wüst, die Sätze nur halb fertig, die notwendigsten Worte oft mühsam suchend« (Gilman 1997, S. 493). Das fügt sich durchaus zum Bild vom Dandy, mit dem Heines Großonkel mütterlicherseits, sein eigener, am Schluss übrigens dementer Vater, den er als weichlich schön beschreibt, einige Freunde und er selbst einige Überschneidungen besitzen (Kruse 2013) und das auch zur von Sander L. Gilman im Erklärungszusammenhang des Laube-Zitats benutzten Erklärung passt: »Heine war aufgrund seiner Krankheit und seiner erotischen Werke der am meisten feminisierte Schriftsteller seiner Zeit.« Hinzu kam die vom dänischen Literaturkritiker Georg Brandes, Jude wie Heine und Star des Fin-de-Siècle, eigens notierte »ständig wachsende Nervosität« (Gilman 1997, S. 492).

Das 18. Kapitel in der Arbeit von Montanus, überschrieben mit »Darstellung der diagnostizierten Erkrankungen, epikritische Überlegungen und differentialdiagnostische Diskussion der Krankheiten Heinrich Heines«, lässt auf gut 50 Seiten neun unterschiedliche Krankheiten Revue passieren, davon zunächst auf immerhin mehr als einem Drittel von 20 Seiten die Syphilis, die er, wie gesagt, aus-

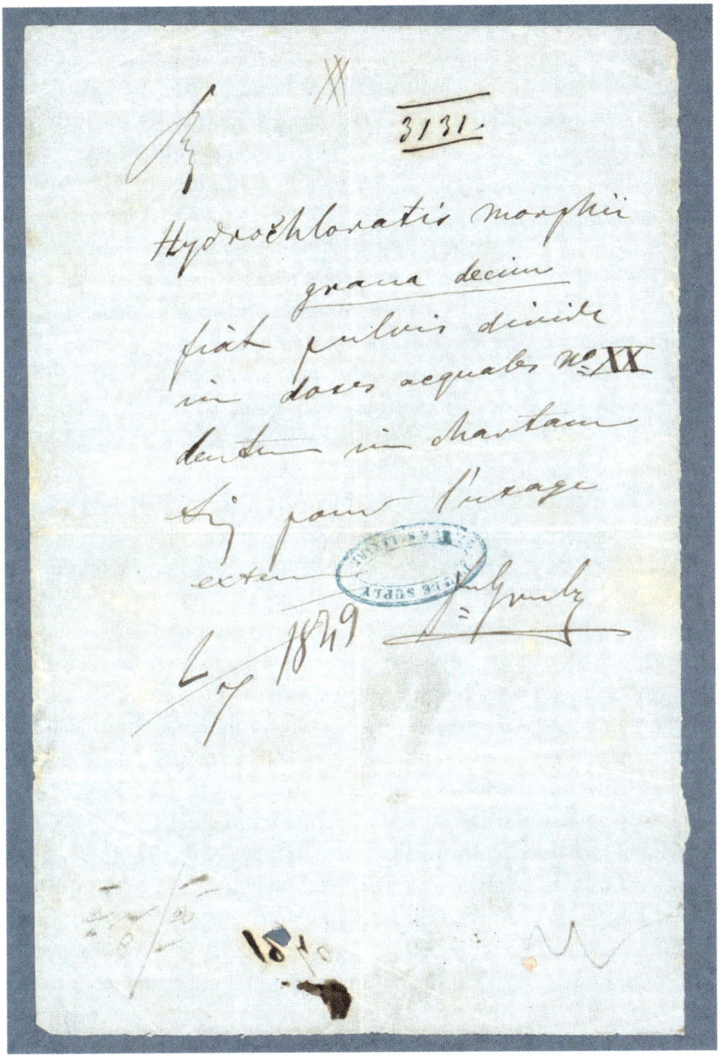
3131.

Hydrochloratis morphii

grana decem

fiat pulvis divide

in doses aequales No XX

Abb. 9.7 Eines der erhaltenen Morphiumrezepte für den kranken Heine von seinem Arzt Dr. David Gruby vom 02.07.1849. Gruby lebte in der rue St. Lazare unweit von Heines während seiner »Matratzengruft« lange benutzter Adresse in der rue d'Amsterdam; so mag selbst die Ortsangabe die Figuration des Dichters als Lazarus und Hiob beeinflusst haben (Quelle: Heinrich-Heine-Institut, Düsseldorf, mit freundl. Genehmigung)

schließt. Es folgen die Embolische Encephalomyelitis/Encephaloradiculomyelitis, dann die von ihm präferierte Tuberkulose und tuberkulöse basale Meningitis/Meningoenzephalitis, die Encephalomyelitis disseminata, die Amyotrophische Lateralsklerose, die Landry-Paralyse, die Syringomyelie, die Akute intermettierende Porphyrie und schließlich die Periarteriitis nodosa (Montanus 1995, S. 437–489). Ein wahrhaft weites Feld, auf dem sich die medizinischen Gelehrten und laienhaften Literaturkenner tummeln konnten. Was sie denn auch mit manchmal erstaunlichem Erfolg taten. Durch apodiktische Haltungen wurden dabei jedoch die wenigsten Einsichten vermittelt. Immer auch bezogen sich die Gewährsleute auf den Autor und seine Umgebung selbst. Hier denn ließen sich die beredtesten, ja wirklich bewegenden Dokumente für eine teilnahmsvolle Pathographie finden. Dabei darf man nicht vergessen, dass die damaligen Behandlungsmethoden in ihrer radikalen Rücksichtslosigkeit die Leiden gelegentlich sogar übertrafen. Ohne Opium vermochte Heine weder die Ursache noch die Behandlung zu überstehen (Abb. 9.7).

So sehr auch beispielsweise das Verhältnis zum jüngeren Bruder Maximilian belastet war: Als die Krankheit ihre Wucht und Folgen zeitigte und das eigene Studium in medizinischen Lehrbüchern wie von Moritz Heinrich Romberg mancherlei ihm nicht hilfreiche Aufschlüsse, »höchstens für Vorlesungen im Himmel«, geboten hatten, nämlich »wie schlecht die Aerzte auf Erden die Rückenmarkserweichung kuriren« (Werner 1973, I, S. 353), war denn doch dieser als Arzt in der Familie ein Adressat für besonders drastische Bekenntnisse. So heißt es in den Briefen des Dichters aus Paris vom 10. und 12.09.1848, Maximilian in Petersburg habe richtig erraten, dass sein »Leid im Rückgrate seinen Sitz« habe. Seine Krämpfe hinderten ihn am eigenhändigen Schreiben, er habe seit drei Monaten »nur zuweilen noch wenige Augenblicke das Bett verlassen können. Herz und Gehirn, oder vielmehr die Seele, in üppigster Gesundheit und ich fürchte deßhalb ein längeres Leben als mir frommt«. Und im direkt anschließenden Schreiben kann Heine sich einerseits noch um finanzielle Angelegenheiten kümmern, in denen Max ihm tatkräftig beisteht. Andererseits holt er jedoch zum großen Bericht über seine Leiden aus, wobei er zunächst darauf verzichtet »mancherlei« mitzuteilen, »woraus Dir, dem Arzte, vielleicht ein Licht aufgehen mag«: »Dieser lebendige Tod, dieses Unleben, ist nicht zu ertragen, wenn sich noch Schmerzen dazu gesellen. [...] Wenn ich auch nicht gleich sterbe, so ist doch das Leben für mich auf immer verloren und ich liebe doch das Leben mit so inbrünstiger Leidenschaft. Für mich giebt es keine schöne Berggipfel mehr, die ich erklimme, keine Frauenlippe, die ich küsse, nicht mal mehr ein guter Rinderbraten in Gesellschaft heiter schmausender Gäste; meine Lippen sind gelähmt wie meine Füße, auch die Eßwerkzeuge sind gelähmt ebensosehr wie die Absonderungskanäle. Ich kann weder kauen noch kacken, werde wie ein Vogel gefüttert. Dieses Unleben ist nicht zu ertragen« (Heine HSA 22, S. 291f. u. 294). Ein solcher Stabreim am Ende beschreibt eine Impotenz auf gewissermaßen höherer leiblicher Ebene und kann durch die Pflege nicht mehr wettgemacht werden.

Der Familienton war überhaupt stets sehr offen und ohne Verklemmung. Das zeigt sich beispielsweise am Brief des Bruders Gustav aus Wien, älter als Maximilian und noch erfolgreicher als dieser, da er als Zeitungsmagnat und Grundherr zum Freiherrn von Heine-Geldern aufstieg und sich komplett in das katholische Habsburgerreich integrierte. Ein Nachfahre der heutigen Generation lebt übrigens als Jesuit in München. Auch mit Gustav stand sich der Dichterbruder nicht immer gut. Alle Geschwisterliebe hatte er gewissermaßen auf seine in der Familienordnung auf ihn folgende Schwester Charlotte, verheiratete Embden, und ihre Kinder in Hamburg geworfen. Dennoch hat sich am Lebensende eine gewisse Harmonie ergeben. Darum kann Gustav über den angeheirateten Vetter Halle, der eine der heineschen hansestädtischen Lieblingskusinen geheiratet hatte und Präses des Hamburger Handelsgerichts geworden war, ziemlich gehässig berichten. Denn Dr. Adolf Halle gehörte angeblich zu den Gegenspielern des Dichters, und mit seiner Kusine Therese hatte sich erst spät eine gewisse Aussöhnung mit Heine in Paris wieder hergestellt. »Wie geht es Dir«, fragt Gustav am 23.06.1855, ein gutes halbes Jahr vor Heines Tod: »Dieser Tagen war Halle mit Therese bei uns die sich sehr nach Dir erkundigten Ich ließ Dich ein bischen Sterben mit Gottes Hülfe werde ich dieses aber noch sehr oft und lange thun. Halle ist sehr krank, der arme Millionair kann nicht pissen, und sein Werkzeug dazu, nemlich der Pisser ist so schlecht, daß wenn man ihm einen Hund vorwirft, er ihn nicht fressen würde. Arme Therese. Unser Rächer ist ein Pisser. Schone Dich nur, und lebe noch recht lang, das soll Deine Rache, und unsere größte Freude seyn« (Heine HSA 27, S. 334).

Solche familiäre Intimität mit dem Geschlechtsorgan führt beim alten Heine sogar zu einem der letzten grandiosen, zu Lebzeiten nicht mehr gedruckten und später aus Gründen des Anstands teilweise verstümmelten Gedichte mit der ihm gelehrt distanzierend verliehenen Überschrift »Zur Teleologie«, dessen erste Zeile »Beine hat uns zwey gegeben« lautet und das ein Gespräch des Dichters mit der »blonden Teutolinde« enthält. Dort erklärt er angesichts der beim Menschen manchmal zweifach, gelegentlich aber auch nur einfach auftretenden Organe und Extremitäten des Schöpfergottes »Nützlichkeitssystem« durch die Verwendung des gleichen Organs, das der hehren Liebe wie Fortpflanzung und dem Wasserlassen dient (Heine DHA 3, S. 400–403). Ihm selber war gerade dieses Organ ein gewissermaßen, wenn eine solche Bezeichnung nicht gerade dem natürlichen Bereich widerspräche, metaphysisch transzendentales Symbol für die Emanzipation und Befreiung vom Reglement sich heuchlerisch anständig gerierender Obrigkeit. Die großen Zeugen seiner von ihm selbst angenommenen Folgeerscheinungen von Amors Pfeil, wie die Geschlechtskrankheiten euphemistisch lange und oft genannt wurden, sind schließlich Heines junger Freund Ferdinand Lassalle, Begründer der Sozialdemokratie, der im Erbschaftsstreit mit Heines Hamburger Verwandtschaft für den Dichter kämpfte wie später in Düsseldorf im Ehescheidungsverfahren seiner Freundin, der Gräfin Hatzfeldt, und Karl Marx, mit Friedrich Engels Vater des »Kommunistischen Manifests«. Auch mit dem jungen Marx war Heine noch zu besseren Gesundheitszeiten in Paris häufig zusammengetroffen. Lassalle schreibt an Marx Anfang Juli 1855 nach seinem Besuch an Heines Krankenbett in Paris: Heine, bei dem er erst einmal war, sei äußerst »herunter«: »Sein Geist aber so hell und scharf wie je, nur etwas gegen die Welt verbittert, wie es mir schien. Er freute sich sehr, mich zu sehen und rief nach der ersten Begrüßung gleich aus (auf seinen Schwanz weisend): ‚Sehen Sie, welcher Undank! Diese Partie, für die ich soviel getan habe, hat mich so weit gebracht.' Sein Anblick ist übrigens wirklich schreckenerregend. – Dich hält er in sehr freundlichem Angedenken« (Werner 1973, II, S. 396).

Die späten Gedichte in der Rolle des armen »Lazarus«, u. a. gewiss eine Assoziation zu seinem Arzte David Gruby, der in der rue Saint-Lazare, parallel zu seiner Adresse in der rue d'Amsterdam wohnte (Kruse 1997, S. 273–287, bes. 274), haben eine Offenheit in der Darstellung körperlicher Gebrechen erreicht, wie sie unvergleichlich ist. Sein »Vermächtniß« soll als ein Beispiel von Patientenverfügungen der besonderen, heinesk-ironischen Art gelten:

»Nun mein Leben geht zu End',
Mach' ich auch mein Testament;
Christlich will ich drin bedenken
Meine Feinde mit Geschenken.

Diese würd'gen tugendfesten
Widersacher sollen erben
All mein Siechthum und Verderben,
Meine sämmtlichen Gebresten.

Ich vermach' Euch die Coliken,
Die den Bauch wie Zangen zwicken,
Harnbeschwerden, die perfiden
Preußischen Hämorrhoiden.

Meine Krämpfe sollt Ihr haben,
Speichelfluß und Gliederzucken,
Knochendarre in dem Rucken,
Lauter schöne Gottesgaben.

Codizill zu dem Vermächtniß:
In Vergessenheit versenken
Soll der Herr Eu'r Angedenken,
Er vertilge Eu'r Gedächtniß.« (Heine DHA 3, S. 120f.)

Solche produktive Verdammung führt die Variante seiner Kenntnis prophetischer Scheltreden an ein düsteres Ende aus eigener Krankheitserfahrung. Roland Schiffter hat kenntnisreich die syphilitische Erkrankung Heines dargestellt und »aus klinisch-neurologischer Sicht unter Berücksichtigung der zitierten (älteren) Literatur nur eine Diagnose mit einer sehr hohen Wahrscheinlichkeit in Betracht« gezogen: nämlich »eine Krankheit, die wir heute *meningo-vaskuläre Lues* nennen, die früher auch *Lues cerebrospinalis* hieß.« Man könne auch von einer chronischen syphilitischen Meningitis sprechen, die sich an der Schädelbasis und im Rückenmarkskanal immer weiter ausgebreitet und die dort entlang ziehenden Nerven zerstört habe. Er spricht im zitierten Zusammenhang im Blick auf dieses Gedicht davon, Heine habe »seine neurologischen Symptome sehr treffend und ein wenig giftig« zusammengefasst (Schiffter 2006 a, S. 78f.). Damit kehrt auch Schiffter sehr viel differenzierter zum gut vier Jahrzehnte früheren Urteil von Arthur Stern aus Jerusalem (Stern 1964, S. 77: »eine vielgestaltige *Lues cerebrospinalis*«) zurück. Er schließt sich, ohne den Praktiker Heinrich Tölle aus dem Jahre 1998, der wie Stern schon dasselbe Gedicht »Vermächtniß« zitierte, offenbar zur Kenntnis genommen zu haben, auch den Stellungnahmen von beiden an. Dagegen erfährt Christoph auf der Horst als »Philologe« mit den Adjektiven »hilflos« und »hemdsärmelig« ein ähnliches Schicksal wie früher Montanus durch Labisch und auf der Horst. Die Arbeit von Montanus wird von Schiffter durchaus anerkennend »als unentbehrliche Quelle« aufgenommen, die in ihren differentialdiagnostischen Schlussfolgerungen allerdings als »fehlerhaft und unannehmbar« einzustufen sei (Schiffter 2006 a, S. 8, 81 u. 84). Tölle bezieht sich bei seinem Urteil auf eine Stellungnahme seines früheren Lehrers Professor Gustav Bodechtel von 1964, der von 1940 bis 1953 Leiter der Medizinischen Poliklinik in Düsseldorf war, danach Ordinarius in München. »Als die international anerkannte Kapazität auf dem so schwer bestimmbaren Grenzgebiet von Innerer Medizin und Neurologie war er von einem Fachkollegen von Rang um sein Urteil gebeten worden. Es lautete: ‚nach dem mir vorgelegten Material dürfte es sich um eine Lues cerebrospinalis gehandelt haben', und er begründete sein Urteil knapp und treffend« (Tölle 1998, S. 210). Ob dieses Urteil mit der Studie von Stern zusammenhängt? Jedenfalls wird Bodechtels Titel »Differentialdiagnose neurologischer Krankheitsbilder« bei Schiffter aufgeführt. Kurz vor der Umwandlung der Medizinischen Akademie Düsseldorf zu einer Universität, die auch noch gleich in den Namensstreit nach dem großen Dichter Heine hineingezogen wurde, hätten solche sachdienlichen Urteile, zumal sie mit Heines Geburtsort durch berufliche Verflechtung zu tun hatten, als sinnvoller Lösungsansatz manchen späteren Spekulationen den Wind aus den Segeln genommen. Doch auch hier gilt noch einmal: Vielleicht war der fromme Wunsch der Vater eines für gewisse Konditionen gerade nicht opportunen Gedankens.

Unterstützt wird die geschilderte retrospektive Diagnose durch die neuere Erkenntnis: »Dass Philippe Ricord der an Heine applizierten Kaliumjodid-Medikation in der Syphilistherapie zum Durchbruch verhalf und Arzt in einer von Heine langjährig besuchten, auf venerische Erkrankungen ausgerichteten Krankenheilanstalt war«, was durch die »in der Heine-Philologie bislang unbekannte[n] Quelle der ‚Souvenirs' von Challamel« aufs Trefflichste belegt wird (auf der Horst 2013, S. 135). Hierbei spielt eben die Maison de santé in der rue de Lourcine des mit Heine und seiner Frau Mathilde befreundeten Denis-Louis-Grégoire Faultrier eine große Rolle. Dieser Trauzeuge Mathildes und Vermittler für Heines Mitgliedschaft bei den Pariser Freimaurern hatte seinem Schwiegersohn Eugène Poterin Du Motel die Leitung der Anstalt übertragen. Ricord war dort Chefarzt und in das Pariser Kulturleben intensiv integriert.

Bedenkenswert, jedoch wenig überzeugend scheint die von auf der Horst aufgestellte These zu sein, dass Heine selbst eine Syphiliserkrankung systematisch verschwiegen hätte, um seine für das »Überleben als Berufsschriftsteller« notwendigen Beziehungen »zu wichtigen Persönlichkeiten des öffentlichen Lebens« (auf der Horst 2013, S. 135)

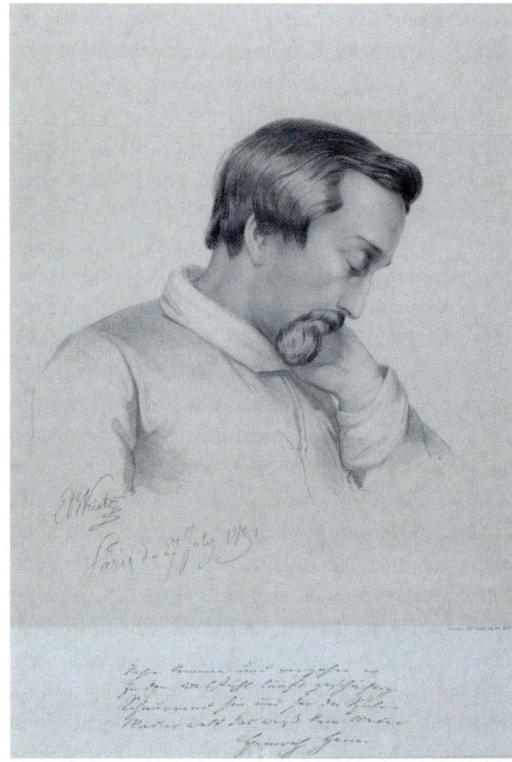

Abb. 9.8 Heinrich Heine. Lithographie von Charles Fuchs nach der Zeichnung von Ernst Benedikt Kietz (1851). Signatur (faksimiliert): »E.B. Kietz Paris den 27 July 1851.« Faksimilierte Handschrift Heines: »Jahre kommen und vergehen - / In dem Webstuhl läuft geschäftig / Schnurrend hin und her die Spule - / Was er webt das weiß kein Weber / Heinrich Heine.« (Strophe aus dem Gedicht »Jehuda ben Halevy« im 3. Buch des »Romanzero«); Vermerk: »Druck v. Ch Fuchs lith. Inst. Hamburg«. Diese Darstellung im Auftrag von Heines Hamburger Verleger Julius Campe gefiel diesem wiederum besser als das Heine-Porträt von Gleyre (Quelle: Heinrich-Heine-Institut, Düsseldorf, mit freundl. Genehmigung)

nicht zu gefährden. Dieses Verschweigen wird mit seiner Verschleierung der jüdischen Herkunft parallelisiert. Für beides gilt aber eher ein Sowohl-als-Auch, dem wir in der Heine-Biographie immer wieder begegnen und das uns bis heute genauso bei Selbstdarstellungen nicht nur in Patientenrollen begegnet.

Ob nun bewusst verschleiernd oder nicht, ironisch liebenswürdig zeigt sich auf jeden Fall Heines letztes nicht mehr vollendetes Versepos »Bimini« (Heine DHA 3, S. 363–387), in dem der spanische Eroberer Juan Ponce de Leon die Wunderinsel der Jugend sucht, aber nur das Vergessen bzw. den Tod findet. Die Mittel der Sprache bilden dabei ausdrücklich und gleichzeitig die Bewältigungsmöglichkeiten angesichts der seiner Phantasie zu verdankenden Darstellung sämtlicher Schrecken und Nöte, aber auch der Hoffnungen auf Glück. Insofern trifft sich Heine auch in dieser Überzeugung mit seinem Leidens- und Sterbensgenossen Robert Schumann, dass Konsonanten, Vokale, Rhythmus und Vers genauso wie die Töne der Musik die eigentlichen Mittel zur Beruhigung und zur Überwindung sämtlicher Widrigkeiten bilden (◘ Abb. 9.8).

9.6 Rheinische Kranke als unsterbliche Weltbürger

So viel sollte klar geworden sein: Heine und Schumann liefern in ihren Krankengeschichten jeweils manchen Schlüssel zum Verständnis ihres Lebens wie Schaffens. Man könnte sie gar als Dioskuren des leiblichen Unglücks mit demselben Sterbejahr bezeichnen. Die sich ergebende Koppelung der beiden Künstler an eine tragische Krankheitsgeschichte setzt sich bis heute in der Wirkungsgeschichte fort: Heines Gedichte leben, das wird man sagen dürfen, vor allem durch die schumannschen Vertonungen in den Konzertsälen weltweit auf eine spezielle Art einerseits harmonischer, andererseits widerspenstiger Bezüge. Beider »Dichterliebe« haben unter der Überschrift des so gebildeten Orientalisten und derart bewundernswert betont familienkonform lebenden Friedrich Rückert einen schwirrend überragenden Standpunkt der Einsicht in zwischenmenschliche Beziehungsstrukturen gebracht. Liebe und Liebeswahn besitzen dabei nicht die überrumpelnde Art und Weise von Gesamtkunstwerken wie bei Richard Wagner, der selber manche Themen vom »Fliegenden Holländer« bis zum »Tannhäuser« bei seinem früheren, später verleugneten Freund Heine als Anregung empfangen hat. Kongenialer als im Falle Schumanns und Heines scheinen Wortklang wie Sinn und Tonqualität samt Ausdruck und gewissermaßen tautologischer Interpretation selten aufeinander getroffen und dann zusammen gekommen zu sein. Die Musik scheint dabei in der Tat das letzte Wort der Kunst zu sein, ein Wort, das aber gerade aufgrund der lyrischen Sprachlaute wiederum zu einem ganzen Lied mit variationsreichen Strophen von gewissermaßen unsterblicher Bedeutung wird.

Nicht umsonst geht Franz Richarz, der Arzt Schumanns, in der »Kölnischen Zeitung« vom 30.08.1873 auf dieses Problem mit aller sympathetischen Absicht ein. Er beginnt seinen Aufsatz aus Anlass der Bonner Gedächtnisfeier für Robert Schumann mit den Sätzen: »Es ist mehr als ein Gemeinplatz, wenn man, wie oft geschieht, sagen hört, die Genialität sei mit einer gewissen Krankhaftigkeit nahe verwandt. Es enthält dieser Ausspruch vielmehr eine tiefe Naturwahrheit.« Schließlich kommt er in seinem Bericht über Schumanns Krankheit und Tod auf die Musik zu sprechen, die »durchaus in Uebereinstimmung« stehe »mit den Vorgängen des Gemüthslebens, den gesunden wie den krankhaften, wie sie der Analsyse eines kritischen Psychologen sich ergeben«. Dann verknüpft Richarz, ohne den Namen des Verfassers zu nennen, Heines erste Strophe des bekannten Loreley-Gedichtes mit Schumanns besonderer Erkrankung: »Insbesondere offenbaren sich die Anfänge psychischen Krankseins stets durch unmotivierte Gemüthsverstimmung, durch eine von Haus ganz gegenstandslose Traurigkeit oder Heiterkeit.

Ich weiß nicht, was soll es bedeuten,
Daß ich so traurig bin:
Ein Märchen aus alten Zeiten,
Das kommt mir nicht aus dem Sinn.

Mit diesen einfachen Worten malt uns ein Sänger, der, wie jeder wahre Poet, ein Seher im Gebiete des Seelenlebens, von dem vereinigten Wesen einer krankhaften Gemüthsverfassung und des dichterischen Genius durchdrungen war, so ansprechend weil naturgetreu die vielleicht noch innerhalb der Gränzen der Gesundheit liegende, spontane melancholische Verstimmung und das darauf sich gründende Gebanntsein der Vorstellungsthätigkeit in einen engsten Kreis« (Appel 2006 a, S. 436 u. 438). Schöner und verständnisvoller als aus einer solch berufenen medizinischen Feder hätten die jeweiligen Begabungen und Vorstellungen, Leiden und Leistungen der beiden Künstler Schumann und Heine in der Tat nicht gewürdigt werden können.

9.7 Literatur

Alf J, Kruse JA (Hrsg) (1981) Robert Schumann. Universalgeist der Romantik. Beiträge zu seiner Persönlichkeit und zu seinem Werk. Droste, Düsseldorf

Appel BR (Hrsg) (2006 a) Robert Schumann in Endenich (1854-1856). Krankenakten, Briefzeugnisse und zeitgenössische Berichte. Schumann Forschungen 11. Schott, Mainz

Appel BR (2006 b) Melancholie. In: Kruse JA (2006) »Das letzte Wort der Kunst«. Heinrich Heine und Robert Schumann zum 150. Todesjahr, S 259-266

Bodsch I (Hrsg) (2009/10) Unterwegs mit Schumann. Ein Reisebegleiter für Musikfreunde. Verlag StadtMuseum, Bonn

Brenner-Wilczek S, Kortländer B, Roth U (2010) Ziemlich lebendig. Schätze aus der Schumann-Sammlung des Heinrich-Heine-Instituts. Heinrich-Heine-Institut, Düsseldorf

Edler A (2002) Robert Schumann und seine Zeit. Laaber, Laaber b. Regensburg (zuerst 1982)

Franken FH (1986) Die Krankheiten großer Komponisten (Bd. 1). Noetzel, Wilhelmshaven

Franken FH (1997) Die Krankheiten großer Komponisten (Bd. 4). Noetzel, Wilhelmshaven

Franken FH (2006) Robert Schumann in der Irrenanstalt Endenich. Zum Verlaufsbericht seines behandelnden Arztes Dr. Franz Richarz. In: Appel B (Hrsg) (2006) Robert Schumann in Endenich (1854-1856). Krankenakten, Briefzeugnisse und zeitgenössische Berichte. Schumann Forschungen 11. Schott, Mainz, S 442-447

Geyersbach U, Wieland R (Hrsg) (2004) Schöner Leiden. Die schönsten Krankheiten und die größten Hypochonder des Universums. Argon, Berlin

Gilman SL (1997) Heinrich Heine und die Krankheit ohne Namen. In: Kruse JA (Hrsg) Ich Narr des Glücks. Heinrich Heine 1797-1856. Bilder einer Ausstellung. Metzler, Stuttgart, S 490-495

Goltschnigg D, Steinecke H (Hrsg) (2008) Heine und die Nachwelt. Geschichte seiner Wirkung in den deutschsprachigen Ländern. Texte und Kontexte, Analysen und Kommentare, Bd. 2: 1907-1956. Schmidt, Berlin

Großklaus G (2013) Heinrich Heine – Der Dichter der Modernität. Fink, München

Hauschild C, Werner M (1997) »Der Zweck des Lebens ist das Leben selbst«. Heinrich Heine. Eine Biographie. Kiepenheuer & Witsch, Köln

Heine DHA (1973-1997) Historisch-kritische Gesamtausgabe der Werke. Düsseldorfer Ausgabe. Hoffmann & Campe, Hamburg

Heine HSA (1970ff.) Werke, Briefwechsel, Lebenszeugnisse. Säkularausgabe (Briefe von u. an Heine Bde. 20-27, 1970-1984). Akademie-Verlag, Berlin

auf der Horst C, Labisch A (1996) Rez. v. Montanus H (1995) Der kranke Heine. Heine-Jahrbuch 35, S 245-251

auf der Horst C, Labisch A (1999) Heinrich Heine, der Verdacht einer Bleivergiftung und Heines Opium-Abusus. Heine-Jahrbuch 38, S 105-131

auf der Horst C (2004) Die Historizität der Diagnosestellung am Beispiel der Syphilis-Diagnosen bei Heine. In: Labisch A, Paul N (Hrsg) Historizität. Erfahrung und Handeln – Geschichte und Medizin. Steiner, Wiesbaden, S 121-151

auf der Horst C (2006) »…in der Medicin Freigeist«. Heines Krankheit, Therapie und Bewältigungsstrategie. In: Kruse JA (Hrsg) (2006) »Das letzte Wort der Kunst«. Heinrich Heine und Robert Schumann zum 150. Todesjahr, S 278-293

auf der Horst C (2013) Heinrich Heine und die pathographische Illusion. Heine-Jahrbuch 52, S 116-141

Kast P (1981) Schumanns rheinische Jahre. Droste, Düsseldorf

Kruse JA (1997) Heine-Zeit. Metzler, Stuttgart

Kruse JA (2005) Heinrich Heine. Leben, Werk, Wirkung. Suhrkamp, Frankfurt a. M.

Kruse JA (Hrsg) (2006) »Das letzte Wort der Kunst«. Heinrich Heine und Robert Schumann zum 150. Todesjahr. Metzler, Stuttgart

Kruse JA (2013) »Das sieht so affektiert aus.« Dandyhafte Bezüge und Strategien bei Heinrich Heine. In: Knoll JH, Ludewig A-D, Schoeps JH (2013) Der Dandy. Ein kulturhistorisches Phänomen im 19. und 20. Jahrhundert. de Gruyter, Berlin/Boston

Montanus H (1995) Der kranke Heine. Metzler, Stuttgart

Nauhaus G (2013) »Wir waren sieben« – Die Kinder Robert und Clara Schumanns. Mitteilungen der Robert-Schumann-Gesellschaft e.V. Düsseldorf, Sonderheft II. Shaker, Aachen

Raddatz FJ (1997) Taubenherz und Geierschnabel. Heinrich Heine. Eine Biographie. Beltz Quadriga, Weinheim

Rosenthal L (1978) Heinrich Heines Großoheim Simon von Geldern. Ein historischer Bericht mit dem bisher meist unveröffentlichten Quellenmaterial. Aloys Henn, Kastellaun

Schiffter R (2006 a) »Sie küsste mich lahm, sie küsste mich krank«. Vom Leiden und Sterben des Heinrich Heine. Königshausen & Neumann, Würzburg

Schiffter R (2006 b) Das Leiden Robert Schumanns. In: Kruse JA (Hrsg) (2006) »Das letzte Wort der Kunst«. Heinrich Heine und Robert Schumann zum 150. Todesjahr, S 267-276

Stern A (1964) Heinrich Heines Krankheit und seine Ärzte. Heine-Jahrbuch 3, S 63-79
Tölle H (1998) Der kranke Heine. Heine Jahrbuch 37, S 211-224
Weisweiler E (1990) Clara Schumann. Eine Biographie. Hoffmann & Campe, Hamburg
Werner M (Hrsg) (1973) Begegnungen mit Heine. Berichte der Zeitgenossen. In Fortführung von H. H. Houbens »Gespräche mit Heine«. Hoffmann & Campe, Hamburg

Das Gemälde des Dr. Koch von Otto Dix: Medizin und moderne Kunst

Friedrich Moll

10.1 Zur Einführung

Schon im Jahre 1995 präsentierte die Düsseldorfer Galerie Remmert und Barth in einer Ausstellung das beachtliche Ergebnis ihres Unternehmens, eine Kunstsammlung zu rekonstruieren, die in alle Winde zerstreut worden war: die Sammlung des Urologen Dr. Hans Koch (Barth 1995). 2011 sollten dann weitere Bilder aus dem Nachlass von Martha Koch aus der Zeit von 1921–1925 von Otto Dix durch die beiden Düsseldorfer Galeristen aufgefunden werden (Barth 2011).[214]

Während der Urologe, Schriftsteller und Kunsthändler Hans Koch bis dahin weitgehend in Vergessenheit geraten war, ist das »Bildnis des Dr. Hans Koch«, das Otto Dix im Jahre 1921 teils als Collage in Öl auf Holz im Format 100,5 × 90 cm malte, heute ein als »Glanzstück« bezeichnetes Werk im Kölner Museum Ludwig in der Sammlung Haubrich. Es gilt als das »erste moderne Gemälde überhaupt in der Sammlung«.[215] Dementsprechend reflektiert dieser Beitrag im Folgenden einerseits den Einfluss von Dix' Gemälden auf die Moderne in der bildenden Kunst – nicht nur im Rheinland – und andererseits auf das Wirken des Porträtierten, das wiederum weit über die Grenzen des Rheinlandes hinausreichte und eng mit dieser Entwicklungslinie moderner Kunst verknüpft war.

Das Bildnis für Dr. Koch war der erste große Porträtauftrag, den der Künstler erhielt. Das Bild ist typisch für eine Reihe von späteren Bildnissen und spiegelt zugleich die ganze Facette der künstlerischen Themen, die Otto Dix in den frühen 1920er Jahren beschäftigten. Die Bildinterpretation liefert zuweilen Interpretationen von Dix' Sicht der Medizin, die sich in seinen Arztporträts[216] spiegeln soll, aber auch über den historischen medizinischen Hintergrund, vor dem das Porträt entstand.[217]

10.2 Der Düsseldorfer Urologe Dr. Hans Koch

Hans Leonhard Koch wurde am 04.021881 im lothringischen St. Avold als Sohn eines kaiserlichen Amtsgerichtsrates geboren (Barth 1995, S. 7) und besuchte das Progymnasium in Thann/Oberelsass, dann das Gymnasium zu Mülhausen und legte sein Abitur am erzbischöflichen Gymnasium in Straßburg 1899 ab. Er studierte ab 1899 Medizin im bereits als Schulort vertrauten Straßburg, nahe seiner Heimat (■ Abb. 10.1). Seit 1872 war die Kaiser-Wilhelm-Universität als Reichsuniversität ein deutsches Prestigeobjekt mit Professoren von internationalem Ruf, u. a. dem Pathologen Friedrich Daniel von Recklinghausen (1833–1910), dem Chirurgen Otto Madelung (1846–1926), dem Anatom Wilhelm Waldeyer (1836–1921) sowie dem Anthropologen und Anatomen Gustav Schwalbe (1844–1916). 1901 konnte Koch sein Tentamen physikum ablegen, danach leistete er seinen Militärdienst im königlichen 3. unterelsässischen Infanterieregiment Nr. 172 zu Straßburg parallel zu seinem fünften Semester. Das Wintersemester 1902/1903 hörte er an der Universität Berlin unter der Matrikel Nr. 1259[218] und wohnte zu dieser Zeit in der Linienstraße 154.

Bereits zu Studienbeginn knüpfte Koch Kontakt zum literarischen Kreis »Das junge Elsass« um René Schickele (1883–1940), Ernst Stadler (1883–1914) und Hans Arp (1886–1966).

Die literarische Aufbruchstimmung scheint sich bei Koch stilistisch bis in seine Dissertation

[214] http://www.handelsblatt.com/panorama/kunstmarkt/otto-dix-liebesleben-in-duesseldorf/4650536.html; http://www.rp-online.de/nrw/staedte/duesseldorf/aquarelle-von-dix-entdeckt-aid-1.1591266 (Recherche vom 02.06.2014)

[215] http://www.museum-ludwig.de/de/sammlung/die-sammlung/die-sammlung-des-museum-ludwig.html (Recherche vom 10.06.2014)

[216] Z. B. »Bildnis Dr.« »Bildnis Dr. Meyer-Herman«, »Bildnis Prof. Dr. Andler«

[217] Frank M (2004) The portrait of Dr. Koch by Otto Dix: andrologist, dermatologist or urologist? Urology meets museum, Vortrag und Objektpräsentation, Haus der Ärzte, Wien, 03.09.2004; 3rd Congress in the History of Urology, Vienna, Moll F, Frank M (2005) Historische Ausstellung, Düsseldorf, »Der Urologe als Sammler«; 57. Kongress DGU, Düsseldorf, 21.–24.09.2005; Frank M (2009) »Das Bildnis Dr. Hans Koch«, Kunst trifft Uni, 05.12.2009

[218] Amtliches Verzeichnis des Personals und der Studierenden der Königlichen Friedrich-Wilhelms- Universität zu Berlin (1902), Schabe, Berlin

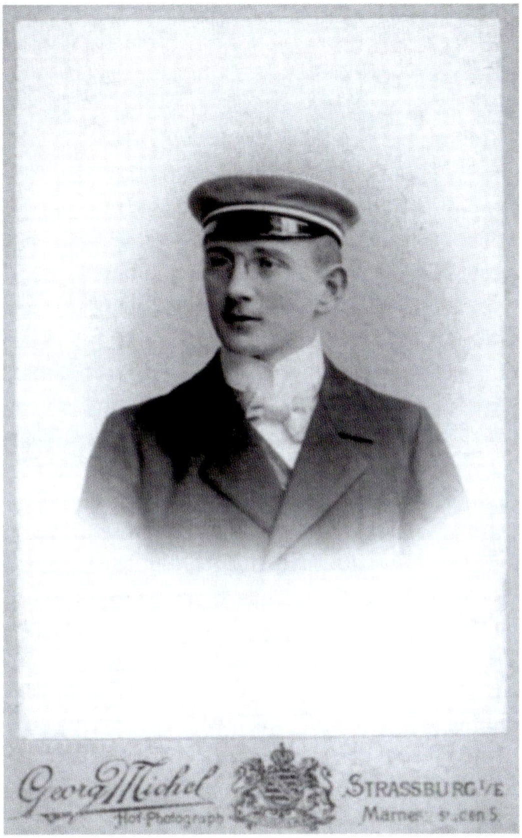

Abb. 10.1 Hans Koch als Student in Straßburg (Barth 1995; Repo Keyn, mit freundl. Genehmigung)

»Über das Wesen, Vorkommen und die klinische Bedeutung der weißen Infarkte und der Placenta marginata« niedergeschlagen zu haben, die er 1904 bei dem Straßburger Gynäkologen Hermann Fehling (1847–1925) verfasste. Sie verrät Eloquenz und Stilempfinden des Autors. Die recht komplexe Syntax verweist auf seine späteren kunstkritischen Veröffentlichungen z. B. zu Otto Dix. Bald nach seiner Promotion erschien 1905 der erste Gedichtband »Dieweil es Lebens gilt!« unter dem Pseudonym Johannes Leonardus, ein Jahr später folgte der zweite Band »Mein Lebtag auf krummen Pfaden«. Die Literaturwissenschaft führt Koch als expressionistischen Autor (Barth 1995, S. 7).

1908 erhielt Koch nach Staatsexamen und Promotion seine erste Assistenzarztstelle am Krankenhaus in Weimar, wo auch seine Novelle »Die Proleten« entstand. Danach wurde er Schiffsarzt. Von seinen Reisen brachte Koch 14 Seekisten mit Kunstgegenständen mit (Barth 1995, S. 8; Fischer 1981, S. 21). 1910 finden wir ihn dann als Assistenzarzt bei James Israel (1848–1926) in Berlin am Jüdischen Krankenhaus, die einzige urologische Ausbildungszeit, über die wir unterrichtet sind (Barth 1995, S. 9; Abb. 10.2).

So ist es nicht ungewöhnlich, dass der Frankfurter Versicherungsdirektor Bernhard Lindner im Jahre 1910 seine 22-jährige Tochter Maria Elisabeth (1890–1969), die an einer Urolithiasis litt, die durch Bäderkuren nicht zu therapieren war, zu James Israel (1848–1926) nach Berlin schickte. Die junge Frau wurde von ihrer Schwester Martha (1895–1985), die in Köln geboren wurde, begleitet (Fischer 1981, S. 14). Ob Koch als Assistenzarzt an der Operation Fräulein Lindners, seiner späteren zweiten Ehefrau, und ob er überhaupt an vielen Operationen nennenswert beteiligt war, bleibt fraglich. Paul Rosenstein (1875–1964), Schüler Israels, berichtete: »Er (Israel) hatte nicht das geringste Verlangen danach seine Schüler auszubilden, sondern wirkte lediglich durch sein Beispiel, darum wusste er und war in seiner Eitelkeit sehr stolz darauf« (Rosenstein 1954, S. 79–80).

1912/1913 scheint Koch Mitglied der DGfU geworden zu sein.[219] Er siedelte im selben Jahr nach Düsseldorf, Oststraße 160, über und war im Düsseldorfer Adressbuch 1913 und 1914 als »Spezialarzt für Chirurgie der Harnorgane und Blasenleiden« aufgeführt, 1915 als »Spezialarzt für Nieren-, Blasen- und Harnleiden«. Chirurgie in eigener Praxis war um diese Zeit für niedergelassene Urologen ohne Belegbetten nur noch in sehr begrenztem Umfang möglich, Operationen fanden regelhaft im Krankenhaus statt. Spätestens seit 1920 führte Koch bei seinem Namenseintrag die Bezeichnung »Facharzt für Blasen- und Harnleiden«. Dies hängt sicher mit der stärker werdenden Diskussion um neue Fachärzte und der hieraus resultierenden Bremer Facharztord-

[219] Mitgliederverzeichnis der Deutschen Gesellschaft für Urologie in: Verhandlungen mit der deutschen Gesellschaft für Urologie, IV. Kongress in Berlin Coblentz, Berlin und Thieme, Leipzig; »Koch Hans« als neu aufgenommen markiert, noch unter der Berliner Adresse Augsburgerstraße 66

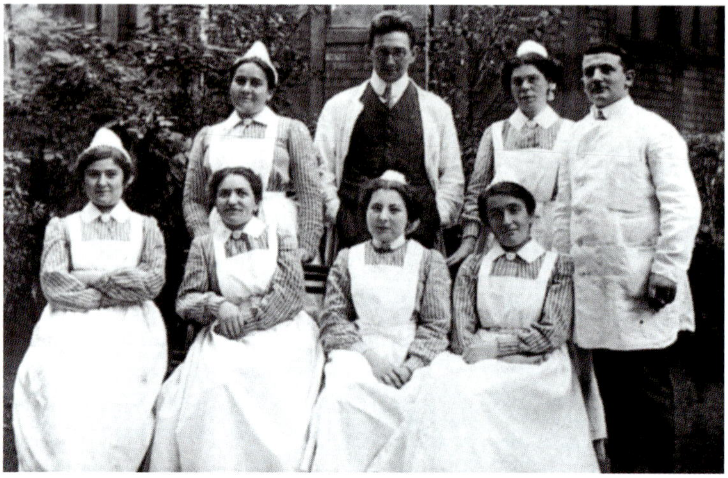

Abb. 10.2 Dr. Hans Koch mit Pflegemitarbeitern und Kollegen des jüdischen Krankenhauses zu Berlin, 1910 (Barth 1995; Repro Keyn, mit freundl. Genehmigung)

nung von 1924 zusammen. Während es 1913 bereits 20 Hautärzte in Düsseldorf gab, werden mit Koch drei niedergelassene Spezialisten für Urologie aufgeführt, ein Jahr zuvor waren es zwei, das DGU-Gründungsmitglied Arnold Heymann und Karl Emil Vorster. Später, seit 1938, firmierte Koch in seiner Praxis in Singen unter der Bezeichnung »Facharzt für Haut- und Harnleiden« (Stadler 1950).

Zu Beginn des Ersten Weltkrieges wurde Hans Koch zum 8. Reserve Husaren Regiment in Straßburg als Oberarzt eingezogen und blieb in Straßburg stationiert, danach wurde er zum Fronteinsatz in Flandern abkommandiert. Koch sandte Beiträge an die literarisch-politische Zeitschrift »Die Aktion«. Sie erschienen in der Rubrik »Aus dem Felde«, die der Publizist, Literaturkritiker und Herausgeber Franz Pfemfert (1879–1954) eingerichtet hatte (Rietzschel 1987). 1914 verlobte sich der 33-jährige Koch mit der 19-jährigen Martha Lindner (Barth 1995, S. 9). Nach der Kriegsheirat im Januar 1915 in Köln kehrte er nach Flandern zurück und erkrankte, ging dann nach Düsseldorf und arbeitete hier im Kieferlazarett (Fischer 1981, S. 21).[220] Als der Kölner Galerist Alfred Flechtheim (1878–1937) (vgl. Dascher 2011) die Düsseldorfer Filiale seiner Kölner Galerie an der Königsallee im Jahre 1917 schließen musste, beschloss der Urologe Koch mit seiner Frau Martha, 1918 ein eigenes graphisches Kabinett in der Düsseldorfer Blumenstraße 11 zu eröffnen, das »Graphische Kabinett von Bergh und Co«, kurz »Graphinett« genannt,[221] in dessen Räumen er Künstler wie Otto Dix, Lyonel Feininger (1871–1956), Emil Nolde (1867–1956) oder Erich Heckel (1883–1970) ausstellte. Als Gönner wurde der Industrielle Paul Multhaupt (1884–1933), Vorstandsvorsitzender (1909–1931) der Düsseldorfer Schloemann AG, gefunden, der sich verpflichtete, monatlich für 250 Mark Bilder zu kaufen. Auch Koch konnte seine Privatsammlung jetzt vergrößern (Barth 1995, S. 38; Fischer 1981, S. 22). Im Juni 1920 gaben Kochs ihr Kabinett an den Kunsthändler und Verleger Israel Ber Neumann (1887–1961) ab. Heute wird der Urologe Koch zu den Kunsthändlern der Avantgarde gerechnet.[222]

1923 kaufte Koch von Bertha Freiin von Grunelius das gesamte Anwesen des Schlosses Randegg, Hegau, in der Nähe von Singen für sieben Milliarden Inflationsmark auf Anraten seines

220 Düsseldorfer Lazarett für Kieferverletzte 1914–1918: die Geburtsstätte der Kiefer- und Gesichtschirurgie; http://www.uniklinik-duesseldorf.de/unternehmen/kliniken/klinik-fuer-mund-kiefer-und-plastische-gesichtschirurgie/geschichte-der-westdeutschen-kieferklinik/ (Recherche vom 02.06.2014)

221 1917 wird auch Sohn Martin geboren, Tochter Hana im Jahre 1920 (–2006).

222 http://alfredflechtheim.com/alfred-flechtheim/whos-who/#Koch (Recherche vom 03.06.2014)

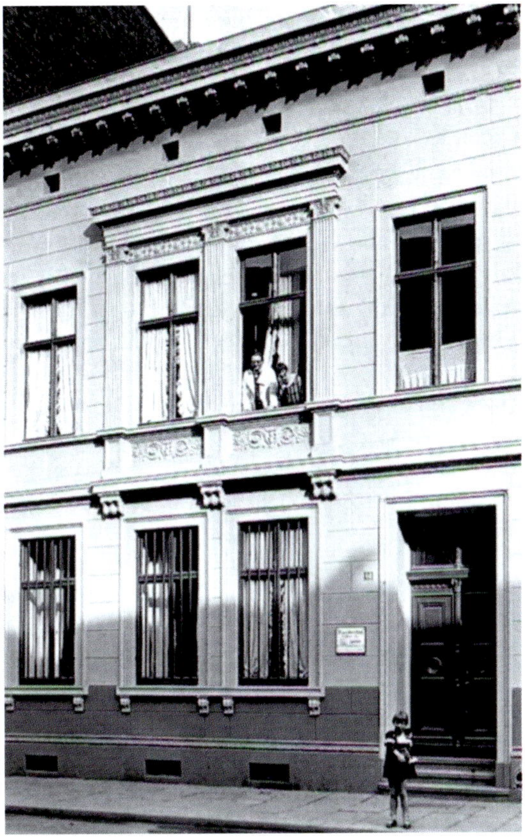

Abb. 10.3 Wohn- und Praxishaus von Hans Koch, Düsseldorf, Bismarckstraße 40; im Fenster Hans Koch mit Frau (Barth 1995; Repro Keyn, mit freundl. Genehmigung)

Schwiegervaters, Bernhard Lindner, der aufgrund der Wirtschafskrise geraten hatte, Geld in »inflationssicheren Werten« anzulegen.

Koch behandelte auch Patienten aus der Düsseldorfer Künstlerszene. Während seiner Zeit an der Düsseldorfer Kunstakademie 1931–1933 war der Maler Paul Klee (1879–1940) Kochs Patient.

Bis 1938 blieb die Düsseldorfer Bismarckstraße 40 Kochs Domizil als Praxis und Privatwohnung (Abb. 10.3). Doch Kochs Düsseldorfer Künstlerwelt begann sich nach der Machtergreifung der Nationalsozialisten aufzulösen. Daher verließ die Familie das früh nationalsozialistische Düsseldorf, aus dem sich bereits viele Künstlerfreunde zurückgezogen hatten, und siedelte nach Randegg über. Das Wohn- und Praxishaus Bismarckstraße verkaufte Koch und übernahm in Singen (Hadwigstraße 10) eine Praxis von Dr. Gustav Baumgartner (1865–1939).

Er wurde zu einem der wenigen Sammler moderner Kunst in Deutschland, die ihre Sammlung vor dem Nazi-Bilderterror und den Auswirkungen des Krieges in Sicherheit bringen konnten. Die bedeutende Sammlung – vor allem herausragende Arbeiten von Paul Klee, Ernst Ludwig Kirchner (1880–1938), George Grosz (1893–1959) und auch Otto Dix zählen dazu – verlagerte er nach Burg Randegg. Dort starb Hans Koch 1952. Seine Sammlung vererbte er seiner zweiten Frau Maria und seinen beiden Kindern. Kochs Sammlung erfuhr aber nie die öffentliche Würdigung, die ihr sicher zustand. Zehn Jahre nach Kochs Tod kam es Ende 1962 im Augustinermuseum Freiburg zu einer Ausstellung »Aus südbadischem Privatbesitz«. Zwölf Werke seiner Sammlung, darunter zwei frühe Ölgemälde von Kirchner, drei Federzeichnungen von Klee, das Aquarell »Deutschland, ein Wintermärchen« von Georges Grosz, zwei Kohlezeichnungen von August Macke und die »Kokotte« von Otto Dix wurden gezeigt.[223]

10.3 Der Maler Otto Dix

Wilhelm Heinrich Otto Dix (1891–1969), als ältester Sohn des Eisenformers Ernst Franz Dix (1862–1942) und der Näherin Pauline Louise Amann (1863–1953) in Untermhaus bei Gera geboren, gehört zu den bedeutendsten deutschen Malern und Graphikern des Realismus im 20. Jahrhundert (Fischer 1981).[224] Vater und Bruder waren engagierte Sozialdemokraten. Der Junge wuchs in bescheidenen Verhältnissen auf.[225] Seine künstlerischen Fähigkeiten bildete er weit-

223 http://www.eiskellerberg.tv/allgemein-artikeldetail-txt/items/dr-koch-mutzi-und-der-maler-dix.html (Recherche vom 02.06.2014)

224 Drei Geschwister folgten: Schwester Toni (1893), Bruder Fritz (1895) und Schwester Hedwig (1898).

225 Lorenz U (o.J.) Otto Dix. Allgemeines Künstlerlexikon. Sauer/De Gruyter. http://www.degruyter.com/database content?dbid=akl&dbsource=%2Fdb%2Fakl (Recherche vom 15.05.2014)

gehend autodidaktisch aus (Barth 1983, S. 11). Schon in seiner Volksschulzeit förderte ihn sein reformbewegter Zeichenlehrer Ernst Schunke. Von 1905 bis 1909 absolvierte er dann eine Lehre bei dem Geraer Dekorationsmaler Carl Senff (Toepel 2008). Ein Stipendium ermöglichte ihm ein Studium an der Kunstgewerbeschule in Dresden (1910–1914), unter anderem bei den Professoren Johann Türk (1872–1912) und Richard Guhr (1873–1956). Künstlerische Anregungen erhielt er zu dieser Zeit aus der Dresdner Galerie Alter Meister und in den Avantgarde-Galerien. Bereits vor dem Ersten Weltkrieg wandte sich Dix der Avantgarde zu und experimentierte mit kubistischen und futuristischen Formen (Karcher 2002, S. 17–28).

Als Kriegsfreiwilliger, wie viele in seiner Generation, kam er an die französische Front und wurde Unteroffizier, später wurde er dann zum Vizefeldwebel befördert (Fischer 1981, S. 22). Das Erlebte sollte seine Kunst nachhaltig prägen. Er zeichnete auch an der Front (Barth 1983, S. 11). Als er nach der Novemberrevolution nach Gera zurückgekehrt war, hielt er sich ab 1919 wieder in Dresden auf, um sein Malstudium fortzusetzen, und wurde Meisterschüler an der Kunstakademie Dresden sowie Mitglied der von Conrad Felixmüller(1897–1977) gegründeten Dresdner »Sezession Gruppe 1919« (Kim 1994, S. 4). Dix war im Oktober 1921 nach Verlust seines Ateliers auf Empfehlung seines Freundes Conrad Felixmüller von Dresden nach Düsseldorf gereist, nachdem der gleichfalls aus Dresden stammende Felixmüller sich bereits in Recklinghausen niedergelassen und von dort die höchst lebendige Kunstszene Düsseldorfs erkundet hatte. Dix kam auf Einladung der Düsseldorfer Kunsthändlerin Johanna Ey (1864–1947) und wohnte auch bei ihr (Barth 2007; Labs 2012). Felixmüller gab Dix den Rat, sich der Grafik zuzuwenden, da diese leichter verkäuflich wäre (Fischer 1981, S. 28). Der junge Maler, der sich nicht einmal die Fahrkarte für die Reise von Dresden an den Rhein leisten konnte, fand in dem Urologen Hans Koch – beide kannten sich wahrscheinlich bereits durch eine Kunstreise Kochs zum Erwerb von Objekten für das Graphische Kabinett – einen kunstsinnigen Mann, der sich bereitfand, die Reisekosten vorzuschießen, indem er bei dem unbekannten Maler ein Porträt von sich in Auftrag gab, durch das Dix berühmt werden sollte (Barth 1983, S. 32).

Als Dix den Düsseldorfer Urologen schließlich 1921 porträtierte, verliebte er sich in dessen Ehefrau und Mutter zweier Kinder, Martha. Um die Ehe der Kochs war es nicht gut bestellt, da Hans Koch ein Verhältnis mit Marthas Schwester Maria hatte. Otto Dix ging dann mit Martha nach Dresden zurück und heiratete sie 1923. Die Kinder von Martha, der vier Jahre alte Martin Wenzel (1917–2010) und die eineinhalb Jahre alte Hana (1920–2006), blieben in der Obhut von Hans Koch und Maria (◘ Abb. 10.4). Die Bindungen zwischen den Familien Koch und Dix wurden weiter aufrechterhalten (Karcher 2002, S. 57–92; Lorenz 2013).

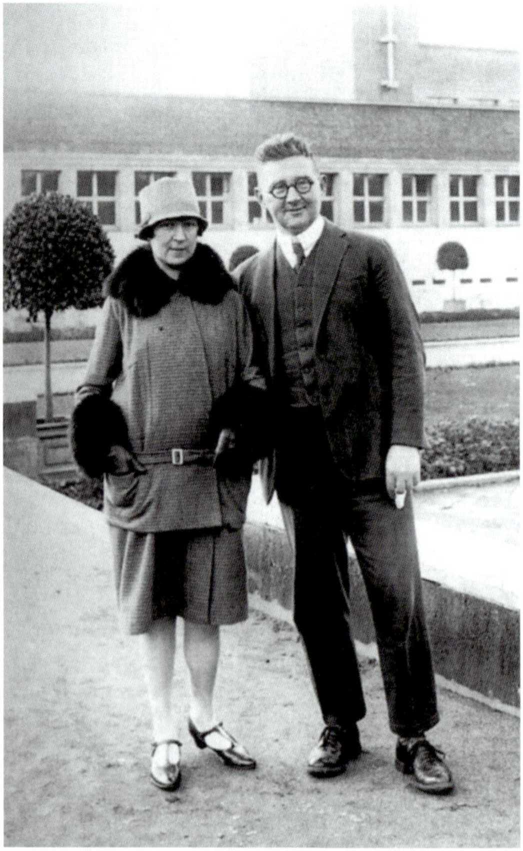

◘ **Abb. 10.4** Maria und Hans Koch, Düsseldorf, um 1928 (Barth 1995; Repro Keyn, mit freundl. Genehmigung)

Die wenigen Düsseldorfer Jahre sind ein Meilenstein in der beruflichen und persönlichen Entwicklung des Künstlers. Der Kontakt mit der »Künstlergruppe Junges Rheinland« dauerte bis zu jenem Jahr, in dem Karl Nierendorf (1889–1947) die Vertretung des Künstlers für ein Jahr übernahm. Dix zog an die Spree und wurde von dort aus erst wirklich berühmt (Abb. 10.5).

Von 1927–1933 hatte Dix eine Professur an der Kunstakademie in Dresden inne und profilierte sich vor allem als Porträtist der Intellektuellenszene (Karcher 2002, S. 115–128).

1933 wurde Dix nach dem Wahlsieg der Nationalsozialisten wie viele seiner Künstlerkollegen aus dem Lehramt (»Wehrkraftzersetzung durch Kriegsbilder«) entlassen (Fischer 1981, S. 96). Insgesamt zogen die Nazis 260 Werke von Dix aus den öffentlichen Sammlungen ein. Die Nazis belegten ihn mit einem weitgehenden Ausstellungsverbot, und Dix wurde gezwungen, nach Schloss Randegg bei Singen, das seinem Schwager Koch gehörte, umzusiedeln und in die innere Emigration zu gehen. 1936 übersiedelte die Familie Dix nach Hemmenhofen am Bodensee, wo die Familie durch ein Erbe von Martha ein Haus bauen konnte. Der Ort bot noch weiteren, von den Nazis verfolgten Künstlern eine Zuflucht, u. a. dem Brücke-Maler Erich Heckel (1883–1970) (Presler 2007, S. 147). Noch im März 1945 wurde Dix zum Volkssturm einberufen. Dix wurde 1955 Mitglied der Akademie der Künste in Berlin (-West) und 1956 korrespondierendes Mitglied der Deutschen Akademie der Künste (DDR), 1959 erhielt er den Cornelius-Preis der Stadt Düsseldorf. Er konnte noch erleben, dass seine Werke in West- und Ost späte Anerkennung erlangten.[226] Am 19.07.1969 erlitt der Maler einen zweiten Schlaganfall und starb am 25.07.1969 in Singen.

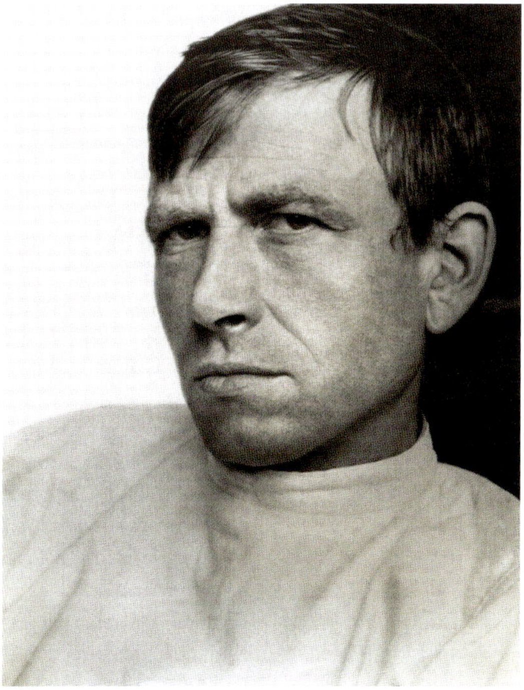

Abb. 10.5 Otto Dix um 1930. Fotografie (Augenstein DEPHOT), Format: 9×7. (Aus: Krell S (Hrsg) Käthe Augenstein 1899–1981. Fotografien. Bonn 2011, S. 57)

10.4 Das »Bildnis Dr. Hans Koch«

Das »Bildnis Dr. Hans Koch« im Stile der »Neuen Sachlichkeit« (vgl. Dalbajewa 2011), war die erste Auftragsarbeit des Künstlers Dix und wurde Ende 1921 fertig gestellt. Das Porträt gefiel dem Urologen und Kunstliebhaber Hans Koch eventuell auch aus persönlichen Gründen offenbar wenig, denn bereits Anfang 1923, im Jahr der Hochzeit von Otto Dix mit Kochs Ex-Frau, bot er das Bild über seinen Freund, dem Kölner und später Berliner Kunsthändler Karl Nierendorf (1889–1947) für 420 Goldmark zum Verkauf an (Walter-Ris 2003).[227] Der Käufer, der Kölner Rechtsanwalt und Kunstsammler Joseph Haubrich (1889-1961), hatte sich in der Kölner Kunstszene der Weimarer Zeit bereits einen Namen gemacht, publizierte unter Pseudonym in der sozialdemokratischen Rheinischen Zeitung viel beachtete Kunstkritiken und war seit 1923 Vorstand des renommierten Kölnischen Kunstvereins (Fuchs 1969; Schäfke 1995).

Das Porträt »Bildnis Dr. Hans Koch« ist mit dem spezifisch Dixschen »bösen Blick« gemalt, jenem scharfen und kritischen Blick, der die Wirklichkeit wie Röntgenaugen durchleuchtete und

226 NN (1966) Der Spiegel 40. http://www.spiegel.de/spiegel/print/d-46414314.html (Recherche vom 04.06.2014)

227 http://www.eiskellerberg.tv/allgemein-artikeldetail-txt/items/dr-koch-mutzi-und-der-maler-dix.html

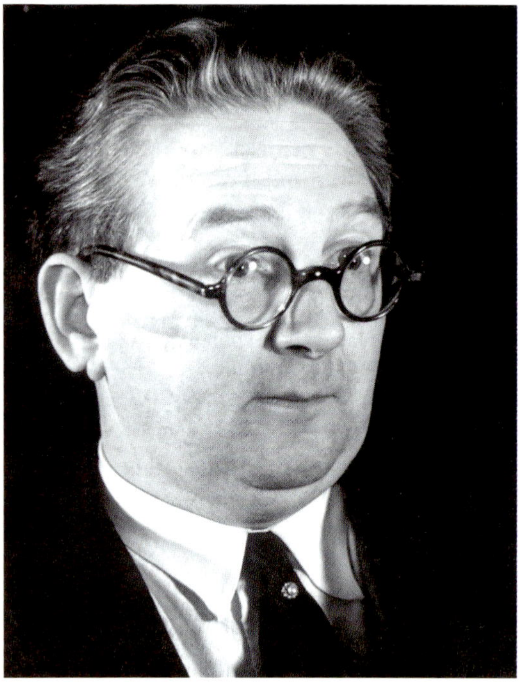

Abb. 10.6 Dr. Hans Koch (1881–1952). Die Gegenüberstellung von Fotografie und Gemälde lässt den Blick von Otto Dix erahnen (Barth 1995; Repro Keyn, mit freundl. Genehmigung)

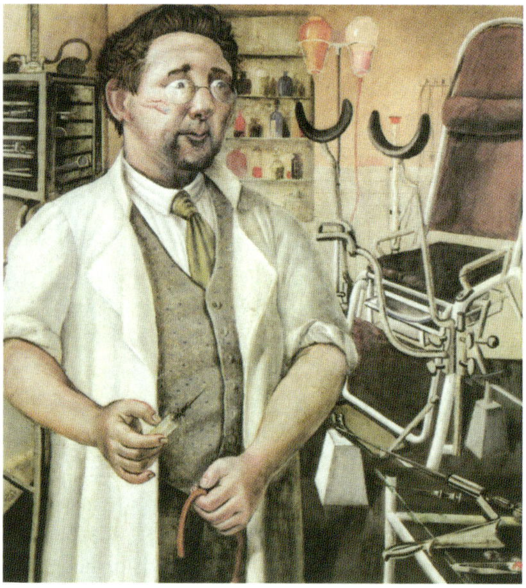

Abb. 10.7 Otto Dix: Bildnis Dr. Koch, 1921, Format: 100,5×90, Öl und Kollagentechnik auf Leinwand, Köln, Museum Ludwig, Sammlung Haubrich; © VG Bild-Kunst, Bonn, 2014

nichts beschönigte, sondern das Modell entlarvte. Dieser Blick erkannte die Hässlichkeit der Wirklichkeit (Abb. 10.6; Abb. 10.7). Manche bezeichnen den Aspekt als »Gruselkabinett«, es ist aber ein neusachliches Berufsbildnis, das den Porträtierten mit Attributen seiner Profession darstellt. Das in Collagentechnik aufgeklebte Stanniolpapier unterstreicht die metallischen Oberflächen der medizinischen Einrichtungsgegenstände.

In einem Interview aus den 1960er Jahren sagte Otto Dix: »Es war ein Streben danach, alle Dinge möglichst präzis zu sehen, mit scharfem Auge zu sehen und sehr realistisch zu sehen. Das Individuelle des Menschen, was ja nicht bloß in seinem Gesicht, sondern auch in seinen Bewegungen, in seiner Kleidung liegt, das hat mich immer am meisten interessiert.«[228]

Das Bild zeigt den Urologen in seinem Behandlungszimmer mit einem Untersuchungsstuhl, der von der Kunstszene als Marterstuhl charakterisiert wurde, aber für eine Zystoskopie oder andere urologische Untersuchungen in Steinschnittlage einen unverzichtbaren Einrichtungsgegenstand darstellte. Die von einigen Autoren gesehene Verbindung zu einem Fertilitätsproblem seiner Frau kann aus fachurologischer Sicht nicht sicher nachvollzogen werden.[229] Warum die Steinschnittposition in der Regel immer als gynäkologische Untersuchungsposition apostrophiert wird, bleibt weiterhin ein Geheimnis der Autoren. Der Urologe Hans Joachim Reuter (1923–2003) erwarb den Untersuchungsstuhl aus dem Nachlass von Hans Koch. Er ist heute in der Nitze-Leiter-Sammlung/Sammlung Reuter im Josephinum in Wien ausgestellt. Unschwer kann das Modell noch heute in Katalogen medizinischer Ausstattungsfirmen als »Eiserner Untersuchungs- und Operationsstuhl« für das ärztliche Sprechzim-

228 http://www.deutschlandradiokultur.de/ich-stehe-vor-der-landschaft-wie-eine-kuh.1001.de.html?dram:article_id=266538 (Recherche vom 03.06.2014)

229 http://www.eiskellerberg.tv/allgemein-artikeldetail-txt/items/dr-koch-mutzi-und-der-maler-dix.htm (Recherche vom 02.06.2014)

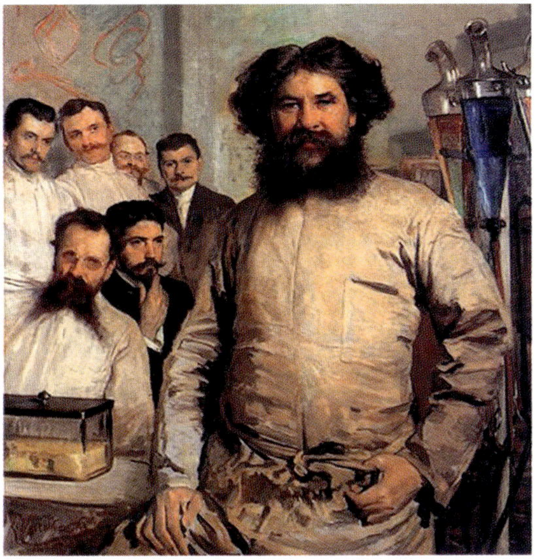

Abb. 10.8 Leon Wyczolkowski (1856–1936): Ludwig Rydygier (1850–1920), 1897, Öl auf Leinwand, Format: 140×115, Nationalmuseum Warschau. Auch in diesem Porträt bestimmen die Irrigatoren das Bild (Bildersammlung Museum, Bibliothek und Archiv DGU; Repro Keyn, mit freundl. Genehmigung)

mer aufgefunden werden.[230] Die Irrigationslösungen für Blasenspülungen wirken auf viele, nicht dem Medizinbereich stammende Kunstbetrachter bedrohlich. Für eine Urologenpraxis waren Spülungen mit Kaliumpermanganat bis zur Einführung der Antibiotikatherapie nach dem Zweiten Weltkrieg bei gonorrhoischen Urethritiden hingegen Alltag. Eine ähnliche Konstellation mit Irrigatoren findet sich ebenfalls auf dem Gemälde des Uro-Chirurgen Ludwig Rydygier aus Lemberg (1850–1920) von Leon Wyczolkowski (1856–1936) und gibt einen weiteren kunstgeschichtlichen Beweis für die Zeitgebundenheit und Üblichkeit (Zajaczkowski 2008; Abb. 10.8).

Die an der Wand aufgestellten Instrumentenbehälter, sog. »Heynemannschränkchen« (May 1941; Abb. 10.9; Abb. 10.10) zum Aufbewahren von Instrumenten und Endoskopen zur »Entkeimung« und Plexiglas®-Röhren mit roten Verschlussstopfen

230 Firmenkatalog Medicinisches Waarenhaus, Nr. 33 (ca. 1910); Nachdruck Edition ex libri, Schäfer, Hannover, 1987, Art. Nr. 16544, S. 299

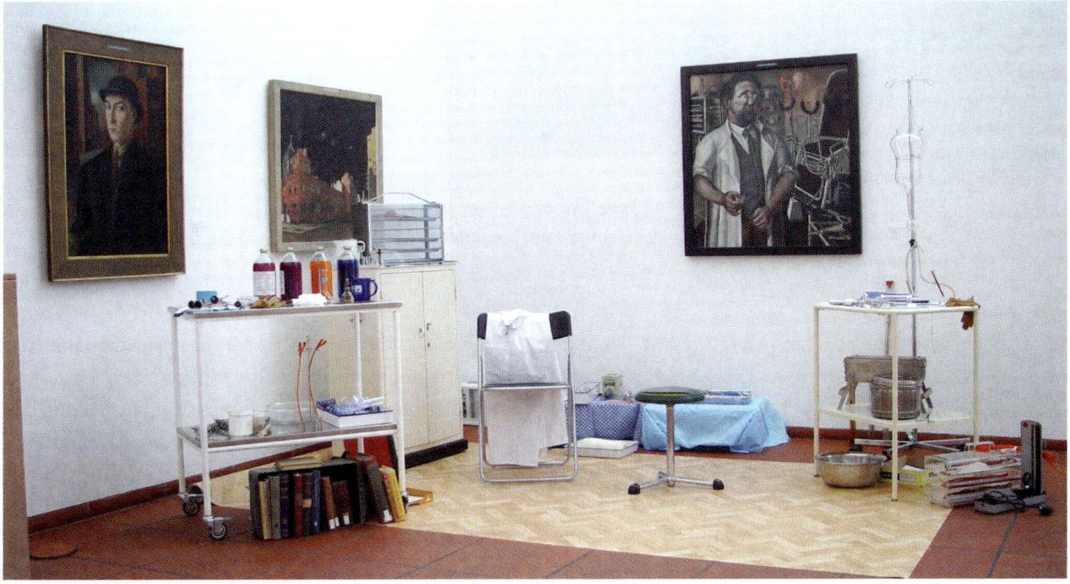

Abb. 10.9 Nachgestellte Praxissituation »Praxis des Urologen Dr. Koch« vor dem Originalgemälde mit Museumsbestand; Museum, Bibliothek und Archiv DGU im Museum Ludwig, Sommer 2003, im Rahmen einer Museums- und Kunstpräsentation »Sprechstunde bei Dr. Koch«. Die auf dem Gemälde dargestellten urologischen und medizinischen Instrumente wie Tisch, Irrigator und Heynemann-Schrank gehörten zur Routineausstattung einer urologischen Fachpraxis (Foto: Moll, mit freundl. Genehmigung)

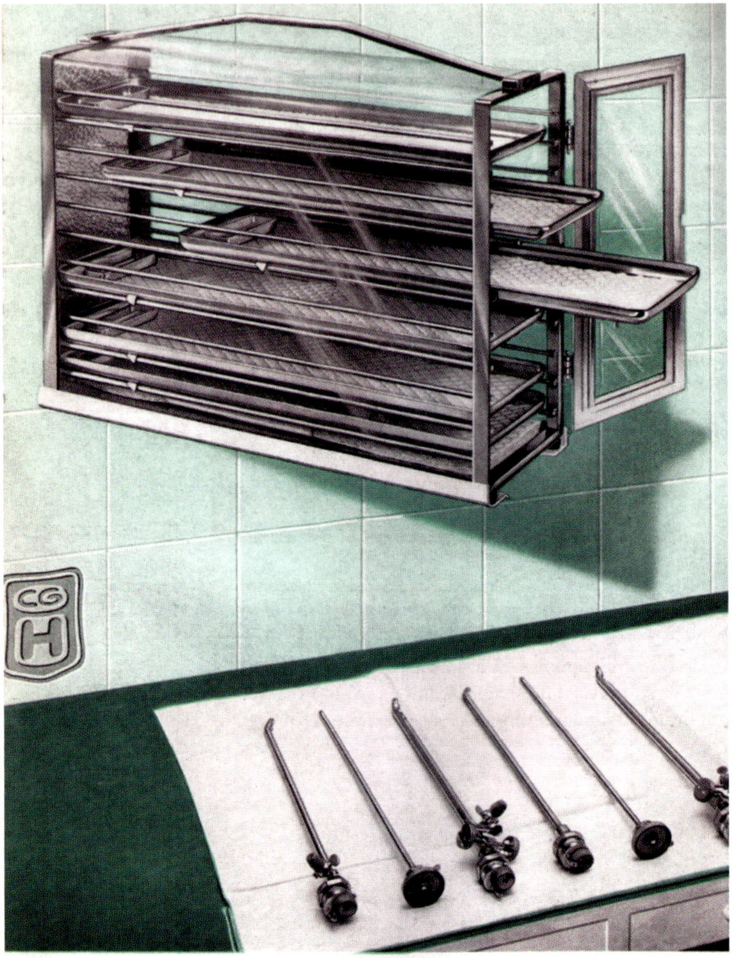

Abb. 10.10 »Heynemannschränkchen«. Aufbewahrungsbehälter für Zystoskopie und weitere urologische Utensilien unter sterilen Bedingungen (Quelle: Firmenkatalog Heynemann (1940), beigeheftet; Repro Keyn, mit freundl. Genehmigung)

für Ureterenkatheter zur Desinfektion mit Formalintabletten, gehörten in den 1920er und 1930er Jahren ebenfalls zum Standardinventar einer Urologenpraxis, ebenso der im Vordergrund auffällig drapierte blinde Blasensteinlithotriptor nach Bigelow[231] mit zugehörigen Konkrementen. Viele Urologen sammelten die Steine sogar. Dessen Zähne sind so exakt wiedergeben wie auch der Handgriff mit Schloss, dass sich das Modell mühelos wie alle anderen medizinischen Objekte, die den Urologen Koch attributieren, in Katalogen medizinischer Bedarfslieferanten der Zeit mühelos noch heute auffinden lassen.[232] Auch die Darstellung von Koch mit Glaskolben-Spritze und rotem Stauschlauch, der aus einem roten Robusta®-Gummi[233]-Katheter selber hergestellt sein kann, war für diesen nicht unty-

[231] Firmenkatalog Medicinisches Waarenhaus, Nr. 33 (ca. 1910); Nachdruck Edition ex libri, Schäfer, Hannover, 1987, Art. Nr. 11627, S. 241

[232] C. G. Heynemann (1940) M A 40 Firmenkatalog

[233] Rote-Robusta-Katheter-Firmenkatalog; Rüsch. http://www.ruesch-care.de/dmdocuments/postoperativeharnableitung.pdf (Recherche vom 02.06.2014)

pisch. Er behandelte viele seiner Kunstfreunde, was somit eine für den Arzt alltägliche Szene darstellte. Ob er seinen Kunstfreunden auch »anregende Präparate« »spritzte«, kann allenfalls vermutet, aber nicht bewiesen werden (Rewald 2006, S. 89–93).

10.5 Fazit: Mediziner in Dix' Werk

Otto Dix verwehrte sich der Erwartung, den Dargestellten möglichst schön und attraktiv abzubilden. Sein Anspruch war der bedingungslose Realismus: »Zeigt … auf euren Bildern, wie zu unserer Zeit der Mensch dem Menschen ein Wolf ist.« In der Konfrontation mit den Schrecken der beiden Weltkriege und dem Elend der Großstädte wollte er nicht das Schöne, sondern das Hässliche im Menschen kommentieren und herausarbeiten. Als Künstler sah er seine Aufgabe darin, der Welt den Spiegel vorzuhalten. »Der Maler ist das Auge der Welt. Der Maler lehrt die Menschen sehen, das Wesentliche sehen, auch das, was hinter den Dingen ist.« (von Troschke 2008 S. 66) Diese Haltung ist mit der des Arztes vergleichbar, der mit dem klinischen Blick aufgrund äußerer Merkmale die Krankheit im Patienten intuitiv wahrzunehmen versteht. Während angehende Ärzte im Sektionssaal lernen, ihre Emotionen beim Verletzen des menschlichen Körpers zu beherrschen, lernen Kunststudenten, beim Aktzeichnen den menschlichen Körper ohne Emotionen zu betrachten, zu verstehen und darzustellen. Dies symbolisiert sich auch im weißen Kittel, der im 19. Jahrhundert erst von den Ärzten und dann von den Malern als Berufskleidung angenommen wurde (von Troschke 2008, S. 66).

Das »Bildnis Dr. Koch« gehört in eine Reihe von Medizinerporträts, die Dix besonders in den 1920er Jahren anfertigte und die eine ähnliche Sichtweise auf den Berufsstand zeigen. Die Ärzte werden mit den für sie typischen Attributen dargestellt, wobei bei Koch die einzelnen Details zahlenmäßig stark in den Vordergrund treten.

Stadelmann war Neurologe in Dresden, der sich auch der Hypnose bediente und mit den Literaten des Dresdener Expressionismus befreundet war. Sein vielseitiges literarisches Werk umfasste psychologische Schriften, lebenskundliche Ratgeber, eigengeprägte philosophisch-mystische Werke sowie dichterische Beiträge zum Dresdner Expressionismus. Georges Grosz lieferte eine schöne Schilderung seiner Person und nannte ihn »mein Vogelhäuschen« (Scholz 2003).

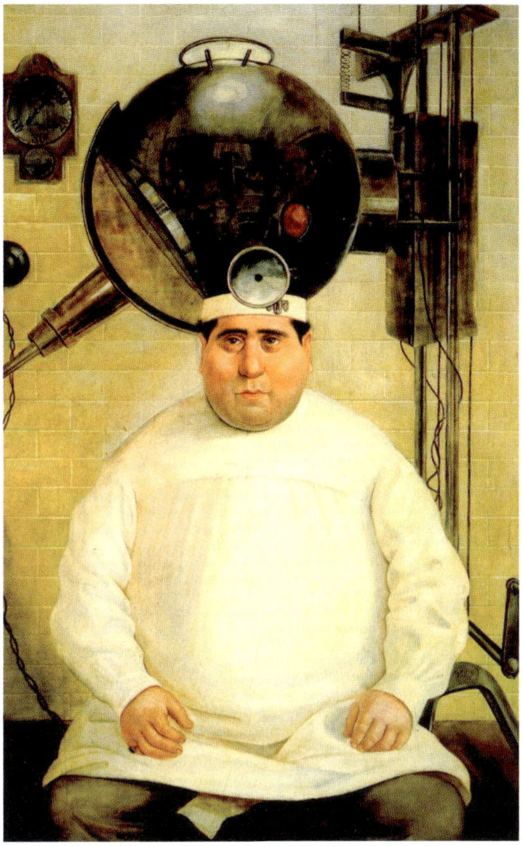

Abb. 10.11 Otto Dix: Bildnis Dr. Mayer-Hermann, 1926, Öl und Tempera, mit Kollage, auf Holz, Museum of Modern Art, New York. Auch der Berliner Laryngologe Wilhelm Mayer-Hermann (1890–1945; 1926 von Dix porträtiert; das Bildnis hängt seit 1932 im »Moma«), der später in die USA emigrieren musste, wird hier mit typischen, aber spärlichen Berufsattributen wie Stirn-Loch-Spiegel, Bestrahlungskugel sowie Weckeruhr dargestellt. Vom Porträtierten ist der Satz überliefert, dass jemand, der ihn auf diesem Bild erkennen würde, niemals in seine Praxis kommen würde. Die metallische Bestrahlungskugel »ergänzt« die rundlichen Bauchformen des Mediziners. Die magische Wirkung des kristallenen Realismus, der auf jede Atmosphäre verzichtet, wird noch unterstützt durch die Wirkung, die der modere Medizinmann inmitten seiner trotz Funktionalität für den Laien geheimnisvollen und Ängste erregenden Geräte ausstrahlt (Löffler 1960, S. 73–74); © VG Bild-Kunst, Bonn, 2014

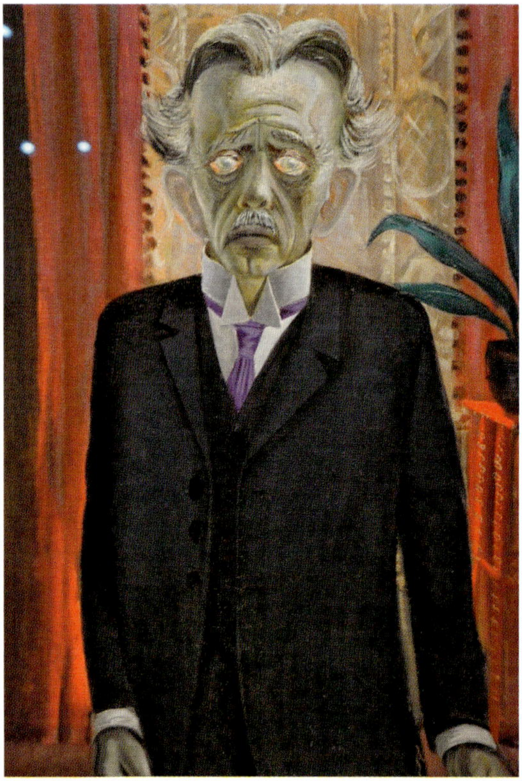

Abb. 10.12 Otto Dix: Bildnis Dr. Heinrich Stadelmann (1865–1948), 1922, Format: 81×90,8, Art Gallery of Ontario, Toronto, Kanada; © VG Bild-Kunst, Bonn, 2014

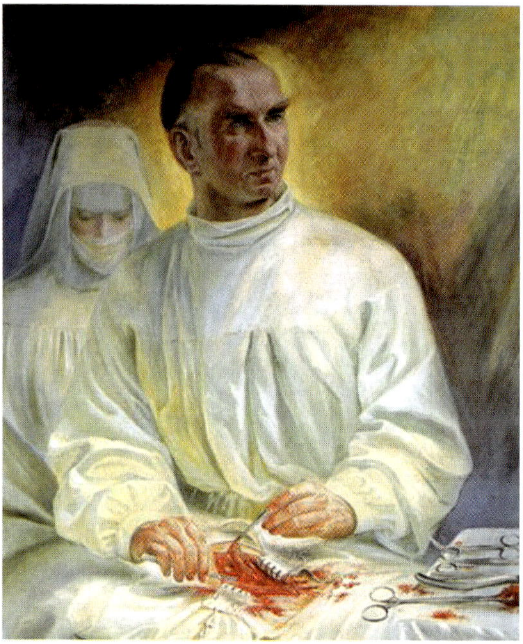

Abb. 10.13 Aus Otto Dix' Zeit in der inneren Emigration: Bildnis Prof. Dr. Rudolf Andler, 1943, Öl auf Leinwand, Format: 39,4×31,5, in Privatbesitz; © VG Bild-Kunst, Bonn, 2014

10

Dix stellte diesen Arzt im Alter von 55 Jahren ohne typische Attribute wie Untersuchungshammer dar, sondern wie von eigener Hypnose verwandelt bzw. selbst psychisch verändert. Die Augen wirken hervorgetreten und glasig. Es scheint so, als ob Dix die Seiten gewechselt hat und einen Patienten mit den Augen des Psychiaters anschaut. Das Bild entstand, als Dix Studien zu den Schrecken des Ersten Weltkrieges in einem Krankenhaus anfertigte, aus denen u. a. sein »Schützengrabenbildnis« (1920–1923) resultierte (Scholz 2003).

Bei dem Laryngologen Dr. Meyer-Hermann (Abb. 10.11) findet schon eine gewissen Restriktion statt (Bestrahlungsapparat, Stirn- Loch-Spiegel, Uhr), bei dem Neurologen-Psychiater Dr. Stadelmann werden die beruflichen Bedingungen ganz durch Farbenspiel sowie Personendarstellung ausgedrückt. Hier werden de facto die Rollen des Anblickes getauscht (Abb. 10.12).

Im Spätbild »Dr. Andler«, das während der inneren Emigration entstand, finden sich neben einer eher altertümlichen Darstellung wieder mehr Details eines Chirurgen während einer Operation (Abb. 10.13).

Der Habitus des Operateurs ist an Werke wie »Billroth im Hörsaal« (1890) von A. F. Seligmann (1862–1945) oder an »The Agnew Clinic« (1889) von Thomas Eakins (1844–1916) angelehnt (Wyklicky 1991). In dem facettenreichen Wechselspiel »Medizin und Kunst« bzw. »Kunst und Medizin« gehört die Repräsentation des ärztlichen Berufsstands immer zu den künstlerischen Mitteln, den Arzt in seiner öffentlichen Wahrnehmung mit unterschiedlichen Stilmitteln darzustellen. Im Arztporträt verbinden sich beide Berufsstände sehr eng miteinander, und auch im Zeitalter der Fotografie bleibt das Arztporträt ein wichtiges Element, um den Berufstand der Mediziner zu repräsentieren. Was für einen Mediziner eine alltägliche Arbeitsumgebung darstellt, kann von der Öffentlichkeit und den Künstlern bereits als Bedrohung wahrgenommen werden.

10.6 Literatur

Amtliches Verzeichnis des Personals und der Studierenden der Königlichen Friedrich-Wilhelms- Universität zu Berlin (1902). Schabe, Berlin

Barth P (1983) Otto Dix und die Düsseldorfer Künstlerszene 1920-1925. Remmert & Barth, Düsseldorf

Barth P (1995) Von Nolde bis Dix. Der Düsseldorfer Arzt, Sammler und Kunsthändler Dr. Hans Koch und »Das Graphische Kabinett von Bergh & Co. Remmert & Barth, Düsseldorf

Barth P (2007) Ausstellungskatalog Großes Ey wir loben dich. Johanna Ey und ihr Künstlerkreis. Publikation zur Ausstellung 04.09.-17.11.2007. Remmert & Barth, Düsseldorf

Barth P (2011) Otto Dix in Düsseldorf. Otto Dix und die Düsseldorfer Künstlerszene 1920 bis 1925. Ausstellungskatalog. Remmert & Barth, Düsseldorf

Barton BS (1981) Otto Dix und die neue Sachlichkeit 1918–1925. Ann Arbor, Michigan

Beck R (1993) Otto Dix. 1891-1969. Zeit, Leben, Werk. Stadler, Konstanz

Buderer HJ (Hrsg) (1994) Neue Sachlichkeit. Bilder auf der Suche nach der Wirklichkeit. Figurative Malerei der zwanziger Jahre. Prestel, München

Büttner F (1979) Peter Cornelius in Düsseldorf. In: Andree R, Bradtke G, von Kalnein W (Hrsg) (1979) Die Düsseldorfer Malerschule. Von Zabern, Mainz, S 48-55

Heynemann CG (1940) M A 40 Firmenkatalog

Dalbajewa B (Hrsg) (2011) Neue Sachlichkeit in Dresden. Sandstein, Dresden 2011

Dascher O (2011) »Es ist was Wahnsinniges mit der Kunst«. Alfred Flechtheim. Sammler, Kunsthändler und Verleger. Nimbus, Wädenswil

Der Maler Otto Dix. Dokumentarfilm, Kanada/Deutschland, 2010, 56 Min., Regie: Jennifer Alleyn, Produktion: Arte

Firmenkatalog Aesculap (o.J., ca. 1927). Jetter & Scherer, Tuttlingen

Fischer L (1981) Otto Dix, ein Malerleben in Deutschland. Nicolai, Berlin

Frank M (2004) The portrait of Dr. Koch by Otto Dix: andrologist, dermatologist or urologist? Urology meets museum, Vortrag und Objektpräsentation, Haus der Ärzte, Wien, 3rd Int. Congress on the History of Urology, Vienna, 03.09.2004

Fuchs P (Hrsg) (1969) Josef Haubrich. Sammler und Stifter. Kunst des XX. Jahrhunderts in Köln. Greven, Köln

Hausmann M (2010) Johanna Ey: a critical reappraisal thesis. University of Birmingham. http://archiv.ub.uni-heidelberg.de/artdok/volltexte/2013/2351 (Recherche vom 15.05.2014)

Karcher E (2002) Otto Dix 1891-1969. Taschen, Köln

Kim JH (1994) Frauenbilder von Otto Dix: Wirklichkeit und Selbstbekenntnis. Lit, Münster

Labs S (2012) Johanna Ey und die Avantgarde der Düsseldorfer Kunstszene. Diplomica, Hamburg

Löffer F (1960) Otto Dix Leben und Werk. Dresden

Löffler F (1977) Otto Dix Leben und Werk. VEB Verlag der Kunst, Dresden

Lorenz U (o.J). Otto Dix. Allgemeines Künstlerlexikon. Sauer/de Gruyter. http://www.degruyter.com/databasecontent?dbid=akl&dbsource=%2Fdb%2Fakl (Recherche vom 15.05.2014)

Lorenz U (Hrsg) Otto Dix. Briefe. Wienand, Köln 2013

May F (1941) Zwei Jahre Urologisches Krankenhaus München. Z Urol 35:297-319

Mitgliederverzeichnis Deutsche Gesellschaft für Urologie. In: Verhandlungen der deutschen Gesellschaft für Urologie, IV. Kongress in Berlin Coblentz, Berlin und Thieme, Leipzig, Koch Hans als neu aufgenommen markiert, noch unter der Berliner Adresse Augsburgerstrasse 66

Moll F, Frank M (2005) Der Urologe als Sammler. Historische Ausstellung in Düsseldorf, 57. Kongress DGU, Düsseldorf 21.-24.09.2005

NN (1966). Der Spiegel 40. http://www.spiegel.de/spiegel/print/d-46414314.html (Recherche vom 04.06.2014)

Presler G (2007) Die Brücke. Rowohlt, Reinbek 2007

Rewald S (2006) Glitter and Doome: German Portraits from the 1920 (Ausstellungs-Katalog). Metropolitan Museum of Art, New York

Rietzschel T (Hrsg) (1987) Die Aktion: 1911-1918. Wochenschrift für Politik, Literatur und Kunst, eine Auswahl. DuMont, Köln

Rosenstein P (1954) Narben bleiben zurück. Kindler & Schiermeyer, Bad Wörishofen, S 79-80

Schäfke W (1995) Das neue Köln 1945-1995 (Ausstellungskatalog). Verlag des Kölnischen Stadtmuseums, Köln

Scholz A (2003) Ärzte und Patienten in Dresdener Naturheilsanatorien. Medizin-Bibliothek-Information 4:13-19

Schubert D (2011) Warum portraitierte Otto Dix nicht den Bildhauer Christoph Voll. In: Beck R, Dix M (2011) Otto Dix retrospektiv zum 120. Geburtstag: Gemälde und Arbeiten auf Papier (Ausstellungskatalog). Gera, S 115-125

Stadler F (Hrsg) (1950) Einwohnerbuch der Stadt Singen (Hohentwiel) und der Nachbarorte. Konstanz

Toepel L (2008) Otto Dix in Gera. Lemm, Gera

Vierhuff HG (1980) Die Neue Sachlichkeit. Malerei und Fotografie. DuMont, Köln

Von Troschke (2008) Getroffen. Otto Dix und die Kunst des Portraits. Pharma Rundschau 2:66

Walter-Ris A (2003) Die Geschichte der Galerie Nierendorf. Kunstleidenschaft im Dienst der Moderne. Berlin, New York 1920-1995. Diss. Freie Univ. Berlin

Wyklicky H (1991) Billroth im Hörsaal (Objekt-Nr.: 17.04). In: Kunst des Heilens. Aus der Geschichte der Medizin und Pharmazie (Ausstellungskatalog). Niederösterreichisches Landesmuseums, Wien

Zajaczkowski T (2008) Ludwik von Rydygier (1850-1920) and his contribution to the advancement of surgery and his credit for urology. In: Schultheiss D (2008) De Historia Urologiae Europaeae 15:123-154

Darstellungen zur Harnschau in den Totentänzen der Graphiksammlung »Mensch und Tod« der Heinrich-Heine-Universität Düsseldorf

Luise Maslow

11.1 Einleitung

Bildliche Darstellungen der Begegnung zwischen Arzt und Tod besitzen eine jahrhundertelange Tradition (Abend 2010; Knöll 2010). So bezogen bereits die frühesten bildlichen Totentänze seit dem 15. Jahrhundert den Arzt mit ein, der nicht nur durch Prunkrobe und Doktorhut, sondern vor allem durch das Attribut des Harnglases kenntlich gemacht wurde.

Das Verfahren der Harnschau, geprägt von den Lehren der antiken Ärzte Hippokrates und Galen, gründet auf der Annahme, krankhafte Zustände beruhten auf der fehlerhaften Mischung der Körpersäfte, die im Harn sichtbar werden müsse. Da man einzelnen Säften bestimmte Qualitäten zuschrieb, konnte man Farbe und Konsistenz des Harns auf die Qualitäten der Säfte zurückführen und auf diese Weise Krankheitsbilder nachweisen oder ausschließen. Die Uroskopie konnte sich so zum für lange Zeit wichtigsten Diagnoseinstrument für nahezu alle Krankheiten entwickeln (Martin u. Fangerau 2007; Schlich 1992; Stolberg 2009, S. 44–92). Die Harnschau diente dem Berufsstand der Ärzte jedoch nicht nur als Diagnoseverfahren, sondern zudem als Mittel der Darstellung und Durchsetzung ärztlicher Autorität und Deutungsmacht (Stolberg 2004). Es wundert daher nicht, dass die Harnschau, obwohl sie »nur einen Teil der medizinischen Tätigkeit ausmachte und verhältnismäßig selten auch zur Vorhersage speziell des Todes eingesetzt wurde, [....] zum Signum des Arztes« (Schäfer 2006, S. 157) geriet.

Totentänze kommentieren nicht selten politische, gesellschaftliche oder religiöse Themen. Im Folgenden soll untersucht werden, inwiefern die Geschichte des historischen Diagnoseverfahrens der Harnschau, welches bereits kunst- und literaturhistorisch (u. a. Käser 1998; Kiefer 1964; Zglinicki 1982) und kultur- bzw. medizinhistorisch untersucht wurde (u. a. Konert 2004; Stolberg 2009, 2010), speziell in den Totentänzen als Spiegel kultureller Entwicklung Niederschlag findet. Da die Arztdarstellungen in den Totentänzen zeitgenössische Diskussionspunkte aufgreifen und auf die Realität reagieren, erscheinen sie nicht ganz unabhängig vom medizinischen Diskurs. Sie setzten sich damit jedoch aus einer anderen Sichtweise auseinander und stellen damit einen alternativen Diskursraum dar. Dieser Beitrag verfolgt die Fragestellung im Sinne einer diskurstheoretisch ausgerichteten Interpretation künstlerischer Darstellungen, welche die Bilder als eigenständige Äußerungsform begreift, die sich an der Entstehung gesellschaftlicher Realität beteiligt und damit als Ausdruck eines gesellschaftlichen Ordnungs- bzw. Positionierungsverhältnisses verstanden werden kann. Künstlerische Darstellungen werden damit als Zugang zu vergangenen wie zeitgenössischen gesellschaftlichen Raumverhältnissen nutzbar.[234]

Zur Untersuchung dieses Themas eignet sich die Düsseldorfer Graphiksammlung »Mensch und Tod« am Institut für Geschichte der Medizin der Heinrich-Heine-Universität Düsseldorf. Die Sammlung ist bezeichnender Weise aus der privaten Kunstsammlung eines Mediziners, des Berliner Chirurgen Prof. Dr. Werner Block (1893–1976), entstanden, der im Laufe seines Lebens in der Form des Kunstsammelns einen Weg der persönlichen Auseinandersetzung mit den alltäglichen Herausforderungen seines Berufs fand, die »nicht im medizinischen Staatsexamen abgefragt werden« (Schadewaldt 1989, S. XVI): die ständige Konfrontation mit dem Tod, dem Verlust von Patienten und dem unheilbaren Leiden (Block 1966; Maslow 2014; Schadewaldt 1989). Die durch die jahrzehntelange Sammlertätigkeit beachtlich gewordene Sammlung bildete nach dem Ankauf durch die Universität 1976 den Grundstock für die heutige Graphiksammlung »Mensch und Tod«, die inzwischen wohl international größte und bedeutsamste Sammlung dieses Themenschwerpunktes.[235] Die Sammlung ermöglicht es, die in der Kunst dargestellte Beziehung zwischen Medizin und Tod und im Besonderen die Entwicklung der Darstellungen zur Harnschau in den Totentänzen vom Mittelalter bis in die heutige Zeit zu verfolgen.

[234] Für einen in diese Thematik einführenden Beitrag siehe Miggelbrink und Schlottmann (2009).

[235] Zur Graphiksammlung »Mensch und Tod« vgl. den Bestandskatalog (Schuster 1989) sowie die »Schriften der Graphiksammlung ‚Mensch und Tod'« bei düsseldorf university press, dup (Knöll 2010, EX LIBRIS; Knöll 2010, 2011, 2012; Overdick 2014). Für einen Überblick über die Darstellung des Arztes im Bestand der Sammlung vgl. Schuster und Bock (1986).

11

11.2 Das zerbrochene Harnglas – ein Attribut des Totentanzes

Bildliche Totentänze finden sich auf großen Wandgemälden sowie in Manuskripten oder gedruckten Büchern (Frey 2000; Kaiser 1983; Rosenfeld 1974; Wehrens 2012; Wunderlich 2001). Sie zeigen die Begegnung eines Verstorbenen bzw. der Personifikation des Todes mit Repräsentanten verschiedener Gesellschaftsgruppen. Auf diese Weise verdeutlichen sie die Gleichheit aller Menschen, denn im Angesicht des Todes nützen weder geistliche oder weltliche Macht, noch Reichtum oder Wissen. Die monumentalen Totentänze, welche sich seit dem 15. Jahrhundert von Frankreich aus in Nordeuropa verbreiteten, beinhalteten zudem Texte. Die großformatigen Wandmalereien, die sich oft an Vorhallen, Kreuzgängen, Beinhäusern und Friedhöfen fanden, wo sie neben Klerikern auch Laien erreichen konnten, sind meist nicht erhalten. Ihre Form und Gestalt ist häufig nur durch Zeichnungen und druckgraphische Werke überliefert. Die druckgraphischen Totentänze, die besonders im 15. Jahrhundert weite Verbreitung fanden, verdanken diesen monumentalen Totentänzen ihre Form. Die mittelalterlichen Totentänze dienen bis in die heutige Zeit als Inspiration.

Dass die verheerenden Pestepidemien 1348–1350 zur Entstehung des neuen Darstellungstyps beitrugen, wird in der neueren Forschung öfter angezweifelt, ist jedoch auch nicht auszuschließen (Schäfer 2006, S. 156). Doch scheinen die Gründe für die Entstehung der neuartigen Todespersonifikation im geistesgeschichtlichen und sozialen Wandel der mittelalterlichen Ständegesellschaft zu liegen (Fitschen 2001). Aus der Mahnung vor dem unbußfertigen Tod, dem im Sinne christlicher Heilslehre der ewige Tod im Jenseits folgt, wurde die allgemeinere Mahnung, sich die Endlichkeit des Lebens und die Ungewissheit der Sterbestunde bewusst zu machen – »memento mori« – und daraus moralisches Handeln abzuleiten. Die Konsequenzen für das Handeln Einzelner und gesellschaftlicher Gruppen wurden schließlich auch in literarischer Form als Dialoge zwischen Tod und Ständevertreter formuliert. Die Totentänze stellen den aus gesellschaftlichen Regeln abgeleiteten Versuch dar, dem alltäglichen und doch beängstigenden Vorgang des Sterbens eine begreifbare Form zu geben. Sie enthalten moralisierende Botschaften, können darüber hinaus auch gesellschaftskritische und nicht zuletzt spielerisch-satirische Aspekte aufweisen. Der Arzt ist fast immer Bestandteil des Reigens und so auch das Harnglas des Arztes, besonders das umgekippte oder zerbrochene Harnglas, ein ebenso typisches Attribut der Totentänze wie die Sense oder die Sanduhr des Knochenmannes.

Aus heutiger Sicht erstaunt das Erscheinen des Arztes im Reigen des Todes wenig, da er zu einer der Berufsgruppen zählt, die dem Tod am häufigsten begegnen. Doch in der spätmittelalterlichen Gesellschaft waren andere Berufe ebenso oft mit dem Tod konfrontiert, ohne dass sie ebenso zahlreichen Eingang in die Totentänze gefunden hätten, z. B. der Richter, der das Todesurteil sprach, der Henker, der das Urteil vollstreckte, oder der Priester oder Ordensangehörige, die den Sterbenden begleiteten und zu einem guten Tod führen sollten (Schäfer 2006, S. 156). Es »war also die konkrete Begegnung mit dem Tod allem Anschein nach nicht entscheidend für die Aufnahme in den hierarchischen Reigen der Lebenden und Toten« (Schäfer 2006, S. 156).

11.3 Die monumentalen Totentänze

Der »Basler Totentanz«, unter allen Totentänzen sicherlich der bekannteste, ist um 1440 auf der Innenseite der Friedhofsmauer des Basler Predigerklosters entstanden und wurde zwischen dem 16. und 18. Jahrhundert mehrmals bei Restaurierungen verändert, 1805 schließlich ganz entfernt und ist uns daher wie viele Totentänze nur durch Graphiken überliefert (Liß 2011; Warthin 1931, S. 16–18; Zglinicki 1982, S. 83). Als Matthäus Merian d. Ä. (1593–1650) sich mit dem Werk auseinandersetzte, besaß es trotz vorausgegangener Restaurierung noch im Wesentlichen seine mittelalterliche Form. Die Kupferstiche, die Merian nach dem spätmittelalterlichen Vorbild anfertigte, stellen keine naturgetreue Kopie dar. Es ist jedoch von einer großen Achtung des in Basel geborenen Künstlers vor dem großen Vorbild auszugehen. Für die Kupferstiche, die erstmals 1621 erschienen, teilte Merian den Reigen des Todes mit den verschiedenen Ständevertretern in die Einzelpaare auf. In der Graphiksammlung »Mensch und Tod« befindet sich ein Exemplar der vierten Auflage, erschienen um 1725 in Frankfurt a. M. (Liß 2011). Auch der harnschauende Arzt wird hier nicht vom Tod verschont (Abb. 11.1).

Der Kupferstich zeigt die Begegnung des Arztes mit dem Tod, der ihn bei seinem Gewand packt und mit sich fortziehen will, während er mit der anderen Hand auf einer Flöte musiziert. Der Tod hat dem Arzt das Weidenkörbchen entrissen, das traditionell zum Transport des so vor Sonne, Wärme und Zerstörung geschützten Harnglases diente. Dem Mediziner in Talar und Hut ist vor Schreck das Harnglas aus den Händen gefallen. Der Tod macht auf diese Weise die Harnschau unmöglich und macht sich lustig über die ärztliche Tätigkeit, die ja den Tod doch nicht verhindern kann. Dass die Harnschau häufig als Ferndiagnose angewandt wurde, erklärt das Fehlen des Patienten (Abend 2010, S. 100). In begleitenden Versen findet sich der Dialog zwischen Tod und Arzt: »Todt zum Doctor. / Herr Doctor b'schaut die Anatomey / An mir, ob sie recht g'machet sey: / Dann du hast manchen auch hing'richt, / Der eben gleich, wich ich jezt sicht. // Der Doctor. / Ich hab mit meinem Wasser b'schauen, / Geholfen beyde Mann und Frawen: / Wer b'schawt mir nun das Wasser myn, / Ich muß jetzt mit dem Todt dahin.« Die Verse stellen zwar die Tätigkeit des Arztes – das Heilen – in direkten Gegensatz zum Tod, thematisieren jedoch auch die Unfähigkeit des Arztes, sich selbst zu helfen, und stellen den Arzt gar als Töter seiner Patienten hin (Schäfer 2006, S. 158f.).

Der Totentanz greift damit Aspekte des Verhältnisses von Arzt und Tod auf, die bereits in der mittelalterlichen Literatur problematisiert wurden: Neben der Hilflosigkeit dem Tod gegenüber stehen die häufigen konkreten Vorwürfe, der Arzt töte seine Patienten oder erkenne den Tod nicht oder nicht richtig (Schäfer 2006, S. 159–160). »Wie der […] Arzt stirbt, hängt auf das genaueste damit zusammen, wie er vorher zum unausweichlichen Sterben seiner Patienten sich einzustellen verstand« (Käser 1998, S. 17). Die künstlerische Darstellung »[…] problematisiert also den medizinischen Diskurs durch Spiegelung seiner Grenzen in einem seiner Sprecher« (Käser 1998, S. 17).

Auch die zeitgenössische medizinische Literatur setzte sich mit derartigen Vorwürfen auseinander. Obwohl man bei ärztlicher Tätigkeit aus heutiger Sicht eine Nähe zum Tod erwarten würde, mied der zeitgenössische Arzt den Tod, wenn möglich, und auch die medizinische Literatur spiegelt diese Distanz wider (Schäfer 2006, S. 160). Zwar wurde unter dem Hinweis auf die »caritas« sowie auf die unabsehbare göttliche Vorherbestimmung dem Arzt nahegelegt, dem Todkranken beizustehen, da zudem der Versuch einer Behandlung bei anscheinend hoffnungslosen Fällen die Möglichkeit bot, die ärztlichen Fähigkeiten unter Beweis zu stellen, doch wenn er Sterbende verließ, geriet er aus verschiedensten Gründen nicht in schlechten Ruf (Schäfer 2006, S. 160–161). Viele Ärzte fürchteten scheinbar die Rache der Verwandten oder die Ansteckungsgefahr, in welche sie sich bei Seuchen begaben (Schäfer 2006, S. 161). Darüber hinaus war die Behandlung als unheilbar geltender Kranker ethisch umstritten. Angehörige waren über die Prognose zu informieren, damit der Arzt nicht in den Verdacht der Habgier geriet. Studierten Ärzten, die oft Kleriker waren, drohte außerdem der Ausschluss vom geistlichen Amt, wenn durch ihr Verschulden ein Patient starb (Schäfer 2006, S. 161). Dementsprechend stand die Todesprognose im Mittelpunkt des Interesses auch der medizinischen Fachliteratur, damit der Arzt rechtzeitig über Abbruch oder Fortsetzen der Behandlung entscheiden und Maßnahmen zur Erhaltung seines Rufes einleiten konnte; für die Patienten war die Prognose entscheidend für die Vorbereitung auf den Tod (Schäfer 2006, S. 162). Während der Geistliche idealerweise längere Zeit am Sterbe- oder Totenbett weilte, die Sakramente spendete, die Totenliturgie sprach und letztlich für die Bestattung zuständig war, hatten die Ärzte bis zum späten Mittelalter wenig Kontakt zum Sterbenden (Schäfer 2006, S. 164). Da die Unsicherheit der Todesstunde, welche die Erwartung jenseitiger Seligkeit gefährdete, im Spätmittelalter zunehmend als Problem empfunden wurde, entstanden nicht nur neue Textsorten, wie die Ars moriendi-Literatur, die zum Ziel hatten, die geistliche und zeitliche Unsicherheit des Todes wenn möglich auszuräumen, sondern auch neue Verfahren zur Vorhersage, wie z. B. die Nesselprobe

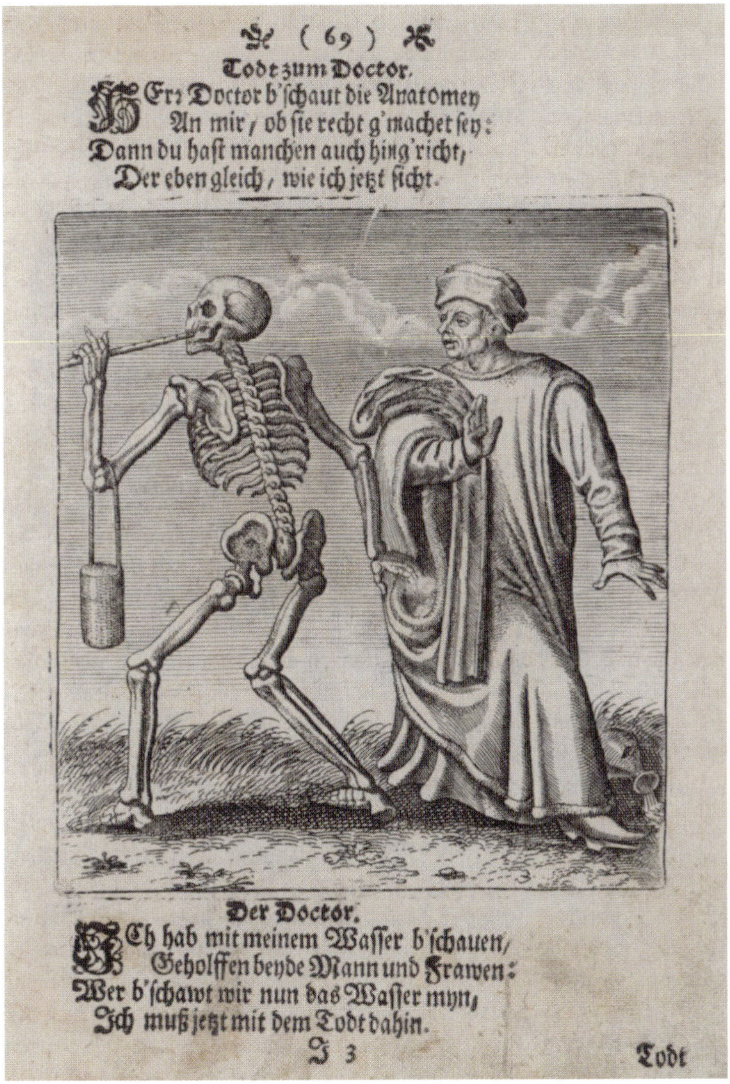

Abb. 11.1 Matthäus Merian d. Ä.: Der Doctor, o.J. (ca. 1725), Radierung. Aus: »Todten-Tanz, wie derselbe in der löblichen und weit berühmten Stadt Basel, Als ein Spiegel Menschlicher Beschaffenheit, gantz künstlich gemahlet und zu sehen ist...«; © Graphiksammlung »Mensch und Tod« der Heinrich-Heine-Universität Düsseldorf, Inv. Nr. B 1776

mit Patientenharn, in die magische Vorstellungen mit einflossen (Schäfer 2006, S. 162–163). Dennoch spielt die Harnschau zur Todesvorhersage, die in den spätmittelalterlichen und frühneuzeitlichen Totentanzdarstellungen im Mittelpunkt steht, in der Fachliteratur eine untergeordnete Rolle. »Für Kranke und deren Angehörige mag allerdings ein anderer Eindruck entstanden sein, denn häufig war die Beurteilung des Urins die einzige Handlung, die sie von einem Doktor zu sehen bekamen […]. Die paramedizinischen spekulativen Harnprognosen in der volkssprachlichen Fachprosa, die manchem halbgebildeten Bader, Chirurgen oder gar Arzt gute Dienste leisteten, mögen die Ansicht der Laien bestärkt haben, dass die Uroskopie Hauptquelle der mittelalterlichen Todesprognose sei. Dass sie indessen ungeeignet war, den Tod sicher vorherzusagen, war im Grunde bereits den mittelalterlichen Arzt-Gelehrten klar« (Schäfer 2006, S. 163). Auf die Grenzen des ärztlichen Könnens und auf die Gleichheit aller Menschen vor dem Tod, dessen Zeitpunkt nach christlichem Verständnis nicht durch den Menschen beeinflussbar ist, macht der »Basler Totentanz« den Betrachter aufmerksam.

Lange Zeit unumstritten das wichtigste Diagnoseverfahren überhaupt (Schlich 1992, S. 6; Stolberg 2010, S. 131–135) stellt die Darstellung der Harnschau hier jedoch noch kein Element der Satire dar, die den Mediziner als Quacksalber und Nichtskönner lächerlich machen soll, sondern steht stellvertretend für die ärztliche Tätigkeit (Schäfer 2006, S. 157).

Erst seit dem 16. Jahrhundert, ab etwa 1520, diente die Darstellung der Harnschau zur publikumswirksamen Verspottung ärztlicher Tätigkeit als Scharlatanerie (Schäfer 2006, S. 163). In dieser Zeit war die Uroskopie in der Ärzteschaft bereits heftig umstritten, obwohl es gerade die Laien waren, die noch lange auf dem Verfahren beharrten (Schäfer 2006, S. 163; Stolberg 2010, S. 135–140). Mit entsprechender Konnotation erscheint die Harnschau in den frühneuzeitlichen Totentänzen.

Der »Berner Totentanz« (Kast 2001, Kat. Nr. 5, S. 204f.; Warthin 1931, S. 18–20; Zglinicki 1982, S. 79–81) des Niklaus Manuel Deutsch (um 1484–1530) entstand 1515–1520 als Wandmalerei am Dominikanerkloster in Bern und wurde 1660 beim Abbruch der Mauer zerstört. Das Monumentalgemälde ist durch Aquarellkopien überliefert. Im Besitz der Graphiksammlung »Mensch und Tod« befindet sich eine Ausgabe der Lithographiefolge Joseph Bergmanns (geboren um 1800), der die Umrisslithographien nach den Aquarellkopien schuf. Die Folge ist Ausdruck des im 19. Jahrhundert gewachsenen historischen Interesses an den Totentänzen.

Die Begegnung von Arzt und Tod im »Berner Totentanz« (Abb. 11.2), der allgemein sarkastische Züge aufweist (Schäfer 2006, S. 157), zeigt den Arzt bei der Durchführung der Uroskopie. Er hält das Harnglas gegen das Sonnenlicht, um Farbe und Contenta zu prüfen. Der Künstler greift damit auf frühe französische und deutsche Totentänze zurück, die den Arzt während der Durchführung der Harnschau zeigten.

Doch wie im »Basler Totentanz«, bei dem die Urinflasche zu Boden gefallen war, ist auch im »Berner Totentanz« die Harnschau des Arztes nutzlos, denn noch während der Arzt das Glas gegen das Licht betrachtet, nähert sich gleichzeitig von hinten der Tod und zerschlägt mit einem Knochen das Glas. Der Arzt rafft mit einer Handbewegung sein Gewand, damit es nicht durch den auslaufenden Urin durchnässt wird. Mit der linken Hand umfasst der Tod die Schulter des Arztes. Mit dieser Geste, welche »an die wohlbekannte Polizeivorschrift anknüpft, einen Delinquenten nur mit der gestischen Maßgabe dingfest zu machen« (Zglinicki 1982, S. 79), ist der Harnbeschauer dem Tod verfallen. An der linken Hüfte des Todes ist das dem Arzt bereits entwendete Urinalkörbchen zu sehen. Der Arzt erscheint so, als habe er das Ausmaß des Vorgangs noch nicht erfasst, vielleicht überhaupt das Skelett hinter seinem Rücken noch nicht bemerkt (Abend 2010, S. 91). Auch hier ist die Untersuchung unmöglich geworden und das Wissen des Arztes als nutzlos entlarvt. Die Ärztekritik wird durch die beigefügten Texte bestärkt (Zglinicki 1982, S. 79).

Auch diese Darstellung lässt sich in den zeitgenössischen medizinischen Diskurs einordnen. Die Geste der linken, das Gewand raffenden Hand des Mediziners lässt sich als Vermeidung der »Berührung mit den körpereigenen Realitäten des Patienten« (Käser 1998, S. 19) deuten. Tatsächlich scheint hier ein Grund für die ärztliche Distanzierung von der Harnschau in der frühen Neuzeit auf: »Ein Stück weit scheint ein gewisses ästhetisches Unbehagen ob des ärztlichen Umgangs mit einem schon damals als unappetitlich und anstößig empfundenen Exkrement dazu beigetragen zu haben. Manche Autoren sahen die ärztliche Würde in Gefahr« (Stolberg 2010, S. 136).[236] In den bisher besprochenen Totentänzen ist kein Patient sichtbar. Tatsächlich stand im Zentrum der Kritik besonders die »von vielen Ärzten geübte Praxis, Krankheiten allein aus dem Harn zu diagnostizieren, also ohne den Kranken persönlich zu sehen, ja, womöglich überhaupt ohne weitere Informationen über dessen Vorgeschichte und gegenwärtigen Zustand. Die Ärzte wurden hier in gewisser Weise Opfer ihres eigenen Erfolgs. [...] Wie die Ärzte unentwegt beklagten, weigerten sich Boten, die den Harn überbrachten, [...] oft sogar ausdrücklich, irgendwelche weiteren Informationen über den Kranken und sein Beschwerdebild preiszugeben« (Stolberg 2010, S. 136f.). Man fürch-

236 Für Verweise auf weitere Literatur und Primärquellen zur Geschichte der Harnschau siehe auch im Folgenden Stolberg (2009).

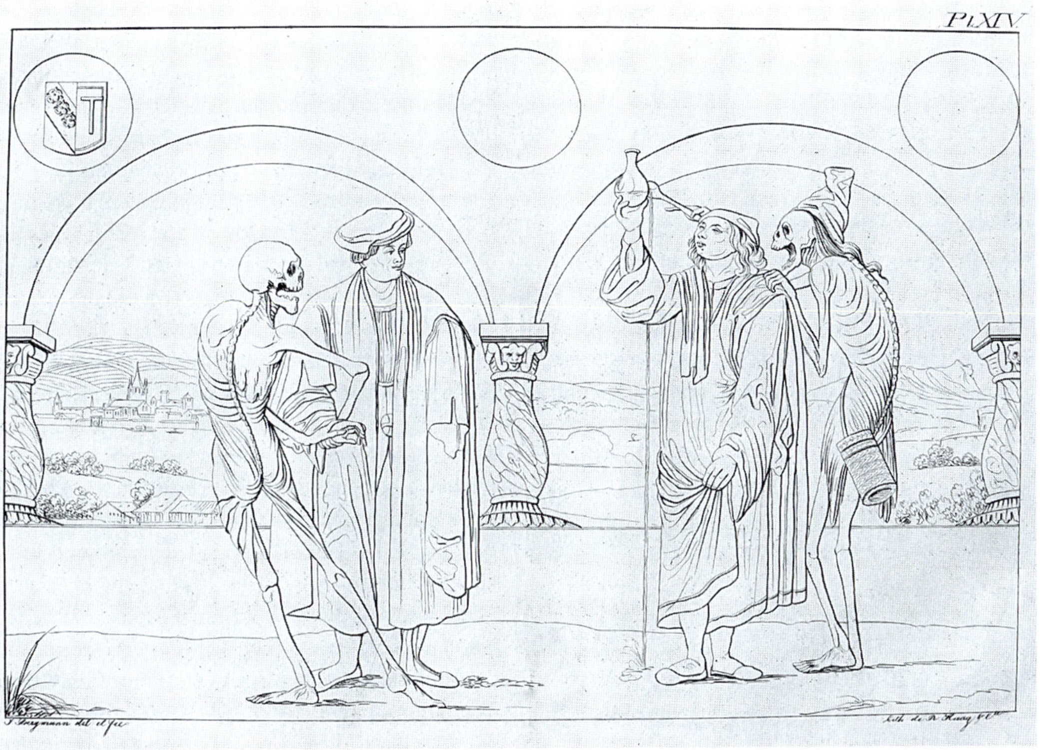

Abb. 11.2 Joseph Bergmann: Fürsprech und Arzt, um 1823, Umrisslithographie. Aus: »Niklaus Manuels Todtentanz gemalt zu Bern um 1515–1520 lithographiert nach den getreuen Copien des berühmten Kunstmalers Wilhelm Stettler (...)«; © Graphiksammlung »Mensch und Tod« der Heinrich-Heine-Universität Düsseldorf, Inv. Nr. F 0078

tete nicht nur mögliche Fehldiagnosen, welche den Patienten und in der Folge den Ruf des Arztes schädigten, sondern noch größere Blamage, da die Ärzte »in der ständigen Sorge lebten, dass man sie womöglich bewußt hinters Licht führen könnte, indem man ihnen Harn eines Gesunden, Viehharn oder gar andere gelbliche Flüssigkeiten unterschob, um ihr Können zu prüfen oder sie lächerlich zu machen« (Stolberg 2010, S. 138).

Aus Sicht der Mediziner führten u. a. diese Gründe zu einer Abwertung der Harnschau (Stolberg 2009, S. 167–212). Doch trotz dieser Zweifel hielt die Mehrheit der Bevölkerung noch lange an der Methode fest, für die zahlreiche Vorteile, etwa relativ geringe Kosten, Anonymität, Objektivität und Behandlungserfolge, auf der Hand lagen. Zudem beschauten neben den Ärzten auch weniger gebildete Bader und Laienheiler alltäglich den Harn (Stolberg 2009, S. 17–42 u. 93–136). »Wenn ein Arzt sich in dieser Situation gegen die Harnschau aussprach und sich weigerte, Krankheiten allein aus dem Harn zu diagnostizieren, dann erweckte er zwangsläufig den Eindruck, nicht seine ungebildeten Konkurrenten, sondern er selbst sei unwissend und inkompetent« (Stolberg 2010, S. 140). So blieb vielen Ärzten keine Wahl, und sie betrieben die Harnschau auf Wunsch der Patienten weiterhin. Und es verwundert nicht, dass die Harnschau auch als Bildthema weiterhin erscheint.

11.4 Hans Holbeins Bilder des Todes

Die Form der Totentänze nachhaltig verändert hat Hans Holbein d. J. (1497/98–1534), indem er in seinen »Imagines Mortis« (»Bildern des Todes«) den Reigen oder Paartanz in einzelne erzählfreudig geschilderte Szenen auflöste, in welchen der Ständevertreter während alltäglicher Verrichtungen in seiner ebenso alltäglichen Umgebung vom Tod überrascht wird (Kast 2001, Kat. Nr. 8, S. 205f.; Schuster 1989, Kat. Nr. 386, S. 134; Warthin 1931, S. 43–46; Zglinicki 1982, S. 82f.). Teil der Graphiksammlung ist eine Buchausgabe aus dem Jahr 1554.

Holbein zeigt die Begegnung (▫ Abb. 11.3) innerhalb einer vollständig eingerichteten Gelehrtenstube und führt erstmals den Patienten mit in die Darstellung ein. Der Knochenmann begleitet einen gebrechlichen und sicherlich kranken alten Mann an der Hand in die Stube und zeigt ein großes Harnglas vor. Der Arzt, beim Studium seiner Bücher unterbrochen, streckt die Hand danach aus, um die Diagnose zu stellen. Sein Verhalten wirkt jedoch etwas zögerlich. Die Darstellung ist vieldeutig: »Während […] bisher […] die Harnschau nur eine Tätigkeit des Arztes andeutete, die der Tod rüde im Sinne eines *Media vita in morte sumus* [mitten im Leben sind wir vom Tod umgeben] unterbrach, kann diese Darstellung sowohl auf den nahen Tod des studierenden Arztes als auch den des Patienten gedeutet werden, und die entfernt an eine Sanduhr erinnernde *Matula* wird für beide zum Zeichen des Todes« (Schäfer 2006, S. 157). Als Verspottung ist das biblische Zitat über der Darstellung gemeint: »Medice, cura de ipsum« (Arzt, hilf dir selber!). Dieser häufig in den Totentänzen erscheinende Vorwurf zitiert – völlig aus dem Kontext gelöst – den spöttischen Ausspruch der römischen Legionäre (Lk 4, 23) an den gekreuzigten Christus (Käser 1998, S. 19; Schäfer 2006, S. 158). Wie soll der Arzt anderen Menschen helfen, wenn er nicht einmal sich selbst helfen kann?

Eine Variante des Motivs erscheint in Holbeins Totentanzalphabet (▫ Abb. 11.4; Warthin 1931, S. 44–46; Zglinicki 1982, S. 78f.), eine mit Totentanz-

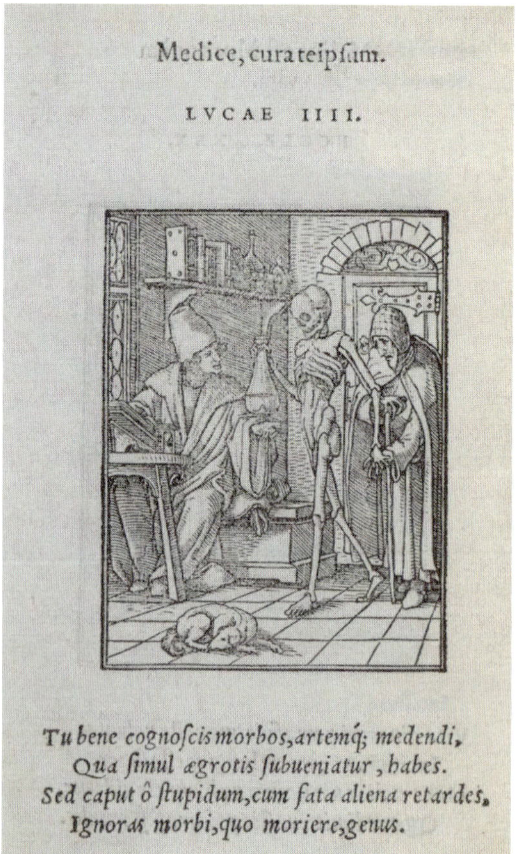
Medice, cura te ipſum.
LVCAE IIII.
Tu bene cognoſcis morbos, artemq; medendi,
Qua ſimul ægrotis ſubueniatur, habes.
Sed caput ô ſtupidum, cum fata aliena retardes,
Ignoras morbi, quo moriere, genus.

▫ **Abb. 11.3** Hans Holbein d.J.: Der Artzet, 1554, Holzschnitt. Aus: »Icones Mortis (…)«; © Graphiksammlung »Mensch und Tod« der Heinrich-Heine-Universität Düsseldorf, Inv. Nr. B 1174

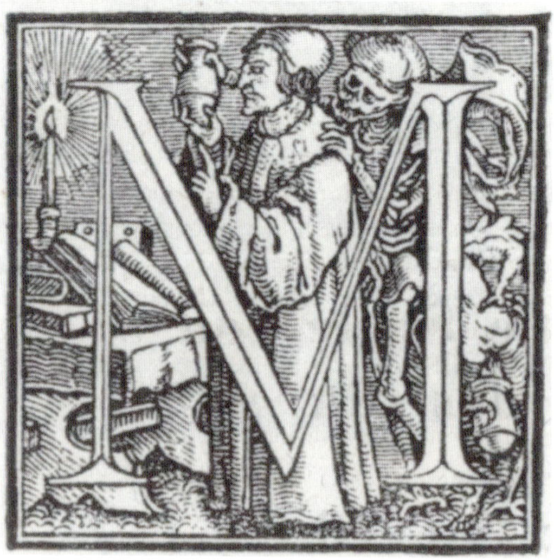

▫ **Abb. 11.4** Heinrich Lödel: Der Arzt (Initiale M), 1849, Holzschnitt. Aus: »Hans Holbeins Initial-Buchstaben mit dem Totentanz nach Hans Lutzelburger's Orig.-Holzschn. im Dresdner Kabinet«; © Graphiksammlung »Mensch und Tod« der Heinrich-Heine-Universität Düsseldorf, Inv. Nr. B 1572

motiven versehene Folge von Zierinitialen, welche in der Graphiksammlung durch Kopien Heinrich Lödels (1798–1861) aus dem 19. Jahrhundert vertreten ist.

Die Szene mit Arzt und Tod, die kleinteilig mit Studiertisch, Folianten und brennender Kerze ausgestattet ist, schmückt den Buchstaben M. Hier lässt Holbein den Tod von hinten das Harnglas halten, während er mit der anderen Hand, der Szene des »Berner Totentanzes« ähnlich, nach des Arztes Schulter greift. Der vor einem auf dem Tisch liegenden, aufgeschlagenen Buch stehende Arzt, vollkommen unwissend, sucht vielleicht im Urin mithilfe des Kerzenlichts nach Vorboten des Todes, will mit erhobenem Zeigefinger sein Urteil verkünden und nimmt dabei die bedrohliche Realität nicht wahr (Schäfer 2006, S. 157). Hinter dem Totenskelett, durch den Buchstaben teilweise verdeckt, kann der Körper einer kleinen Teufelsgestalt ausgemacht werden, der gerade in ein weiteres Harnglas uriniert. Die Hilflosigkeit des Arztes, seinen eigenen Tod abzuwenden, wird hier nicht nur angedeutet, sondern sein nur vorgetäuschtes Wissen wird auf beleidigende Weise entlarvt. Die Darstellung der »Imagines Mortis« erscheint zwar weniger gnadenlos, aufgrund der menschlichen und realistischen Darstellungsweise stellt sie jedoch ebenfalls eine bissige Satire dar. Das Totentanzalphabet Holbeins fand, trotz der enthaltenen Standeskritik, häufig in medizinischen Werken Verwendung. Der große Ruhm der Bildfindungen Holbeins wird zudem durch viele Kopien und Nachahmer offenbar.

In diesen nach 1500 entstandenen Totentänzen tritt deutlich ein ständekritisches Moment auf (Schäfer 2006, S. 158). Das Wissen des Arztes erscheint im Vergleich zum Wissen des Todes als unzulänglich, weshalb der Tod der bessere Arzt ist. Während der Patient vorher höchstens implizit durch die Harnschau angedeutet wurde, gewinnt dieser nun an Bedeutung.

11.5 Totentänze in der Nachfolge Hans Holbeins d. J.

»Obwohl zu dieser Zeit die Harnschau schon längst obsolet ist, finden sich in Totentänzen des 17. und 18. Jahrhunderts nur selten andere ärztliche Tätigkeiten dargestellt« (Schäfer 2006, S. 157). Das Harnglas bleibt Attribut des Arztes. Rudolf Meyer (1605–1638) und Conrad Meyer (1618–1689), deren Darstellungen sich an Holbein orientieren, ironisieren die Situation stärker (Kast 2001, Kat. Nr. 13, S. 208f.; Schuster 1989, Kat. Nr. 601, S. 209; Warthin 1931, S. 69f.). »Die menschliche Sterblichkeit unter dem Titel Todten-Tanz« befindet sich in der dritten Auflage als Buchausgabe aus dem Jahr 1759 in der Sammlung (Abb. 11.5).

Wie bei Holbein tritt der Tod in die Stube des gelehrten Arztes, hier erstmals nicht mehr im mittelalterlichen Arztgewand, sondern in zeitgenössischer Kleidung des Barock. Er sitzt an einem Tisch vor einer Wand mit zahlreichen medizinischen Utensilien und Gefäßen, die auf Regalbrettern aufgestellt sind. Neben ihm hängt sein breitkrempiger Hut. Dem Tod folgt eine greise Patientin nach, die den Weidenkorb zum Transport des Harnglases trägt. Doch der an den Arzt herantretende Tod hält diesem anstelle des Glases einen Totenschädel hin. Der Arzt breitet in einer Geste der Resignation die Hände aus. Der Vierzeiler unter dem Bild weist darauf hin, dass ärztliche Bemühungen im Angesicht des Todes nichts nützen. Der Begleittext stellt den Arzt in noch schlechterem Licht dar als die vorhergegangenen. Der Tod bedankt sich hier: »Herr Doctor, meines Reichs Zerstörer, / habt Dank, ihr waret sein Vermehrer; / Ich bins, durch den ihr euch habt reich, und alt gelebt; Denn euer, meinen Staat so stark bevölkernd Leben / hat Myriaden mir gegeben, / Die nichts, als eure Kunst begräbt. […]« Der Arzt antwortet zynisch: »Bisher war Sterben mein Gewinn, / Bisher der Tod mein Leben: / Jetzt muß ich armer auch dahin, Wo Legionen schweben, / Die ich methodisch vorgesandt / In Plutons mir empfohlnes Land.« Der Arzt bereichert sich als pietätloser Töter seiner Patienten.

Auch in den frühneuzeitlichen Totentänzen wird der Arzt durch seinen eigenen Tod überrascht. Noch deutlicher wird die Hilflosigkeit des Standesvertreters wie seiner Wissenschaft im Angesicht des Todes thematisiert. Die lebenslange Gegnerschaft von Arzt und Tod wird durch die frühneuzeitliche Satire ins Gegenteil verkehrt: Durch Unverstand und sein gefährliches Fachgebiet wird der Arzt zum ungewollten Helfer des Todes (Schäfer 2006, S. 159).

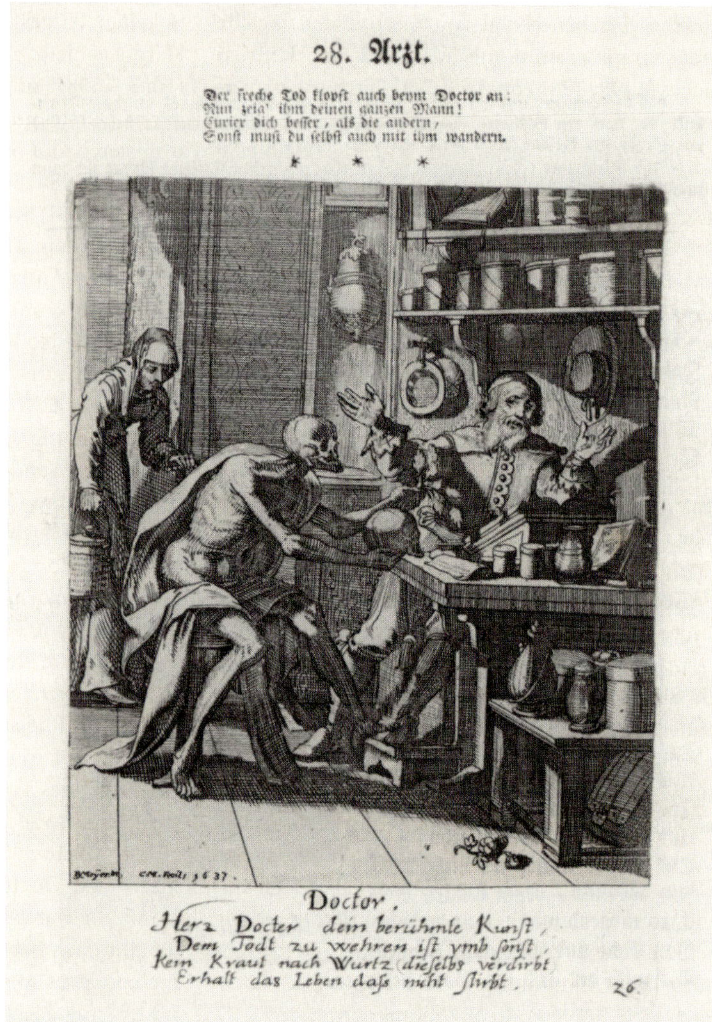
28. Arzt.
Der freche Tod klopft auch beym Doctor an:
Nun zeig' ihm deinen ganzen Mann!
Curier dich besser, als die andern,
Sonst must du selbst auch mit ihm wandern.
Doctor.
Herz Docter dein berühmte Kunst,
Dem Todt zu wehren ist vmb sonst,
Kein Kraut nach Wurtz (dieselbs verdirbt)
Erhalt das Leben dass nicht stirbt.
26.

Abb. 11.5 Rudolf Meyer und Conrad Meyer: Arzt, 1759, Radierung. Aus: »Die menschliche Sterblichkeit unter dem Titel Todten-Tanz, in LXI. Original-Kupfern, von Rudolph und Conrad Meyern, berühmten Kunstmahlern in Zürich, abermal herausgegeben«; © Graphiksammlung »Mensch und Tod« der Heinrich-Heine-Universität Düsseldorf, Inv. Nr. B 1888

11

Die Totentanzfolge des niederländischen Arztes Salomon von Rusting (geboren 1652) mit Kupferstichen eines unbekannten Künstlers befindet sich in der deutschen Ausgabe von 1736 in der Graphiksammlung »Mensch und Tod« (Kast 2001, Kat. Nr. 16, S. 210f.; Warthin 1931, S. 76f.; Zglinicki 1982, S. 95). Die Darstellungen schließen wie die der Brüder Meyer und die meisten Totentänze in der Nachfolge Holbeins an die »Bilder des Todes« an. Kennzeichnend für das Werk Rustings ist der bürgerliche Charakter, der führenden Rolle des Bürgertums in den Niederlanden entsprechend, sowie der Charakter eines Erbauungsbuches, durch die wiederkehrende Einbindung von Glaubensbekenntnissen und biblischen und historischen Geschichten.

Die Darstellung, in welcher der Arzt auf den personifizierten Tod trifft (»Der Kranke auf dem Bette, und die Person, die dem Tode näher ist, davor«; Abb. 11.6), entfernt sich von der ursprünglichen Totentanzidee durch die Einbindung einer Volkssage. Diese besagt, ein Kranker müsse sterben, wenn sich der Tod am Fußende des Bettes zeige. Erscheine er aber am Kopfende, bleibe der Patient am Leben. Die bildliche Darstellung zeigt einen Patienten auf dem Krankenlager, der

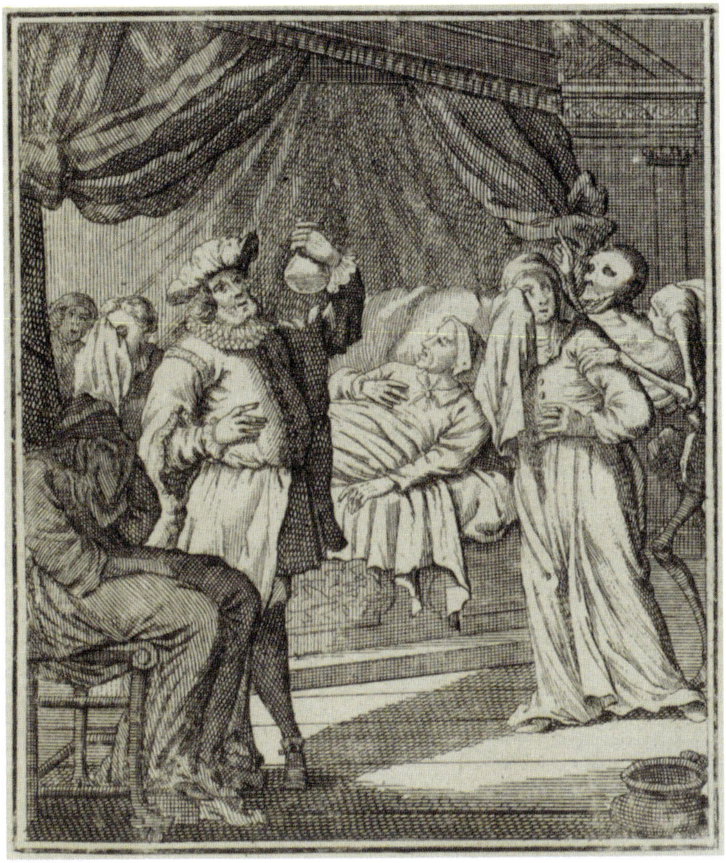

Abb. 11.6 Unbekannter Künstler (Niederlande, Anfang 18. Jh.): Der Kranke auf dem Bette, und die Person, die dem Tode näher ist, davor; 1736, Kupferstich. Aus: »Schauplatz des Todes, oder TodtenTanz in Kupffern und Versen vorgestellt: Ehemals von Sal. van Rusting, Med. Doct. in Nieder-Teutscher Sprache; nun aber in HochTeutscher (…)«; © Graphiksammlung »Mensch und Tod« der Heinrich-Heine-Universität Düsseldorf, Inv. Nr. B 3138

von zahlreichen klagenden Angehörigen umgeben ist. Der am Fußende des Bettes stehende Arzt ist durch die Harnschau so abgelenkt, dass er nicht bemerkt, wie der am Kopfende erscheinende Tod gerade eine um den Kranken weinende Frau an der Schulter fasst. Der Vers unter dem Bild erklärt die Szene genauer: »Der kranke wird offt aufgegeben, / daß alles, was im Haus ist, schreyt: / Er aber kriegt offt neues Leben; Den seinen wird das grab bereit.« Unter dem Eindruck dieser Idee entstand das Märchen »Gevatter Tod« der Brüder Jacob Grimm (1785–1863) und Wilhelm Grimm (1786–1859). Der erläuternde Text hinterfragt moralisierend die Ursachen für die Klagen der Angehörigen, die oft nicht den Kranken, sondern den Erbverlust betrauerten. Die Ärzteschaft wird ermahnt, auch in Erwartung eines möglichen eigenen plötzlichen Todes, die Möglichkeit eines Irrtums in Betracht zu ziehen, und nicht etwa einen hoffnungslos Kranken durch eine Arznei vom Leid zu erlösen: »Sieh auf! Gib acht auf dich! Du hast dich hier verwirrt. / Wie mancher kranker ist so gut als todt gewesen, / der, dessen ungeacht, durch and're noch genesen, / und nach dem Doctor selbst, vor dem er todt geschwebt, / viel Jahre, ja manchmal funffzig, noch gelebt? / Hier wird es auch so gehen: Der patient soll leben; Du aber soll't dich selbst vor ihm zu grab begeben.« Rusting appelliert an die Moral der Ärzte, denen die Unsicherheit ihrer Diagnose stets bewusst bleiben soll.

Michael Heinrich Rentz (1701–1758) begibt sich mit seiner Totentanzfolge im Buch »Geistliche Todts-Gedancken« (Kast 2001, Kat. Nr. 19, S. 212; Pompe 2011; Schuster 1989, Kat. Nr. 721, S. 255; Warthin 1931, S. 77f.) ebenfalls in die Nachfolge Holbeins und verleiht dem Vorbild den Geist und Stil des Barock. Auch dieses Erbauungsbuch soll zur Akzeptanz des Todes im Geist des Glaubens

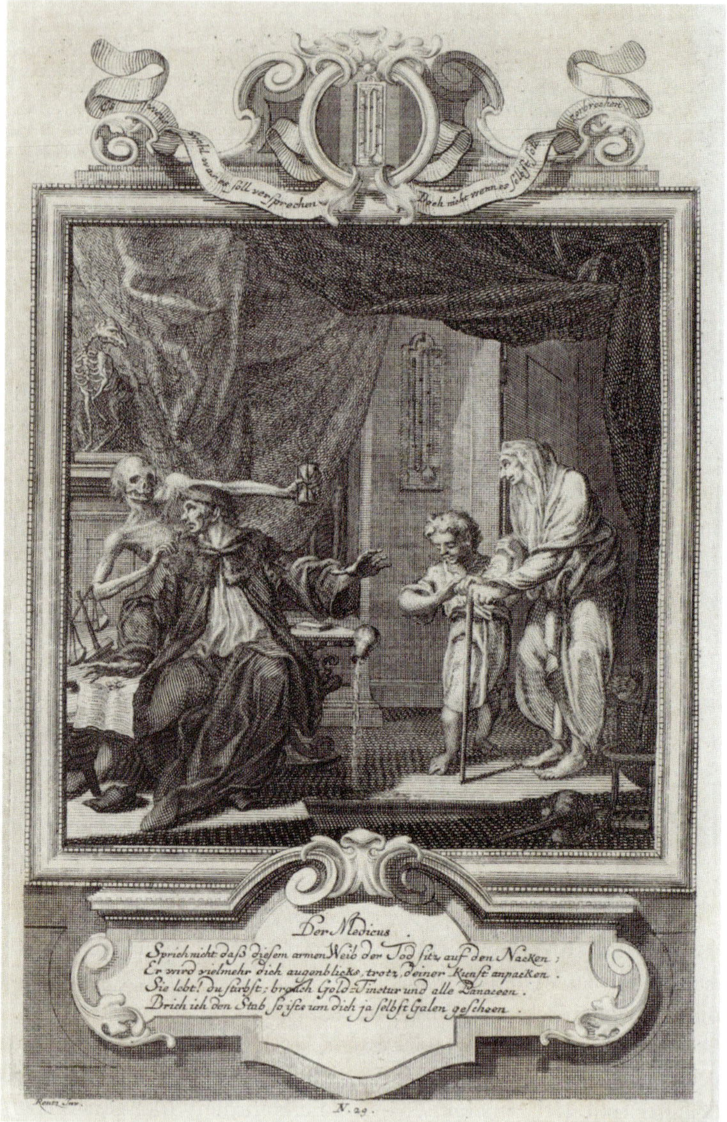

Abb. 11.7 Michael Rentz: Der Medicus, 1753, Kupferstich. Aus: »Geistliche Todts-Gedancken Bey allerhand Gemaehlden und Schildereyen in Vorbildung Unterschiedlichen Geschlechts, Alters, Standes und Wuerden-Persohnen sich des Todes zu erinnern (…)«; © Graphiksammlung »Mensch und Tod« der Heinrich-Heine-Universität Düsseldorf, Inv. Nr. B 2260

verhelfen. Die bildliche Darstellung veranschaulicht jeweils einen theologischen Text und ist von einem Gedicht und einem Emblem begleitet, die die Aussage unterstreichen. Auch bei Rentz wird der am Tisch sitzende »Medicus« (Abb. 11.7) in seiner Praxis bei der Durchführung der Harnschau überrascht, so dass ihm vor Schreck das Uringlas aus der Hand fällt.

Der Tod fasst ihn bei der Schulter und weist mit dem Stundenglas in der anderen Hand auf eine sichtbar schwerkranke Frau, die auf einen Stock gestützt von einem Knaben hereingeführt wird. Der Arzt ist durch sein akademisches Gewand gekennzeichnet und durch zahlreiche Errungenschaften der zeitgenössischen modernen Wissenschaft umgeben: ein Barometer an der Wand, das zudem im Medaillon über der szenischen Darstellung abgebildet ist, ein präpariertes Tierskelett auf einer Konsole, eine große Retorte rechts auf dem Boden und eine Arznei- bzw. Goldwaage auf dem

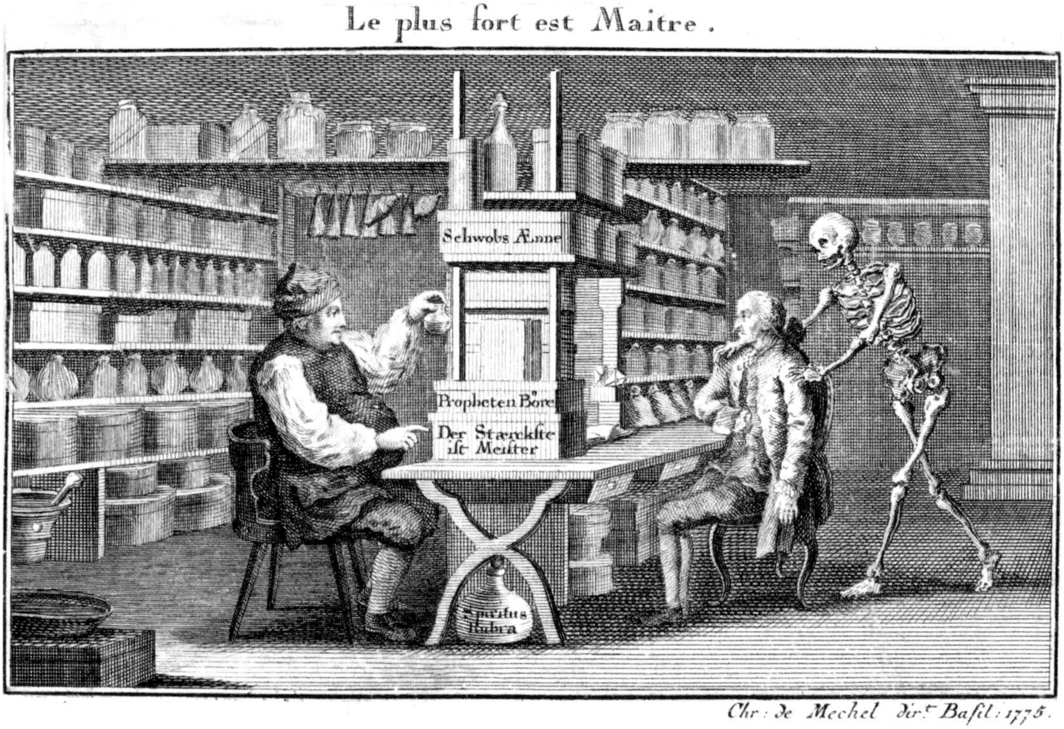

Abb. 11.8 Gottfried Locher: La Pharmacie rustique I, 1775, Radierung; © Graphiksammlung »Mensch und Tod« der Heinrich-Heine-Universität Düsseldorf, Inv. Nr. E 0388

Tisch. Das Gedicht hebt erneut die Ohnmacht der Heilkunst gegenüber dem Tod hervor: »Sprich nicht daß diesem armen Weib der Tod sitzt auf den Nacken; / Er wird vielmehr dich augenblicks, trotz deiner Kunst anpacken. / Sie lebt! Du stirbst; brauch Gold-Tinctur und alle Panaceen. / Brich ich den Stab so ists um dich ja selbst Galen gescheen.« Ein anderer Vers, der das im Medaillon abgebildete Barometer erläutert, erinnert daran, dass sich auch durch den wissenschaftlichen Fortschritt nichts ändert: »Es weiß wohl was es soll versprechen, Doch nicht wenn es selbst soll zerbrechen.«

Anders als die vorhergegangenen Werke, die die Allgemeinheit der Ärzteschaft zur Moral aufrufen, stellt die Radierung Gottfried Lochers (1730–1795) »La Pharmacie rustique I.« (Abb. 11.8; Schuster 1989, Kat. Nr. 510, S. 185f.) aus dem Jahr 1775 eine bestimmbare Persönlichkeit dar: Das Blatt wurde für den seinerzeit berühmten Langnauer Wunderdoktor Michel Schüppach (1707–1781) durch den bekannten Kunstverleger Christian von Mechel als Werbungsblatt herausgegeben.

Es stellt den dickbäuchigen Quacksalber in seinem Ordinationszimmer mitten im Raum am Labortisch sitzend dar, wie er gerade die Harnschau vornimmt. Im Raum stehen zahlreiche Regale, die mit Flaschen, Gefäßen, Schachteln, Säcken und Mörsern vollgestopft sind. Ihm gegenüber sitzt ein kranker Edelmann, dem das hinter ihm stehende Knocheskelett beide Hände auf die Schultern legt. Auf dem Regal über dem Tisch ist, auf die Behandlungserfolge anspielend, die Aufschrift »Der staerskste ist der Meister« zu lesen, gleich dem französischen Titel »Le plus fort est Maitre«. Mechel war von der medizinischen Begabung des Wunderheilers, den er »Hippocrates rustique« (Schuster 1989, S. 185) nannte, so überzeugt, dass er ihm zahlreiche, auch hochrangige Bekannte als Patienten vermittelte. Der Verleger besorgte dabei sogar selbst den Transport der Urinflaschen und begleitete die Patienten. Als eigene Einnahmequelle gab er Bilder Schüppachs, seiner Ehefrau und Gehilfin und seiner Krankenhausanlage heraus. Die Idee, den personifizierten Tod als stärksten Gegner des Heilers in die Darstellung mit einzubeziehen, geht wohl auf die zahlreichen Nachdrucke des »Basler Totentanzes« und des Totentanzes von Holbein zurück, die auch bei der Verlegerfamilie Mechel erschienen.

11.6 Das Verschwinden der Harnschau aus den Totentänzen der Moderne

»Die Ikonographie der Begegnung von Arzt und Tod bleibt im Wesentlichen dieselbe vom 16. bis ins 19. Jahrhundert. Der Triumph des Todes auf Erden und dessen christliche Sinngebung wird nicht in Frage gestellt. Die von den Brüdern Grimm überlieferte Fassung des Märchens Gevatter Tod ist das frühe Beispiel eines Textes, in dem ein Arzt genau das zu tun wagt« (Käser 1998, S. 19). Das umgekippte bzw. zerbrochene Harnglas steht dabei nicht nur attributiv für den Beruf, sondern symbolisiert außerdem die Grenzen der ärztlichen Tätigkeit und das Ende des Lebens. Von den mittelalterlichen Totentänzen bis zu den Darstellungen des 18. Jahrhunderts ist ein Wandel auszumachen vom allein die Harnschau praktizierenden Arzt zum Mediziner im Kostüm des Barock, der sich zunehmend mit wissenschaftlichen Gerätschaften, anatomischen Modellen und Arzneien umgibt (Warthin 1931, S. 91). In den Darstellungen des späten 18. und 19. Jahrhunderts (z. B. von Daniel Chodowiecki, Johann Rudolf Schellenberg, Thomas Rowlandson) verschwindet das Verfahren der Harnschau der medizinischen Realität entsprechend zugunsten der Schilderung anderer ärztlicher Tätigkeiten, wie das Pulsfühlen, die Verabreichung des Klistiers oder das Verschreiben von Medikamenten. Die Kritik an der Ärzteschaft und an der Quacksalberei geht dennoch weiter, nur in zeitgemäßer Form. »Grundlegend verändert sich die Ikonographie der Begegnung von Arzt und Tod erst mit der Verwissenschaftlichung der Medizin in der zweiten Hälfte des 19. Jahrhunderts. Mit dem wissenschaftlichen Prestige steigt die Erfolgserwartung, welche der Laie an den medizinischen Diskurs heranträgt. Zugleich hört der Arzt als Naturwissenschaftler jedoch auf, die Sprache der Laien zu sprechen. Es öffnet sich eine Kluft zwischen dem, was der kranke Laie klagt und erwartet und dem, was der naturwissenschaftliche Mediziner will und kann« (Käser 1998, S. 19f.). Dies führt zu nicht weniger bitteren Karikaturen (z. B. von Honoré Daumier, James Ensor).

Die Geste, ein mit Flüssigkeit gefülltes Glas gegen das Licht zu betrachten, wurde noch im 19. Jahrhundert aufgrund der negativen Assoziationen mit der Harnschau als Scharlatanerie und Kurpfuscherei vermieden, wurde aber im 20. Jahrhundert stereotypes Kennzeichen des Chemikers (Schummer u. Spector 2007, S. 4–19). Das Harnglas als Attribut des Arztes bleibt in Darstellungen erhalten, die sich eng an traditionellen Vorbildern orientieren oder in denen Ärzte zur Legitimierung und Repräsentation ihres Berufsstandes auf solche Bezug nehmen, wie z. B. in Exlibris (Knöll 2010). Bis heute findet sich der harnschauende Arzt in vergleichbarer Funktion im Signet der Deutschen Gesellschaft für Urologie, im Signet des Berufsverbandes Deutscher Urologen sowie im Signet der American Urological Association.

Dass der Kern der Aussage der traditionellen Totentänze bis heute Bestand hat, verdeutlicht der »Totentanz von Basel« HAP Grieshabers (1909–1981) aus dem Jahr 1966 (Abend 2010, S. 96; Heupel 2011; Kast 2001, Kat. Nr. 35, S. 222f.; Knöll 2014; Schuster 1989, Kat. Nr. 278, S. 95), zu dem der Künstler durch eine Buchausgabe des Totentanzes von Merian angeregt wurde. Er hielt an der Paarkonstellation und der Sequenzialität ebenso wie am skurrilen Charakter und Humor der mittelalterlichen Vorlage fest, aktualisierte aber die Darstellungen durch zeitaktuelle Bezüge. Die hochtechnisierte Medizin des 20. Jahrhundert vertritt Grieshabers »Doktor« (◘ Abb. 11.9).

Dem anonymisierten Chirurgen in grünem Kittel, Mundschutz und Haube im OP-Saal ist das Totenskelett – hier vielleicht in der Rolle des

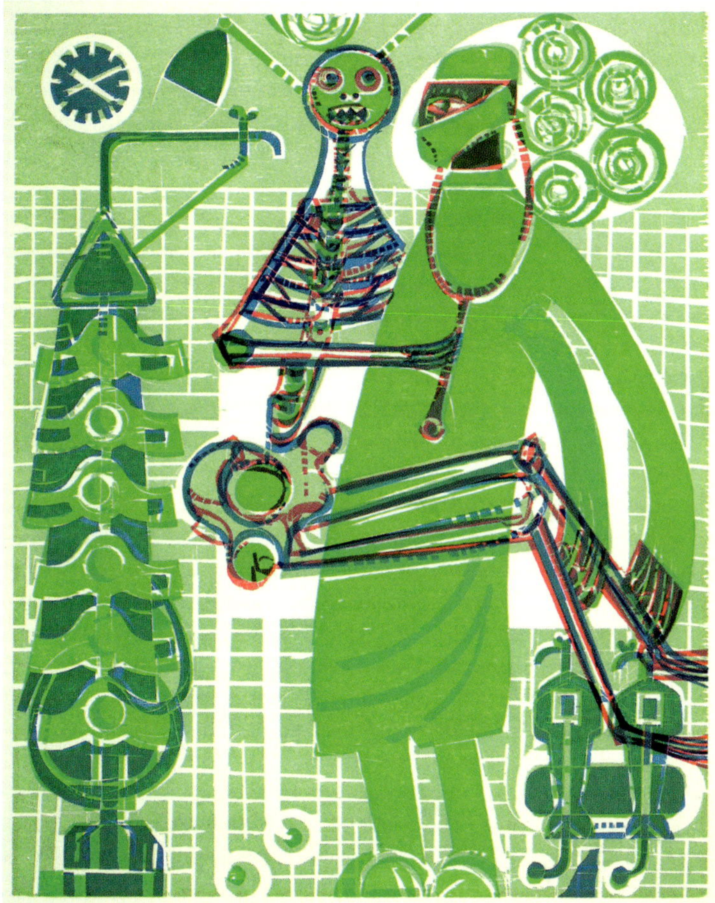

Abb. 11.9 HAP (Helmut Andreas Paul) Grieshaber: Der Doktor, 1966, Farbholzschnitt. Aus: »Totentanz von Basel mit den Dialogen des mittelalterlichen Wandbildes«; Graphiksammlung »Mensch und Tod« der Heinrich-Heine-Universität Düsseldorf, Inv. Nr. B 0843; © VG Bild-Kunst, Bonn, 2014

Patienten – auf dem Arm gesprungen und starrt aus leeren Augenhöhlen aus dem Bild. Er entreißt dem Arzt sein Stethoskop, das die Matula des mittelalterlichen Motivs ersetzt. Technische Elemente (Uhr, OP-Lampen, Gasflaschen, Perfusorenbaum) treten an die Stelle traditioneller Elemente und bilden einen attributhaften Gegenwartsbezug. Bereits in Merians Darstellung wurde der Arzt entmachtet. Auch hier macht der Tod den Arzt lächerlich, indem er ihm das moderne Standessymbol – das Stethoskop – entreißt, das ohnehin im OP-Saal so nutzlos ist wie die Harnschau bei der Behandlung totkranker Patienten. Der moderne Totentanz ironisiert den »Halbgott in Weiß« (Abend 2010, S. 12). Grieshabers »Doktor« verdeutlicht wie das mittelalterliche Vorbild die Grenzen der Medizin, die sich bis heute lediglich verschoben haben, und problematisiert aktuelle Vorwürfe – etwa Kritik an der Gerätemedizin – gegen die Mediziner.

11.7 Fazit

In den Arztdarstellungen der Totentänze konzentriert sich, was die Thematik zwangsläufig mit sich bringt: der Kampf um Leben und Tod. Die menschliche Endlichkeit zeigt sich exemplarisch in den Grenzen der ärztlichen Fähigkeiten. Der Kampf des Arztes ist letztendlich immer zum Scheitern verurteilt. Durch die Jahrhunderte wird die Bedeutung des Arztes ikonographisch neu definiert, abhängig von den gesellschaftlichen Umständen, den medizinischen Neuerungen und Erkenntnissen, der Bildintention und dem künstlerischem Auftrag. Der Wandel manifestiert sich in Kleidung, Attributen und Habitus (Abend 2010, S. 10–12). Der Arzt erscheint als fester Bestandteil der Totentänze. »[...] wahrscheinlich war es weniger der reale Bezug des Arztes zum Tod als vielmehr seine gesellschaftliche Stellung, sein therapeutisches Versagen, seine vielfach missbrauchte Todesprognostik und sein Ruf als Totschläger, die ihm diese zweifelhafte Ehre einbrachten und die ab dem 16. Jahrhundert auch im Totentanz offen zum Ausdruck kamen. Diese volkstümliche Kritik aus dem Munde des Todes hat dem Arzt jedoch nicht geschadet; vielmehr scheint sich zur gleichen Zeit fast so etwas wie die Annäherung der Medizin an das Medium des Totentanzes und den Tod selbst anzubahnen: Die Initialen aus Holbeins Totentanz-Alphabet erscheinen in verschiedenen medizinischen Werken des 16. Jahrhunderts, und das Skelett wird zunehmend zum schmückenden Beiwerk von Ärzteportraits und medizinischen Titelblättern – nicht nur als Leitsymbol christlicher Vanitas oder des goldenen Zeitalters der Anatomie, sondern auch als Signum für ein neues Selbstverständnis der Medizin, die unter dem Eindruck des drohenden Todes für alle Menschen und Stände als potente Gegenmacht wirken und unverzichtbar sein will« (Schäfer 2006, S. 165).

Seit dem 20. Jahrhundert muss die Ärzteschaft nicht nur trotz medizinischen Fortschritts mit therapeutischer Ohnmacht umgehen, sondern gerade Erfolge der modernen Medizin zwingen dazu, über die Haltung gegenüber Leben, Krankheit und Tod nachzudenken. Neue medizinische Möglichkeiten führen zu ethischen Problemen im Hinblick auf Definition des Lebens und des Todes.

»Nicht die Heilkunst der Medizin steht hier zur Diskussion, sondern ihre Deutungsmacht, ihre Rhetorik. Als Interpret von ‚Leben' und von ‚Krankheit' steht der medizinische Diskurs in kulturellem Zusammenhang mit anderen Diskursen, welche die Kompetenz beanspruchen, normbildend festzulegen, was tunlich sei und was zu lassen wäre« (Käser 1998, S. 14). Der »Beginn des Lebens [wird nun] als Beginn des ‚Hirnlebens' definiert« (Käser 1998, S. 12). Ebenso ist der heute definierte Hirntod nur noch apparativ feststellbar und hat kaum noch etwas mit den kulturell traditionellen sinnlichen Parametern zu tun, die menschliche Erfahrung des Todes bestimmen. »Gemessen an den in unserer Kultur tradierten Haltungen zum Körper der Ungeborenen, der Leidenden und der Toten erscheint dieser hirnzentrierte Lebens- und Todesbegriff als kopflose Pietätlosigkeit schlechthin. Umgekehrt wird die Ehrfurcht vor dem ungeborenen und vor dem toten Körper als seelischer Atavismus belächelt, der in einer modernen Welt [...] fehl am Platze sei« (Käser 1998, S. 12).

Die Geschichte der Harnschau zeigt, dass Erfolge medizinischer Verfahren nicht unbedingt Ursache, sondern vielmehr bereits Folge des Vertrauens waren, das die Patienten in die Ärzte setzten. »Die Durchsetzung ärztlich medizinischer Deutungsmacht wird damit primär als ein gesellschaftlicher, kultureller Prozeß greifbar« (Stolberg 2004, S. 120). Mit der Wissenschaft konkurrierende normbildende Diskurse, wie Kunst und Literatur, bieten einen alternativen Diskursraum, an dem »von der Wissenschaft als indiskutabel abqualifizierte Interpretationen von Leben, Krankheit und Tod aufbewahrt und weiterentwickelt werden können« (Käser 1998, S. 14). Sie geben sowohl medizinischen Laien die Möglichkeit der Beteiligung als auch Medizinern die Gelegenheit der Selbstvergewisserung über die Sicherheit eigener – besonders ethischer – Positionen in einem ablehnungsfreien Diskursraum.

Die Beschäftigung mit medizinischen Themen innerhalb dieses alternativen Diskursraums macht die Kulturgebundenheit der Vorstellung von Tod und Sterben aber auch der ärztlichen Tätigkeit und der ärztlichen Verfahrensweisen bewusst. Der Kunstsammler Prof. Dr. Werner Block suchte Zeit seines Lebens die Beschäftigung mit dem alternativen, künstlerischen Zugang zu Anforderungen des ärztlichen Berufs: dem allgegenwärtigen Tod, der großen beruflichen Verantwortung, der hohen, nicht immer erfüllbaren Erwartung der Patienten und der, nicht immer gerechtfertigten, Kritik am eigenen Berufsstand (Maslow 2014). Die Graphiksammlung »Mensch und Tod« wird daher ganz bewusst in der akademischen Lehre eingesetzt. Insbesondere angehenden Medizinern bietet die thematische Ausrichtung einen Zugang zu grundlegenden ethischen, historischen und sozialen Fragestellungen.

11.8 Literatur

Abend S (2010) Götter in weiß. Arztmythen in der Kunst. Wilhelm-Fabry-Museum, Hilden

Block W (1966) Der Arzt und der Tod in Bildern aus sechs Jahrhunderten. Enke, Stuttgart

Fitschen J (2001) Der Totentanz. Stationen einer Entwicklung vom Mittelalter bis zum Barock. In: Hack K (Hrsg) Ausstellung Totentänze – von Matthias Merian bis Klaus Hack. Gerhard-Marcks-Stiftung, Bremen, S 57–67

Frey W (Hrsg) (2000) Ihr müsst alle nach meiner Pfeife tanzen. Totentänze vom 15. bis 20. Jahrhundert aus den Beständen der Herzog-August-Bibliothek Wolfenbüttel und der Bibliothek Otto Schäfer Schweinfurt. Harrassowitz, Wiesbaden

Heupel F (2011) »Jeden Tag ein neuer Tod«. HAP Grieshabers Totentanz von Basel. In: Knöll S (Hrsg) Totentanz Reloaded! Zum Verhältnis von Original und Reproduktion. Dup, Düsseldorf, S 80–90

Kaiser G (1983) Der tanzende Tod. Mittelalterliche Totentänze. Insel, Frankfurt a. M.

Kast R (2001) Totentanz – Vom Spätmittelalter bis zur Gegenwart. Eine Ausstellung ausgewählter Werke der Graphiksammlung »Mensch und Tod« der Heinrich-Heine-Universität Düsseldorf. Süddeutsche Verlagsgesellschaft, Ulm

Käser (1998) Arzt, Tod und Text. Grenzen der Medizin im Spiegel deutschsprachiger Literatur. Fink, München

Kiefer JH (1964) Uroscopy. The Artist's Portrayal of the Physician. Bull New York Acad Med 40(10):759–766

Knöll S (2010) EX LIBRIS – Medizin gegen den Tod? Schriften der Graphiksammlung »Mensch und Tod«; 1. Dup, Düsseldorf

Knöll S (2010) Zum Wohle der Patienten. In: Knöll S (Hrsg) EX LIBRIS – Medizin gegen den Tod? Dup, Düsseldorf, S 42–50

Knöll S (2011) Totentanz Reloaded! Zum Verhältnis von Original und Reproduktion. Schriften der Graphiksammlung »Mensch und Tod«; 3. Dup, Düsseldorf

Knöll S (2012) Lebenslust und Todesfurcht. Druckgraphik aus der Zeit des Barock. Schriften der Graphiksammlung »Mensch und Tod«; 4. Dup, Düsseldorf

Knöll S (2014) Originale nach Originalen. Zur Wiederholung spätmittelalterlicher Totentänze in der Kunst des 20. und 21. Jahrhunderts. Das Münster 3:173–182

Konert J (2004) Illustrierte Geschichte der Urologie. Springer, Berlin

Liß J (2011) Frei nach Merian? Reproduktionen des Basler Totentanzes in der Nachfolge Matthäus Merians. In: Knöll S (Hrsg) Totentanz Reloaded! Zum Verhältnis von Original und Reproduktion. Dup, Düsseldorf, S 64–77

Martin M, Fangerau H (2007) Historische Umbrüche in der Harndiagnostik und ihre Visualisierung in »Frames«. Urologe 45:742–748

Maslow L (2014) Der Arzt und der Tod – Die Sammlung Werner Block. In: Knöll S (Hrsg) Wissen Sammeln. Dup, Düsseldorf

Miggelbrink J, Schlottmann A (2009) Diskurstheoretische Analyse von Bildern. In: Glasze G, Mattissek A (Hrsg) Handbuch Diskurs und Raum. Theorien und Methoden für die Humageographie sowie die sozial- und kulturwissenschaftliche Raumforschung. Transcript, Bielefeld, S 181–198

Overdick M (2014) Ringelschwanz und Totentanz. Der Mops in der Druckgraphik. Schriften der Graphiksammlung »Mensch und Tod«; 5. Dup, Düsseldorf

Pompe S (2011) Graphik, Wandgemälde und zurück. Die Geistlichen Todts-Gedanken des Michael Rentz. In: Knöll S (Hrsg) Totentanz Reloaded! Zum Verhältnis von Original und Reproduktion. Dup, Düsseldorf, S 158–174

Rosenfeld H (1974) Der mittelalterliche Totentanz. Entstehung, Entwicklung, Bedeutung. Böhlau, Köln

Schadewaldt H (1989), Prolegomena zur Universitätssammlung »Mensch und Tod«. In: Schuster E (1989) Mensch und Tod. Graphiksammlung der Universität Düsseldorf. Triltsch, Düsseldorf, S IX–XVI

Schäfer D (2006) »Gegen den Tod gibt es kein Kraut«. Arzt und Tod im Totentanz und in der spätmittelalterlichen Medizin. In: Hülsen-Esch A (Hrsg) Zum Sterben schön. Alter, Totentanz und Sterbekunst von 1500 bis heute. Schnell & Steiner, Regensburg, S 156–166

Schlich T (1992) Das Uringlas als Erkennungsmerkmal des gelehrten Arztes. Harndiagnostik und ärztlicher Stand im Mittelalter. Spektrum der Nephrologie 5:3–9

Schummer J, Spector TI (2007) The Visual Image of Chemistry. Perspectives from the History of Art and Science. Int J Philosophy Chemistry 13:3–41

Schuster E, Bock WJ (1986) Heilberufe und Totentanz. Graphische Blätter und Zeichnungen von Dürer bis Dali aus der Totentanzsammlung der Universität Düsseldorf und aus der Sammlung des A.-Paul-Weber-Hauses, Ratzeburg. Düsseldorf

Schuster E (1989) Mensch und Tod. Graphiksammlung der Universität Düsseldorf. Triltsch, Düsseldorf

Stolberg M (2004) Frühneuzeitliche Heilkunst und ärztliche Autorität. In: Dülmen R van (2004) Macht des Wissens. Die Entstehung der modernen Wissensgesellschaft. Böhlau, Köln, S 111–130

Stolberg M (2007) The Decline of Uroscopy in Early Modern Learned Medicine (1500–1650). Early Sci Med 12:313–336

Stolberg M (2009) Die Harnschau. Eine Kultur- und Alltagsgeschichte. Böhlau, Köln

Stolberg M (2010) Die Harnschau im 16. und frühen 17. Jahrhundert. In: Fuchs F (Hrsg) Medizin, Jurisprudenz und Humanismus in Nürnberg um 1500. Harrassowitz, Wiesbaden, S 129–139

Warthin AS (1931) The Physician of the Dance of Death. A historical study of the evolution of the dance of death mythus in art. Hoeber, New York

Wehrens HG (2012) Der Totentanz im alemannischen Sprachraum: »Muos ich doch dran – und weis nit wan«. Schnell & Steiner, Regensburg

Wunderlich U (2001) Der Tanz in den Tod. Totentänze vom Mittelalter bis zur Gegenwart. Eulen, Freiburg i. Br.

Zglinicki F von (1982) Die Uroskopie in der bildenden Kunst. Eine kunst- und medizinhistorische Untersuchung über die Harnschau. G-I-T, Darmstadt

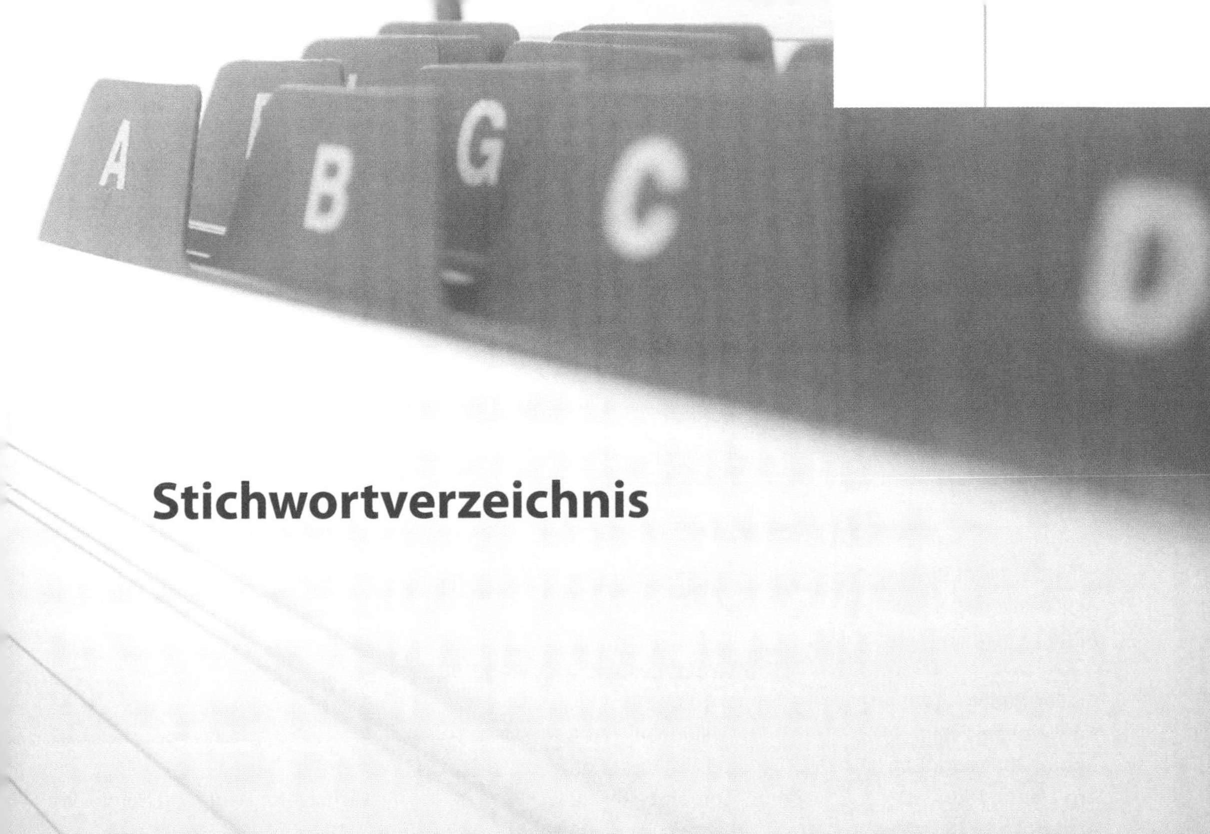

Stichwortverzeichnis

A

B

C

D

E

F

G

H

I

J

K

L

M

N

O

Y

Z

Printing and Binding: Stürtz GmbH, Würzburg